医療安全管理事典

長谷川　敏彦

・・・・・・［編集］・・・・・・

朝倉書店

● 編集者

長谷川敏彦（はせがわとしひこ） | 国立保健医療科学院

● 編集協力者

飯田修平（いいだしゅうへい） | 練馬総合病院
石川雅彦（いしかわまさひこ） | 国立保健医療科学院
楠本万里子（くすもとまりこ） | 日本看護協会
児玉安司（こだまやすし） | 三宅坂総合法律事務所
相馬孝博（そうまたかひろ） | 名古屋大学病院
田中健次（たなかけんじ） | 電気通信大学
長谷川友紀（はせがわとものり） | 東邦大学
藤澤由和（ふじさわよしかず） | 新潟医療福祉大学
柳川達生（やながわたつお） | 練馬総合病院

序

　本書は「医療安全」をめぐる，最新・最良の知の集大成である．というのも，医療事故への対応は，20世紀から21世紀への変わり目に，かつての「危険管理（リスクマネジメント）」から「安全管理（セイフティマネジメント）」に大きく転換し，その「考え方」や「やり方」が大きく変わり，本書はそれに精通した各分野での日本の識者によって書かれているからである．

　人類史上ごく最近登場した安全管理の概念は，従来の事故対策が発生後「訴訟の対策」を中心とする危険管理であったのに対し，「他産業の経験や工学や心理学などの実績」を応用し，系統的で総合的な「事故予防」を試みる方法である．ここ数年，WHOなどの国際機関の活動により世界に拡がり，国際的潮流となりつつある．医療事故の対策には従来の危険管理やその緊急的対応，すなわち危機管理も重要で，さらには安全管理が発展して質の管理も重要である．本書はこれらの諸概念を網羅し，国際的新潮流の全貌を展望できるよう編集している．基本概念の解説から始まり，実態の把握や医療安全のための諸分野における諸課題，そして具体的な安全方策についても項目を設けている．概念を知りたい人は，総論編から，目の前の課題への対応を知りたい人は直接各論編から，本書を利用することが可能である．本書は「辞典」ではなく「事典」として単に用語の解説のみならず，病棟などの診療の現場に置いていただき，利用していただくための編集となっている．

　最近の相次ぐ医療事故に国民の医療への不信が高まっている．日本での疫学調査に基づくと，医療事故の発生頻度は日本も諸外国と同様に高く，事故の予防は医学界にとって大きな課題である．本書によって新たな医療安全の考えが普及し，少しでも事故が減少し，それにより，国民の医療への信頼を回復することができれば望外の喜びである．

　最後にこの場を借りて，本書にご協力いただいた著者や編集者に深い感謝の意を表したい．
　2006年4月

編集者　長谷川　敏彦

執 筆 者

(五十音順，数字は執筆項目番号)

飯田 修平	15, 38, 42, 44 練馬総合病院
石川 雅彦	11, 39 国立保健医療科学院
石橋 明	10, 23, 48, 49 日本ヒューマンファクター研究所
伊藤 弘人	67 国立精神・神経センター
伊藤 誠	6 筑波大学
稲垣 敏之	9 筑波大学
井村 健司	26 あきる台病院
上原 鳴夫	43 東北大学
大島 榮次	22 高圧ガス保安協会
大藤 正	47 玉川大学
筧 淳夫	69 国立保健医療科学院
河原 和夫	12, 52 東京医科歯科大学
清谷 哲朗	29, 71 関西労災病院
小越 明美	62 北里大学病院
小山 秀夫	68 静岡県立大学
近藤 久禎	33 日本医科大学
齋藤 理恵子	66 国立成育医療センター
佐々木 久美子	63 日本看護協会
佐藤 美稚子	34, 35 日本看護協会
四ノ宮 章	24 鉄道総合技術研究所
鈴木 和幸	8 電気通信大学
鈴木 利廣	14 すずかけ法律事務所
洲之内 廣紀	13 河北総合病院
相馬 孝博	50, 54, 59, 60 名古屋大学病院
高橋 英夫	37, 56 名古屋大学

武澤 純	51, 57 名古屋大学
田中 健次	2, 7, 46 電気通信大学
種田 憲一郎	36 国立保健医療科学院
千種 あや	18 国立保健医療科学院
長谷川 敏彦	25, 27, 31, 32 国立保健医療科学院
長谷川 友紀	41 東邦大学
濱田 康代	53 国立保健医療科学院
平尾 智広	17 香川大学
平林 明美	70 日本看護協会出版会
平山 真理子	58 聖隷佐倉市民病院
藤澤 由和	16, 30 新潟医療福祉大学
古川 裕之	61 金沢大学病院
古田 一雄	3, 21 東京大学
松尾 太加志	4 北九州市立大学
松田 晋哉	40 産業医科大学
溝上 祐子	64 日本看護協会看護研修学校
宮澤 潤	19 宮澤潤法律事務所
村上 美好	28 前済生会横浜市南部病院
森田 孝子	65 信州大学
安川 文朗	1 同志社大学
谷津 裕子	55 日本赤十字看護大学
柳川 達生	45 練馬総合病院
吉田 謙一	20 東京大学
吉田 道雄	5 熊本大学

目　　次

総　　論

● リスク論一般

1　リスクと経済……………［安川文朗］　2

● 理論・技法—安全学

2　安全科学・安全工学総論…［田中健次］　7
3　認知システム工学と安全…［古田一雄］　12
4　心理学と安全……………［松尾太加志］　17
5　組織の安全と人間理解……［吉田道雄］　22

● 理論・技法—事故理論

6　事故調査………………［伊藤　誠］　27
7　組織事故へのアプローチ…［田中健次］　31
8　未然防止とエラー・リカバリー
　　………………………［鈴木和幸］　36
9　ヒューマンファクターズ…［稲垣敏之］　43
10　CRM訓練………………［石橋　明］　48

● 行政・政策

11　医療安全総合政策…………［石川雅彦］　54
12　医療計画と医事法制………［河原和夫］　58
13　事故報告制度……………［洲之内廣紀］　61

● 役割・生命倫理等

14　患者被害者支援…………［鈴木利廣］　65
15　生命倫理…………………［飯田修平］　67
16　国際動向…………………［藤澤由和］　71
17　事故の疫学………………［平尾智広］　79
18　医療安全への患者参加……［千種あや］　84

● 法曹・支援

19　紛争解決の仕組み…………［宮澤　潤］　89
20　法医学からみた医療安全…［吉田謙一］　93

目　次

● 他産業からの学習

21　原子力…………………［古田一雄］ 99
22　化学プラント……………［大島榮次］ 104
23　航空分野…………………［石橋　明］ 110
24　鉄道におけるヒューマンエラー事故
　　防止対策…………………［四ノ宮　章］ 116

各　論

● 経営・戦略

25　経営戦略としての医療安全
　　……………………………［長谷川敏彦］ 122
26　経営分析とマーケティング
　　……………………………［井村健司］ 127
27　安全管理院内体制………［長谷川敏彦］ 136
28　労務管理と安全…………［村上美好］ 140
29　院内情報システムと安全…［清谷哲朗］ 145
30　安全文化…………………［藤澤由和］ 150

● 管　理

31　危険管理原論……………［長谷川敏彦］ 156
32　危機管理（クライシスマネジメント）
　　……………………………［長谷川敏彦］ 163
33　災害対応…………………［近藤久禎］ 170
34　事故被害者のケア………［佐藤美稚子］ 175
35　事故当事者のケア………［佐藤美稚子］ 180
36　真実告知…………………［種田憲一郎］ 185
37　医療機器と安全…………［高橋英夫］ 188

● 質管理

38　質管理原論………………［飯田修平］ 193
39　クリニカル・ガバナンス…［石川雅彦］ 197
40　ケースミックスと医療の質
　　……………………………［松田晋哉］ 200
41　臨床指標…………………［長谷川友紀］ 205
42　TQM・CQI・シックスシグマ
　　……………………………［飯田修平］ 210
43　QC ………………………［上原鳴夫］ 215
44　ISO・認証………………［飯田修平］ 221

● 原因分析技法

45　RCA（根本原因解析法）…［柳川達生］ 226
46　FMEA・FTA ……………［田中健次］ 231
47　QFD ……………………［大藤　正］ 236
48　VTA 手法 ………………［石橋　明］ 240
49　M-SHEL モデル …………［石橋　明］ 253
50　その他の分析法…………［相馬孝博］ 256

目　次

● 個別領域

51	院内感染……………………［武澤　純］262	
52	輸血…………………………［河原和夫］270	
53	検査業務における安全対策	
	［濱田康代］275	
54	手術/麻酔/観血的手技……［相馬孝博］280	
55	産科医療における安全管理	
	［谷津裕子］285	
56	ICU・救急…………………［高橋英夫］291	
57	人工呼吸器…………………［武澤　純］297	
58	透析…………………………［平山真理子］305	
59	FMEAによる誤薬予防 …［相馬孝博］310	
60	誤薬予防と輸液ポンプ安全使用	
	［相馬孝博］317	
61	安全管理への薬剤師の役割	

61 （続き）……………………［古川裕之］322
62 転倒・転落…………………［小越明美］327
63 ドレーン・チューブ…［佐々木久美子］333
64 褥瘡…………………………［溝上祐子］337
65 拘束，抑制…………………［森田孝子］343
66 小児科における安全管理
　　　　　　　　　　　　［齋藤理恵子］349
67 精神科医療の安全管理……［伊藤弘人］354
68 長期ケアの安全管理………［小山秀夫］359
69 施設科学からみた安全管理
　　　　　　　　　　　　［筧　淳夫］363
70 患者同定（患者同一性確認）
　　　　　　　　　　　　［平林明美］368
71 オーダリングシステム……［清谷哲朗］376

索　引　……………………………………………381

総論

リスク論一般
理論・技法―安全学
理論・技法―事故理論
行政・政策
役割・生命倫理等
法曹・支援
他産業からの学習

リスク論一般

1 リスクと経済
――リスク認知とコミュニケーション

1. 経済学におけるリスク

　経済学の主たる目的は，企業や個人の生産活動や消費行動の原理とその帰結を分析することである．しかし，経済学が社会科学として理論を発展させてきた背景には，人々の意思決定や行動とその結果に常に伴う「不確実性」をどう回避するかという課題があった．たとえば，企業は資産価値の下落という不確実性に絶えずさらされているため，資産を安全かつ有利に管理するために，一部を貯蓄し一部を投資に回す．しかし，もしすべての企業資産の価値がほうっておいても将来確実に増加するならば，企業は自己の資産を自由に処分でき，ポートフォリオ理論は発展しなかっただろう．また，保険会社は契約者の属性が事前にわからないため，保険破綻の可能性にさらされる．もし保険会社が，常にすべての保険契約希望者の事故発生確率を正確に把握できるならば，保険会社は提示する保険料を細かく区分けして，必要な保険料を確実に集めることができ，アドバース・セレクションの理論は日の目をみなかっただろう．

　社会や個人の主体的行動やその結果に必然的に伴うこの「不確実性」こそ，経済学で「リスク」と呼ばれるものである．経済学の仕事は，個人や社会が直面する「リスク」をいかにコントロールし，人々にとって望ましい結果をもたらすかを提示することであるといっても過言ではない．

　経済学において「リスク」の問題が明示的に扱われている代表的な研究分野と経済理論・仮説との関係は表のとおりである．

　1）資産管理における2資産・2期間モデル
　資産管理や貯蓄の議論は，将来の資産価値に関する「リスク」をどうコントロールするかに関心をもつ．選択肢は，資産を分散させるか，もしくは資産の処分の時期を考えることである．アローとプラットの2資産モデル（1970）は，期首に所得Iを保有する個人が，Iの一部を「安全資産：s」の購入に，残りを「危険資産：d」の購入に当てるとき，危険資産の収益率（r）を考慮すれば，この個人は自身の効用最大化を前提として，期末の所得Wが安全資産sと危険資産d+収益との合計となるように安全資産と危険資産の選択をするというものである．一方，フィッシャーの2期間モデル（1930）では，現在と将来という2期間を考え，現在個人が所有している所得Y_1を，現在の消費C_1と将来への備え（貯蓄）Sに振り分け，将来の消費C_2が，貯蓄S+利子と将来の所得Y_2によってうまく実行されるよう，やはり効

表　「リスク」の問題が扱われている代表的な研究分野と経済理論・仮説

分野	理論・仮説
資産管理・貯蓄	2資産モデル（アロー・プラット） 2期間モデル（フィッシャー）
保険	最適保険料（アローの定理） モラル・ハザード アドバース・セレクション
品質がみえない財の販売	レモンの原理
市場規模の適正化	取引費用

用最大化を目的に S と C の振り分けを考える．

2資産モデルが直面するリスクとは，所得を一つの資産のみで保有した場合，経済環境の変化によりすべての所得を失ってしまうリスクであり，2期間モデルのそれは，消費のタイミングを誤って所得を失うリスクであるといえる．

2) 保険における最適保険料（アローの定理）とモラル・ハザード

保険は，将来の事故や災害による経済損失を最小にするために，それらに遭遇する可能性のある人同士が保険料（プレミアム）を拠出し合って「将来リスクに備える」システムである．

人々が保険に加入するかどうかは，将来リスクの発生確率や損失予測，保険料の大きさに依存する．今，ある所得 Y をもつ個人が，災害（たとえば火災）の発生で L の損失を受ける（何もなければ所得は Y のままである）と予測されるとき，災害の発生確率を p とすれば，個人の（所得に関する）期待効用は，

$$EU = (1-p)U(Y) + pU(Y-L) \tag{1}$$

である．この災害に対する保険料 χ 円の保険が存在し，災害発生時には保険給付 Z が支払われるなら，個人の期待効用は，

$$EU = (1-p)U(Y-\chi) + pU(Y-\chi-L+Z) \tag{2}$$

となる．このとき，この個人が保険に加入するかどうかは，(1) と (2) のどちらが期待効用が大きいかによって決まる．

また，保険給付 Z が保険料 χ の水準に応じて支払われるとき，単位あたり保険料を t とすれば，個人にとっての最適な保険料水準は，

$$(1-p)U'(Y-\chi) = pU'(Y-\chi-L+Z)(t-1) \tag{3}$$

を χ について解くことで得られる（アローの定理，1963）．

保険にかかわるもう一つの議論は，モラル・ハザード（道徳的危険）の問題である．一般にモラル・ハザードとは，保険に加入した個人が，保険による保護機能に依存して事故に対する注意を怠り，リスクの発生確率が高まることをいう．本来モラル・ハザードとは，保険契約によってリスク発生に影響を与える状態（ハザード）を促進させる状況が保険契約者に起こることを意味する保険業界用語であった．経済学におけるモラル・ハザードの要点は，保険契約者におけるハザードの促進が，非対称的な情報環境のもとで起こるということである．もし保険者が契約者の実態を正確に把握しているなら（保険者と契約者との情報が対称的なら），契約者に自助努力を促すためリスク・プレミアム（後述）の変更などの措置がとられ，モラル・ハザードは回避できる．自動車保険で，事故歴のある契約者には次年度から高い保険料が課せられるのは，モラル・ハザード回避メカニズムの好例である．

3) 品質がみえない財の販売におけるアドバース・セレクションと「レモン」

モラル・ハザードに限らず，経済学におけるリスクの問題は，経済主体間で情報が共有されているか，偏在しているかという問題と不可分である．ここで「品質がみえない財」とは，その財の品質について「売り手」は十分な情報をもつが「買い手」はもっていないような財である．

アドバース・セレクション（逆選択）とは，売り手が想定する買い手の性質に関する分布について，モラル・ハザードと同様に非対称な情報環境により買い手が事前に識別できず，結果的に売り手の想定とは異なる特徴の分布をもつ買い手が多数を占める状態をいう．たとえば「生命保険」の契約希望者の健康状態が事前に十分保険者に識別されない場合，保険給付の支払い確率が高い「不健康な」契約者が多数保険契約者として集まるという状況で説明される．

アドバース・セレクションの議論の要点は，こうした情報偏在の状態で「売り手」と「買い手」の均衡が崩れると，財市場自体が崩壊する可能性があるということである．アカロフ (1970) は，中古車市場において"レモン"と呼ばれる欠陥車が多数出回っている状況に注目

し，社会に欠陥車が横行することを「不良品横行の原理＝レモンの原理」と呼んだ．かつて日本で，"不健康な"老人が気軽に病院受診できるよう「老人医療費無料化政策」が実行されたが，結果は病院が"健康な"老人のサロンとなった．これは"レモン原理"の好例といえるだろう．

4) 市場規模の適正化と取引費用

保険や中古車など特定の市場だけでなく，経済市場全体にも取引の効率性や公正性を阻害する「リスク」が存在する．一般に，競争的な市場における自由な取引は，市場参加者の厚生を高め，経済的均衡を達成すると考えられている．しかし，市場が巨大化し複雑化すると，取引を実行するための時間的空間的な負荷が大きくなり，円滑で適正な取引が行われず，不正な取引が発生しやすくなる．このような市場取引における「リスク」を回避するには，不正や談合を取り締まる法整備や，時間的空間的ギャップを補正する取引システムが必要で，それには費用がかかる．これが「取引費用」である．「取引費用」は，健全な市場環境を維持するための一種の"保険料"ということもできる．

「取引費用」の増大は，かえって活発な市場取引を抑制しかねないが，IT化の進展による電子商取引（e-commerce）の普及は，従来の意味での「取引費用」を大幅に削減しつつある．しかし，電子取引の普及は，セキュリティの保護という新たな「リスク」問題を生じさせ，この対策に社会は新たな多額の「取引費用」を支払うことになるかもしれない．

2. 経済リスクとリスク認知

1) リスク認知の意味

経済学が扱う「リスク」は，決して事故確率や市場取引の不確実性だけではない．人間の行動や思考は可変的で不確実であり，人間の知識や保有する情報量も不完全である．たとえば貯蓄と投資に資産をどう振り分けるかは先験的な決定事項ではなく，資産管理を行う人間が「どれくらいのリスクなら負ってもよいと思うか」に依存している．このように，人々の「知識や経験」「心理的な性向」のあり方が，経済行動における「リスク」のとらえ方やコントロールに影響を与えるという意味で，経済学が取り組んできた「リスク」問題の多くは，実は人々にとっての「リスク認知」の問題であるということができる．

リスク認知とは，「個人の主観的な枠組みのなかで，直面するリスクの内容や性質を理解し，そのリスクが個人や社会に及ぼす影響について予測をたてる，心理的なプロセス」である（盛岡ほか，2000）．この定義に従えば，リスク認知は個人の身体的，心理的，社会的属性要因に依存し，また客観的なリスクの実態と一致する保証はない．つまり，人々が経済活動のなかで直面する「リスク」は，あくまで"その人"にとってのリスクであり，必ずしも"隣人"のリスクと同じであるとは限らない．そのため，経済活動や社会のさまざまな人間行動においては，この主観的な「リスク」を調整する必要が生じるのである．このことを，再度保険の例を使って説明する．

2) リスク認知とリスク・プレミアム

リスクに対する態度（認知）には，「回避型」「中立型」「愛好型」の3つのタイプがある．「リスク回避型」とは，利得の期待値が等しければ，不確実な利得よりも確実な利得を好む"安全志向"タイプ，「リスク中立型」は不確実性と確実性との間に好みの区別がないタイプ，「リスク愛好型」は，むしろ不確実な利得を好み"一攫千金"を狙うタイプと定義できる．

今，個人がある行動をとったとき，確率 p で利得 y_1 が発生し，確率 $(1-p)$ で y_2 が発生する．このとき，この個人の期待効用 $EU(y) = pU(y_1) + (1-p)U(y_2)$ と利得の期待値との関係は図1, 2のように描ける．ここで $U(y)$ はリスク回避タイプの個人の効用関数を，$U^*(y)$ はリスク愛好タイプの個人の効用関数を表している．図から，$U(y)$ の効用関数をもつ個人では，"不確実な"期待利得よりも，"確実な"利得のほうを A-B だけ好み，$U^*(y)$ の効用関数をもつ個人では，反対に"不確実な"期

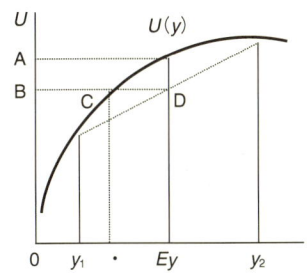
図1 リスク回避的な個人の効用関数

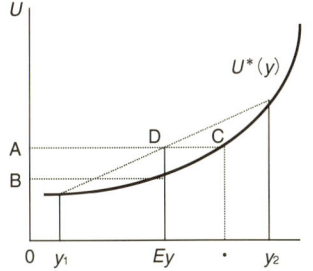
図2 リスク愛好的な個人の効用関数

待利得を B-A だけ好むことがわかる．

もし保険会社が，このようなリスク回避タイプの人とリスク愛好タイプの人に対して，「期待利得が等しい」保険を販売しようとすれば，保険会社は，両者の主観的なリスク回避度またはリスク愛好度を事前に測定しなければならない．しかし，両者が自分の認知度を正確に申告する保証はない．そこで保険会社は，各個人に「あなたがこの保険に加入するリスクを最大限に減らすには，現在の保険料よりいくらプラス（あるいはマイナス）すればよいと思いますか」と質問することで，個人間のリスク認知差を事前に調整するだろう．そこではリスク回避タイプの強い個人は，"不確実な"期待利得による効用水準と"確実な"利得による効用水準が一致するように，利得の差 D-C だけ余分に保険料を支払ってもよいと考えるだろうし，反対にリスク愛好的な個人は，C-D 分だけ保険料のディスカウントを要求するだろう．保険会社はこれに応じることで，両者に「期待利得の等しい」保険を販売できる．D-C および C-D は，「リスク・プレミアム」と呼ばれ，主観的なリスク認知差の調整価格として機能する．もちろんこのとき，高齢者と若者，女性と男性，都市の居住者と地方の居住者など，個人属性の違いが結果に反映されることはいうまでもない．今日保険業界で，顧客ターゲットを細分化し，多様な保険が販売されるようになっている理由の一つは，こうした個人のリスク認知差を調整するメカニズムといえる．

3) リスク認知とリスク・コミュニケーション

経済社会におけるあるリスクについて，多数の人間が多様なリスク認知を行うとすれば，そのリスクに対する"社会全体"での認知はきわめて曖昧なものとなる．たとえば株式市場の動向から今後の景気を予測する場合にも，ある銘柄の株価暴落を「一時的な動き」ととらえるか「不況の前兆」ととらえるかで，社会のとるべき対応は異なるはずであるが，楽観論と悲観論が交錯するなかでしばしば経済政策が後手に回るのは周知の事実である．

直面する「リスク」の実態とその対応策について社会が共通の見解をもつことは，経済社会の健全で安定的な発展には欠かせない．そのためには，リスク情報の主たる所有者である政府や企業が，リスクの所在とその影響について市民や他の関係者に正しく，公正に伝達することが重要となる．リスク・コミュニケーションとは，このようにあるリスク情報を関係者が共有できるようなコミュニケーションを取り合うことを指す．

リスク・コミュニケーションが効果的に行われる要素として，「リスク情報の送り手の問題」「受け手の問題」「送るメッセージの内容の問題」「送り方（媒体）の問題」がある（吉川，1999）．送り手の問題とは，端的にいえばメッセージの発信者がどの程度信頼できるのかという問題である．日本の農林水産省が，日本における狂牛病（BSE）の安全宣言を行ったにもかかわらず，感染牛が発見されて，畜産農家と消費者がパニックになった例は記憶に新しい

が，もし同じ農林水産省が，今度は発癌性が指摘されるバイオ作物を輸入する際に安全宣言を出したとしたら，消費者はどの程度それを信用できるであろうか．また送り手が当該分野の専門家である場合，送られるリスク情報が専門家の視点から価値づけされ，必ずしも一般市民が理解可能なメッセージとして伝わらないという問題がある．これは「専門家バイアス」といわれ，経済評論家の経済リスクに関する指摘が，しばしば現実経済の担い手に理解されないのはこうした理由からである．

受け手の問題とは，リスク情報の受け手がその情報のメッセージを十分理解できるかどうかという問題である．これは一部は「専門家バイアス」の裏返しであるが，送り手が受け手の特性を見極めてコミュニケーションを行うことが重要となる．

メッセージの内容の問題は，送られるリスク情報がどう構造化され，理解しやすく整理されているかという問題である．医療におけるインフォームドコンセントの失敗は，患者に「何が」説明されたかよりも，「どう」説明されたかが重要な要因といわれている．同じ内容のリスク情報でも，そのリスクのみがクローズアップされる場合と，他の可能性との相対的なリスクとして伝達される場合とで，受け手のリスク認知が異なる可能性が高い．また，伝えられるリスクの発生状況をどのようなシナリオで伝達するかも重要である．これは「フレーミング効果」（トゥベルスキーとカーネマン，1981）と呼ばれるもので，喫煙のリスクについて，「喫煙による死亡率は非喫煙者に比べ5.5倍」と表現した場合と，「平均余命が1年短縮」と表現した場合とでは，リスク認知が大幅に異なることが知られている（木下，2000）．

最後に媒体の問題として，新聞，テレビ，インターネットなどのデバイスによるコミュニケーションと，対人コミュニケーションについて述べる．デバイスによるコミュニケーションの利点は，一度に大量のリスク情報を，不特定多数の人に同時に送信できる点である．しかし欠点として，送ったリスク情報を受け手がどう認知しどう理解したかについて，事後的に確認することが困難なことが挙げられる．一方，対人コミュニケーションでは，伝達可能なリスク情報は限定的であるが，その情報について受け手がどう感じ，どう理解したかがその場で確認できるというメリットがある．

しかし，インターネットの普及により，両者の差は縮小してきた．たとえばコンピュータ・ウイルスの蔓延というリスクに対して，インターネットは注意喚起（リスク情報の伝達）を同時に大量に行えると同時に，電子メールやHPのチャットを使って個別の感染情報を短時間に収集できる．このような双方向メディアの普及は，これまでのリスク・コミュニケーションの手法や効果を大きく転換させる可能性がある．

［安川文朗］

2 安全科学・安全工学総論

1. 安全への科学的アプローチ

1) 安全科学と安全工学

安全工学とは，産業の発展に伴い人為的に発生する災害の原因，経過の究明およびその防止に必要となる科学，技術に関する系統的な知識体系をいう．すなわち，生産工程の健全化，安定化や能率化と製品安全，システム安全を図るために，健康・生産阻害因子である産業災害の原因や製品・システム事故の原因を科学的に分析し，二度と同じ事故を繰り返さない方法を講じるとともに，普遍妥当性のあるメカニズムを見いだし，類似の事故や新しい事故を未然に防止することにより，従業員の労働安全および地域社会との共存を目指すものである．

産業革命後の工業技術の目覚ましい発展により，人間のもつエネルギーに比べて莫大なエネルギーを有する大規模・複雑なシステムが増加した．それらシステムの事故による損害規模が大きくなったうえ，自動化技術の急速な進歩がブラックボックス化を進め，メカニズムの不透明さが事故防止を難しくさせており，安全工学はますます重要度を増している．

安全工学は，機械工学や化学工学，電気工学，計測工学，原子力工学などの固有工学内にとどまるものではなく，おのおのの立場からアプローチする独立の工学領域であり，システム工学や信頼性工学，人間工学などと重なり合う横断的な工学である．さらに対象は，衛生学，心理学，医学，経済学，法学，経営学などの領域にも及ぶ．不確定な側面に注目し，確率・統計学を有力な武器として従来の科学方法論では実証しえない潜在要因を発見しようとする側面は，安全科学というにふさわしい．人間―機械―環境の枠組みによる制御系の共通モデルが提案される[1]など，システム思考に基づくシステム分析が効果的であることから，システム安全性工学と表現されることもある．システム安全の言葉は，1948年米国での航空機の設計で初めて使われたもので，強度計算ばかりでなく，バランス設計などシステム全体での総合的評価の必要性が理解されたことに始まるが，国内では，1950年代に安全工学協会が設立され，1960年代に安全工学の拡充が行われた．

安全工学では，未然防止により事故そのものの発生を回避することを最重要と考え，事故の影響拡大を防止して損害を抑える方法を併行するとの立場をとる．長い間，4E（技術：engineering，教育：education，強制・管理：enforcement，環境：environment）で安全対策を採るべきとの考え方が強調されていたが，現代では，米国の国家運輸安全委員会（NTSB）が提唱する4M（人：man，機械：machine，媒体：media〈作業方法・環境〉，管理：management）の観点から時系列的に連鎖関係を明らかにすることが望ましいと考えられている．事故発生のモデルとして，いくつかのドミノ理論（制御の不足→基本原因→直接原因→事故→傷害など）が提案され，事故防止のための安全管理活動がHeinrich[2]により紹介されている．

近年，機器の信頼性が向上し，事故の多くは人間エラーに起因することから，人間因子に着目することが多くなった．その際，作業員のエラーや利用者の誤使用を原因でなく結果であると考え，機械設計や作業方法，管理体制に真の問題を追究する組織事故アプローチ[3]が注目されており，経営や社会要因などとの関連性を含めた学際的アプローチが試みられている．

2) 安全とは

安全とは「危険でないこと」と考えがちだが，安全と危険を二者択一の関係ととらえるのではなく，あらゆるものには危険性が備わって

おり，安全とは「危険性が許容レベルを下回るとき」と考えるほうが現実的である．Lowlenceは「安全とは許容限度を超えていないと判断された危険であり，危険とは許容限度を超えると判断した人に対するハザードの発生確率と有害性である」と述べている．

一般に，潜在危険（ハザード）は発生頻度と影響度の組でとらえることが多く，それをリスクと呼んでいる．すなわち，

リスク＝〈発生頻度，影響度〉

と考える．たとえば，自動車事故での死亡率は10^{-4}程度といわれ，その頻度と損害に関する対比で危険性を判断することが少なくない．許容限度をどのレベルに設定するかで，安全か危険かは変わることになる．

3） リスクアセスメント

リスクをもとに意思決定する際には，図のフローに従ったリスクアセスメントが行われる．予想される潜在危険に対するリスク評価では，影響度×発生頻度の値で定量的に比較することが一般的である．このとき，大きな影響度をもつまれな事象と，影響度は少ないが発生頻度の高い事象を同一視する点に注意すべきであろう．同じリスク値でも前者を重要と考えることもある．実際，人は微係数に敏感であるといわれており，一瞬にして多くの人命が失われる航空機事故は，発生件数は少ないものの社会的ダメージは大きい．また，影響度を直接被害，間接被害，社会的信用など，どこまで含めるかで検討結果は変わる可能性がある．

原子力分野では，リスク評価として深層防護と安全余裕の決定のための確率論的安全評価（PSA）が進んでいる．決定論的方法により確保された安全性を確率論により定量的に評価する方法で，1975年米国の発電所の評価がWASH-1400として報告されたことに始まり，国内でも1990年ころから採用されている．事故シナリオを組み合わせた科学的評価が可能であり，最適化設計や試験方法の決定などに活用されている．

しかし，原子力以外の分野では，使用状況が多様で，把握できる定量的データも限られる．その場合には，リスクの同定が重要なプロセスとなり，事故発生メカニズムの解明など定性的な評価が行われる．

2. 再発防止と未然防止の手法

1） 未然防止は設計手法で

発生の可能性のある故障モードや潜在する危険因子は，事前に予測し設計時に必要な対策を作り込むことが必要である．

代表的な手法として，故障モードを予測するFMEA（Failure Mode and Effects Analysis），あらゆる原因を網羅するFTA（Fault Tree Analysis），事象を時系列で追いかけるETA（Event Tree Analysis），ズレに着目するHAZOP（HAZard and OPerability study）などがある[4]．ここで重要なことは，信頼性と安全性とを区別することである．信頼性は，機能の持続に着目した性質であり，機能を阻害する故障モードのみを問題とするが，安全性は，周囲への損害に着目した性質であり，あらゆる危険因子を問題とする．FMEAでは，故障により引き起こされる危険事象のみが回避され，故障現象と無関係な人間エラーにより引き起こされた危険事象は対象外となる．このため，安全性解析では，エラーに着目した作業FMEA

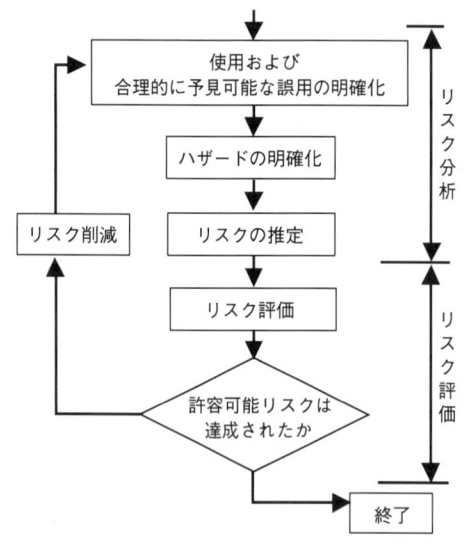

図　リスクアセスメントのフロー

やシナリオ分析など，使用状況に着目した手法の適用が必要となる．

構造的な対策として，安全な使用を誘導するフールプルーフ，機能は停止しても危険な状況を避けるためのフェイルセーフ，多重防護などがある．安全機構が働く状況をシナリオで確認することや，それを解除するときの手順を明確にすることも，安全確保上，重要なことである．

2) 再発防止は運用対応

設計時には予測のつかない状況は必ず起こる．この予測限界を補完するためには，運用上の対応策が必要不可欠であり，事故調査とトラブル情報からの学習フィードバックが有効である．

実際，事故解析が多くの情報をもたらすことはいうまでもない．1950年代，英国のコメット機が相次いで空中分解を起こした事故から，金属疲労や機体応力のメカニズムが解き明かされ，航空機の設計技術が向上した事実はよく知られている．原因追究を目的とした事故調査の積み重ねが安全設計を生んでいるといえる．最近は，トラブル兆候を早期に発見し，アクシデントに達する前に未然防止を行うヒヤリ・ハット（インシデント）報告システムによる学習プロセスが注目されている．

報告システムが業界レベルに広がれば，他企業の事故から学ぶことが可能となり，公表されるならば他業界でも参照することが可能となる．航空・原子力分野などでは，重大なアクシデントの監督官庁への報告が義務づけられているが，信楽鉄道事故をきっかけに2001年から第三者機関としての航空・鉄道事故調査委員会が大小の事故を調査し公開するようになった．しかし，それら報告システムの活用技術はまだ未熟であり，今後の課題といえる．

小さなトラブルから学ぶことの有効性は，ハインリッヒ（Heinrich）の法則ほか，多くの法則に裏打ちされている．前者の法則は，ある作業に関して調査した結果，1件の重大な事故に対して，同原因による軽度の事故が29件，無傷害事故が300件の割合で発生していることが報告されたものである．重大事故を未然に防止する機会，すなわち設計の不備を補う機会は多いということである．

保全では，状態監視保全が主流となり，状態をモニタリングして，必要なときに修理や取り替えを行うと，効果的で無駄のない保全ができる．ただし，過度の点検・修理は人間エラーを招くので避けることが必要である．実際，航空機のエンジントラブルの約50％は修理時の作業エラーが原因との報告があり，原子力発電所でのナトリウム漏れ事故は，監視装置自体が事故の原因となった．計画的な保全管理が重要である．

3. 人間―機械系からみる安全

1) 人間の安全（man）

人間工学では，人の身体的特色や運動能力，生理機能が工学的に測定され，人に合った製品やシステムの設計にいかされてきた．最近は，自動化機器の増加に伴い，人間と機械の接点におけるトラブルが増加しており，ブラックボックス化が使用者の操作エラーを引き起こしたり，不適切な役割分担が事故を招くケースがみられる．

操作エラーでは，ヒューマン・インタフェースの問題が大きい．スリーマイル島の原発事故（1979年）では，操作レバーの配置が悪く，異なるレバーを操作しやすい設計になっていたり，警報装置がオペレータからみえない位置に配置され，しかも多数の警報が同時に作動して作業員を慌てさせるなど，オペレータの認知と行動を考慮していない設計が問題視された．この事故などをきっかけに，認知科学や人間工学の観点から，ヒューマン・インタフェースの問題点が明らかにされ，使用環境は格段に向上した．Rasmussenによる認知と行動のSRKモデルやReasonによるエラー分類が提案され，人間エラーの従属性に着目した確率評価法としてSwainによりTHERP（Technique for Human Error Rate Prediction）手法が開発された．人間信頼性工学[5]の名も生まれている．

また，航空機の操縦では，自動化機器への人間の不適切な介入が事故を引き起こす例が少なくない．自動化と人間の行動意図の不一致によるトラブル，入力エラー，オミッションエラーなどがある．特に緊急時対応は人間の役割か，時間制約からミスを犯しやすい人間より自動化に任せるべきかは意見の分かれるところである．たとえば，航空機のニアミス事故の回避では，現在の警報のみの衝突防止装置を自動回避装置とすべきか，最終判断はパイロットが行うべきかが議論されている．Sheridan[6]により提唱された自動化10段階レベルのどのレベルが望ましいかは安全設計における大きな課題である．

安全装置に関しては，安易な自動化は避けるべきであり，人の過信を招く可能性やリスク恒常性（安全性向上はリスクテイキングな行動をもたらす）の問題に対し，認知心理学などの観点からの検討が必要である．

2) 機械の安全（machine）

機械系や電気系の安全性に関しては，ISO（国際標準化機構）やIEC（国際電気標準会議）を中心に国際規格がまとめられ，安全確保のためのさまざまな仕組みが標準化されている．なかでも機械系では，安全が確認されたときのみ機械を稼動させる安全確認型機構が推奨されている．危険検出型の機構は，危険の検出に失敗すると危険な状態に陥る可能性があるからである．たとえばブレーキ装置の場合，危険なときにエネルギーを加えてブレーキをかける危険検出型よりも，ブレーキを解除するためにエネルギーを必要とする安全確認型機構のほうが，エネルギー不足時に安全サイドに働く．

また，米国に20年遅れたものの1995年に製造物責任法（PL法）が国内でも施行された．子どもの玩具は分解不可能な設計となり，危険な製品には保護装置が徹底されている．想定されない使用方法に対しても，設計者が合理的に予見可能な範囲内での使用に対しては事前対応が必要となり，たとえば，電子レンジの稼動中に誤って扉を開けてもスイッチが切れる仕組みなど，多くの工夫が設計に盛り込まれている．これらの本質安全設計に加えて損害賠償請求の発生を想定した製造物責任防御の活動も必要不可欠である．

4. マネジメントからみる安全

1) リスクマネジメント

設計上の工夫により，人と機械の適切な協調で安全を獲得することができるが，安全を維持するためには，全社レベルでリスクを回避する体制を構築し，日常業務のなかで潜在危険要因への対応を継続するリスクマネジメントが必要である．リスクマネジメントでは，製品，設備，労働者すべてが対象となり，リスクアセスメントにより潜在するリスクを把握・評価し，重大リスクの軽減に努めることになる．類似の用語にクライシスマネジメントがあるが，後者は，発生したトラブルに迅速に対処するための準備活動であり，これらを明確に区別する必要がある．

リスクマネジメントでは，エラーの背後にある作業空間，作業方法の問題や安全情報の欠如など環境の問題（media）や，過度の効率化重視や規定，マニュアル不備などの組織要因（management）にも目を向け，真の原因を排除することが肝要である．原子力事故，リコール隠し事件などをきっかけに，リスク情報の共有化のための企業内情報システム整備や新しい組織機構が必要であることが，理解されてきた．NASAは，スペースシャトル事故の反省から，現場の安全問題が経営の観点抜きでトップに直接報告されるシステムを組織に組み込んでいる．多くの企業でも，社内報告制度の活用により，安全に関する情報の透明化，共有化を通して安全意識の向上に努めている．

このようなリスクコミュニケーションは，組織内だけでなく，社会との安全評価の共有のためにも必要である．絶対安全思想が基本となっていた原子力分野でも，1999年臨界事故の事故調査報告で，事故は起こるとの前提でリスクマネジメントを行うことの重要性が勧告された．

2) 高信頼性組織

特に，過酷な条件下で活動しながらも，事故発生件数を標準以下に抑えている，いわゆる高信頼性組織と呼ばれる職種がある[7]．航空管制システムや原子力発電所のオペレーション，航空母艦上での離着陸管理などであり，安全性が強く求められ，状況が刻々と変わるなかで柔軟な対応が要求されるシステムの管理運営である．そこでは権限委譲が行われるなど，現場の指揮官が適応的な対応を取れるための工夫がある．ハイリスクな環境に身を置く組織のマネジメント方法として注目される．

まとめ

4Mすなわち人，機械，作業，マネジメントの観点から，安全を脅かす潜在要因と事故の発生メカニズムを科学的に探求し，事故の未然防止策を工学的に実施することが安全システムの維持には必要である．そして，それらを常に意識し続ける安全文化・企業文化こそが推進力となる．近年は，情報技術の発展により，多くの自動化機器が社会生活に浸透し始めており，産業安全から社会生活の安全まで，広範囲にわたる安全科学・安全工学の適用が期待されている．

［田中健次］

参考文献

1) Kuhlmann A : Einfuhrung in die Sicherheitswissenshaft, Verlag TUV, 1981（清水・新井訳：安全工学，海文堂，1985）．
2) Heinrich H : Industrial Accident Prevention, 5 th ed, McGraw-Hill, 1980（井上威恭監訳：産業災害防止論，海文堂，1982）．
3) Reason J : Managing the Risks of Organizational Accidents, Ashgate, 1997（塩見弘監訳：組織事故，日科技連出版社，1999）．
4) 鈴木和幸：未然防止の原理とそのシステム，日科技連出版社，2004．
5) 塩見　弘：人間信頼性工学入門，日科技連出版社，1996．
6) Sheridan T : Telerobotics, Automation, and Human Supervisory Control, MIT Press, 1992.
7) Weick K, Sutcliffe K : Managing the Unexpected, John Wiley & Sons, 2001（西村行功訳：不確実性のマネジメント，ダイヤモンド社，2002）．

3 認知システム工学と安全

1. 認知システム工学とは

医療をはじめ,現代におけるあらゆる人間活動は機械装置と人の関与によって支えられているが,人と機械装置が機能的に結合したシステムをマンマシンシステムと呼ぶ.さらに電子情報技術の急速な発達に伴い,人の物理的・機械的機能ではなく制御や判断などの心的機能を代替する機械がわれわれの身の回りに氾濫するようになった.これに伴って,従来型の機械(マシン)では考えられなかったような新たな問題が生じている.

高度な情報処理によってみずからの振る舞いを情況依存的に決定できるシステムを認知システムと呼ぶ.人は自然が創った認知システムであるが,最近では高度な情報処理能力で自分の振る舞いを決定できる人工認知システムが出現した.複数の認知システムの組み合わせも認知システムであり,これからのマンマシンシステムは認知システムととらえることができる.認知システムの出現がもたらす新たな問題を解決するために,認知システムの動作原理や設計原理について研究する認知システム工学が誕生した.認知システム工学は,人と機械の間に生ずるおそれのある齟齬を解消し,協調的関係を構築することによってシステムの目標を達成することを使命としており,達成すべき目標のなかでは安全が非常に重要であると位置づけている.したがって,安全工学の一つの進化形と考えることができる.

2. ヒューマンエラー

1) ヒューマンエラーの定義

安全にとってヒューマンエラー(以下エラーと略す)は重要な概念であり,認知システム工学の主要な研究課題となっている.社会的に,エラーは事故の文脈でその原因となった人の行為を意味することが多いが,認知システム工学では少なくとも事故原因としての意味を否定し,エラーをある心理的・認知的機構や背景要因の作用の結果である特定の種類の行為とみなしている.事故原因という誤ったニュアンスを払拭するために,「不安全行為」「過誤的行為」など別の用語を推奨する専門家さえいる.

一般的に「規範的・標準的行為系列からの逸脱」といったエラーの実用的定義が用いられているが,この定義では規範的・標準的行動が一意に決っていることを前提としている.そこで,認知システム工学では「望ましからざる結果が生じ,その原因が人の身体的あるいは心的行為の何らかの側面にかかわるような状況」といった定義がよく用いられる.

2) ヒューマンエラーの分類

エラーにはさまざまな種類があり,その有効な対策は種類によって異なるので,エラー対策の第一歩としてエラーを分類する必要がある.エラーは影響,表面的形態,発生機構,原因のいずれかの視点によって分類できる.

影響による分類は,その行為の結果生じる影響の規模や種類によって分類するもので,事故やトラブルに発展した場合には損害の規模で,発展しなかった場合にはリスクの程度によって分類する.外面的に何ら重大な結果に発展しなかった場合であっても安全上の問題を含んでいるエラーがあり,この分類法の欠点はそのようなエラーを過小評価するおそれがあることである.事故やトラブルにはならなかったものの,潜在的にその可能性があったと当事者に認識されるような事象を「ニアミス」や「ヒヤリ・ハット」と呼ぶ.こうした小エラーは当事者にしか認識されないので表面化しないが,小エラーの頻発はシステムに何らかの欠陥があることを示しており,大事故の前兆になることが多い.したがって,影響の規模のみにとらわれすぎる

ことなく，潜在的リスクやヒヤリ・ハットにも注意を払うことが重要である．

表面的形態によるエラー分類は，第三者による客観的観測が可能な行為属性によって分類する方法である．エラーモードがその代表例で，必要な行為を実行しないオミッションと，行為は実行したがその方法が不適切なコミッションとにエラーを分類する．さらに Hollnagel は，以下のような基本表現形ですべてのエラーを網羅できるとしている．

- 時期の誤り：早すぎ，晩すぎ，やり忘れ
- 時間の誤り：長すぎ，短すぎ
- 順番の誤り：逆転，反復，挿入，侵入
- 対象の誤り：隣接対象，類似対象，関係ない対象
- 強度の誤り：強すぎ，弱すぎ
- 方向の誤り：誤った方向
- 速度の誤り：速すぎ，遅すぎ
- 距離の誤り：遠すぎ，近すぎ

表面的形態による分類はエラーの発生機構や原因を議論し，事故分析やエラー防止策の策定を行う際の出発点となる．

発生機構による分類は，エラーが人間行動を決定する認知過程のどこで発生するかを問題にするもので，認知過程についてあるモデルを想定し，モデルのどこで生じた齟齬がエラーにつながったかによってエラーを分類する．その代表的なものとして，Reason によるエラータイプがある．図はエラーを含む不安全行為の分類を示したものである．不安全行為は，まず意図された行為であるか否かによって分類される．意図しない不安全行為はいわゆる「うっかりミス」であり，さらに不適切な注意によるスリップと，記憶違いによるラプスの2種類がある．意図的に行った不安全行為は，違法性認識の有無によって分類される．違法性認識のないものがミステイクで，これは状況認識や判断を誤ったために確信的に不安全な行為を行うものである．ミステイクは，思考の水準によってルールベースと知識ベースに二分され，経験的に習得されたルールを形式的に適用する過程で生じるのがルールベースのミステイク，知識を用いたより深く高度な思考過程で生じるのが知識ベースのミステイクである．スリップ，ラプス，ミステイクは基本的エラータイプに属し，この範囲が狭い意味でのヒューマンエラーである．違法とわかって行う行為は，悪い結果を期待しているか否かで分類され，よい結果を期待して行うのがバイオレーション，悪い結果を期待して行う意図的破壊活動がサボタージュである．バイオレーションには常習的化したもの，暴走行為のように行為の結果に特別の価値を認めて行

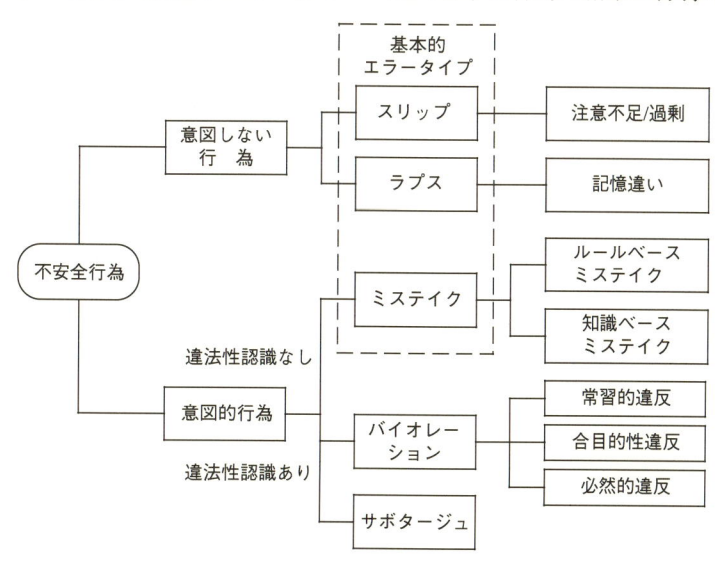

図　不安全行為の分類

うもの，目標達成のため不可避的に行うものに分類される．

エラーは事故の原因ではなく，背後にあるさまざまな原因の結果として発生するというのが認知システム工学がとる立場である．エラーをその発生原因で分類すれば，エラー防止策の立案に役立つ情報が得られる．原因による分類にもさまざまな分類法が考えられるが，大きく個人的要因，作業環境的要因，組織管理的要因の3つに分類できる．個人的要因は，不十分な知識・能力，経験や作業への身体的な不適合，性格，習慣，作業への意欲の欠如など行動者の個人的な属性である．社会的責任を明確にする目的から一般的に個人的要因に関心が集中しがちであるが，個人的要因の背景には組織のモラル，教育訓練，人員配置の不備など，他の要因があることが多いので，エラー原因を単純に個人的要因に帰すべきではない．作業環境的要因は，作業場の居住性（騒音，気温，湿度，照度など），作業内容（強度，継続時間，繰り返し，複雑さなど），装置設計（寸法，配置，提示情報，インタフェースなど），教示（手順書，チェックリストなど）などの属性である．組織管理的要因は，勤務形態，人員配置，役割分担，管理体制，作業計画，教育訓練，規則，組織のモラル，組織文化など，組織管理や安全文化に関する属性である．

3）ヒューマンエラーの防止策

人間行動の信頼性は，エラー発生頻度であるエラー率が小さいことによって表され，システムの安全評価においては，機械装置の信頼性とともに人間信頼性を考慮することが不可欠である．

基本的エラータイプのうち，スリップやラプスは，機械装置の偶発故障と同様に確率統計的に起きると考えて問題ない．エラー率は，行為の種類とそれが行われる作業条件に左右されると考えられ，後者は行動形成因子（PSF）と呼ばれる．PSFには作業の外部環境に関する因子，作業者の個人的属性に関する因子，ワークロードや心理的・生理的ストレッサーに関する因子などさまざまな因子がある．エラー率はPSFの良否の関数として評価され，またエラー防止のためには，これらの条件を改善することが有効である．

一方，長年のヒューマンエラー研究の結果，ミステイクは偶発的・確率的に起きるのではなく，人が置かれた情況（文脈）のなかで必然的に起きることがわかってきた．たとえば，時間的余裕がなく，曖昧な情報しか与えられないような条件下では，どんな人であろうとほぼ確実に誤判断をする．しかもスリップやラプスと比較してエラーに自分で気づくことが少なく，他のミステイクを従属的に誘発することもある．従来の考え方において，ヒューマンエラーは文字どおり人が犯す過ちであり，エラーの原因は人の性質に求められがちであった．しかし，人間行動が情況に支配されるとすれば，分析対象は人にエラーを強要する情況であり，エラー率はこのようなエラーを強要する情況の発生頻度にほかならない．ミステイクを防止するためには，人に働きかけるよりもエラーを強要する情況を発見して取り除かなければならない．

ところで，エラーに関する従来の議論は基本的エラータイプの範囲内で行われてきたが，最近多発している社会的不祥事の結果，バイオレーションの防止に注目が集まっている．バイオレーションに対する接近法としてはミステイクに近いものが有効であると考えられる．すなわち，善意の人間が違反行為に及ぶにはそれ相応の理由があり，原因は遵法意識など個人的属性よりもその人が置かれた情況に起因すると考えられるからである．過去にバイオレーションによって起きた事故・不祥事を分析してみると，人にバイオレーションを誘発する情況には明らかに共通のパターンが見いだせる．このようなバイオレーションを誘発する情況が起きないように監視し，取り除くことがバイオレーションに対する何よりも有効な対策である．

3．ワークロード

人間信頼性を大きく左右する因子にワークロード（作業負荷）がある．ワークロードとは，

人がどれだけ活発に活動しているかを示す指標であり、物理的・機械的活動に対する身体的負荷と、精神的・情報的活動に対する心的負荷に大別される。

ワークロードと人間信頼性、より一般的に作業成績との間には逆浴槽曲線（逆U字）で表される関係があり、これをYerkes-Dodson則という。ワークロードが非常に低い場合には、覚醒水準が低下して眠気を覚え、注意が散漫になってエラーを犯しやすい。一方、ワークロードが高すぎると作業要求が人の能力限界を超えてしまうので、未完了の作業が出たり、情報収集や判断に十分な時間を使えなくなってエラーを犯したりするようになる。両者の中間に、人にとって適正なワークロードの領域があり、そこでは人間信頼性が高く保たれる。

したがって、エラーが少なく信頼性の高い行動を期待するのであれば、ワークロードが人の能力限界を超えず、過小にもならない適切な範囲になるように、タスク、作業環境、インタフェースなどを設計しなければならない。そのためには、まずワークロードの測定・評価が必要となる。

身体的負荷の評価には、エネルギー代謝量などを生理的に計測する手法が確立されているが、激しい運動を伴わない一般的なタスクに対しては動線解析を行えば十分である。動線解析は、行動観察あるいはタスク解析の結果から作業中の人の移動を追跡して、総移動量を見積もる作業である。設計が不適切であると、移動量が無駄に多くなって身体的負荷が大きくなる。医療現場においても、たとえば、処置室での機材の配置が悪いと、ある作業の開始から終了までの移動量が多くなり、作業効率が低下するとともにエラーを犯す機会が多くなる。このような問題を解決するためには、動線解析の結果から頻繁に使うものを作業環境の中央に配置し、そうでないものを周辺に配置する、同時にあるいは連続して使うものを接近させて配置するなどの対策を講ずればよい。情報表示機器の設計においては、身体移動ではなく視線（視認対象）の移動に対して同様の解析を行い、視線移動量が少なくなるような表示レイアウトを考えればよい。視線移動は情報収集活動に関係し、身体的負荷と同時に心的負荷の指標でもある。

心的負荷の評価には統一的手法が確立されておらず、さまざまな手法が試みられているがいずれも一長一短がある。アンケートによる主観的評価は比較的手軽に実施できて実用的であるが、理論的根拠に乏しい。一貫性のある結果を得るために、Cooper-Harperスケール、SWAT、NASA-TLXなどの手法が提案されており、医療現場でも実施可能であろう。二重作業法は、ワークロードの測定対象となる主作業のほかに副作業を行わせて、副作業の作業成績の低下で主作業のワークロードを測るものであるが、副作業の同時遂行を要求するので医療現場にはふさわしくない。生理計測法は、作業をしながら心電図、脳波、呼吸、皮膚抵抗、瞬目、瞳孔径などを計測する方法であるが、ワークロード以上に覚醒水準や生理状態の影響が大きい。実験課題ならともかく職場の実作業に適用することは困難であるため、生理計測機器が用意できる環境とはいえ医療現場では実用的でない。行動観察は、職場での実作業を観察しながらタスク解析と同様な情報を得るものであるが、思考や判断の心的過程は行動の外面観察だけではわからないので、併せて発話内容を分析したり、タスク解析で補ったりする必要がある。タスク解析については次に詳しく解説する。行動観察もタスク解析も、医療現場で十分実施可能であろう。

4. タスク解析

人に期待されるタスクがどのような行為から構成され、行為同士がどう関連しているかを明らかにする作業がタスク解析である。ここでタスクとは、ある目標を達成するために必要な一連の行為群を適切に順序づけしたものと定義される。一般的にタスクでは複数の行為が段階的に実行され、ある行為のまとまりをタスクの基本構成単位と考えることができる。そのような行為のまとまりをタスクステップ、あるいは単

にステップと呼ぶ．

　タスク解析の基本原理は，タスクならびにタスクステップには必ず目標が存在し，また，それを実行するためにある条件，これを事前条件という，が存在するはずであるということである．「屋根にペンキを塗る」という具体例を使ってタスク解析の方法を説明しよう．この作業の目標は，「屋根にペンキが塗られている」であり，事前条件は「屋根の上に居る」「ペンキとはけが用意されている」である．何もしないうちから屋根の上に居たり，ペンキとはけが用意されていたりすることはありえないので，「屋根にペンキを塗る」前にその事前条件を達成することを目標とする「屋根に登る」「ペンキとはけを用意する」というステップがさらに必要になる．このように，事前条件を新たな目標としてタスクを展開する作業を繰り返し，何もしない状態ですべての事前条件が満足されているような状況になったら展開を終了する．こうして，タスクを構成するステップを再帰的に数え上げて行く．

　ところで，「屋根に登る」の事前条件は何であろうか．「屋根に登る」の事前条件は，その手段がより具体的に特定されなければわからない．もし屋根に登る階段が設置されており，「階段で屋根に登る」のであれば事前条件はないが，階段がなく「梯子で屋根に登る」のであれば，「梯子が用意されている」必要がある．このように，タスクステップは事前条件の方向に加えて，その目標を達成するための具体的手段を選択する方向にも展開される．

　最後に，「屋根にペンキを塗る」の事前条件から並列に展開された「屋根に登る」と「ペンキとはけを用意する」の実行順序を考える．「屋根に居る」状態では「ペンキとはけを用意する」ことはできないので，「ペンキとはけを用意する」は「屋根に登る」前に実行しなければならない．このように，あるステップAを実行した結果が他のステップBの実行を妨害する場合，ステップBをステップAよりも先に実行しなければならない．こうして，並列に展開されたステップの実行順序が決定されるが，互いに干渉しないステップ同士はどちらを先に実行してもかまわない．

　以上の説明のように，タスクは目標―ステップの内容―事前条件の関係によって水平方向に展開され，さらに目標―ステップの内容―手段の関係によって垂直方向に展開される．展開は，事前条件がすべて満足され，またステップの記述が十分に具体的になるまで繰り返される．こうして，タスクの目標達成に必要な全ステップと，その相互関係を導き出すことができる．タスク解析を行えば，タスクを構成する各ステップの難易度を評価し，これをタスク全体で集計することによってワークロードが評価できる．また，FMEAなどを用いて予見的リスク解析を行う際にも，タスク解析がすべての出発点となる．　　　　　　　　　　［古田一雄］

参考文献
1)　古田一雄：プロセス認知工学，海文堂，1998.

4 心理学と安全

　医療安全の問題では，医療事故を防ぐことと事故発生後の対処の2つの問題を考えなければならないが，心理学では，その両者ともに大きなかかわりをもつ．

　医療は，人間が直接医療行為を行うため，事故の多くはヒューマンエラーに起因し，人間の知覚・思考・反応といった認知的要因にかかわる．そのため，エラー防止には，認知心理学や認知工学からのアプローチが必要である[1]．さらに，医療は，患者を含め，医師，看護師，薬剤師，技師など多くの人間がかかわるため，組織や人間関係のなかにエラーや事故を誘発する潜在的要因が存在する．このような社会的要因については，社会心理学的あるいは組織心理学的アプローチが必要となる[2]．

　また，エラーが生じても事故につながらないようにするためには，人間に気づかせ，エラーを修正させることが必要であるが，それは認知心理学や認知工学の課題である．複数の医療スタッフがかかわる現場でのエラーの修正をどう行うべきかは，社会心理学・組織心理学の問題である．

　事故が生じたときには，当事者である患者・家族および医療スタッフに対する精神的ケアが必要となるが，ここでは，臨床心理学的アプローチが期待される．

1．認知心理学・認知工学からのアプローチ

1）ヒューマンエラーとその原因

　ヒューマンエラー（human error）の定義は，さまざまであるが，心理学では，一般に，「意図とは異なった結果をもたらした人間の意思決定や行為」を指す．ヒューマンエラーが，人間の認知過程のどこで生じるかによって，Normanはヒューマンエラーを2つに分けた．どのような行動を行うかの計画判断の間違いをミステイク（mistake）といい，一方，計画は正しかったが，行為の実行を誤ってしまうエラーをスリップ（slip）という．たとえば，シリンジポンプの流量速度の設定において，設定値そのものが患者に適切でなかったというのはミステイクである．一方，設定値は正しかったのだが，操作を誤って異なる値を設定してしまったのは，スリップである．

　ヒューマンエラーの原因は，人間の問題と周りの情報や環境の問題に分けて考えられる．情報や環境の問題としては，情報の不十分さ，曖昧さ，わかりにくさなどが問題となる．たとえば，指示書に書いてある流量速度の値が読みづらいとか，誤りやすい書式であると，ミステイクが生じてしまう．また，シリンジポンプの操作性が悪いためスリップを生じてしまうのは，機器の環境の問題である．

　人間の問題としては，知識不足，注意不足などが一般には挙げられる．人間の思考や行為実行のプロセスでは，それに関連する一連の知識構造が活性化される．このときの一連の知識構造はスキーマ（schema）といわれる．たとえば，点滴をセットする場合，その操作手順，薬剤や器具に関するさまざまな知識が必要で，これらが相互に関係し合って構造化された知識が頭のなかに形成されている．この知識構造が，点滴に関するスキーマということになる．点滴を行うときには，この点滴スキーマが活性化される．

　知識不足は，スキーマが不十分であることを意味し，そのため，エラーを起こしてしまう．また，適切でないスキーマが活性化してしまうこともある．静脈点滴を行っているのに，内服点滴のスキーマが活性化してしまい，誤って内服に入れてしまうといったエラーである．それが行為の計画段階であればミステイクであり，実行時であればスリップとなる．

さらに，注意が散漫であり，必要な情報を見落としていると，ミステイクをしてしまったり，実行時の注意不足によりスリップが生じたりする．シリンジポンプのエラーでも，流量速度の値の見間違いとか，操作パネルの確認ミスといった場合は，注意不足でも生じることである．

2) ヒューマンエラー防止と人間側の要因

人間の認知過程は，スキーマの活性化によって働いている．スキーマは，ある程度できあがった思考や行動プログラムから構成されていると考えられる．そのため，与えられた情報をすべて処理しなくても，一部の情報だけで迅速な判断ができる．このような処理判断はヒューリスティック判断（heuristics）といわれている．さらに，スキーマには他のスキーマとの間に明確な境界がないため，柔軟な対応が可能である．

人間の認知過程の処理プロセスは，機械と対照的である．コンピュータ・プログラムのように論理的でもなく正確でもない．曖昧で大雑把である．与えられた情報をすべて精査に吟味しない．もっている知識をすべて使うわけではない．限られたところにしか注意を向けない．このような認知的特性があるから，多重課題をこなすことができ，柔軟な対応ができる．

しかし，一方でエラーを起こしやすい．人間の認知過程に，機械と同じように論理性や正確性を求めるのは，根本的にアーキテクチャが異なるために，無理である．「人は誰でも間違える」といわれる由縁は，ここにある．

人間に慎重さや注意深さを求めても，精神主義に終わってしまい，エラー防止には，ほとんど意味がない．たとえば，人間に機械的な確認作業を課すと，負荷がかかってしまう．薬名や量などが処方箋と合っているかを数字や文字レベルで照合することは，人間にとって，機械的で難しい．一方，その薬がその患者に適切であるかどうかといった照合は得意である．山内と山内[3]は，前者を表層的照合，後者を構造的照合と呼んでいる．単純な確認作業は，機械に任せ，人間は構造的照合で役割を担う必要がある．

3) ヒューマンエラー防止と情報や環境の要因

認知心理学的に考えると，ヒューマンエラー防止のために人間側で改善することは難しい．そこで，与える情報を工夫して，誤判断を招かないようにしなければならない．曖昧な情報を避け，情報に冗長性をもたせて，複数の解釈が生じないようにする．たとえば，類似した薬名の薬を使わないとか，薬名や薬効の表示についても，ただ書けばよいのではなく，わかりやすい表示が必要である．

また，人間が情報を伝達する際にも，文書の場合，様式を定め，曖昧な書き方ができないように工夫する．さらに，伝達を電子化し，コンピュータ入力などで行うようにすると，様式に多様な制約をつけることができ，誤伝達を避けることができる．

ヒューマンエラーは，機器の誤操作によることも少なくない．人間の不注意というよりも，インタフェース設計が適切でないことが多く，間違いを起こしようがない設計（フールプルーフな設計）や間違っても安全が保証されるフェイルセーフ設計などが必要である．

ヒューマンエラーの場合，人間は自分自身でエラーであることに気づいていない．そのため，外から気づかせる仕組みを作ることが大切である．松尾[1]は，外から気づかせるものとして，対象，表示，ドキュメント，人の4つの外的手がかり（external cue）を挙げている．対象は，チューブの口径を変えチューブの誤接続を防ぐ場合などである．人間は，作業対象であるチューブから気づかされていることになる．対象で工夫できない場合，チューブの色などの表示によって気づかせることができる．ドキュメントは，指示書やカルテなどの文書であるが，電子化されたものも含まれる．これらを確認することによってエラーでないかどうか気づくことができる．さらに，作業をモニタしたり，完了した作業を確認したりする人がいれば

2. 社会心理学・組織心理学からのアプローチ

1) 組織としての集団規範―安全文化―

医療現場でルールが定められていても、それが守られずに不安全行動をしてしまうことがある。不安全行動自体は、個人の行動であるが、その潜在的要因が社会組織にあることが少なくない[4]。たとえば、一般に安全性と生産性はトレードオフの関係にあるため、生産性を上げるために、安全性が無視されてしまう。多くの患者をさばくために、チェックが不十分になってしまう場合などがそうである。個々のケースの安全性よりも組織としての要因のほうが重視され、その圧力によって、不安全行動が生起してしまう。

明文化された手順が定められていても、暗黙のうちに、運用上どこまで遵守すべきかが、組織のなかで自然にできあがってしまい、それが集団規範（group norm）となる。人間は、個人の規範だけではなく、集団規範に従ってしまう。たとえば、感染防止の手洗いが義務づけられていても、完全に実行する病院もあれば、そうでない病院もある。この違いは、集団規範が異なっているためであり、各病院の安全文化が異なることをも意味している。

集団規範は、明文化されたルールとしての命令的規範だけで決まるのではなく、実際に周りの人がどこまでルールを遵守しているのかという記述的規範に影響を受ける。全員がルールどおりに手洗いを遵守していれば、誰もルールは破らない。しかし、何人かでもルールを破ると、それが記述的規範となってしまい、手洗いは実行されなくなる。

ルールを遵守させるには、全員が例外なくルールを守るようにしなければならない。特定の人が免除されると、規範は崩れてしまう。さらに、ルールとして定める以上、それを遵守することが合理的でなければならない。形式的な作業や実行困難な作業をルールとして定めることは、組織の責任逃れでしかない。あるスタッフが手順とは異なる不安全行動を起こしたために、事故に至ったとき、ルール違反として個人の責任に転嫁してはいけない。定めたルールどおりに実行できなかったのには、非合理性がなかったかどうかの検証が必要である。

2) 複数スタッフによるエラー・事故の防止

医療では、複数のスタッフがかかわるため、どこかでエラーが生じても、他のスタッフがそれに気づき、患者に提供されるまでに修正されれば、事故に至ることはない。Reasonは、スイスチーズモデルを提唱している。スライスされたチーズはあちこちに穴が開いているが、重ね合わせると、どこかで壁ができ、見通すことはできない。事故も同様で、細かいエラーがたくさんあるが、実際に事故に至るのは、その穴がすべて重なったときだけにすぎない。そのため、事故自体の頻度は低いが、潜在的には多くのエラーが生じている。

ところが、医療現場では、各スタッフが多忙であり、必ずしも潜在的エラーは発見されず、事故回避につながりにくい。むしろ、エラーが修正されずに、複数のスタッフを経由して、エラーが顕在化し、事故を引き起こしてしまう。山内と山内[3]は、このような状況を雪だるま式に膨れていくイメージにたとえ、スノーボールモデル（snowball model）と呼んでいる。

複数のスタッフがかかわると、他のスタッフがチェックしたはずだから、間違いはないと考えられ、むしろ確証を高めてしまう。また、誰かがチェックしているから自分はしなくてもよいだろうという責任の分散が生じる。社会的手抜き（social loafing）であり、複数の人がかかわることが、危険性を高めてしまう。役割を分担し、責任の所在を明確にする必要がある。

複数スタッフがかかわっているにもかかわらず、修正できないままになっているエラーをチームエラー（team error）という（Sasou & Reason）。チームエラーは、発見・指摘・修正の過程を通して回復されれば、事故には至らな

い．ただし，発見できても，指摘の抵抗感が高いと，指摘できない．指摘する相手の地位が高いと，権威勾配が生じ指摘しづらくなる．また，エラー自体に対するタブー意識が強いと，指摘行為は相手を非難する行為と感じられ，ためらわれる．安全文化が確立されていないことも要因であるが，指摘のスキルを身に付けることも大切である．相手の立場を尊重しながら自己の主張を行うアサーション訓練などが，医療事故研修では有効である．

3） 患者とのコミュニケーション

医療事故の防止には，医療スタッフだけではなく，患者も重要な役割を担う．患者をチームの一人のメンバーとして考え，エラーの発見・指摘・修正の役割を担ってもらう必要がある．そのためには，患者に，インフォームドコンセントも含め，治療内容を知ってもらう必要がある．患者にとっては，何が行われているのかが明確となり，認知不安を低減させる効果ももっている．

そして，医療行為を患者自身にモニタしてもらう．山内らは，医療事故防止において，患者も含めた協同モニタモデル（collaborative monitor model）を提唱している．医療スタッフだけではなく，患者も協同して，医療行為の確認をしてもらう．医療行為を行うときには，医療スタッフは，何を行うのかを口頭で患者に伝達する．それによって，医療スタッフ自身は意識的に自己モニタをすることができるし，患者も，どのような医療行為がなされるのかを確認することが可能となる．

3. 臨床心理学からのアプローチ

1） 患者や家族に対するケア

事故の被害者となった患者あるいは家族に対しては，十分なケアが必要である．特に重要なのは，ソーシャルサポート（social support）である．ソーシャルサポートは，一般には道具的サポートと情緒的サポートに分けられる．物の提供，労力の提供，情報提供などが道具的サポートで，愛情や信頼といった精神的援助が情緒的サポートである．医療の現場では，医療スタッフは疾病を治癒するという道具的サポートをしており，家族が愛情を示したり，看護師が親切な態度で接したりしてくれることで患者は情緒的サポートを受けている．

医療事故が発生すると，患者や家族に対して，多様なサポートが必要となる．山内と山内[3]は，カウンセラー，自助グループ，家族・友人などからは，主として情緒的サポートを必要とし，医療スタッフ，院内の事故対策部門，公的な事故調査委員会，法律家や市民などの支援グループからは主として道具的サポートが必要であると述べている．

家族や患者が求めているのは，事故の補償だけではなく，事故の原因究明や再発防止を望んでいる．これらが道具的サポートとしての役割を果たす．そのため，カウンセラーなどによる情緒的サポートだけではなく，医療スタッフ，院内の事故対策部門が事故に対してどう対処していくか，さらに，公的な事故調査委員会によって，事故原因の究明と再発防止策をどう提言できるかが重要であろう．

2） 医療スタッフに対するケア

山内[5]は，事故後の当事者の医療スタッフのストレスとサポートについて検討をしている．それによると，医療スタッフの感じるストレスとして，事故を起こしたことに対する自責の念，マスコミなど他者からの非難，情報・知識不足などによる見通しの欠如，医療に従事することへの不安や拒否感，立場の違いによる相互理解の困難さ，事故風化の懸念，組織の一員としての役割遂行の不十分さの7点を挙げている．このうち，相互理解の困難さや事故風化は，事故後時間がたつにつれて顕在化している．当事者である自分と周りの人との間に，時間がたつにつれ，事故に対する危機感のずれを感じるようになり，そのまま事故が風化されてしまうのではないかという懸念が高まってしまう．

サポートは，実体的サポート，助言サポート，評価的サポート，情緒的サポート，尊重サポート，友好サポート，傾聴サポートの7つに

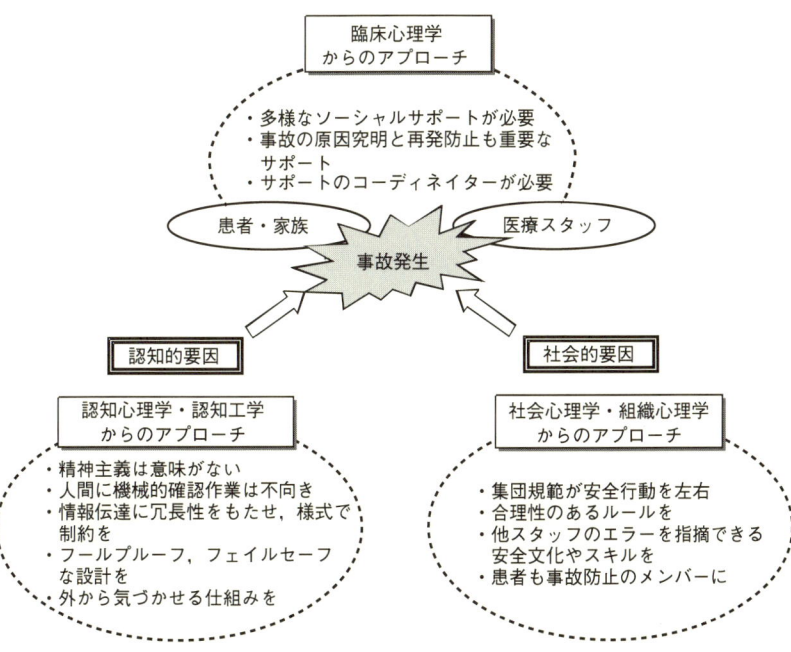

図　心理学の各分野からの医療安全に対するアプローチ

分類される．事故後の職場の配置を考慮してもらえるとか，患者への謝罪の場を準備してもらえるといったことが実体的サポートである．また，弁護士などによる助言サポート，事故の状況や立場を理解してもらえる評価的サポートも必要である．友人や家族などからは，友人あるいは家族として変わらない関係であることが情緒的サポートにつながるし，友人が遊びに来てくれることなどは友好サポートになる．上司や管理者からは，加害者扱いではなく信頼・尊重されることがサポートとなる．

さらに，専門的なカウンセリングによる傾聴サポートが必要となる．ただし，事故後に，これだけ多様なサポートを必要としていることを考えると，心理的カウンセリングの専門家だけではなく，これらをうまくコーディネイトするサポート・コーディネイターのような専門職が今後必要になってくるであろうことを山内は指摘している．

［松尾太加志］

参考文献

1) 松尾太加志：ヒューマンエラーへの認知工学的アプローチ．BME, **15**：43-50, 2001.
2) 山内隆久：医療事故―組織安全学の創設―．大山正，丸山康則（編），ヒューマンエラーの心理学―医療・交通・原子力事故はなぜ起こるのか―, pp 13-52, 麗澤大学出版会, 2001.
3) 山内桂子，山内隆久：医療事故―なぜ起るのか，どうすれば防げるのか―, 朝日新聞社, 2000.
4) 岡本浩一，今野裕之：リスク・マネジメントの心理学―事故・事件から学ぶ―, 新曜社, 2003.
5) 山内桂子：医療事故に関わった看護師のストレスとサポートに関する研究, 九州大学大学院医学系学附医療経営・管理学専攻修士課程平成14年度特定課題論文, 2003.

理論・技法―安全学

5　組織の安全と人間理解

1. 必然としてのミスや事故

いきなり事故やミスが「人間活動に必然的なもの」だといえば、顰蹙を買うに違いない。あらゆる組織の人々が安全に心を砕いているのだから、それも当然である。しかし、われわれは現実を厳しく認めるべきではないか。組織活動におけるミスや事故は、生命活動と癌の関係にも似ている。癌は細胞分裂の過程で生まれる。まさに「生きる」活動そのものが癌を生み出すのである。ミスや事故も同じことだ。組織にとって必要な「仕事」を進めるなかでミスが生まれ、重大事故にもつながっていく。「癌で死にたくなければ癌にかかる前に死ねばいい」。それは論理的に成立しても、真面目な回答とはいえない。これと同様に、「医療事故を起こさないために医療行為をやめる」ことなどできない。われわれは与えられた組織の使命を全うすべく積極的な活動を展開していかなければならない。しかし、その際にミスや事故は真摯な活動に必然的に起こる可能性があることを認識しておくべきなのである。そのうえで、いたずらに心配したり不安を感じることなく、ミスや事故を最小限にするための努力を怠らないことである。そのためには、組織の安全にかかわる要因について、継続的にチェックを行うことが求められる。それは、個人が人間ドックなどを活用して健康を維持することと同じである。そして、少しでも問題が発見されたら、すぐに適切な対応をとればいい。健康を維持し安全を確保する点では、組織も個人も変わらない。

ところで、いったん事故が起きると組織全体が危機に瀕する。当事者たちは「そんなつもりではなかった」と弁明する。もちろん、意図的に事故を起こすものはいない。そうであれば、それは「事故」ではなく「犯罪」である。だから、その言い分が虚偽だとは考えられない。そ

れにしても「事故」という言葉は象徴的である。それは「故」ある「事」なのである。そこには必ず原因があるということだ。そして、そのほとんどが人とかかわっている。もちろん、誰もが予想できなかった事故や明らかにハードが原因の事故もある。しかし、それとても「予想できなかった」のも、「ハード」を作ったのも人間である。その意味で、あらゆるミスや事故は人間を抜きにしては考えられない。事故やミスを防止するためには、人間についての理解を深めることが欠かせないのである。

2. 組織の安全と人間的側面

物理的環境を整備することによって防止できる事故もある。たとえば、フル規格の新幹線では踏切事故は起こらない。それは全路線に踏切がないからである。しかし、これは例外と考えたほうがいい。環境をどれだけ整備してもミスや事故を完璧に避けることは不可能に近い。高度にコンピュータ化され、運転席にディスプレイまで装備した特急が止まるべき駅に止まらない。製造会社が落ちるはずがないと胸を張った飛行機が墜落する。こうしたミスや事故は、ほとんどの場合、人間に起因することが明らかにされている。いわゆる「ヒューマン・エラー」である。こうしたことから、組織の安全を確かなものにするためには、人間の特性を十分に理解する必要がある。

ミスや事故の原因を探求すると、それが人間が生きるために必要な能力と強くかかわっていることがわかる。そうした能力が状況によって判断ミスや事故を起こす要因になるのだ。生きる力が身につくほどミスを犯す可能性が高まる。そんな皮肉な事態が起きるのである。それだけに、これを克服することは容易ではない。それは、悪魔のように人の心に忍び寄ってくるのである。ここでは、そうした「悪魔の法則」

について考えてみよう．

1）生きるための要件に忍び寄る「悪魔」

「悪魔の法則」の第1は「慣れ」である．「慣れ」は，われわれがよりよく生きるために欠かせない．人は，生まれたばかりのときはほとんど何もできない．だからはじめのうちは意識的に行動する．それが学習や訓練を通して，無意識的で自然な行為として習慣化するのである．こうした「慣れ」がなければ生活が成り立たない．しかし，無意識に行動するときは，その行為に対する注意力が低下している．「無意識化」しているから「意識する」ことが難しいのである．「初心に返れ」といわれるが，その気持ちを維持し続けるのは容易ではない．いつもの行動を意識化する方法として「指差呼称」が挙げられる．しかし，指を差しながら「スイッチよし，血液型よし」などと声を出す行為もまた習慣化する．それが，形式的な繰り返しになると，「指差呼称」にも「慣れ」てしまう．

第2の「悪魔の法則」は，「経験に対する誤った評価」である．「今まで事故は起こっていない」．これは過去の経験である．そこで「だから，これからも大丈夫」と思い込んでしまうと危ない．「これまで癌にかからなかった」から「今後も大丈夫」と考える人はいない．「何もなかった」からこそ「必ず起きる」．職場の安全を確保するためには，こうした緊張感が必要なのである．

さらに「経験の誤った評価」は集団がかかわると別の形でも現れる．たとえば，心臓手術で，患者が取り違えられた場合を考えてみよう．このとき，心電図は良好な状態を示すにちがいない．そこで，「おかしい」となれば事故は防げる．しかし，みんなが取り違えなど起こるはずがないと思い込んでいたらどうなるか．スタッフたちは「こうした例は，これまでにもあった」と判断したくなる．事実，さまざまな理由で心電図のデータが一時的に改善することもあるという．しかし，その確率はどの程度なのか．「これまであった」のは，「1回か5回か，10回なのか」．こうした客観的な評価は行われない．そして，集団全体が自分たちを納得させようとし始める．1回だけの体験でも，「過去にもあった」となる．それが，「そうだ，珍しいことではない」と変わってくる．そして，最後には「いつも起こる」ことにさえなってしまう．こうして，「経験に対する誤った評価」がメンバーの合意を得て「正しい評価」に変身するのである．そうなると，もはや疑問を差し挟むことができなくなってくる．集団全体で「物語作り」が行われるのだ．組織の安全にとっては「危険な創作」といわざるをえない．

「記憶の誤り」は，第3の「悪魔の法則」として挙げられる．人間の大脳は膨大な記憶容量をもっているが，それにも限界がある．われわれは体験するすべてのことを憶えておくことはできない．それに，重要でないものを記憶していても役に立たない．こうして人間は意識しないままに，記憶の貯蔵庫に入れた情報を整理している．その結果として「記憶違い」や「忘却」という現象が起きることになる．さらに欲求や周囲の状況によって，「記憶」内容が加工されることもある．自分に都合のいいことは憶えているが，不利なことは忘れる．その逆の場合もある．そんなとき，本人には「間違っている」という認識すらない．また，肉親の死や失敗体験などに対して忘却のメカニズムが働く．悲しみや悔しさをいつまでも引きずっていては仕事にならない．よりよく生きるために「忘れる」のである．こうした記憶にかかわる「自然」のメカニズムが人間の判断を誤らせる．

2）心の隙間に忍び寄る「悪魔」

「悪魔」は，規則やマニュアルを守らなくても「ほとんど事故は起こらない」という事実につけ込んでくる．第4の「悪魔の法則」である．事故や災害が起きるたびにマニュアルの不備などが問題になる．しかしながら，危険な仕事を行う職場では，規則やマニュアルは意外と整備されている．問題は規則やマニュアルがあってもそれが守られないことなのである．その大きな理由は「守らなくても事故は起こらない」からだ．一般に機械や設備は安全を保証す

るように設計されている．したがって，よほどのルール違反や意識的な不安全行動をしないかぎり事故は起こらない．「ルール違反＝致命的事故」という式が成り立つなら，誰もが規則やマニュアルを守るはずである．「時速100 kmを超えた瞬間に100％事故が起こる」としたら，高速道路を時速100 km以上で走る者はいない．こうして事故の可能性をはらみながら，規則違反やマニュアル無視が日常化していく．そして，「何も起こらない事実」の積み重ねと「慣れ」によって，人々の逸脱範囲もさらに拡大し，気づいたときには臨界に達しているのである．

さらに，われわれにとって厄介な第5の「悪魔の法則」がある．それは，規則やマニュアルを守っていても事故が起こるという事実である．たとえば，交通事故は時速100 km以下で走っていても起こる．「これでは規則を守っても仕方がない」．そんな気持ちが生まれる．「ほかの車もいるんだ．自分だけ流れを変えるとかえって危ない」．こんな理屈もついてくる．こうして，規則やマニュアルを軽視する気持ちがますます強まっていく．

われわれは，安全を脅かす悪魔がいつでも自分に忍び寄っていることを意識しておかねばならない．

3. 組織の安全と集団的側面
1) モラルとモラールのハザード

組織の安全を考える場合，個々人が人間の本性を理解し，危険な落とし穴にはまらないように気をつけるだけでは十分でない．それは，われわれの安全確保に対する意欲や努力が人と人との関係によって大きな影響を受けるからである．したがって，ミスや事故を防止するためには，集団を理解する視点をもつことが重要である．そもそも「安全」という言葉からは直接的に人命にかかわる事故や災害などを連想しやすい．しかし，「組織の安全」には，その構成員が健康で意欲的に仕事をしている状態までを含めるべきである．職場の人間関係がぎくしゃくし，不満やストレスで働く意欲も失っている．そんな状態では，組織は健康だとはいえない．そうした組織は，ただちにミスや事故が起きなくても，その潜在的な可能性を醸成している．そして，それがある限界点に達したとき，組織の存在そのものが危うくなるのである．いつのころからか，組織に危機的状況をもたらす要因として，モラル・ハザード (moral hazard) が問題にされ始めた．これは「モラルの崩壊」とでも訳すべきものだが，組織が倫理的に許されない行為をすることを指している．「〜隠し」といわれるものは，その典型である．このモラル・ハザードによって社会からの信用を失墜する事態を引き起こし，よく知られた会社が消滅する事例も生まれている．このモラル (moral) に類似したモラール (morale) という言葉がある．士気とも訳されるが，一般的には仕事の意欲や満足度を指している．働く人々のモラールが高ければ，その組織は健全であり，目標もスムーズに達成される．そのような組織では，当然のこととして倫理的に問題になるようなことも起こりにくいに違いない．そうだとすれば，モラルの崩壊はモラールの高揚によって避けることができるのではないか．多くの研究がモラールは職場の人間関係やリーダーシップによって影響を受けることを明らかにしている．こうした点をふまえれば，職場における人間的な側面の改善によって，モラールを向上させ，その結果として組織をモラル・ハザードから救うことが可能なのである．組織の安全を高めるためには，対人関係やリーダーシップといった集団的な視点から人間を理解することが求められているのである．

2) 愚直な頑固さとそれを評価するシステム

組織の安全性を高めるためには，愚直なる頑固さとそれを評価するシステムが必要である．プロとして仕事をしているかぎり，規則やマニュアルはやせ我慢してでも守る．その愚直さ頑固さを誇りに感じる．そして，職場のメンバーも，そのことを互いに評価する．それが実現する具体的なシステムとそれを支持する職場の風土が重要である．規則を守ったためにある種の

不具合が起きる。そんなとき，「もう少し融通を利かせばいいのに」「要領が悪いんだから」などと冷たい目で見ないことだ。その場合は規則やマニュアルに不具合がある可能性が強い。それなら，そのような決まりやマニュアルを変えればいい。「問題のある決まりやマニュアルは，いつでも改善する」。組織にそうした制度や風土があることが大いに期待される。そうでなければ，愚直な頑固さが本当の意味で愚かな行為になってしまう。また，メンバーが自分の責任で犯したミスや事故をどの程度オープンにできるかも重要な要因である。ミスやトラブルには個人の責任を問わざるをえないようなものもある。また，繰り返し同じようなミスを起こす特定の人物をどの程度まで許容するかという問題もある。しかしながら，基本的にはミスがそのまま隠されることは可能なかぎり避けなければならない。その意味で，いわゆる「ヒヤリ・ハット」を公式に報告できる組織のシステムや雰囲気はどの組織にとっても欠かせない。

また，安全にかかわる運動や目標は掲げられても，それが組織メンバーに受け入れられていなければ意味がない。吉田は332人の看護師を対象に，安全を確保するための目標や運動について25項目からなる意識調査を実施している。その項目には「ルールが多すぎて徹底しない」「安全運動が習慣化，セレモニー化している」「義務としてこなしている」などが含まれている。そのうち，「義務としてこなしている」に対しては「そのとおり」「ある程度そのとおり」と回答した看護師は60%超えている（図）。事故やミスをなくすことに反対する者はいない。だから，それを目標にした運動やキャンペーンにも異論は出ない。しかし，それだけに，メンバーたちに納得されていなければ，単なる絵に描いた餅，スローガン倒れになるのである。

3) コストの評価と情報公開

組織は長期的な展望でコストを評価することが必要だ。その場しのぎでコストを削ろうとして，安全に手を抜いたり対策を先送りする。しかし，それは組織の存続を左右するコストとなって跳ね返ってくる。乳業会社の食中毒事件では200億円を超える赤字を出している。実際は報道された損害だけではすまない。組織が崩壊すれば，従業員も路頭に迷うことになる。その経済的なマイナスは計算できないほど大きい。一般には社会に対する裏切り行為と思われがちだが，それはまじめに働いていた身内の労働者に対する背徳行為でもある。こうした不祥事の根底には組織に共通する問題が見いだされる。それは，病院という組織で起きた事故やミスとも共通点が多い。問題を起こした職場では「言いたいことが言えない」「言っても取り上げられない」状況が認められる。また，上司と部下の関係が良好でないことが多い。そんな職場では，メンバーは口を閉ざしてしまう。組織の安全については，「医療現場」の「特殊性」を強調するよりも，他者に学ぶことの重要性を認識すべきだろう。また，対外的にも「過ち」は「過ち」として認めることが期待される。問題が表面化した後の対応が，組織に対する評価を決定づける。事故は0（ゼロ）が目標である。

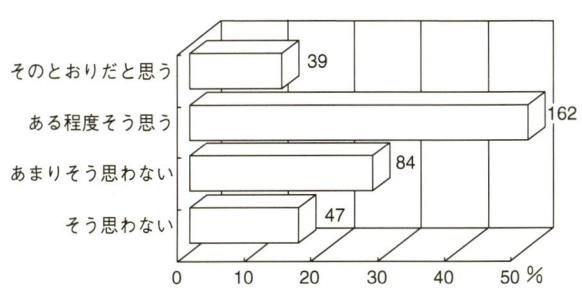

図　安全運動や目標に対する意識：義務としてこなしている

しかし,不幸にしてミスや事故が起きてしまったときは,その対応を誤らないことだ.そのことで,自分たちに対する信頼感は,むしろ高まることを認識すべきなのである. ［吉田道雄］

参考文献
1) 吉田道雄:医療事故防止のヒューマン・アプローチ. Nurse Education, **2**(1):41-44, 2001.
2) 吉田道雄:組織の安全と人間　集団力学の視点から. 電気評論, **86**(5):16-20, 2001.
3) 吉田道雄:医療事故の人間的側面―組織安全と集団規範―. 医療経営最前線看護部マネジメント編, No 144, pp 56-58, 2002.

理論・技法―事故理論

6 事故調査

1. 事故調査の目的

事故を防ぐために徹底した安全管理が行われても，危険を完全に除去することはできない．年月の経過に伴って予想以上に機器が劣化したり，何気なく作業の手順を省略して不安全要素が入り込んだりすることもある．

通常は，少数の不安全要素では事故は発生しないようになっている．だからこそ，さまざまな要因が複雑に関連し合い，事前には予想できないメカニズムによって事故に至る．逆にいうと，そのメカニズムを学習し対処すれば安全性の向上につながる．その意味では，安全に関する知を獲得する機会として，事故を位置づけることすらできるかもしれない．

したがって，不幸にして事故が起きてしまった場合には，徹底的にその事故を調査し，安全性の向上に役立てることが重要である．そのためには，大きく分けて，3つの視点から調査すべきであるといえる（詳しくは，安部[1]，柳田[2]を参照）．

① 同種事故の再発防止．同じ失敗を繰り返さないことは，最低限必要である．

② 別種事故の未然防止．調査の過程で，他の事故の原因となりうる要素が明らかになることがあるため，単に再発防止という視点のみで調査するべきではない．

③ 発生時の被害軽減．万が一事故が起きた場合には，被害を最小限にすることが必要となる．航空の分野では，事故調査において被害者の生存率を高める要因（サバイバルファクター）を見いだすべきことが，すでに1970年国際民間航空機関の航空事故調査マニュアルに明記されている．しかし，被害軽減の視点は実際には忘れられやすい（たとえば，2000年の日比谷線脱線事故の調査報告書に対して，この点に関する検討が乏しいとの批判がある）．調査の際には，被害軽減を目的の一つとして明確に設定するべきであろう．

なお，調査により得た知見を活用することは被害者・遺族の方々を癒すことにもつながるという意味でも価値があるといわれている[1]．

2. 事故調査の範囲

事故調査には，何が起きたのかを正確に把握し，安全上どのような問題があったのかを的確に解明し，安全性向上に必要な対策を勧告すること，が含まれる．

何が起きたのかを正しく把握するためには，手がかりである証拠を確保し，記録することはもちろん，現象を再現するための実験が必要になる場合もある．関係者から事情を聞き出すことも必要であろう．

また，認定された事実に基づいて解析する際，安全上の問題点の見落としがあると，その問題点が次の事故の原因になりかねない．安全性を損なう要因は多岐にわたるため，SHELモデルや組織事故などの考え方に基づき，機器やソフトウェアの問題はもちろん，組織内のルール，組織風土などそれぞれの観点から網羅的に問題点の抽出に取り組むべきといえる．具体的な解析も，FTAなどの手法を利用し，体系的に遂行するべきである．

さらに，システムの改善に結びつけるための勧告を出すのみならず，勧告に基づいて規制当局や当該組織が対策を適切に講じるか継続して監視することも必要といえる．

3. 事故調査に求められる要件

1) 責任追及に対する独立性

多くの場合，事故が起こると，その責任を追及するための調査が行われる．では，その調査は安全の向上に役立つといえるか．その答えは，2つの点により否定的である．

① 責任者を処罰することは，再発防止には

必ずしも適さない．事故の直接の引き金となった人間のエラーの多くは，状況からごく自然に導かれたものであり，警戒心を高め注意深く行動すれば防げるというものではない．

② 別種事故の未然防止やサバイバルファクターの視点が欠落しやすい．責任追及の調査では事故と直接関係のある事柄だけに注目するため，別の事故の危険性を示唆する要因や被害を軽減する要因を解明しようとは考えなくなる．

したがって，安全性向上のための調査は，責任追及のための調査とは別に行われなければならない．ただし，このことは，安全性向上型と責任追及型の調査が並行して行われうることを意味する．実際に，日本の航空や鉄道の事故では，航空・鉄道事故調査委員会による調査に並行して，警察による捜査が行われる．それぞれの活動に支障をきたさぬよう，事故調査委員会と警察庁との間で調査の進め方についての覚書が交わされている．しかし，実際には刑事捜査主導であるため事故調査が円滑には進みにくい，との批判もある．

一歩進んで，刑事捜査など責任追及を目的とした調査を行うべきではない，との考え方もある．実際，米国の運輸事故では，国家運輸安全委員会（National Transportation Safety Board：NTSB）による安全性向上のための調査のみがまず行われる．調査の途中で犯罪の疑いが出てきた場合，刑事捜査に替わるが，刑法上の行為とみなされるのは，破壊活動などの故意犯や，過失としても飲酒運転などの場合に限られる．カナダなどでは，航空機などの乗員の行為については，そもそも過失犯として考えないようである．

2）公正・中立性

公正な調査は，安全性向上には不可欠である．たとえば，機器に重大な欠陥があるにもかかわらず，メーカの立場に配慮して，現場の作業者の怠慢を事故原因として認定するようなことがあると，その欠陥に起因する類似の事故が繰り返されかねない．

ただし，調査の公正性は，調査者の倫理にのみ立脚するべきではなく，社会的に証明されるべきであろう．公正な調査ができるよう体制として整えることは，社会にとって，特に被害者やその遺族の方々にとって，調査に納得できるために重要だからである．

事故調査の公正さを保証する方法は，中立の立場から調査することであろう．当事者組織の自主調査はもちろん必要であるが，自主調査だけでは，都合の悪い部分を隠しているとの疑念を完全に拭い去ることはできない．同様に，規制当局による調査も，当局が制定した制度などに問題があった場合，その不備を指摘できないとの懸念が抱かれうる．

公正さをより確実なものとするためには，調査の結果得られた情報や導かれた結論について，プライバシーを侵害しない範囲ですべての情報を公開すべきである．

3）迅速性

証拠や情報を確実に入手するためには，現場が荒らされないよう保全する必要がある．そのため，事故発生後，ただちに調査に着手する必要がある．復旧という点からも，証拠や情報の収集を迅速に終えなければならない．

何らかの機器の不具合が一因である事故の場合，同種の機器を使用している組織においては，類似の事故が発生する可能性がある．したがって，できるだけ早く対策を講じることが必要となる．そのためには，解析作業を迅速に行わなければならない．

4．事故調査体制

1）常設の事故調査機関

少なくとも，刑事捜査など責任追及型の調査を行う組織とは分離独立した，事故調査の組織が必要である．その組織が調査を円滑に遂行できるためには，法的な根拠に基づく十分な権限が与えられている必要がある．調査者が第三者的な立場の場合，現場や組織内に立ち入るのは必ずしも容易ではないからである．また，分野によっては，再現実験などで専門家への協力要請ができる権限も必要となろう．解析の結果明らかとなった問題点に対して勧告を出せること

はもちろん不可欠であるが，中立性を保つためには，勧告はむしろ強制力をもたないほうがよい．調査機関が具体的に対策を命令するようになると，規制当局と同じような立場になるからである．ただし，勧告に対して規制当局や当該組織がいかなる対応をするかを監視できる権限は有するべきである．

また，円滑な調査のためには，事故発生の時点から情報を収集し，解析し終えるまでの手順が確立され，調査者が，調査の考え方や手続きに十分習熟している必要がある．事故調査は，決して片手間に行えるものではない．断片的で不確実な証拠から事実を認定するには先入観にとらわれず一つ一つの証拠を積み重ねなければならず，事実認定自体高い専門性が要求されるものだからである．また，入手した証拠や情報から真の問題点を抽出するためには，解析方法に関する知識，および調査対象に関する深い知識を有することも必要である．

以上から，法的な根拠に裏づけられた権限を有する調査機関を設置し，これを常設することが必要である．特に，調査の専門家を育成し，調査専任のポストに配置して高い専門性を維持することが重要といえる．

なお，常設の事故調査機関は，事故情報に関する拠点になるという意味でも存在意義がある．実際，米国のNTSBや日本の航空・鉄道事故調査委員会の調査報告書やデータベースはインターネットなどを通じて公開され，さまざまに活用されている．

2) 分野横断的な調査機関の必要性

個々の分野ごとに事故調査機関を設置すると，規制当局の一部門に事故調査が位置づけられる．その結果，規制当局に対する中立性を保ちにくくなる，数年ごとの人事異動があるため長期にわたり調査を専門に担当する職員を育成しにくくなる，などの問題が生じる．分野を横断する事故調査機関とすることによって，規制当局から自然に独立した形になり，公正性・専門性を保ちやすくなることが期待される．実際，米国のNTSBは分野横断型の事故調査機関であり，その公正さ・調査の信頼性は高く評価されている（NTSBについて詳しくは，安部[1]を参照）．スウェーデンのように，あらゆる分野の事故を調査する機関を設置している国さえある．

すべての分野を網羅する事故調査専門機関が常設されれば，想定していなかった分野の事故に対する調査も円滑に行える可能性がある．2001年に発生した明石花火大会歩道橋事故については，事故調査委員会が明石市により臨時に設置されたが，人間工学・組織論的な視点からの分析が不十分であるとか，再発防止のための調査にもかかわらず法的責任の観点から考察されているといった問題点が指摘されている．事故調査に精通した組織が調査を実施することが必要といえよう．

5. 日本における事故調査の課題

責任追及型の調査は，安全性向上のための調査を阻害しかねない．安全性向上を目的とした調査の結果が，刑事責任を追及するための証拠として採用されることがあるため，安全性向上のための調査であっても，関係者から自発的な協力を得ることが困難な場合もある．そうかといって，関係者に協力を強制することはできない．自己に不利益となる証言を強制されないことは，憲法で保証されているからである．航空・鉄道事故調査の場合も，調査官には関係者から報告を聴取できる権限が与えられているが，関係者が回答しないことについては罰則の規定がない．関係者から有効な情報を得られるためには，証言者に対する保護措置を検討する必要があろう．具体的には，証言した内容に違反や過失が含まれる場合，これを免責する規定を設けるか，起訴猶予するなどである．

作業時に起きた判断ミスなどのエラーを過失犯に含めることをやめ，責任追及もやめるべきとの議論がある．人間のエラーを過失として罰しても安全の向上にはつながりにくいことは，もはや常識である．法的に過失の定義を改めることについても，今後本格的に検討されるべきであろう．なお，事故における過失責任追及の

範囲，および過失の定義についての議論は，土本[3]に詳しい．

今後目指すべきもう一つの方向は，分野横断型の調査機関を充実させることであろう．警察機構に対して事故調査機関の相対的な位置づけを高め，刑事捜査よりも事故調査を優先させる意味合いがあるうえ，調査の専門職員を配置したり調査に十分な予算を配分するという意味でも，横断型の調査機関として各分野の規制当局から独立することが望ましい．

ただし，これらの問題について，法曹界や一部の専門家のみに押し付けておくだけでは，これまでと同じでうまくいかないだろう．むしろ市民レベルで「過失」のとらえ方を変えていくこと，すなわち，事故を起こした報いとして当事者を罰することよりも，失敗の経験を再発・未然防止につなげることに対してより高い価値を見いだす社会へと，われわれが変わっていかねばならない．

6. 事故調査の限界

常設の事故調査機関の必要性が叫ばれるのは，重大事故が頻発するときである．事故調査や安全管理の体制が徹底されると，急激に事故発生件数は減少する．その結果，起きてしまった事例から教訓を引き出す「墓石安全」のアプローチでは，事故発生頻度の低減が行き詰る．さらなる安全性向上のためには，事故が起こる前にインシデント事例から問題点を見いだし改善するアプローチが不可欠となる．

実際，航空・鉄道・原子力など多くの分野において，公的な事故調査機関が調査すべき対象は，事故だけではなくインシデントも含まれている．ただし，公的機関の調査対象となるのは，重大なインシデントに限定されてしまうため，その発生頻度は比較的低い．圧倒的に多数であるのは，日常の業務のなかで手順を間違えそうになったり，口頭で誤って情報を伝達したがすぐに気がついて訂正したなど，ヒヤリとしたりハッとしたりする類のものである．墓石安全型のアプローチの限界を打破するには，こうしたヒヤリ・ハットの経験から，安全上の問題点を見いだし，改善に結び付けていく活動が不可欠である．インシデント調査，ヒヤリ・ハット報告の必要性は，宮城[4]などに詳しい．

なお，ヒヤリ・ハットは，事象として顕在化したものではないため，自発的に報告されなければならない．しかし，ヒヤリ・ハットには規則違反やエラーが含まれることが多く，当事者は自身の経験したヒヤリ・ハットを報告したがらない傾向にある．したがって，報告者の不利益とならない，さらには何らかのメリットをもたらすような配慮が必要である．実際，米国の航空安全報告制度（Aviation Safety Reporting System：ASRS）などでは，匿名で報告させたり，規則違反があっても故意ではないかぎり免責するなどの特徴をもつ．

7. 当事者組織による事故調査

事故を経験してしまった場合には，組織内においても責任追及ではなく再発・未然防止，被害の軽減という安全性向上の観点から公正かつ迅速に事故調査を行うことが重要である．調査担当者が調査方法や調査対象に精通していないと円滑に進まないため，組織内でも普段から専任の担当者を配置しておくべきだろう．調査の考え方や方法については西島[5]が参考になる．

なお，組織内での改善を目的とした調査では，具体的な対策を提言することまで要求されることもあろう．限られたリソースのなかでよりよい対策を講じていくためには，問題点を網羅的に挙げるだけではなく，対策がもたらす事故防止への効果および対策実施に要するコストを評価し，本当に実施すべき対策を絞り込むことが必要となる．

[伊藤　誠]

参考文献
1) 安部誠治（監修），鉄道安全推進会議（編）：鉄道事故の再発防止を求めて，日本経済評論社，1998.
2) 柳田邦男：事故調査，新潮社，1994.
3) 土本武司：航空事故と刑事責任，判例時報社，1994.
4) 宮城雅子：大事故の予兆をさぐる，講談社ブルーバックス，1998.
5) 西島茂市：これからの安全管理，中央労働災害防止協会，1996.

理論・技法—事故理論

7 組織事故へのアプローチ

1. 人間エラーは原因でなく結果

作業にかかわる人間のエラー行動が原因で発生したかのようにみえる事故でも，事故の背景に，ヒューマンフレンドリーでない設計，作業環境の悪さ，さらには規則の未整備，コミュニケーションの不備，悪しき慣習，チェック体制の不備など組織要因が存在していることが少なくない．ウラン加工工場での臨界事故（原子力），病院での患者誤認事故（医療），乳製品による集団食中毒事件（食品）など，発生頻度は低いが損害の大きな重大事故で特にその傾向は強い．

日本では，エラーを犯した人間の責任を追及する文化が依然として残るが，人は一人で活動するものではなく，多くの人，環境との相互作用のなかで行動を決定し，実行にうつすものである．したがって，それら全体を対象として事故の原因を探り防止対策を講じなければ再発防止にならないと考える．それが組織事故アプローチである．個人事故と組織事故の区別は，もし同じ程度の知識や経験のある別の人が作業していたならば同じ誤りをしたかを考えればよい（代替テスト）．英国では1987年すでに北海フェリーの転覆事故の判決で，組織要因に踏み込んだ司法判断がなされている．事故の原因と考えられる人間の誤った行為を，原因としてではなく結果としてみるべきことは，Leveson[2]らによっても指摘されているが，「組織事故」の言葉で明快なモデルを提案したのはReason[3]である．彼は，人間エラーの研究がもはや心理学の対象にとどまらず，人間工学的設計や人間信頼性評価，組織論，企業文化論などを含むもっと大きな領域で考えるべきことを主張している．

日本では1999年9月ウラン加工工場での臨界事故をきっかけに，組織事故として理解し「安全文化」に着目することの重要性が認識され始めた．「安全文化」は1988年，チェルノブイリの原子力事故後，IAEA（国際原子力機関）の報告書で使われ広まった用語である．その語は，安全優先のようなスローガンや，作業員の教育問題に帰する類のものではなく，管理体制，管理方法の見直しや個々人の意識改革を通して具体的な対策に結び付ける姿勢ととらえることが必要である．

2. 組織事故解析へのアプローチ

1) 3階層での背後要因

組織事故アプローチは，当事者の危険行為よりもむしろ潜在的原因に着目する．人間レベル，技術レベル，組織レベルの3つの階層と，それら階層間の因果関係に注目し，人間が危険行為をするのは，作業環境や製品の使用性などの技術・物理的側面に問題が存在しているからであり，さらにそれらの問題は組織要因に起因すると考える．

図1は，事故の直接の原因である個人レベルの「標準逸脱・違反行為」と「知識不足，安全確認の軽視」が，作業環境要因と組織要因によって引き起こされる背景を表現したものである．

1999年1月大学附属病院で発生した手術患者誤認事故を例として説明しよう．この事故は，肺疾患の患者と心臓疾患の患者が搬送途中で入れ替わり，そのまま手術を終えてしまった事故である．手術日，1名の看護師が2名の患者を病室から手術室まで同時に搬送し，手術室ホールでカウンター越しに手術室看護師に引き渡した．このとき患者の取り違えが起きた．マニュアル上は2名の看護師が1名の患者を搬送することになっているが，1名の看護師が搬送することが日常化しており，短時間に2人を搬送するときには，作業効率を考慮して同時搬送

理論・技法―事故理論

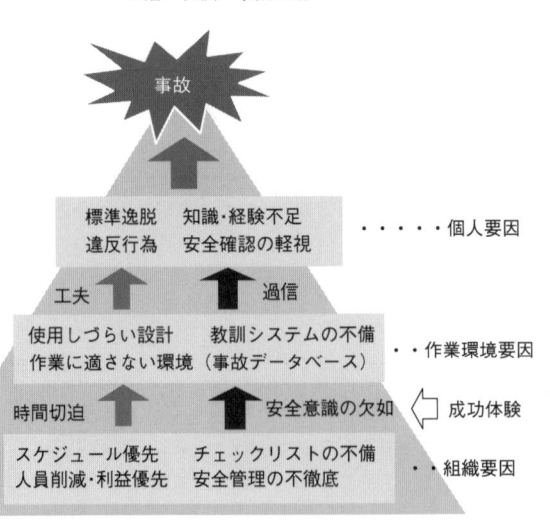

図 1 組織事故の背景メカニズム

も行われていたという．

　これらは，スケジュールの優先，人員削減による作業担当者への負担増が背景にあるなかでの標準逸脱行為である．

　この医療事故では，安全確認の意味での患者確認の不徹底が問題になった．手術室看護師の患者への呼びかけによる確認以外にも，麻酔担当医による確認が行われている．不確実に思った麻酔科医が看護師に確認の電話をさせているが，「確かに手術室に降りている」との応答に安心し，手術室を間違えていることには気が付かなかった．患者確認の方法が明確にマニュアル化されておらず，確実な確認作業の重要性も組織内で認識されていなかった．

　また，類似の患者誤認事故は，数年前にも熊本県の病院で発生したが，それが教訓としていかされていなかった．さらに，患者の誤認は希有事象であり，当病院で成功体験が続いていたことが，同時搬送を許し不確実な確認行為を導いたと考えられる．

　規則遵守，時間切迫，安全確認，成功体験，失敗経験などのキーワードは，臨界事故や集団食中毒事件など多くの事故の背景に共通にみられることが高野[4]によって報告されており，図1は組織事故を理解するための共通枠組みといえる．

　本来は，個人の標準逸脱を防ぎ，ミスをカバーするための仕組みが組織に備わっていることが必要であるにもかかわらず，逆に，組織要因が標準逸脱を起こさせていたことになる．Reasonは，この状況を理解するために深層防護に潜む問題に着目している．

2）深層防護

　深層防護とは，安全のために幾重にも重なっている防護機能のことで多重防護とも呼ばれる．安全性を確保するはずの深層防護が破られるプロセスは，スイスチーズモデルとして知られている（図2）．深層防護の壁には常に穴が空いており，それらがたまたま一直線に突き抜けると事故が起こるという．しかも，それらの

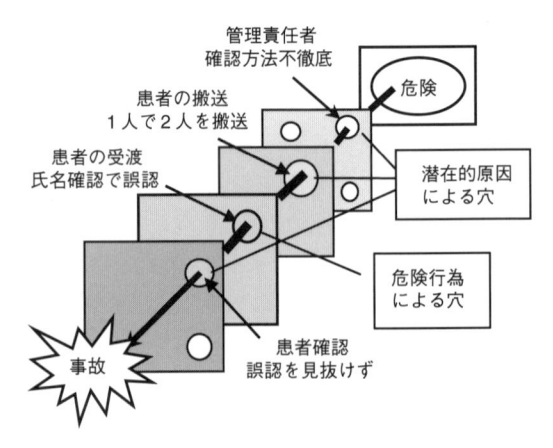

図 2 スイスチーズモデルによる臨界事故の発生経緯

表 危険行為と潜在的原因

危険行為	潜在的原因
第一線の人間による不安全行為（エラー・規則違反）	経営・管理層の決定 作業環境の不備
短期的	長期的
人的要因	組織的要因

穴は一定の位置にとどまっているのではなく，移動し，発生・消滅を繰り返すという．

防護壁に空いた穴は，すでに空いた状態になっていた潜在的原因（latent conditions）の穴と，第一線の作業者による危険行為（active failures）の穴に区別される（表）．俗にいう「最後の引き金」は後者の危険行為に当たる．重要な点は，事故は作業環境の不備や組織体制の不備など潜在的な「穴」がすでに空いた状態で放置されていたからこそ起こるというとらえ方にある．言い換えれば，潜在的な穴を塞ぐことで，たとえ人間のエラーが発生しても事故を未然に防ぐことができるということである．

患者誤認事故では，手術室ホールで病棟看護師から手術室看護師へと患者が引き渡される際，不確実な名前確認により患者が誤認され入れ替わってしまった（active failures）．その背後には，1人の病棟看護師が2人の患者を同時に搬送するという標準逸脱の行為があり，それを容認する風土があった．さらに，麻酔科医らによる患者確認のプロセスで，患者誤認を確実に発見できる方法がマニュアル化されていなかったことなど（latent conditions）が，事故の間接要因として挙げられる．

これら何重かの患者確認行動のなかで，誰か一人でも確実な確認作業が行われていれば，つまり穴が塞がれてさえいれば，この重大事故は防げたのだ．穴をいかに作らないか，あるいは，いかに穴が発見しやすい状況を作るかが重要な課題といえる．また，防護壁は穴から通過するだけでなく，意識して避けられることもある．複数患者の同時搬送は，確実な1名搬送による安全策を回避したものであり，エラーによる穴の存在だけでなく，違反行為による「回避」も防ぐことが必要である．

3. 解析手法

医療事故の解析手法として，SHELモデルと4M4Eがしばしば用いられる．SHELは，当事者を中心にハード（機器）系，ソフト（規定など）系，他人，環境要因との相互作用に注目する方法であり，4M4Eは，人間系，機器系，環境系，管理系（4M）の観点から個々に原因を追究し，系ごとに対策（4E）を考える方法である．マネジメントの観点を強調したm-SHELやMedical SAFER[1]のように要因の関係を時系列で追ってゆく手法も開発されつつあるが，どの手法もある程度の経験が必要であり，しかも組織要因を十分に解析できるとはいい難いものである．未然防止のための即効性のある効果的な手法など存在しないと考えるべきであろう．しかし，組織レベルで考えるべきことは提案され始めているので以下で示す．

4. 安全文化

Reason[3]は，組織が「安全文化」を持ち続けることの重要性を主張している．それは，効果的な安全情報システムに基づく文化（informed culture）として位置づけられ，以下の4つの文化で成り立つものとした．

第一に，自ずからインシデントを報告しようとする組織の雰囲気を指す報告文化（reporting culture）である．報告システムを成功させる秘訣は，「信頼」の雰囲気を作り出すための3要因，①懲戒処分に対する現実に可能なかぎりの保護，②極秘性あるいは匿名性，③報告を収集・分析する部門と制裁部門との分離にある．さらに報告を促すために，④報告母体への迅速でわかりやすいフィードバック，⑤容易な報告システムが必要とされている．

報告システムは縦方向の情報伝達であるが，横方向の情報伝達，コミュニケーションをいかに円滑に行うかも，事故防止には重要な問題である．複数組織の集合体である医療機関内で，情報共有のための仕組みを作ることが必要であろう．

さらに，許容できる行動とできない行動の境

界を明確にし，信頼関係に基づいた雰囲気を作る正義の文化（just culture），業務過多あるいは危険に直面したときに自ずから組織を再構成する能力をもつ柔軟な文化（flexible culture），安全情報システムから正しい結論を導き出す意思と能力，大きな改革を実施する意思を示す学習文化（learning culture），これら4つの文化を育て，安全意識と対応行動を持続させることが，組織事故の予防には効果があるとされている．

5. 安全性と効率性

組織事故では，人が不安全行動を取る背景に，生産性や効率性向上の経営方針が存在することが常である．効率性を重視したため安全性が忘れられる場合や，安全性と効率性のバランスを考えながらも発生確率の低い希有事象が発生して致命的な事故に至ることがある．安全性の観点からのみ不安全行動を選択した理由を問うのではなく，効率性を含む経営の問題として，安全性の軽視を考えることが必要である．

安全性と生産性への資源配分のバランスを取ることは難しい．それは，①短期的に確実な結果がみえないこと，②それゆえにフィードバックがかかりにくいことから，安全性への投資効果が軽視されやすいことによる．

また一般に，安全なシステムはコスト高になり，使いづらさを招くとの先入観がある．しかし，ハザードの除去や低減が容易な作業を実現し，それがリスクを減らし効率性を上げた例は，いくつも紹介されている[2]．たとえば，パワープレス機の使用時，安全確保のために手を入れることを禁じ，必要な手作業はプレス機の外側で行う規則を徹底したところ，作業効率が落ちるとの事前の調査での予想に反して生産性はむしろ5〜15%上がったとの報告がある．一般に，低確率でのみ発生する事故を防ぐために生産性を犠牲にすることは，合理的な方法ではないと考えがちだが，安全性を重視することは必ずしも生産性の軽視を意味しない．フールプルーフ構造や安全確認型の規則の採用が安心で楽な作業を導き，効率性や迅速性にも効果のある設計となりうる可能性は注目すべきである．

またReason[3]は，安全性と生産性は互いに影響しつつダイナミックに変移するプロセスとして把握すべきことを主張している．特に，

① 生産性や効率を向上させると安全余裕が減少し小さな事故が発生しやすくなること，

② 事故後などに取られる安全性の改善は，新たな問題を生じる可能性があり，以前と同じレベルの危険性に戻ることやそれ以下になる場合さえあること，

に注目している．たとえば①では，効率化のために導入した自動化システムが，人間の判断や操作の時間の短縮化を招き，危険度を増加させる傾向がある．メカニズムの不透明化も進んでいる．

②は，いわゆる「リスクコンペンセイション」性である．人間は安全性が上がった分だけリスクテイキングな行動をとる傾向にあり，結果としてそのリスクレベルは一定に保たれるという主張は「リスク恒常性」とも呼ばれる．たとえば，車のエアバッグ装置は，運転者への衝突安全の向上をもたらしたが，一方で「衝突してもエアバッグが守ってくれる」という気持ちの緩みが乱暴な運転を引き起こすならば，結局，リスクを減少させることにはならないという主張である．一つの問題に対する安全対策が人の緩みを誘う可能性があることは，常に考慮しなければならない点である．

効率性の向上を目指す場合，

① それが安全性の低下につながらないか，

② 新たな安全性阻害要因を含んでいないか，

を「常に」意識して検討「し続ける」ことが重要であるということである．

6. 多重化の落とし穴

医療事故が社会問題となって以来，医療機関は，医療ミス防止のために患者の氏名確認，投薬，注射液の確認プロセスで2重，3重のチェック体制を実施するようになっている．それでも事故が起こるのは，まだ多重化が不足しているからだろうか．実は人間による多重チェックの場合，「多重度を上げればその分だけ確実性

が上がる」との考え方には大きな落とし穴がある[5]．

氏名，住所などの誤記をチェックする実験により，チェックの多重化の効果を観測したところ，

① 自分より前のチェック担当者の数が多いほど，エラー検出の能力が落ちること，

② 総チェック者数が多いほど，各担当者の検出率が下がること，

がわかった．

結果②は，社会心理学でリンゲルマン効果，いわゆる「社会的手抜き」といわれる現象と類似している．①は2重化が2倍の効果を期待できないことを示している．

さらにこの実験では，

③ 全体の検出率が最も高いのは多重度2（2名によるチェック）の場合であり，多重度3以上ではむしろ全体の検出率は降下する，

との意外な結果も得られている．この結果は，実験設定に依存しているため，一つの例にすぎないが，2重のチェックより3重のチェックのほうが常に効果があると過信することは危険であることを物語っている．

また，患者誤認事故では，story generation[5]がみられた．人は疑問に思うことがあっても，自分に都合のよいstoryを構築し自己を納得させることがあるといわれている．実際，執刀医と麻酔科医らは，術前訪問時と髪の長さが違うことに気づきながらも「きっと散髪したのだろう」とstoryを組み立て，動脈圧が術前の測定値と異なる値を示したことを麻酔の影響と判断し，患者誤認発見の機会を見逃している．このstory generationも，多重度の影響を受けている可能性が高い．

このように患者誤認事故は，多重チェックによる油断，story generationなど人間因子の盲点が重なって発生した事故と考えられる．この意味では「複数のチェックがありながら」と考えるのではなく，複数のチェックがあるからこそ生じた事故とみることが重要である．確認作業は責任を分散させるよりも特定の人に集中させて行うなど，人間の心理的性質を考慮した作業体制を導入すべきであろう． ［田中健次］

参考文献

1) 河野龍太郎：医療におけるヒューマンエラー，医学書院，2004.
2) Leveson N：Safeware, Addison Wesley, 1995.
3) Reason J：Managing the Risks of Organizational Accidents, Ashgate, 1997（塩見弘監訳：組織事故，日科技連出版社，1999）．
4) 高野研一：装置産業界におけるヒューマンエラーの実相．ヒューマンインターフェース学会誌，**4**(1)：5-12, 2002.
5) 島倉大輔，田中健次：人間による防護の多重化の有効性．日本品質管理学会誌『品質』，**33**(3)：372-380, 2003.
6) Smith DE, Marshall S：Applying hybrid models of cognition in decision aids. Naturalistic Decision Making, pp 331-341, Lawrence Erlbaum, 1997.

――――理論・技法―事故理論

8 未然防止とエラー・リカバリー

1. 再発防止と未然防止

"生じたことへの批判は誰でもできる．大事なことはいかにトラブルの未然防止を図るかである"．品質・安全性問題への応急対策と再発防止の重要性は誰しもが認めるところである．一方，その問題の社会上・経営上の影響が大きい場合には，再発防止が徹底していることだけでは社会の要請に応えていることにはならない．今一歩進んで，未然防止の方策に目を向けることが肝心である．本節では未然防止のための基本的考え方と手法をまとめ，特にヒューマンファクターと情報共有化の視点から，リスクの事前抽出とその評価，およびリスク評価後のアクションをエラー・リカバリーに焦点をおき，未然防止へのシステム構築を論じる．

2. 未然防止への7ステップ

未然防止に向けての7つのステップをシステムとして構成したものを図に示す．

ステップ1：未然防止への動機づけ

未然防止活動の着手にあたり，トップの強力なリーダーシップのもと，当該組織の意思統一，ベクトル合わせ，そして問題をオープンにできる体質作りが必要である．

① 未然防止の意義と経営トップの役割：コスト低減活動はコストを数値で押さえ，目にみえる形で取り組むことができるので進めやすい

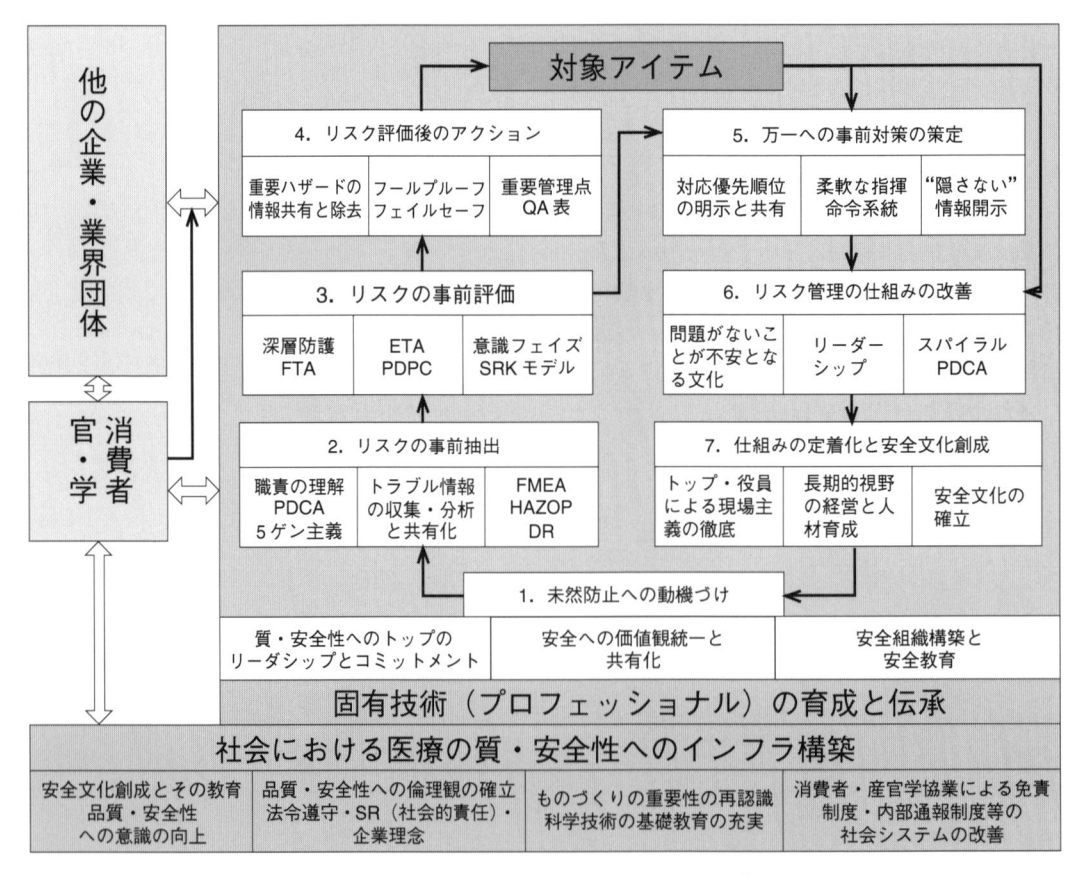

図 未然防止の基本的考え方とそのシステム[6]

が，重大な事故の発生が未然防止によって回避できても，これは一般には当然のことと目に映るために，これを未然防止の成果として明確に認知することは容易ではない．特に現場から離れた経営の立場をとるとき，この未然防止の意義を理解することは困難となる．反面，事故が発生してその重要性が認知されたとき，初めて未然防止の意義が強く指摘されることになる．

したがって，組織のトップが未然防止の意義を認識するとともに"安全基準を最低限クリアすればよし"とする消極的な姿勢でなく，"その業界のなかで範を示し，リーダーシップをとり，世に貢献する"という積極的な姿勢で取り組むことが重要である．トップのリーダーシップ，質・安全性に対する理解とコミットメントが不可欠である．また，構成員全員が自分の職責において何が大事かを常に意識し続けるよう教育を行う必要がある．

② 問題をオープンにしうる組織文化：組織内に安全文化を創成するためには，問題をオープンにでき，これを広範囲の改革につなげうるようトップ自らが率先して組織作りを行っていくことが重要である．問題がオープンになり共有化されれば，その解決は難しくない．潜在化したまま蓄積され大きな問題となるケースが多い．そのためには失敗を明らかにしたとき，その勇気を称賛する文化が必要である（→組織事故）．

ステップ 2：リスクの事前抽出（ハザードの列挙）

動機づけとベクトル合わせ後，事故や危害を起こす可能性のある潜在的危険事象（以下ハザードと呼ぶ）の抽出を行う．

① 組織を越えたトラブルの共有化：過去に発生したトラブルはその内容をよく分析し，原因を究明し，その再発防止に役立てることはトラブル防止の鉄則であるが，このようなトラブルの原因は広く組織を越え未然防止に役立てねばならない．トラブルを"現象"の面より分類すると，

 a．過去において経験・失敗をしたトラブル現象と同一あるいは類似しているトラブル

 b．過去において経験したことがないトラブル現象

となろう．後者はさらに，

 b1．個人として未経験なトラブル現象

 b2．その個人の属する組織（課/部/企業），または特定の業界として未経験なトラブル

 b3．企業・業界の枠を越え，全く未経験な超知見ともいえるトラブル

と分類できる．実際には，b3 以外のトラブルが多くを占めていることは衆知の事実である．したがって，各部門・組織ごとに別々に散在しがちなこれらの過去のトラブルを部門を越えて共有化し，その有効利用を図ることが肝要である．

② 5ゲン主義と管理状態：危害が生じない状態とは「質と安全性が管理状態にある」とも言い変えられよう．ここで真の管理状態にあるか否かは書類だけの報告に頼るだけではしばしば不十分である．管理者が定期的に現場に脚を運び，今の管理状態が真にあるべきものであるかを現物により実際に見極めることが必要である．現場で現物を現実にそれぞれの分野の固有技術の原理・原則にのっとり（5ゲン主義：古畑，1990）とらえていくことによりハザードの抽出が可能である．

5ゲン主義のもと，リスクの事前抽出を行うときの着眼点を以下に示す．

③ 3Hと非定常時への着目：トラブルは"変化・初めて・久しぶり"（柿内幸夫氏による；氏はこれを3Hと呼ぶ）の3つの状況下で生じやすい．たとえば"人が変わったとき・初めての検査方法・久しぶりの手術"である．

④ インシデント情報の活用と重点管理：事故・故障には至らないインシデントやニアミスによって氷山が形成されているとすれば，実際の事故は水面上に顔を出した氷山の一角にたとえられよう．また，同一の原因であっても死亡・骨折・かすり傷は，1：29：300 の割合で生ずるという"ハインリッヒの法則"は周知の

ところである．未然防止を効果的に進めるには，新しい技術の周辺情報やインシデントなどに関する情報を多元的に収集し，これを科学的に分析して重点管理を進めることが肝要である．

このとき，いかに多くのデータを収集してもそれは玉石混交の山を築くだけであり，データの分析能力が必須となる．したがって，データをいかす鍵は「人」という資源であり，教育が重要である．

⑤ 業務フロー分析：本来なされるべき業務が実際になされているかを業務の流れとその要素一つ一つに着目し，5ゲン主義に基づき検討することにより，ハザードの抽出と安全性の損われる防護壁の穴の検出も可能である．本来なされるべきことと PDCA（Plan, Do, Check and Action）のサイクルを総点検する．万一，1つの要素が未達となった場合，その影響の大きさを事前評価し未然防止対策をとればよい．このための手法が FMEA である．

⑥ FMEA（Failure Mode and Effects Analysis）：未然防止の活動には，FMEA，FTAおよび DR などの信頼性工学[2]の基礎知識を欠くことができない．一般に機能とは"名詞＋動詞"として表現される．ガスライターの場合，"炎（名詞）を出す（動詞）"となる［一次機能］．"炎を出す"ためには"ガスを放出する"および"ガスに着火する"という2つの機能が必要である［二次機能］．さらに，前者の"ガスを放出する"ためには"ガスを貯蔵する"および"ガスボンベの口を開く"が必要となる［三次機能］．ここで三次機能が失われた状態を考える．すなわち，"ガスを貯蔵できない"，"ガスボンベの口を開けない"である．このときどのような影響が生じるであろうか．"ガスを貯蔵できない"とき，周囲に火があれば爆発のおそれがある．"ガスボンベの口を開けない"とき，タバコに火をつけられないが，その影響は前者に比べればはるかに小さい．

この影響の大きさと，その発生確率をもとに，事の重大さが事前に評価できる．これをシステマティックに行うものが FMEA である．

表1 使用者のヒューマンエラー抽出のためのガイドワード[3]

動作の量	動作の有無	全く～しない
	力の程度	強く　そっと　激しく
	動作速度	急いで　ゆっくり
	持続時間	ずっと　短く（一時的に）
	動作範囲	余分に　不十分に　全く
動作の向き	方向	反対に　他に
	回転	反対に
動作の種類		違う
動作の対象	対象物	違うものに
	被対象物の向き	反対に
	被対象物の量	多く　少なく
時間		まだ　すでに　同時に　別々に
順序		前に　抜かして　後に　余分に　繰り返し　反対に
回数		多く　少なく

（詳しくは鈴木[6]を参照）．

⑦ EMEA（Error Mode and Effects Analysis）：ヒューマンエラーに関する正しい状態からのズレを表すガイドワードとして，表1が提案されている[3]．これらと，業務フローにおける要素作業とを組み合わせれば，ハザードの抽出が可能である．

例）

扉を閉める ＋ 不十分に ── 扉半開
（要素作業）（ガイドワード）　（ハザード）

また，さらに人・環境・装置の三要素を同時に検討する三要素 FMEA が提案されている[6]．

⑧ 情報収集システムの活用：質・安全性の改善を進めるうえで，情報収集システムを整備することは基本的事項といえる．そのとき，情報収集の用件を満たし，情報の活用の方策が確立され，活用の目的と方策に適った情報が収集されなければならない．

ステップ3：リスクの事前評価（ハザードの重み付け）

ステップ2で抽出されたハザードの発生度合いとその影響度の両者を考え併せ，アクション

をとるべき対象を抽出する．

① FMEA：抽出された故障モード・トラブルモード1つ1つに対し，その影響の大きさと発生頻度に基づき，影響評価（effect analysis）を行う．

リスク＝影響の大きさ×発生度合

この評点があらかじめ定められた値を超える故障モードを事前アクションの対象とする（詳しくは真壁ら[2]を参照）．

② 意識フェーズとSRKモデル：リスクがヒューマンファクターに依存する場合，人の意識フェーズを考えることが重要である．橋本（1984）は，人の意識フェーズを5段階に分類し，エラーの内容や，発生確率がフェーズによって異なることを示した．一方，Rasmussen（1982）は，人間行動を基本的な3つの階層に分け，行動レベル（performance level）として，スキルベース（SB: skill base），ルールベース（RB: rule base），知識ベース（KB: knowledge base）の3つを挙げた．ハザードの重み付けを行うとき，これらへの配慮も必要である．

③ 特性要因図とFTA（Fault Tree Analysis）：未然に防止すべき不具合項目を，魚の骨の右側の欄に取り上げて作った特性要因図はTQMの分野でもよく知られている．また，発生してはならない事故の事象をトップ事象として取り上げ，これをその下位にある原因系と考えられる要因事象と故障の木によって関連づけて分析するFTAは信頼性工学においてよく用いられる手法である（たとえば真壁ら[2]，鈴木[6]）．具体的には，ステップ2のFMEAなどにより抽出された重要ハザードをトップ事象とすればよい．たとえば電気製品であれば，電源部よりの"発火"はトップ事象として常に要検討である．

④ ETA（Event Tree Analysis）とPDPC（Process Decision Program Chart）：現状の安全設計や防護の仕組みが，ハザードが万一表面化したときにでも十分対処しうるものであるかを評価するものにETAとPDPCがある．

ETAはある重要な事象が発生したときに，時系列的にそのシーケンスを可視化し，最終事象としての危害の発生確率を定量的に評価する．また，この解析結果をもとに，システムの重大事故防止策の検討も可能である．PDPCはシステムの予期せぬさまざまな事象を想定し，そのそれぞれがより望ましい結果になるよう方策を立案し，あらかじめ手を打つとともに，さらにその先を予測し，修正しながら結果をできるだけ望ましい方向へ導く．PDPCはその記号により，人の判断か，物の状況の推移かを区分し，対象物が人工的でない場合にも適用可能である．

ステップ4：リスク評価後のアクション

ステップ3によるリスク評価の結果に基づき，以下の視点より事前のアクションを行う．

① フールプルーフとエラー・リカバリー

A) ハザード・原因の除去――フールプルーフ

B) ハザードが顕在化してもリスクに至らない工夫――フェイルセーフ・フェイルソフトリー

C) 危害は生じるがその大きさを軽減させる工夫――フェイルソフト

に分けて，対策を講じる．「誰一人として完璧な人間はいない．人間はエラーを犯すものである」ということを肝に銘じ，エラーを科学的・工学的に押さえることが大事である．A），B）は事前のリスク予防（prevention），C）は事後のリスク軽減（mitigation）である．ヒューマンエラーへの対処としてエラーを起こす原因を削除してしまうフールプルーフ，部分的機能喪失（failure）が生じてもシステム全体は安全（safe）であるフェイルセーフ，ノンフラットタイヤのごとく機能損失に至るまでの時間を延ばすフェイルソフトリーは重要なものである．これらをさらに詳しく分類したものを表2に示す（詳しくは高田ら[5]を参照）．

② PDCAサイクル：リスクの大きな業務/アイテムに対し，PDCAの視点より次のステップで総点検を行う．① 目的およびその目的

理論・技法—事故理論

表2 フールプルーフと未然防止対策

				発生防止	
	システム				
	使用者				被害なし
作業段階	対策原理	排除	代替	誘導・補助	意識集中
状況把握		【要因削除】 IHキッチンヒーター：炎を使わなくすることで，炎を気にする必要がない 【隔離】 ノートPC：持ち運び中に電源が入らないよう，ボタンを本体の内側に配置 【自動停止】 内蔵ファン：停止ボタンを押しても十分冷却されるまで動作する	【状態通知】 テレビ：電源ランプ表示など使用者が機器状態を容易に確認できる工夫 自転車：タイヤの空気圧を表示する 掃除機：コードに印を付け，引きすぎを通知 車のオイル警告灯：オイル残量がわずかであることを通知	【間接通知】 ノートPC：電池を多く使う機能が自動的に使えなくなり，充電の必要性を示す MD Player：電池が少ないときに録音などの機能の一部を制限する 横断歩道：残り時間の目安通知 鉄道：路線の色分け 補助信号：死角となっている次の信号の表示を事前に通知する	【知覚刺激】 表示灯：非常口の案内板 意識フェーズの高揚タイマー：終了時，音を鳴らし意識をひきつける 路面の発光：発光塗料による標示でドライバーを視覚的に刺激
判断・記憶		【要因削除】 D端子：複数端子を統合する 扉：押す，引くどちらでも開けられることで判断を不要にする． リバーシブルキー：上下どちらの向きに入れてもよい	【記憶の補助】 石油ストーブ：換気のため，一定時間後の運転継続を確認 携帯電話：履歴により過去の通話先を記憶 バーコード：札の見間違いを防ぐ PC：オートコンプリート機能により，前回の入力内容を補完，入力を簡素化する	【ナチュラルマッピング】 AV機器：ケーブルと接続口の色を統一する AV機器：操作ボタンの記号を統一 【アフォーダンス】 ドア：取っ手の形状で「押す」「引く」を示す 携帯電話のボタン：受話器を上げる（下げる）様子の絵を押すと，電話がかかる（切れる） マウス：スクロール部分を上に回せば画面は上にスクロールし，下を回せば画面は下にスクロールする	
操作・実行		【要因削除】 光学式マウス：構造上，メンテナンス作業が不要 レンズ付きフィルム：ピント合わせが不要 カプセル型胃カメラ：事故の原因となるチューブをなくす 無線LAN：配線が無用なので，人がつまずいたり，ケーブルを引っ張ったりすることがない	【代替制御】 自動車のABS：タイヤのロックを回避するため，人に代わって制御する PCの応用ソフト：自動インストールで複雑な手順を省略 デジタル式血圧計：ポンプの操作を自動化し，正確な計測を行う エレベータ：車椅子用のボタンを押すと，降りる際のドアが開いている時間が長くなる	【形状の個別化】 カード類：形状の工夫 【動作補助】 カード類：自動的に引き込む 錠剤薬の包装：包装ごと飲み込まないように，ミシン目をなくす バックモニタ：バック駐車時，最適な位置へ車を誘導する プラグ／ソケット：非対称 PC各種ケーブル：接続部が上下非対称なので誤接続しない	【限定操作】 ・ホールドトゥラン 除雪機：クラッチを放すとエンジン停止 両手操作制御プレス機：両手で同時に操作する 【意識フェーズの高揚】 高速道路のカーブ／凹凸：運転中の居眠り防止

8 未然防止とエラー・リカバリー

エラー・リカバリー

		波及防止	
			被害あり
異常検出	複雑化	影響吸収	影響緩和
【注意・警告】 車：燃料の残量警告 車：キーを挿したまま外へ出ようとすると警告音が出る 【自動停止】 ストーブ：振動を検知して停止 洗濯機：洗濯物が偏ると停止 ・トリップ装置 エレベータの扉：人を感知し閉扉を中断する 感知式エスカレータ：運転方向に対して逆に入ると停止する		【フェイルセーフ】 ヒューズ：過電流のときに回路を遮断 無停電電源：停電を自動的に検出，予備電源で緊急措置を行う	【異常通知】 携帯電話：バッテリーがごくわずかになると，ウォーニングブザーを鳴らしてユーザーに電池切れを認識させる センサ：センサが故障した際に，その故障を知らせるもう一つのセンサがある
【判断の再確認】 電源プラグ：電圧ごとに異なる形状 シャンプー：側面の凹凸から種類を判別 PC：削除，上書きの際に確認表示 ・ミューティング 電気ストーブ：長時間の連続運転の際は確認を求める ・阻止/抑止 製品の一般：製品本体に記載の警告文	【要因の隠蔽】 内部設定スイッチ：容易に触れられない部分に配置 電子手帳：メモリ消去スイッチを内側に格納 エスカレータの非常停止スイッチ：容易には押せない位置に蓋をつけて設置	【BITE 設計/フェイルオペレーショナル】 機器を常時監視し故障時に待機システムに自動的に切り替わる (BITE：build in testing equipment) カーナビ：運転者が間違った道を選んでも，影響を吸収して目的地へ再誘導する	
【自動一時停止】 電子レンジ：運転中に開けると停止 ドライヤー：通風口が詰まると温度上昇でヒーターの通電を一時停止する 【インターロック】 車のキー：ギアがドライブだとキーが抜けない 【取り消し機能】 PC：誤った操作を取り消せる	【タンパープルーフ】 カートリッジ：ねじの形状が特殊で開けられない イモビライザー：不正に作られた合鍵を使って車に侵入した際にエンジンを始動できなくする 【インターロック】 薬のふた：押しながら回す 電動ポット：給湯にロック解除が必要	【冗長設計】 調味料の包装袋：切り口が複数箇所にあり，失敗してもやり直せる 【フェイルセーフ】 接続部が磁石製の電源コード：つまずいてもすぐ外れ安全 ビデオ：停電の際，内蔵電池でメモリ保護 【フェイルソフトリー】 チューブレスタイヤ，ノンフラットタイヤ：パンク後も一定時間，機能を確保 【フェイルパッシブ】 故障の影響が他の部位に波及しないように自動的に切断する	【フェイルソフト】 (素材変更・構造変更・部分復元) エアバッグ：事故の衝撃緩和 ボールペンのふた：誤って飲み込んでも呼吸ができるように穴が空いている 車のボンネット：中折れ構造などで凹みやすい構造にし，人への衝撃を緩和する 【エンクロージャ】 扇風機：手が羽根に触れにくくし，被害が生じても重症にならないようにする

を達成しうるプロセス標準が存在するか．②（①がYESのとき）目的/プロセス標準は適切か．②'（①がNoのとき）目的/プロセス標準を作成する．③（②がYesのとき）そのプロセス標準の遵守は容易か．③'（②または③がNoのとき）プロセス標準を見直す．④（③がYesのとき）プロセス標準を遵守しうるよう教育・訓練の実施,チェックシートの作成などを行う．

ステップ5：万一の事故発生に向けての事前対策の策定

万一に備え，"事後の対策"を事前に策定することが重要である[4]．

① 迅速な情報開示：組織トップがいかに一次情報を得てすべての情報を的確に収集し，これらを統合・分析し，事実を迅速に開示するかが重要である．情報公開の姿勢，統一情報・統一見解の伝達，アカウンタビリティーの姿勢をもち，またプレスをはじめとするマスコミへの迅速な対応も忘れてはならない．

② 組織としての対応優先順位の明示：参天製薬脅迫事件（2000年6月14日）やジョンソン&ジョンソンのタイレノール事件は素早い対応と決断により危機を未然に防いだ例として知られている．"人は起こしたことで非難されるのではなく，起こしたことにどう対応したかによって非難される（東京商工会議所，2001）"という言葉は傾聴に値する．

③ 柔軟な指揮命令系統：通常の組織の枠を越えた危機管理総本部などのプロジェクトチームを組織する．また，情報の収集・発信の一元化，二重・三重の連絡網の整備，本部長への指揮命令などの権限の集中も大切である．

ステップ6：リスク管理の仕組みの改善

安全が続くと必ず安全の重要性への認識低下が生じる．「発展を阻害する要因は常に同じで，我々が今やっていることが一番良いと思っていることである」[1]という名言を肝に銘じる必要がある．また，あるリスクが克服されると，それまでと異なった別の新しいリスクが生じる．すなわち，リスク管理のさらなる改善が必要である．

ステップ7：リスク管理の仕組みの定着化と安全文化創成

組織のトップが代わると質・安全性への取り組みが変わってしまうことが度々生じる．いくら素晴らしい仕組みを作り上げても，これでは無意味である．よい組織とは，よい仕組みが当たり前のように，風土として定着し，またその改善が常に行われている組織である．そしてトップが交代してもリスク管理を常に向上・改善させる仕組みが必要である．

なお，以上の内容を含む"未然防止の総合的考え方・実践論"については，鈴木[6]を参照されたい．

3. 社会における質・安全性へのインフラ構築

前項の未然防止活動を支えるものとして，産官学および消費者・患者の協業による，

(1) 社会全体での医療の質の向上・安全性に対する意識の向上，および，それらの教育の充実

(2) 医師・エンジニアの質・安全性に対する倫理規定の策定・啓蒙・普及

(3) 免責制度などの見直しと改善

(4) 社会全体の科学技術離れを好転すべく，基礎教育の在り方のさらなる検討

をはじめとする質・安全性向上への社会システムとしてのインフラの再構築が必要である．

［鈴木和幸］

参考文献

1) 久米 均：品質管理を考える，日本規格協会，1999．
2) 真壁 肇，鈴木和幸，益田昭彦：品質保証のための信頼性入門，日科技連出版社，2002．
3) 鈴木和幸，金田 健，平野 謙：未然防止のための潜在的エラーモード抽出．信頼性，24：653-663，2002．
4) 野田 稔：企業危機の法則，角川書店，2000．
5) 高田 綾，鈴木和幸：ユーザの作業状態を考慮したフールプルーフに関する一考察，日本品質管理学会，第71回研究発表会，pp 201-204，2003．
6) 鈴木和幸：未然防止の原理とそのシステム，日科技連出版社，2004．

理論・技法―事故理論

9 ヒューマンファクターズ

　事故が単一原因で起こることはまれである．次の例をみてみよう．「患者の患部をカルテに記入する際に医師が左右を書き間違え，病変のある部位とは反対側を手術すべき部位としてカルテに記載した．手術前，医師はカルテ内部の記述を確かめないまま，カルテ表紙だけをみて書類を作成し，手術室に送った．別の医師が記載間違いに気づいて看護婦に連絡したが，その連絡は不徹底となった．手術室には執刀医，麻酔医，助手がいたが，誰もカルテを確認しなかった．さらに，手術直前に触診が行われたものの，患部の左右取り違えに気づかなかった」．

　このように，複数の要因があたかも鎖がつながっていくように事故に至る「事象連鎖」を形成する様子は，医療事故に限らず，およそ事故と称されるものにみられる現象である．鎖の要因は人間，機械（装置），環境など，多様である．しかも，そのなかには長期にわたって顕在化しなかった「隠れた要因」もありうる．さらに，人間といっても，上例にみるように，異なる部署に属する複数の人間が関与するのが普通である．

　事象連鎖をどこかで断ち切ることができれば，その事故は防ぐことができる．鎖の要因が多様であることから，事故防止法の考案にも広い視点が要求される．

1. ヒューマンファクターズ・アプローチ

　ヒューマンファクターを直訳すれば「人的因子」となり，さまざまな人間的要因の個々を連想させる．しかし，ヒューマンファクターズという場合は，もはや「人的因子の集まり」という意味合いを越えたものとなる．すなわち，ヒューマンファクターズとは，人が対象（他の人々や機械など）とのかかわりのなかで定められた目的を達成しようとするとき，ヒューマンエラーの低減・防止，生産性や効率の向上，安全性の確保・改善，作業環境の快適化を実現するために必要となる学問（知識）体系ならびに技術体系をいう．

　Wickensら[1]は，ヒューマンファクターズ・アプローチを下図のように表している．人と対象から成るシステムのパフォーマンスを観察することによって，そのシステムに内在する問題点や欠陥を抽出・同定することができる．そのための手法としては，タスク解析，統計データ解析，インシデント/事故解析などが用いられるが，それらの解析を意味あるものとするには，人や対象に関する基盤的知識，すなわち，人の身体的特性（大きさ，形，強さなど）や心理的特性（認知・判断・決定のための情報

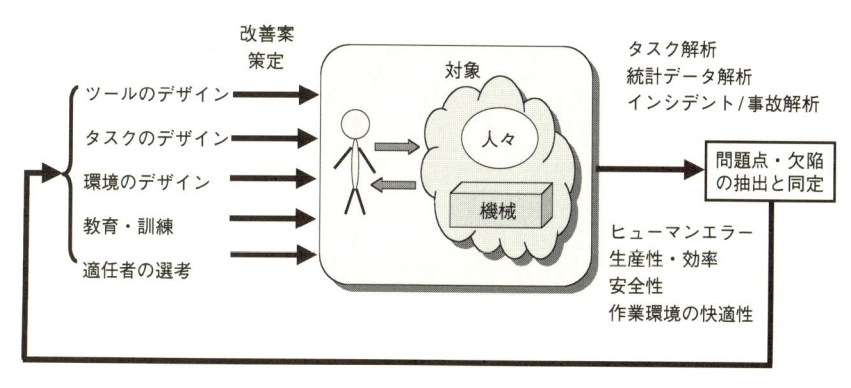

図　ヒューマンファクターズ・アプローチ（Wickens, et al, 1998[1]）を改変）

処理能力とその限界など）に関する知見，対象に含まれる機械システムや情報システムの物理的・論理的特性に関する知識などが必要となる．

さて，システムの問題点や欠陥が明らかになると，それらを解消する対策を講じることになる．対策の考案にあたっては，次の5つの視点がある．

① ツールのデザイン：人が使用する道具（機器・装置）のデザインを変更し，ヒューマンエラーの軽減・防止を図る．たとえば，機器使用上の注意が書いてあるラベルを読みやすくすること，外見が似ている器具（パイプやチューブ，あるいはそれらの差込口など）の色を変えて混同を防ぐこと，状況判断に必要な情報を集約的に提示すること，多種多様なデータが何を物語っているかの解釈を支援するヒューマンインタフェースを構築することなどが挙げられる．

② タスクのデザイン：人がなすべきタスクそのものの形態を変える．たとえば，状況によってはタスク達成の負担が過大になりうるならばそのタスクを複数の人で分担できるように分割すること，常に決まった順序で行うことになっているがそのタイミングを計るのが難しいタスク系列を自動化することなどが典型的な例である．

③ 環境のデザイン：人がタスクを遂行する環境条件を改善する．たとえば，作業環境の照明・室温・騒音レベルなどの物理的条件を適正化することが典型であるが，組織文化の改善もこのカテゴリに含まれる．正規の手順からの逸脱や異常に気づいても，権威をふりかざす上司への気兼ねや効率第一主義の雰囲気に阻まれ，それを率直に口にできなかったり，ただちに対処行動をとることをためらったりする作業環境（組織文化）は，事故の温床になっていることが多い．

④ 教育・訓練：タスク遂行，異常の発見と拡大防止などに必要な知識や技量を個人レベルで量的・質的に向上させること，場面や目的に応じて何をなすべきか標準的な手順を定めて行為者に徹底すること，チームとしての機能を向上させるためのCRM（crew resource management）訓練などが挙げられる．

⑤ 適任者の選考：与えられた環境条件のなかでなすべきタスクを確実に遂行するのに十分な身体的・心理的能力・資質をもつ作業者を選定すること．能力に見合わないタスクを要求された者がエラーを起こす可能性が高いことは自明の理である．

なお，上に掲げた①〜⑤の視点は，システムの運用が開始されて初めて必要になるわけではない．むしろ，何らかのシステムを導入しようとし，そのシステムを設計しようとしている時点ですでに必要となる視点である．すなわち，ツール，タスク，環境のデザインの段階で，「もしそのデザインが実現されたとき，人はその環境のなかで，どのようにツールを使い，どのようにタスクを遂行するのか，その過程で不都合は生じないか」を予想し，それをデザインにフィードバックし，必要な手段を講じたデザインに改めるといった操作を反復することが望ましい．

2．標準手順を遵守すればそれでよいか

エラーを犯すことは人の宿命であり，それを責めるのは適切でないとしても，現実には事故原因のなかにヒューマンエラーが占める割合は小さくない．上述の①〜⑤は，ヒューマンエラーを人間個人の責に帰着させるのではなく，人を取り巻くさまざまな要因を考慮に入れる必要があることを主張するものであった．このうち，①〜③，⑤は，対象システムを特定して個々に論じるべき課題であるため，以下では，ある程度一般的な議論が可能な「標準手順（standard operating procedure：SOP）」について考察してみよう．

「それぞれの場面において特定の目的を達成するためには，何をどのようになすべきか」を定めたものが標準手順である．自分の置かれた場面が正しく認識できており，その場面に対応する標準手順を確実に実行しておれば，普通問

題は起こらない．ところが，事故事例を解析するうちに決まって現れるのが，標準手順からの逸脱である．たとえば，「定められたとおりの手順は効率が悪い」からと，手順の一部を省略したり改変したりしてシステムを運用することがある．このようにしているうちに事故に至った事例は，航空機，原子力，医療などの分野を問わず，枚挙に暇がない．標準手順を遵守しようという気持ちを抱きつつも，標準手順に拘束されるのを疎ましく思うのが人というものである．

標準手順は，「AのときにはBを実行せよ」という条件・動作ルールの形で表されている．すなわち，標準手順は基本的にはルールベース・ミステイクを防止するための工夫の一つであるといえる．刻々と変化する環境のなかで複雑なシステムの状態を正確に把握することは，必ずしも容易ではない．しかし，いったん現在の状況が把握できたなら，たとえ緊急を要する場合であっても何をなすべきかを正しく選択でき，複雑な操作系列も完璧に実行できるようにする．それが標準手順を設定する目的である．

当初は手順書に記載されたとおりに行動（ルールに基づく行為）していても，やがて豊富な経験を積んで熟練の域に達するとスキルに基づく行為になり，ほとんど無意識的に必要操作が実行できるようになる．これがベテランといわれる人である．標準手順を体得しており，一つずつのステップを確認しなくても，定められた操作系列を実行していくことができる．

しかし，無意識的に操作を実行する状況が常態化すると，「やったつもり」でも，実は操作が抜け落ちていることがある．スキルベース・スリップである．「思考のエラーではないので些細なエラーだ」といってはいけない．むしろ，このような状況では，スリップを犯した本人が自分のエラーに気づくことは難しいと考えるべきである．たとえ熟知していることであっても，基本に立ち戻って標準手順を遵守する気持ちをもつことの重要性がここにある．

ただし，標準手順は，知識ベース・ミステイクの防止には無力である．すなわち，管理者の立場にあるものが，「標準手順を定め，それを遵守せよと教育すればそれでよい」と考えたとすれば浅薄のそしりは免れず，行為者が「標準手順さえ守っておれば事故は完全に防ぐことができる」と考えたとすれば楽観に過ぎる．

3. なぜ「標準手順からの逸脱」が起こるのか

事故調査報告書などのなかで，「事故に至る過程で標準手順からの逸脱がみられた」といわれることがある．ただし，標準手順から逸脱したことは「結果」にすぎない．「やるべきことをやらなかった」「やらなくてもよいことをやった」という結果だけからヒューマンエラーを論じても仕方がないように，標準手順の場合も「なぜ逸脱が生じたのか」を考えることが重要である．「偶発的な逸脱」と「意図的な逸脱」に分けて考察してみよう．

1) 偶発的な逸脱

この形態にはいくつかのタイプがある．第1は，自分の置かれた状況が，Aに似ているが実はAとは異なるA*であるにもかかわらず，Aであると誤解して「AのときにはBを実行せよ」という条件・動作ルールを適用するものである．結果的には正しい標準手順から逸脱したことになる．ここで，現状の正しい認識が阻害される状況は多様である．たとえば，①監視すべき計器は他にいくつもあるにもかかわらず，特定の計器に注意が集中してしまい，視野狭窄状態になること，②過去に「似たような（実は異なる）場面に遭遇した」経験をもつこと，③人には起こってほしくない状況から目を背けたい性向があること，④ヒューマンインタフェース設計の不備などがある．このうち，③は，事態の緊急性を認識せず，「もう少し様子をみよう」と手をこまねいているうちに適切な措置をとるべき時期を逸するという形になって現れる．

第2は，状況認識は正確であり標準手順を守ろうとしたのだが，行為の段階でエラーを犯すタイプである．このタイプには，①緊急度があ

まりに高く，時間が十分でなかったため，結局なすべき操作の一部が不完全または不履行になるケース，②不適切なヒューマンインタフェース設計のためにスキルベース・スリップが発生するケース，などがある．

第3は，オペレータとしては忠実に標準手順を実行したが，第三者からみれば「その標準手順自身に不適切さや誤りがあった」と判定される場合である．これは，組織の問題である．

2) 意図的な逸脱

現状を正しく認識し，それに対応する標準手順が何であるかもわかっていながら，わざとその標準手順を実行しないケースもある．ここで問われるべきことは，「なぜ逸脱しようという気になったのか」である．正否は別にして，意図的な逸脱は次のようなときに発生する．①標準手順が適切ではない，あるいは誤っていると思う，②普通の人にはこの標準手順でよいが自分向きではない（すなわち，経験豊富な自分はもっとよい方法を知っている）と考える，③特に重要な操作でもないので，たとえやらなくてもさしたる支障が出るわけではないと考える，などである．

標準手順の不適切性，無意味さ，非効率性などは時折指摘される問題である．対象だけでなく環境も時間とともに変化することを考えると，標準手順は常に適切・完璧であると仮定することには無理がある．そのため，人は「状況に応じた標準手順のチューニング」を行おうとし，実際それによって救われるケースもある．しかし，「状況に応じた標準手順のチューニング」は標準手順逸脱を惹起する要因にもなりうることを知っておく必要がある．

「何ごとも安全側に」との考え方で標準手順を定めると，逆効果をもたらすことがある．長い経験を積むうちには，ふとした拍子に偶発的に標準手順を逸脱してしまうこともあろう．そのときはヒヤリとするかもしれない．しかし，安全側に設定してあったために，わずかな逸脱では何も不都合は起こらない．「これで大丈夫なら，いったい真の限界点はどこになるのだろ

う」と探索したくなるのは人情というものであろう．

よい標準手順とは，現実に則したものであり，明らかな有効性をもち，簡単に実行することができ，しかも合理性をもっているものをいう．これらの条件のいずれかが欠けたものは，「守らなければならない」という意識を希薄にする．特に，経験豊富な熟練者への説得力は弱い．

4. 標準手順はなくてもよいか

人間は規則に縛られることや管理されるのを好まない．プロ意識が強く，自分の能力に誇りをもつ人間ならなおさらである．しかし，どのような人間でも，ふとした拍子に誤りを犯す．きっかけとなる要因は多様である．「あれほど経験豊富な人があのような初歩的なミスを犯すなんて」という表現は，話者の驚きを示すものであるが，実は驚くには当たらない．ちょうど批評家がコーヒーでも飲みながら事故の経過をあれこれ論じるような調子で当事者が事故やインシデントを振り返ってみれば，「手がかりがいくらでもあったはずなのに，なぜあのときはそれに気づかなかったのだろう」と，自分の誤りを意外に思うこともあるはずである．

また，誤りとはいえないまでも，自分にとってありがたくない事態の発生や進展を示す兆候がみられても，「もう少し様子をみておれば自然に収束してくれるかもしれない」など，「リスクを伴う判断や行動はできるだけ先送りしたい」という性質も，人が共通にもっているものである．

このようなとき，自らの判断，行動の拠り所になるのが標準手順である．標準手順は，こうるさい厄介者でもなく，それに拠っておれば万事OKという救世主でもない．標準手順は危険と戦うための道具である．道具の長所，短所を正確に把握し，よりよい道具へと改良する不断の努力によって初めて安全が確保される．

5. 標準手順からの逸脱を避けるには

道具には常に手入れが必要であるように，標準手順も常に見直しが必要である．切れ味の悪

い標準手順はいずれ見向きもされなくなる．標準手順は規範型意思決定論の産物である以上，現実の事態に合致しているかどうかは，行為が対象に及ぼす影響を記述するモデルに依存する．モデルが現実から乖離していると，役に立たない非現実的な標準手順ができあがる．

標準手順からの逸脱を避けるには，現在の標準手順がなぜ使いにくいのか，なぜ不適切であると感じるのかを調査し，問題を明らかにしたうえで必要に応じて改訂する作業が不可欠となる．これは組織としての仕事である．ヒヤリ・ハット（インシデント）事例の報告や，現在の標準手順が不適切であると感じる人からの積極的な提言を求めることができる仕組みをもっているか否かが，その組織の最初の関門である．ただし，事例報告や提言は，集めただけでは役に立たない．これらから問題点を抽出し，それらの解決法を生み出さなければならない．それについては，本書の別項「6.事故調査」を参照されたい．

では，医療従事者が個人レベルで求められるものは何だろうか．まず，標準手順に定められた各項目の目的と意義を再確認することであろう．それを行ってもなお不適切・不必要であると思われる標準手順があった場合には，視点・経験の異なる他者との意見交換やシミュレーションによる検証が必要となる．後者には，手段や方法がもつ利点・欠点を，微妙に異なるさまざまな状況ごとに詳しく解析するうえで特に効果がある．個々の手段の適用限界を正確に把握しておくことは，標準手順が存在しない場面に直面したときに要求される知識ベース行為の創出にも活用できるはずである．なお，ここでいうシミュレーションとは，必ずしも工学分野で用いられるような大掛かりなシミュレータを使用するものを指しているのではない．他者が直面した困難な場面を想定し，自分だったらどのような対処法を選ぶのか，状況分析と決定の過程を頭の中で描いてみるメンタル・シミュレーション（思考実験）である．十分な時間余裕がないときの判断が「未知かつ突然のもの」にならないよう頭のなかで想像してみるだけで，手順を誤る（実施しないことを含む）ことのリスク認識には役立つはずである． ［稲垣敏之］

参考文献
1) Wickens CD, Gordon SE, Liu Y : An Introduction to Human Factors Engineering, Addison Wesley Longman, New York, 1998
2) ICAO : Human Factors Training Manual, 1 st ed, Doc 9683-AN/950, Montreal, 1998（ヒューマンファクター訓練マニュアル，財団法人航空振興財団，2000）.
3) Hawkins F : Human Factors in Flight, 2 nd ed, Avebury Technical, Gower House, 1993（黒田勲監訳：ヒューマンファクター；航空の分野を中心として（初版の翻訳），成山堂，1992）
4) 全日空総合安全推進委員会：ヒューマンファクターズへの実践的アプローチ，ブックス・フジ，1993.
5) 黒田 勲：ヒューマン・ファクターを探る，中央労働災害防止協会，1990.

理論・技法—事故理論

10 CRM 訓練

1. CRM 訓練の生い立ち

CRM (cockpit resource management, のちに crew resource management と呼ばれるようになった) 訓練とは, 航空の分野で,「コクピットにおいて利用可能なあらゆる情報を有効に活用して, 最適な判断を可能にする」ことを目指して構築された新しい訓練概念である.

日進月歩で進化する航空機を運航する機長の資格管理は, コクピットワークロードの変化に応じて改善されなければならなかったが, 現実の訓練や試験はパイロットの技倆維持だけに注目したものから一歩も踏み出すことができていなかった.

航空分野では, 1970 年代までに発生した世界の大事故八十数件を詳細に分析して, エラーの背後要因を追跡した結果, 機長が些細なトラブルを克服するために, 利用可能なあらゆる情報を有効に活用せずに, 経験と勘に頼った独自の判断を行い, ますます事態を悪化させていった様子が明らかになったのである (1972 年マイアミ空港トライスター機事故, 1977 年カナリア諸島テネリフェ空港 B747 機同士の衝突事故など).

そこで, 米国 NASA (National Aeronautics and Space Agency) が中心となって, 航空会社の協力を得て大掛かりなシミュレータ実験が行われた. 全米から 20 組の現役ベテランクルーのボランティア参加を得て, 実際の運航に準じたシミュレータ飛行を実施した. この飛行では, 考えられるあらゆるタイプのトラブルを次々とインプットして, それに対するクルーの対応をビデオカメラに記録する. この実験では, 実際の運航を想定しているため, いったん起こしたトラブルは, 空中で部品を換えないかぎり修復しない.

飛行終了後に, ビデオを巻き戻して精密に分析するという実験であった. この結果,「ベテランパイロットほど, 他のクルーや利用可能な情報に耳を貸さずに独断で判断して, 思い込みや勘違いによる誤った決断をし, それが原因で飛行機が最悪の状態に陥ってしまった」ことが立証された. この時点で初めて, コクピットのワークロードの質が大きく変化したことが認識されたのである. 操縦技倆がすべてに優先して重要な要素であった従来のパイロットに求められる資質が, 操縦技倆に加えて「適正な判断力」を求められるようになったことが明らかになったのである.

従来型の資格管理が, 操縦技倆のデモンストレーションに終始していたのに比べて, ハイテク化し自動化が進んだコクピットでは, コンピュータに必要なデータを正しくインプットする, 自動化機能を適切に使いこなす, といった管理能力を必要とすることとなったのである. そのためには, 幅広い情報を収集して, 利用可能なあらゆる情報に基づいた客観的な判断が必要となったのである. 言い換えれば, ベテランパイロットで特権意識をもった機長に, 胸襟を開いて周囲の客観的情報に耳を傾けさせて, より適切なディシジョンメーキング (決断) を行わせるための訓練を構築する必要性が浮上したのである. 特権意識をもった頑固な機長を「マッチョウ・パイロット (macho pilot)」と呼んでいたが, この人たちにどのようにして, 意識改革を行わせるかがこのプロジェクトの第一の課題となったのである.

このようなニーズに応えて, 開発されたのが「cockpit resource management 訓練」であった.

2. CRM 訓練の開発とその実践

CRM 訓練は, NASA とエアーラインとの共同研究の成果を受けて, ユナイテッド航空が

NASAとの共同試作に取り組んだ．1980年代の初めには，その原型が提案されてワークショップや国際航空心理学会などで発表された．そしてユナイテッド航空が，第一番にCRM訓練を自社訓練のなかで実用化した．ユナイテッド航空は，自社での訓練が成功したことに力を得て，積極的に海外にまでCRM訓練の普及活動を展開した．

しかし，このような訓練は，各国，各社がもつ文化的背景や習慣などに合わせて構築する必要性がしだいに理解されてきた．各社が，自社の習慣や安全文化に合わせたCRM訓練を創り上げるようになったのである．したがって，現状ではエアーラインの数だけCRM訓練のタイプがあるといっても決して過言ではない．

一般的にCRM訓練は，3泊4日のセミナーを受講することから始まる．この前段において，まず参加者全員について個々人のマネジメントスタイル（人に対する気遣いと仕事に対する意識など）を測定して自覚させることから入っていく．アンケートに答える形で，ホンネを聞き出すことにより，その結果を採点してマネジメントスタイルに当てはめていく．この診断手法は，「マネジメント（業務管理）」の学習が華やかな時代に，脚光を浴びた「マネジアル・グリッド理論」である．人間関係に極度に関心をもつタイプを「1-9型（カントリークラブ型）」と位置づけ，仕事のみに関心をもつタイプを「9-1型（モーレツ型）」と区分するやり方である．

ほとんどの参加者は，仕事に忠実型か，人に気遣う型かどちらかに偏っているのが一般的だ．その事実を十分に納得させてから，4日間のセミナーに入る．このセミナーのなかで，コミュニケーションの重要性や，リーダーシップとフォロワーシップ，役割分担の重要性，シチュエーションアウェアネス（状況認識），ディシジョンメーキング（意思決定），人間関係論などをわかりやすく説いて理解させるのである．一方的なレクチュアースタイルではなく，ケーススタディなどを組み込んで，ロールプレイをし，ディスカッションを繰り返してお互いに性格の違いなどを理解させるのである．

4日目には，再び最初に実施したアンケート調査によってマネジメントスタイルがどれだけ変化したかを測定する．ほとんどの参加者は，両極端なタイプから，しだいに中央によってきて，人と仕事に対する関心度のバランスがとれてくる．「9-9型」とまではいかなくても，「6-8型」とか「5-7型」といった変化がみられることとなる．このことによって，学習によって自己変革が可能なことを，身をもって体験させるのである．ほとんどの参加者は，この傾向に満足して帰るといわれている．

誇り高い職域のベテランの域に達した人々の自尊心を重要視して，しかも理論的に納得させつつ特権意識を払拭し，利用可能なあらゆる情報に関心を示し，なおかつそれらを有効に活用して最適な判断を行うことを体験させるのである．「気づき」を重視する訓練手法である．

3. CRM/LOFT 訓練

CRMセミナーのあとには，通常2時間程度のCRM/LOFT（line oriented flight training）訓練が行われる．これは，シミュレータを用いて実フライトに準じた飛行訓練のなかで，セミナーで学習した知識を実践するのである．この訓練では，用いられるシナリオの質が効果を左右する．訓練内容は前もって受訓者に

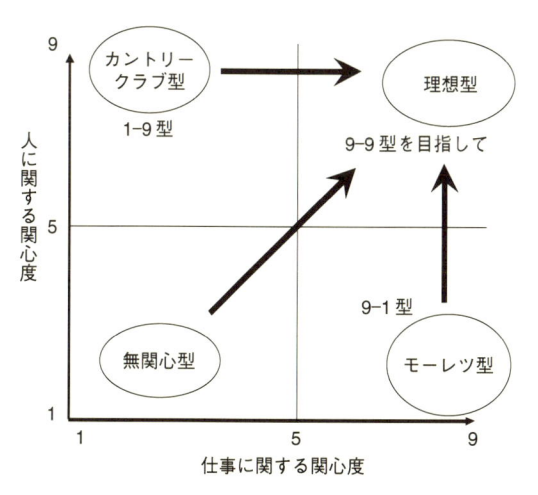

図1 マネジアル・グリッド理論の応用

知らされることはなく，当日ショウアップしてからはじめて知らされる．したがって，よい結果を出すための事前の準備は不可能なのである．シナリオには，その日の主たる訓練目標が意識的に盛り込まれていて，トラブルを処理する，最適の判断を下す努力をするなかで自然に解決できるように準備されている．飛行計画段階からクルーが協力して，チームパフォーマンスを発揮することにより問題を解決させるようになっている．

ここでは，教官による正解の提示はなく，クルーが力を合わせて最適の判断が可能になるように工夫していく．

訓練終了後に，再びビデオテープを巻き戻してディスカッションしながらレビューを行う．ここでも教官の一方的な指摘や教授は行われない．教官は，コーディネータとしての役割を果たすのみである．もちろん試験も行われない．試験がないから，それをクリアするためのテクニックも必要がない．用意された時間をフルに使って，自分をさらけだしてホンネで問題解決の訓練に参加し，事後のディスカッションに参加するように組み立てられている．使用したビデオテープは，完全に消去して，跡に残さない．これは訓練にホンネで参加しやすくするための配慮である．

CRM/LOFT訓練の長所は，実運航に準じた訓練ができることである．従来の訓練では各種故障に対する処置要領などを訓練する場合に，たとえばエンジン故障を想定した訓練でも，故障に対する初期手順が終了すると，「状況終了」ということになり，故障したはずのエンジンが教官によって再起動されてしまうのである．あくまでも想定訓練であって，なかなか実運航の雰囲気になれない．ところが，LOFT訓練においては，一度故障したエンジンは着陸するまで使えないことになる．したがって，実際の飛行に近い処置や判断を必要とするようになったのである．当然，利用可能なあらゆる情報を有効に活用して最良の処置を検討することになる．これが，最大の長所である．

4. CRM訓練で習得すべき技能

CRM訓練では，表の6つの代表的な技能を習得することが推奨されている．

これは，国際航空民間機関（ICAO）が1998年にヒューマンファクター訓練マニュアルのなかで明らかにしたものである（Doc 9683-AN/950）．

表 CRM訓練で習得すべき技能

1. コミュニケーション／対人関係能力 (communicational/interpersonal skills)
   a. 文化の影響
   b. 階級，年齢，乗員の地位といった障壁
   c. 丁寧な意見表明
   d. 参画
   e. 傾聴
   f. フィードバック
   g. 筋の通った異議の唱え方
2. 状況の認識 (situation awareness)
   a. 周囲の状況の完全な認識
   b. 現実の認識と現実との違い
   c. 注意の集中と注意散漫
   d. モニター（常時行われるもの，定期的なもの）
   e. 能力喪失 (incapacitation) 部分的／全体的，肉体的／精神的，はっきりとわかるものと，わかりにくいもの（注；操縦業務中にパイロットが突然意識不明になるなどその機能を失うこと）
3. 問題解決 (problem solving)／意思決定 (decision making)／判断 (judgement)
   a. 対立関係の管理 (conflict management)
   b. 判断の再評価（ただちに実施するもの，継続的に実施するもの）
4. リーダーシップ (leadership)／フォロワーシップ (followership)
   a. チームの形成 (team building)
   b. 管理能力および監督能力（計画，組織化，指揮，統制）
   c. 権限
   d. 意見表明 (assertiveness)
   e. 障壁
   f. 文化の影響
   g. 役割
   h. プロ意識
   i. 信頼性
   j. 全乗員が有する責任
   k. 時間／作業量 (workload) の管理
5. ストレス管理
   a. 飛行適性
   b. 疲労 (fatigue)
   c. さまざまな程度の能力喪失 (incapacitation)
6. 批評 (critique)（3つの基本型）
   a. 運航前の分析および評価
   b. 運航中の再評価
   c. 運航終了後に行われるもの

提唱 (advocacy) と探求 (inquiry)

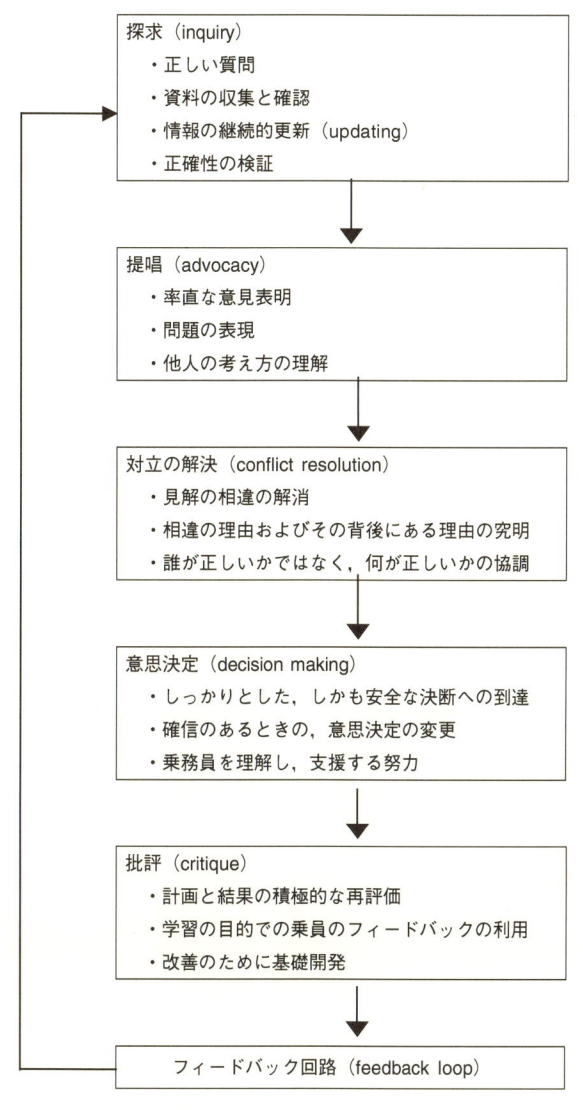

```
┌─────────────────────────────────┐
│ 探求 (inquiry)                  │
│ ・正しい質問                    │
│ ・資料の収集と確認              │
│ ・情報の継続的更新 (updating)   │
│ ・正確性の検証                  │
└─────────────────────────────────┘
            ↓
┌─────────────────────────────────┐
│ 提唱 (advocacy)                 │
│ ・率直な意見表明                │
│ ・問題の表現                    │
│ ・他人の考え方の理解            │
└─────────────────────────────────┘
            ↓
┌─────────────────────────────────┐
│ 対立の解決 (conflict resolution)│
│ ・見解の相違の解消              │
│ ・相違の理由およびその背後にある理由の究明 │
│ ・誰が正しいかではなく，何が正しいかの協調 │
└─────────────────────────────────┘
            ↓
┌─────────────────────────────────┐
│ 意思決定 (decision making)      │
│ ・しっかりとした，しかも安全な決断への到達 │
│ ・確信のあるときの，意思決定の変更 │
│ ・乗務員を理解し，支援する努力  │
└─────────────────────────────────┘
            ↓
┌─────────────────────────────────┐
│ 批評 (critique)                 │
│ ・計画と結果の積極的な再評価    │
│ ・学習の目的での乗員のフィードバックの利用 │
│ ・改善のために基礎開発          │
└─────────────────────────────────┘
            ↓
┌─────────────────────────────────┐
│ フィードバック回路 (feedback loop) │
└─────────────────────────────────┘
```

図 2 CRM スキル習得のためのシーケンス

ICAO では，CRM 訓練の概念を世界に普及させることを目指して，提唱（advocacy）と探求（inquiry）と題したモデルを作成して，CRM スキルを習得するための訓練の流れ（シーケンス）を確立した（図 2）．

5. CRM の進化

1) ディシジョンエラー削減をねらった CRM

初期（1908 年代前半）の CRM は，ベテランパイロットが経験と勘に頼って起こす判断エラーの削減をねらって構築されたことはすでに述べてきた．自己のマネジメントスタイルを理解し，判断の最適化を行うためには，このスタイルを変革することの重要性を「気づかせる」ことに重点がおかれていた．このため，短期間に全パイロットに対して泊り込みの数日間のセミナーを実施して，講義とロールプレイやディスカッションなどを繰り返して，徹底的にポイントを理解させる手法がとられた．しかも，押し付け方ではなく，自ら気づくまで根気よく繰

り返し，知識としてだけではなく，実際に発想し発言し，言動として自然に表面化することを目指した．3日間，あるいは4日間もかけたのはそのためである．

2）チームパフォーマンスの発揮

1980年代後半になると，チーム能力を発揮させるための訓練へと変化した．しだいにベテランパイロットの年齢層も世代交代が進み，「ベテランの頑固パイロット型」も姿を消し，個人の能力の限界をいかにカバーしてチームパフォーマンスを発揮させるかという訓練へと変化した．

3）CRMの対象範囲を拡大

CRM訓練をコクピット内だけにとどめず，客室乗務員や関与する整備士，運航管理者など運航支援部門の人々にまで拡大した視野で訓練が組み立てられるようになった．

事故発生時の緊急脱出訓練などは，コクピット乗務員と客室乗務員が合同で実施することとなった．飛行中の航空機への気象情報のサービス，異常発生時の整備部門からの適切な対処方法のアドバイスなど，安全運航を支えるあらゆるリソースをタイムリーに提供する体制が視野に入れられた．

4）資格管理訓練への統合の試み

1990年代の後半になると，米国を中心として，CRMを資格管理（advanced qualification program）に組み込むとする試みが展開された．CRMを手順化して，評価しようというものであった．CRMをヒューマンファクターの側面から評価するLOE（line operation evaluation）の発想である．これは世界的に実施されるには至っていない．

5）エラーを誘発する背後要因に注目

エラーは，多くの背後要因によって誘発されることが多いことから，その背後要因に注目する発想である．テキサス大学のRobert Helmreich教授の「threat and error management」の理論を応用したものである．エラーを誘発する要因を「threat（スレット）」と考え，航空機の運航を阻害する要因などの顕在的スレットと組織の安全文化やポリシィの問題など潜在的スレットに分けて考えられている．実際に運航に潜在するスレットを明らかにして，いかにエラーを誘発されないように備えるかが新しいCRMの考え方である．

さらに，この発想法を実践するために，日常運航における乗務員の行動をジャンプシートで観察して，スレットの存在やエラー誘発との関連性を客観的に探求することによって，CRM技術の向上に役立てるという「LOSA（line operation safety audit）」という新しいヒューマンエラー管理システムが考案され，試行されつつある．

およそ20年を経過したCRM訓練概念は，このようにして進化を繰り返して航空安全の推進に寄与している．

6．LOSA

最近では，CRM訓練の目標をさらに高めて，「スレット＆エラーマネジメント（threats and error management）」を目指す動きがある．CRM訓練で高めた技能をジャンプシート（操縦室に設けられているオブザーバー用シート）から，オブザーブすることによって，スレットと乗員のエラーとの関連を観察しようというものである．これをLOSAと呼んでいる．スレットとは，「乗員が適切な処置を取らなければ安全に影響を及ぼすような外的状況」と定義されている（天候状況の悪化や機材の故障，運航の遅延やイレギュラー運航，管制官のエラーや運航管理者，客室乗務員などのエラーなどを含む）．このようなスレットに対しては乗員が適切な処置をとらなければやがて危険状態に発展していくと考えられている．したがって，LOSAのオブザーバーは，このようなスレットが発生した場合に乗員がどのようにこれに対処するのか，逆にこれらのスレットによってエラーを誘発されてしまうのかを観察して記録するのである．それを資料として，CRMスキルの改善を図ろうという発想である．

CRM訓練は，パイロット自身が内面的にスキルを高めていくのに対して，LOSAは第三

者が冷静な目で観察して，スレットに対する対処要領を提案してCRMスキルの向上を図ろうとする取り組みである．

7．CRM的な発想法の他分野への応用

CRM訓練は，「マッチョウ・パイロット」に対して，問題処理の場面で客観的な情報に耳を傾けさせることをはじめの目的として出発したが，しだいに進化を遂げて，意思決定責任者が最適の決断を行うだけでなく，チームとしての問題処理能力を向上させるための手法として確立されてきた．そのための具体的な対策として，図2で示したシーケンスに沿ってCRM技能を向上させていく考え方が定着している．

現在の産業界では，何らかの形でチーム能力の発揮を必要としている．昔のように匠が一人の力で製品を叩き上げるという生産現場はきわめて少なくなっている．個人の技能に依存するのではなく，チームとしての総合的能力を必要としてきている．したがって，このCRM的な発想法はあらゆる産業分野に共通するニーズを満たすことができる．

近年，海運の分野でも，CRM訓練からヒントを得たBRM（bridge resource management）が展開されている．より高い技術者集団であるパイロット（水先人）の分野でも，「BRMP（bridge resource management for pilot）」と称する訓練手法が構築されている．

医療の分野でも，CRM的な発想法が有効と思われる分野は多い．たとえば，病院の夜間における医療サービスの提供は，昼間よりも少ない人員で質の高いサービスが求められることから，CRM的な発想法がそのまま適用できると考えられる．

外科手術チームにおけるチームパフォーマンスの向上においても全く同様に，CRM的発想法が適用できるのではないだろうか．

すでに医療の分野でも，CRMの研究が進められている．米国では，2001年7月，米国厚生省の下部機関である医療質研究庁（Agency for Health Research and Quality：AHRQ）は，「医療をより安全に（Making Health Care Safer）」という報告書のなかで，CRMの医療への応用に1章を当てて紹介している[1]．

日本でも，国立保健医療科学院のリスクマネジメント課程の研修生らによって，「CRMの医療分野への導入について」という研究が進められている（2003年2月）．

医療の分野でも，CRM訓練が普及していくのもそれほど遠い未来ではないと思われる．

［石橋　明］

参考文献
1) 相馬孝博：CRMの医療異分野への応用について．病院，**62**(7)，2003．
2) ICAO：Doc 9683-AN/950 "Human Factors Training Manual"，1998．
3) （財）航空輸送技術研究センター：運航乗務員のヒューマンファクターに関わる教育訓練に関する調査研究報告，1998．
4) 石橋　明：リスクゼロを実現するリーダー学，自由国民社，2003．
5) 黒木由美子，遊佐まゆみ，村上雅秀ほか：医療におけるCRM導入の可能性を探る．医療マネジメント学会誌，**4**(1)，2003．
6) Jensen RS：Pilot Judgment and Crew Resource Management, Ashgate, 1995．

―――― 行政・政策

11 医療安全総合政策

　これまで，厚生労働省では医療安全に関するさまざまな対策が検討されてきた（図）．2001年5月に設置された「医療安全対策検討会議」では，主として医療事故を未然に防止するためにはどのような対策を講じるべきか，という観点から検討され，2002年4月17日に報告書が取りまとめられた（医療安全推進総合対策～医療事故を未然に防止するために～）．

　これは全体が3章に分けられており，以下にその概略を記載するが，内容としては「我が国の医療に，患者の安全を最優先に考え，その実現を目指す安全文化が醸成され，医療が安全に供給され，国民から信頼される医療が実現すること」が強い願いとして込められている．

1．今後の医療安全対策

　医療安全の確保には医師を中心とした医療従事者個人の責任において行われてきたが，今日の医療はさまざまな職種からなる「人」，医薬品・医療用具をはじめとする「物」，医療機関という「組織」などのシステムにより提供されているため，このシステム全体を安全性の高いものにしていくことが肝要であることを指摘している．

　つまり，「誤り」に対する個人の責任追及よりも，その原因を究明し，防止のための対策をたてることがきわめて重要で，結果的には患者の安全を最優先に考えた「安全文化」の醸成を提言している．

　さらに，医療における信頼を確保するために，医療を受ける主体は患者本人であるから，患者が求める医療を提供することの重要性を指摘し，医療関係者の取り組みとして，国，地方自治体，医療機関，医薬品・医療用具関連の企業，および教育研修・研究機関，医療関係団体，保険者などの医療安全に対する責務と役割を述べている．そして，医療従事者個人も，チーム医療を担う一員として安全対策に主体的にかかわるべきで，患者自身も情報を共有するこ

```
                医療安全対策検討会議
            中長期的な方針及び緊急対策の策定
            わが国の医療安全対策の評価助言等
              2001年5月18日～2003年10月6日
```

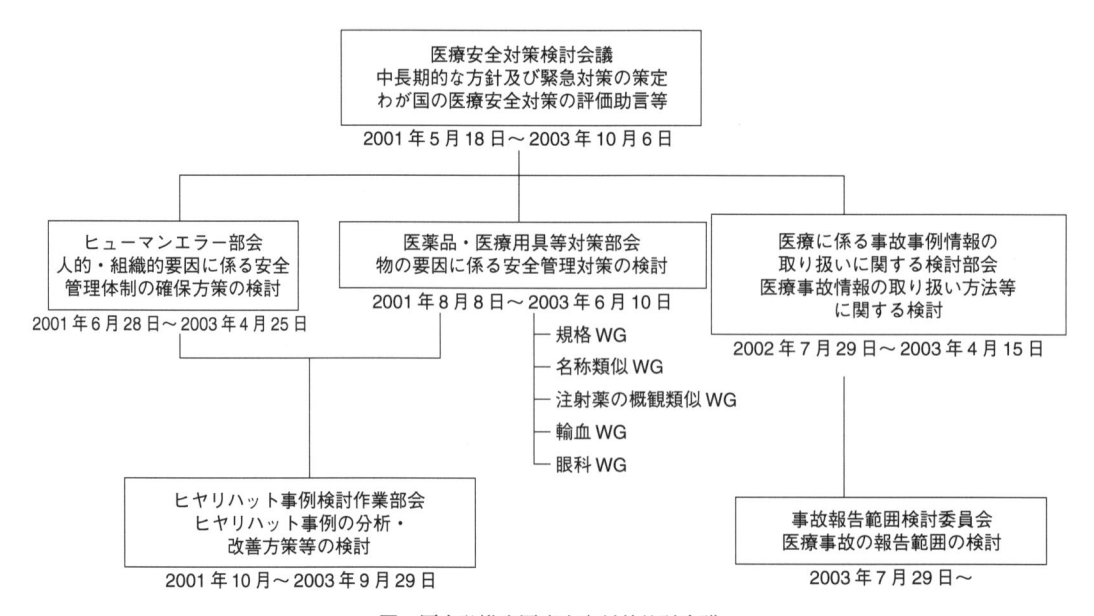

- ヒューマンエラー部会
  人的・組織的要因に係る安全管理体制の確保方策の検討
  2001年6月28日～2003年4月25日

- 医薬品・医療用具等対策部会
  物の要因に係る安全管理対策の検討
  2001年8月8日～2003年6月10日
  - 規格WG
  - 名称類似WG
  - 注射薬の概観類似WG
  - 輸血
  - 眼科WG

- 医療に係る事故事例情報の取り扱いに関する検討部会
  医療事故情報の取り扱い方法等に関する検討
  2002年7月29日～2003年4月15日

- ヒヤリハット事例検討作業部会
  ヒヤリハット事例の分析・改善方策等の検討
  2001年10月～2003年9月29日

- 事故報告範囲検討委員会
  医療事故の報告範囲の検討
  2003年7月29日～

図　厚生労働省医療安全対策検討会議

とにより，医療安全確保に貢献しうることが指摘されている．

2. 医療安全の確保にあたっての課題と解決方策

医療安全の確保のために，医療機関などのさまざまな主体が取り組むべき主な課題と解決方法が述べられている．

1) 医療機関における安全対策

医療安全を確保するために，医療全体の質の向上を目指して，安全管理に関する体制の整備が説かれており，医療安全管理者の配置と活用による安全管理の実施と，管理者の指導力の発揮や管理体制の整備，ならびにヒヤリ・ハット事例などに対する内部評価活動の推進や第三者機関などの外部評価の活用，情報の管理などの重要性を指摘している．また，リスクを考慮した適切な人事配置，専門領域で高い技能や判断力をもつ医療従事者の積極的な活用を考慮し，医療安全管理者は職員に対する教育研修の計画立案にかかわり，既存の研修を含めた見直しを行う必要を説いている．

さらに，このように，医療安全の観点から見直した各業務を，特に標準化，統一化，規則化の推進，正確で効率的な情報管理の促進などが重要で，常に見直して継続的な改善が必要なことを提言している．標準化などの推進のためには，医療行為などの作業手順の統一化，入院時診療計画（クリティカルパス）活用の推進，採用する物品の保管や配置などの統一化が必要で，医療機関内の業務はできるかぎり規則化し，書類の様式も統一化を図ることが述べられている．そして医療安全対策上，ITの活用の重要性を指摘し，ヒヤリ・ハット事例などの報告体制の構築から事故事例などの情報を活用した安全管理をする仕組みが必要であることが強調されている．

医薬品・医療用具などの安全管理に関しては，医療事故のなかで薬品関連のものが多いため，薬品の使用に関しては医療機関内での取り決めが必要とし，医薬品採用時には複数規格，同種同効薬，名称，概観の類似性から誤りが誘発されないように検討すべきで，病棟で保管する医薬品の見直しや，疑義紹介などにおける医師と薬剤師と十分な意思疎通を図ることの重要性や，注射薬剤の取り扱いでは当該業務に専念可能な環境下での実施が推奨されている．輸血の実施に関しては「輸血療法の実施に関する研究指針（厚生労働省）」を十分ふまえて，適宜検査技師を活用できる体制を構築し，実施時には複数の医療従事者によるダブルチェックなどの確認の強化を図ることも必要としている．医療用具使用時の注意としては点検・保守管理や中央管理部門での一括管理の重要性，ならびに医療用具採用時にも医療安全の観点から使用時の危険性も検討し，さらに作業環境や毒物・劇物の保管管理，転倒転落を防止するための療養環境も含めた施設整備に重点をおく必要があるとされている．

また，医療の信頼を確保するため，インフォームドコンセントのよりいっそうの徹底や，患者からの相談窓口の設置，ならびに患者へ医療に関する情報を提供し，医療への積極的な参加を求めることが今日の医療にとって重要であることを指摘している．

2) 医薬品・医療用具などにかかわる安全性の向上

基本的には，医薬品・医療用具そのものに対する「物の安全」と使用の際の取り違えなどに関与する「使用の安全」に留意する必要があるとしている．特に「使用の安全」を念頭においた製品開発や，市販後の改良，そして医療機関などへ取り違え，誤使用に関する情報を創出・発信する必要があるとしている．

医薬品においては，複数の医薬品に販売名・外観が互いに類似していることに起因する取り違え・誤使用などは患者の生命に直接かかわる可能性があるため，その対策としてのデータベースの開発や[1]，市販後の対応，製品に対する情報の記載方法などの標準化・統一化を検討すべきとしている．さらにこれらの医薬品情報を医療機関内で共有化し，国民・患者へ情報を提供する必要があるとしている．

医療用具に対しては，人の行動特性，限界を考慮した設計，使用方法などに関する医療機関内の研修への支援，用具に関する情報の提供・活用を効率的にすべきとしている．

3) 医療安全に対する教育研修

医療従事者に必要な資質として，医療に関する基本的な倫理観や心構えを身につけ，安全に医療を実践するために必要な専門家としての知識や技術を習得し，さらに医療機関における日常の業務の流れや仕組を理解する必要があるとし，教育研修の充実を図る必要性を指摘している．

また，卒業前・卒業後の教育研修の役割分担と連携の重要性から，卒業前では組織やチームの一員として良好な関係のもとに医療を実践していく心構えを身につけさせ，医療安全の観点から患者の生命を危うくする「してはならないこと」を教える必要性があるとしている．卒業後研修では具体的な知識や技術を修得させるとともに，組織やチームの一員として安全対策に取り組むことの重要性を教えるべきとしている．そして，医療安全について確実に学ばせるためには国家試験の出題基準や卒業前教育の内容に医療安全に関する事項を充実させる必要性があり，教育研修内容を明確化して，医療機関の管理者や医療安全管理者に対する教育を充実させるために，その教育研修方法や教材の開発・普及さらに指導者の要請を図るべきとしている．

4) 医療安全を推進するための環境整備など

まず，各医療機関においてヒヤリ・ハット事例の報告体制を構築して，その収集・分析した情報を当該医療機関のみならず，他の医療機関も共有することの重要性を指摘している．そして，医療安全に必要な研究を総合的かつ計画的に行うべきで，科学的根拠（EBM）に基づく医療を積極的に推進すべきとしている．また，財団法人日本医療評価機構による第三者評価の有効性を指摘し，さらに患者の苦情や相談などに対応するため体制の整備として，「医療安全相談センター（仮称)」設置の必要性を指摘し，

医療に関係するすべての者が，おのおのの役割に応じて対策に主体的に取り組む必要性があるとしている．

3. 国として当面取り組むべき課題

1) 医療機関における安全管理体制の整備の徹底

医療機関における安全管理は管理者の重要な役割であるため，すべての病院および病床を有する診療所について，医療の安全管理のための指針の整備，事故などの院内報告制度の整備，医療安全管理委員会の開催，医療の安全管理のための職員研修の開催を義務づけた[2]．また，特定機能病院については，さらにこれに加えて専任の医療安全管理者の配置，医療安全管理部門の整備および患者の相談窓口の設置を新たに義務づけ，臨床研修病院についても，追加として，医療安全管理者の配置，医療安全管理部門の整備および患者の相談窓口の設置を義務づけた．

2) 医療機関における安全対策に有用な情報の提供など

ヒヤリ・ハット事例の収集範囲をすべての医療機関が参加できるように拡大し，さらに定点報告体制の検討や分析方法のマニュアルを作成して，厚生労働省が実施する医療安全対策ネットワーク整備事業の充実を図り，医療安全情報の提供やEBMデータベースの整備などを図るべきとしている．

3) 医薬品・医療用具などに関する安全確保

製品側からの医療安全への取り組みは，製品の安全確保に対して第一義的な責任を有する企業における取り組みと，個々の企業が行いえない基盤的・共通的な面からの国における取り組みとが，連携・調和することにより初めて効果的に機能するものとしている．このため，医薬品の販売名・外観の類似性に関する客観的評価のための基盤整備や医薬品の製品情報の記載方法標準化の推進を図り，医療用具に関しても，人の行動特性，限界を考慮した製品の開発や添付文書の標準化の推進を図るべきとしている．

4) 医療安全に関する教育研修の充実

まず,医療関係職種の国家試験の出題基準において,安全に関する項目を拡充し,卒業前では医療安全に関する教育内容を明確化し,卒業後は,医師・歯科医師の臨床研修必修化に伴い,医療安全に関する習得すべき事項を明確化させ,広く情報を提供すべきとしている.また,医療機関の管理者や医療安全管理者などの医療安全に関する知識の向上を図るために国による研修などの充実を図り,同時に教育方法の研究,教材などの開発を図るべきとしている.

5) 患者の苦情や相談などに対応するための体制の整備

医療に関する患者の苦情や相談などに対応するため,特定機能病院および臨床研修指定病院に相談窓口の設置を義務づけ,その他の医療機関にも相談窓口の設置を指導し,医療関係団体における相談業務についてもさらに積極的な対応を要請し,二次医療圏ごとに公的な相談体制を整備するとともに,都道府県に第三者の専門家を配置した「医療安全相談センター(仮称)」を設置するよう各種支援を実施するとしている.なお,現在は,医療安全支援センターとして,その設置が全国的に進められている(http://www.anzen-sien.jcqhc.or.jp/iryoanzen.html).

6) 関係者を挙げての医療の安全性向上のための取り組み

毎年度11月末の「医療安全推進週間」を中心とした医療関係者の医療安全に関する共同行動をさらに充実すべきとしている.

7) 医療の安全性向上に必要な研究の推進

医療の安全性向上に有用な研究の推進と,その研究成果を医療機関や国民が容易にアクセスできるようにデータベースを整備すべきとしている.

表 安全な医療を提供するための10の要点
(標語のみ抜粋)

1. 根づかせよう安全文化　みんなの努力といかすシステム
2. 安全高める患者の参加　対話が深める互いの理解
3. 共有しよう　私の経験　活用しよう　あなたの教訓
4. 規則と手順　決めて　守って　見直して
5. 部門の壁を乗り越えて　意見かわせる　職場を作ろう
6. 先の危険を考えて　要点押さえて　しっかり確認
7. 自分自身の健康管理　医療人の第一歩
8. 事故予防　技術と工夫も取り入れて
9. 患者と薬を再確認　用法・用量　気をつけて
10. 整えよう療養環境　作り上げよう作業環境

現在,本報告書に基づいて,医療安全対策が推し進められているが,検討会議にて策定された「安全な医療を提供するための10の要点」(表)は,医療機関で勤務するすべての職員が対象で,わかりやすく簡潔な内容となっており,意識啓発などの推進に有用と思われる.

なお,2005年に追加提言がなされ,医療の質向上の観点がいっそう重視され,施策を充実させていくことが求められており,その結果が2005年8月の社会保障審議会医療部会の「医療提供体制における意見中間まとめ」(http://www.mhlw.go.jp/shingi/2005/08/s0801-2b.html)に掲載されている.　　　　[石川雅彦]

参考文献
1) 長谷川敏彦(監訳):より安全な医療を求めて―医療安全に関するエビデンス・レポート―, pp 3-20, メヂカルフレンド社, 2003.
2) 飯田修平:医療安全管理テキスト:なぜ医療安全なのか?―医療安全の概論として―(四病院団体協議会医療安全管理者養成委員会編), pp 11-13, 日本規格協会, 2005.

―――行政・政策

12　医療計画と医事法制

1. 医療計画
1) 医療計画の系譜

1948（昭和23）年に，戦争による医療施設の徹底的な破壊から立ち直るために，医療施設整備を目指して医療法が制定された．当初，量的整備中心であったが，高度経済成長とも歩調を合わせる形で，昭和40年代中ごろには，一応，医療機関の量的整備が完了した．その後，社会経済的条件の著しい変化，医学医術の目覚ましい進歩，国民生活の高度化に伴う医療需要の増大などを背景として各方面から医療供給体制の質的整備の必要性が指摘された．

こうした状況を受け，医療施設や資源の計画的な配備を目指して1972（昭和47）年に「医療基本法案」が国会に提出されたものの廃案となった．

この医療基本法案は，「医療憲章的な前文」と「医療政策若しくは医療計画法的な本条」をもつもので，今日の「医療計画」の政策思想はこれに読み取ることができる．

その後，1985（昭和60）年に医療法が改正され（第1次医療法改正），医療計画は医療法第30条に基づく法的計画として，都道府県知事に策定義務が課せられた．医療計画のなかで医療圏の設定および必要病床数の算定が行われることとなった．法施行前の駆け込み増床がみられたが，医療供給面での病床数の量的規制がこれによって達成されることになった．

1992（平成4）年に医療法は第2次改正が行われ，医療機関の機能分化が初めて記載された．それは，特定機能病院と療養型病床群という高度先進医療と慢性疾患を受け持つ医療機関の機能を峻別するものであった．

第3次医療法改正では，1997（平成9）年に地域医療支援病院や療養型病床群の整備目標および救急医療の確保などの具体的内容が示された．なお，第3次医療法改正で示されたこれらの事項の整備目標などをはじめとして，従来は都道府県の裁量に委ねられていた「任意的記載事項」がすべて「必要的記載事項」とされ，単なる病床規制を目的にしたものから一歩抜け出すこととなった．

第4次医療法改正案は2000（平成12）年11月末の国会で成立した．その内容は，従来の必要病床数が基準病床数になり，その他の病床が一般病床と療養病床に種別化され，いっそうの病院機能の分化を目指す内容となって現在に至っている．改正のポイントは次のとおりである．

① 入院医療提供体制の整備：患者の病態にふさわしい医療が提供できるように，入院医療を提供する体制を整備する．

② 病床区分の見直し：精神病床，感染症病床，結核病床を除いた病床（従来の「その他の病床」）を療養病床と一般病床に区分し，一般病床で急性期医療を療養病床で慢性期医療を行うことで病床の種別化を推進する（病床区分の届出は，2003年8月31日まで）．

③ 必置規制の緩和：外部委託の進展などにより一律の義務づけの必要が薄れてきた施設については，必置規制を緩和し，経営の効率化やサービスの向上などを図っていく．

④ 適正な入院医療の確保：入院配置基準に照らして著しく不十分であるなどの場合には，医療機関に対して増員命令などができるように制度化を図っていく（2001年3月1日から実施）．

⑤ 医療における情報提供の推進：患者に，より多くの医療機関情報を提供し，患者の選択の幅を広げていく．

⑥ 広告規制の緩和：医療機関や医師などに関する広告規制を緩和していく（2001年3月1

日から実施).

また，医療法の改正に伴い，医師法および歯科医師法の医療法関連部分も改正された．

2) 医療計画の法的特徴

医療計画は医療法第30条の3によりその作成が規定されている．自治事務の形式をとっているにもかかわらず，同法第30条の4の厚生労働大臣の助言にみられるように，通知や策定ガイドラインを通じて国が指導的な役割を示すことが多く，実質的には機関委任事務的な内容となっている．建前では都道府県の裁量による地方自治推進の立場をとりながらも，医療行政の推進は国が主導権をもつ内容で，いわば国の役割および都道府県の役割について分類上曖昧な性格をもつ計画である．

3) 医療計画のなかでの医療事故や医療の質に関する項目の記載状況

近年，医療事故，医療の質の確保，インフォームドコンセントの問題などが新聞紙上を賑わすことが多く，医療問題の関心が質の向上や医療の標準化にシフトしている．現行医療法では，医療監視による直接的な規制については人員，施設基準から監視が行われることになり，それ以外では医療計画などのなかでこれらの改善について対策を講じることになるが，すべてが必要的記載事項と位置づけされているものの，あくまでも努力規定的な内容の記述の域を出ていない．

4) 医療計画が今後目指すべき方向

2001（平成13）年に，都道府県の医療計画事務担当課に，「医療計画において，医療内容の充実等に必要と考えられる事項」に関するアンケート調査を行った．その結果は図1に示している．

すでに量的規制を達成した医療法および医療計画は今後，医療事故防止対策を含めて医療の質的な達成および医療機器，設備，人材などの医療資源の適正配置，利用者（患者）側からの記述の充実が望まれるところである．

しかし，問題は行政側に現行法のもとでは実効性をもって行われる事柄が病床規制のみであるという点で，他については行政側に理念実現のための手立てがないのが実情である．医療事故防止，医療機器の適正配置や規制，医療の標準化，質の向上，医療従事者の資質の向上については理念の表明にとどまり，病床規制のような実効性はもっていないのである．

医療計画のなかで，これらの医療の質的整備をいかに実効性をもって進めていくかが，今後の課題として残っている．

2. 医事法制

1) 概　念

医事法制は，①医療，健康，生命倫理についての基本的な考え方，②医療過誤とその責任，

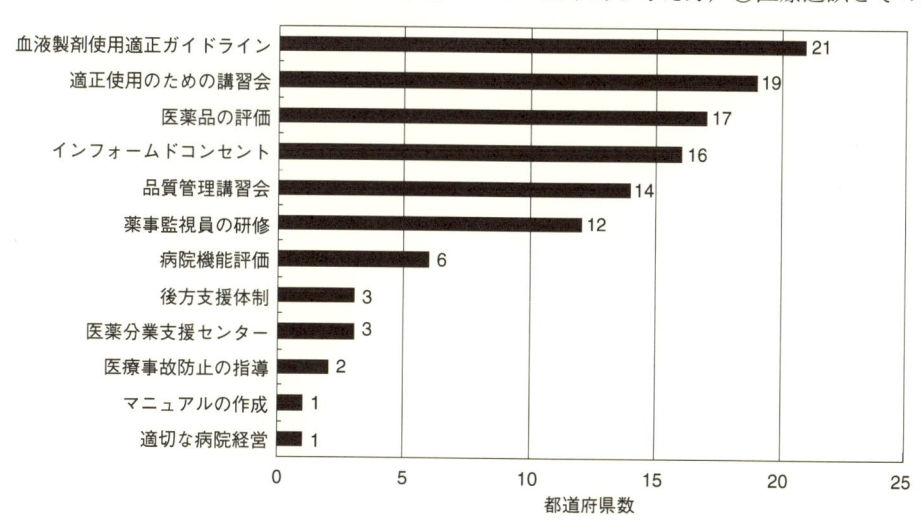

図1　各都道府県の医療計画における医療内容の充実などに関する記載状況

項目	都道府県数
血液製剤使用適正ガイドライン	21
適正使用のための講習会	19
医薬品の評価	17
インフォームドコンセント	16
品質管理講習会	14
薬事監視員の研修	12
病院機能評価	6
後方支援体制	3
医薬分業支援センター	3
医療事故防止の指導	2
マニュアルの作成	1
適切な病院経営	1

表　医事行政法とその対象

法律など	内容
医療法	医療施設，医療機器，人員配置，医療計画など
医師法，歯科医師法，薬剤師法，保健師・助産師・看護師法，栄養士法など	それぞれの職種の義務および活動内容
健康保険法，国民健康保険法	医療保険（給付率，指定医療機関）
老人保健法，母子保健法，学校保健法，労働安全衛生法など	健診，健康増進活動
精神保健福祉法，結核予防法，児童福祉法，難病対策要綱など	公費医療給付
薬事法など	製薬メーカーの製造，販売，輸入に関する要件，規制など

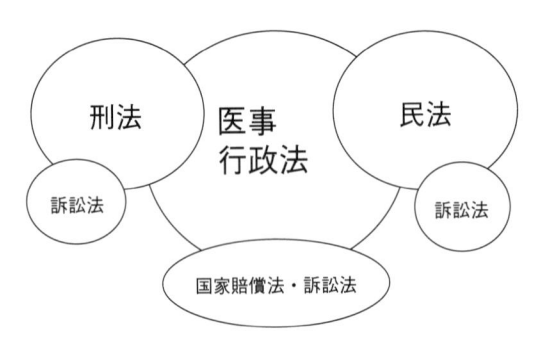

図2　医療関連法規の構成

③医療の制度的な仕組みを示した法体系である[1]．

図2に示したように，医療内容に言及した医事行政法が中核をなすが，医療過誤とその責任，刑事処分などに関連するものとして，周辺領域に民法や刑法，および訴訟法などが位置している．また，医事行政法は医療過誤の当事者に対する行政処分も定めている．

主体をなす医事行政法の種類と内容については，表に示している．その概要は，施設機能，構造設備，人員配置，標榜診療科・広告などに重点をおくもの，各医療従事者を対象とし，その職務内容などを規定したもの，保健医療給付や医薬品・医療機器メーカーに言及したものなどさまざまである．

2）医療事故防止および医療の質の向上に果たす役割

医療事故の防止や医療の質の向上に関して直接法文上の規定はないが，医療施設の「医療従事者の確保状況」「防火対策」「医療廃棄物の適正処理」「院内感染防止対策」などを監視することを定めた，医療法第25条の「医療監視」により，間接的に医療機関の事故防止対策が図られている．また，医療施設内で生じる狭義の医療事故ではないが，医薬品や医療機器などに由来する広範な健康被害の防止という公衆衛生上の観点から，薬事法第69条では，医療機関，薬局および製造業者らに対する「立入検査」や危害発生防止のために，製造業者や輸入業者に対する「緊急命令」を定めている．

なお，医事法の一つである健康保険法の運用により，医療機関が院内感染症対策や医療事故防止対策を講じ，体制整備を図ったときに診療報酬点数を高く設定することで，院内感染症防止や医療事故防止対策の普及が図られている．

同様に，日本医療機能評価機構の施設認定を受けた場合の診療報酬上の優遇措置もとられている．いわば，点数改定などの健康保険法の運用形態を弾力的に変化させることによる医療事故防止のための政策誘導の一環と位置づけることができる．

［河原和夫］

参考文献
1) 唄　孝一：医事法学への歩み，p iv，岩波書店，1994．

———— 行政・政策

13 事故報告制度

　医療事故の報告制度には院内での報告制度と院外への報告制度（厚生労働省または第三者機関）とがある．

1. 医療事故とは

　2001（平成13）年5月に厚生労働省に設置された「医療安全対策会議」によれば以下のように定義されている．医療事故とは医療に携わる場所での医療の全過程において発生する人身事故一切を包括し，医療従事者が被害者である場合や廊下で転倒した場合なども含む．一方，医療過誤とは医療事故の発生の原因に医療機関，医療従事者に過失があるものをいう．また別の観点からは患者への影響レベルで判断し，レベル2以上が医療事故として扱われるとみなしている（表）．

2. 院内での報告制度

　医療事故が起こったときなすべきことは，①同僚医師，看護師の応援を仰ぎ，救急処置に全力を尽すこと，②上司，専門家などに報告し指示を仰ぐこと，③家族遺族との対応，④警察官，検察官との対応，⑤医療事故の情報交換に外部の病院や機関と協力することである[1]．このなかで院内の事故報告制度は第2番目の上司，専門家などに報告し指示を仰ぐことにあたる．まず頭の混乱している当事者だけで対応しないこと，また医療事故は人命にかかわることであり，病院として対応しなければならないことなどの理由から各病院で事故報告制度とまではいかなくても上司に報告するようにと定めているところが多い．特に特定機能病院では2000（平成12）年4月から院内の事故報告制度の整備が管理者に義務づけされた．それに伴い一般病院でも院内でも事故報告制度を独自に制定するところが多くなった．

　第5番目の外部の医療機関や組織と情報交換をし合うことを制度化すると院外への事故報告制度とみなされる．

表　医療事故とインシデント

区分		患者らへの影響レベル
医療事故報告	レベル5	事故が死因となった場合
	レベル4	事故による障害が一生続く場合
	レベル3	事故のために治療の必要が生じた場合 予測していなかった治療，処置や入院日数の増加が必要になった場合
	レベル2	事故により，患者の観察強化の必要性が生じたうえに，バイタルサインに変化が生じたり，他の検査に必要性が生じた場合
インシデント報告	レベル1	事故により，患者への実害はなかったが，何らかの影響を与えた可能性がある．観察の強化と，心身への配慮の必要性が生じた場合
	レベル0	間違ったことは発生したが，患者には実施されなかった
	レベルハイリスク	レベル0ではあるが，実施されれば「レベル4・5」が予測されるもの
	その他	間違いが起こりうる状況に気づいたり，目撃したが，影響レベルを特定できない場合

患者への影響レベルで判定し，レベル2以上が医療事故として取り扱われる．
（黒澤利郎，和泉徹：医療事故とリスクマネジメント．川村治子編，からだの科学（増刊），事例から学ぶ医療事故防止，p127，日本評論社，2000より）

3. 厚生労働省または第三者機関への報告制度

2003（平成15）年3月，国から独立した第三者機関を設け，この機関に対する医療事故報告制度をめぐり，厚生労働省の検討部会は明白なミスによる重大医療事故の報告を高度な医療を行う特定機能病院などに義務化することを明記した報告書案を大筋で了承した．第三者機関は報告された事故の原因を分析し公表，再発防止策を呈示する．2001（平成13）年10月より特定機能病院，国立病院，療養所の医療機関を対象に医療事故の一歩手前の事例—インシデント事例（患者に直接障害を及ぼすことはなかったが，日常診療の場でヒヤリとしたりハットした事例）を任意で収集する国の制度はあった．しかし，全国規模で事故事例を一元的に収集し再発防止につなぐ制度はなく，今回の医療事故報告制度は厚生労働省が医療事故対策の柱の一つとして創設するものである．これを受け，厚生労働省は義務化の対象となる事故の基準策定を急いでいる．報告書と別に作成された資料では，重大事故の基準として，①明らかに間違った医療行為により患者が死亡したり，永続的な高度な障害を起こしたケース，②手術，検査，麻酔などの処置が原因で患者が死亡したり高度な障害を負った事例で実施前に予期できなかったケースを例示した．具体的には患者の取り違えや手術部位の間違い，医薬品の種類や投与量の間違い，輸血製剤の取り違え，医療機器の誤使用，手術中の手技的ミスなどを挙げた．また臨床研修病院でも2003（平成15）年4月から医療安全のための体制の確保が厚生労働省から義務化された．2004年7月から日本医療機能評価機構の認定病院では重大な事故が発生した場合は45日以内に医療事故報告書を機構に提出することを求めた．認定病院で発生した医療事故について認定留保と判定された場合，理事会の意見を聞いた上で認定証の返還を求めることができるとした．

4. 医師の院外の機関に対する報告制度の歴史—国内での経緯

1948（昭和23）年7月，医師法21条異状死体等の届出義務について定めた法律がある．「医師は，死体又は妊娠4月以上の死産児を検案して異状があると認めたときは，24時間以内に所轄警察署に届け出なければならない」．医療事故の頻発にかんがみ，1994（平成6）年5月日本法医学会が異状死についてのガイドラインを策定した[2]．それによれば病気になり診療を受けつつ，診断されているその病気で死亡するのが「普通の死」で，これ以外は「異状死」とする．診療行為に関連した予期しない死亡は異状死として届ける義務があるとガイドラインを提示した．2000（平成12）年国立大学医学部附属病院長会議の中間報告では，①医療行為について刑事責任を問われる可能性がある場合はすみやかに届ける，②判断に迷う場合はできるだけ透明性の高い医療を行うという観点からまずはすみやかに警察署に連絡することが望ましいと法医学会の「異状死」に関するガイドラインに即した報告をした．

ところが，近年それらに対する反発が起こってきた．2001（平成13）年3月四病院団体協議会の医療安全対策委員会中間報告では医療事故の対策には医師法21条の拡大解釈によらず医療事故を想定した新たな制度の創設が望ましい．また，警察への届出の義務づけは診療の萎縮を招く可能性があると反論した．2001（平成13）年4月外科関連学会は医師患者関係の悪化や診療の萎縮を避けるため明らかな過失がないかぎり警察に届ける必要はないと反発した．そして第三者機関の創設を要望した．しかし厚生労働省は以下のように反論した．「届け出義務は主に犯罪による死を想定しているが，診療行為に関連した死亡のケースでも過誤や過失の有無を問わず届けるべきである」．これを受けて2001（平成13）年10月日本病理学会は医療事故が疑われる例すべてを届けることはかえって医療の質向上の妨げとなり，医療への信頼回復は難しくなる．第三者機関の設置も含め国民の

納得のいく解決策を模索すべきであると見解を明らかにした．2002（平成14）年4月医療問題弁護団の答申では届出の要否にあたっては「日本法医学会異状死ガイドライン」を参照すべきであると外科関連学会に対する反論が述べられた．医療事故に関する民間の活動団体からも医療事故を第三者機関であるにせよそうでないにせよ実態を明らかにするためと医療の透明性を保つために医療事故報告制度は必要であるとの声が厚生労働省に届けられた．いずれにしても現行の届出義務だけでは医療過誤の有無の判断や対策が不十分であり，新しい調査分析機関の創設が必要であるという点では意見が一致した．2002（平成14）年7月外科関連学会は前回（2001年4月）の声明文の主旨は「診療行為の合併症として予期される死亡は」「異状死」に含まれないことを確認したものであったとした．そして明らかに医療行為が患者の死亡原因になっていたり，重篤な障害の原因になっているときは所轄警察署に報告をすることが望ましいと警察署への届出を条件つきで認めたガイドラインを提示した[3]．また，そのなかで患者の死亡や重大な障害の原因について十分な説明を行い，所轄警察署への報告について理解を得るよう努めなければならないと追記した．これらの状況をかんがみて厚生労働省は2003（平成15）年3月厚生労働省の検討部会は国から独立した第三者機関を設け，明白なミスによる重大医療事故の報告を高度な医療を行う特定機能病院などに義務化することを明記した報告書案を大筋で了承したわけである．

5. 諸外国での事故報告制度

医療安全の課題は国際的にもたいへん議論となっている．国全体の医療安全政策をまとめて安全対策に取り組んでいるのは米国，英国，オーストラリアの3か国である．これに最も大きな影響を与えたのは1999年米国で出版された米国医学院（Institute of Medicine：IOM）報告書「人は間違うもの（To Err Is Human）」である[4]．報告書では医療事故は米国の死因の第4位ないし9位を占め，毎年4万～9万人が医療事故で死亡していると推計している．これを受け当時のクリントン大統領は政府の各省庁に政府としての対応策の検討を命じ，2000年2月国民の前で医療事故を5年間で半減すると宣言した．米国の医療安全計画では「リーダーシップ」「報告制度」「標準化」「施設全体での執行」という4つの柱に従って，各種の関係者がお互い連携をとりながら予防対策を進めて行くことになる．英国では全国患者安全機構（National Patient Safety Agency：NPSA）医療サービスに対する外部監査的役割を担う医療向上委員会（Commission for Health Improvement：CHI）そしてガイドラインや医療技術評価をになう国立臨床適正化機構（National Institute for Clinical Excellence）などによって医療安全のための制度的基盤が構成されている．患者のためのより安全な国営医療（Building a safer NHS for patients）という行動計画が発表された．この行動計画において患者の事故をなくすための「過誤から学ぶ報告システムの構築」「患者安全国家機構の設立」「調査査察システムの見直し」などが提唱された．全国患者安全機構は事故報告を収集し，かつ医療事故防止および患者安全のためにデータを分析し一般に広めていくことにある．

オーストラリアでは医療の安全と質委員会（Australian Council for Safety and Quality in Health Care：ACQHC）が医療安全および医療事故対策の中心的役割を果たしている．2000（平成12）年7月に戦略計画「安全を第一に」（Safety First）がこの委員会から出された．さらに2001（平成13）年には「国家行動計画2001」（National Action Plan 2001）が公表された．このなかで「情報の収集」が第一に挙げられている．

当然，医療体制や文化慣習が違うのでそのまま輸入することは危険である．しかし，医療事故対策先進国の例にみても国全体での医療事故取り組みには「情報の収集」が諸外国の医療安全対策においてもかかせないものとなっていることは明らかである．

以上の背景からわが国でも第三者機関に対する事故報告制度が設定されることとなったわけである．

【用語解説】 医療安全対策会議に準ずる．

特定機能病院：高度の医療を提供する能力，高度の医療技術の開発および評価を行う能力，高度の医療に関する研修を行わせる能力など，医療法の定める要件を満たす病院のうち厚生労働大臣の承認を得たものが特定機能病院である．2001（平成13）年3月現在大学附属病院や国立の医療施設など82施設が承認を受けている．2000（平成12）年4月以降はすべての特定機能病院に安全管理のための指針の整備，事故などの院内報告制度の整備，安全管理のための委員会開催，安全管理のための職員研修の開催の4項目が義務づけられている．

臨床研修病院：医師は免許を受けた後も，2年以上大学の医学部もしくは大学付置の研究所附属施設である病院または厚生労働大臣の指定する病院において，臨床研修を行うように努めるものと定められている（医師法16条の2）．また，歯科医師も1年以上大学の歯学部もしくは医学部の附属施設である病院（歯科医業を行わないものを除く）または厚生労働大臣の指定する病院もしくは診療所において臨床研修を行うように努めるものと定められている．臨床研修指定病院とは研修病院として適当と定められ，厚生労働大臣が指定した病院をいう．指定にあたっては，病床数，常勤医師数，救急医療の研修が可能であること，研究研修に必要な施設，図書，雑誌の整備など研修の目的を達成するために定められた指定基準を満たしていなければならない．2002（平成14）年3月末で，医師の臨床研修指定病院として全国で476の医療機関が，歯科医師の臨床研修指定施設として全国で394の医療施設が指定を受けている．また，2004（平成16）年の医師法歯科医師法改正により2004年度から医師，2006年度から歯科医師の臨床研修が必修となるため，今後その数は増加すると考えられる． ［洲之内廣紀］

参考文献
1) 押田茂実，児玉安司，鈴木利広：実例に学ぶ医療事故，第2版，pp 84-87，医学書院，2002．
2) 日本法医学会：「異状死」ガイドライン．日本法医学会雑誌，SW：357-358，1994．
3) 「診療行為に関連した患者の死亡障害の報告」についてのガイドラインに関する安全管理委員会：ガイドライン作成小委員会報告．
4) Kohn L, et al : To Err Is Human, National Academy of Science, 1999（米国医療の質委員会ほか〈医学ジャーナリスト協会訳〉：人は誰でも間違える，日本評論社，2000）

役割・生命倫理等

14　患者被害者支援

1. 医療安全管理の視点

医療安全管理の目的は，医療サービスの受け手に対して起こりうる危害を未然に防止することである．そのためには，一方で医療の過程に潜む危険因子を顕在化させて管理し，他方で現実に起きた危害を分析して，その事故防止策を講ずることである．

ここでは，これらの危害を医療事故（医療の過程に起因する事故で医療サービスの受け手に生じた疾病，傷害，死亡等の健康・生命侵害）と表することとする[*1]．

医療事故の原因となりうる危険因子については次のような類型が考えられる．

第1の危険因子は，侵襲性のある医療行為の危険である．薬，検査，処置，手術などを原因とする副作用，合併症，副損傷など（これらは医原病型医療事故とも呼ばれる）であり，医療提供側の帰責事由の有無を問わない．

第2の危険因子は，疾病の危険である．適切な治療が行われないために，病状が悪化して生命健康被害に及ぶものであり，治療の不実施について，医療提供者側に帰責事由のあるものをいう（これらは疾病悪化型医療事故とも呼ばれる）．

第3の危険因子は，患者や施設の危険である．転倒，転落，院内感染，自殺など（これらは患者・施設管理上の事故とも呼ばれる）であり，医療提供者側の帰責事由の有無を問わない．

以上の3つの危険因子は医療のサービスの質そのものにかかわることでもある．

第4の危険因子は，医療提供者のヒューマンエラーの危険である．

医療現場に潜むこれら4つの危険因子をどのように管理するかが医療安全管理のテーマといえる．

2. 患者・家族参加型安全対策

医療事故防止策は，医療者のヒューマンエラーの管理と医療サービスの質の改善の2方向で行う必要がある．

ヒューマンエラーの管理には複眼による監視（すべての関係職種を巻き込んだチーム医療の充実）と，テクノロジーによる管理があるが，複眼監視のなかに患者・家族による監視の観点も取り入れる必要がある．

医療サービスの質の改善には，1つ1つの医療行為リスク・ベネフィットの厳格な衡量判断と診断治療方針の標準化が必要である．そしてこの質の改善を促進するためにも，インフォームドコンセントをはじめとする患者の知る権利・自己決定権を保障することが重要である．

いずれの場合も，患者・家族に対する診療方針に関する十分な情報提供が医療事故を防止に資することになる．

院内に苦情窓口を設置するだけでなく，患者用図書室（「病院図書室研究会」が開設支援をしている）の開設も重要である．

3. 患者・被害者支援

1) 被害者の願い

医療事故被害者にとって被害救済とは，①事故原因の究明と情報開示・説明責任，②責任の明確化と謝罪，③再発防止の策定，④医療保障，⑤補償・賠償，と広範である．

とりわけ再発防止策の策定に向けた事故原因の究明は，優先順位の高い要求である．

医療提供者側が自発的にこれらの願いを実現しようとしない場合，被害者の要求を実現することは容易ではない．市民団体として支援活動を行っているところも増えてきている．

2) 市民団体の支援

患者の権利運動の潮流は3つある．1つは，難病患者を中心とした患者運動，2つには医療

被害の告発運動，3つ目はインフォームドコンセントの確立に象徴される医療消費者運動である．

これら3種類の市民団体が，医療専門家の援助も受けながら，患者・被害者にさまざまな支援活動も行っている．

患者・家族の知る権利，自己決定権の確立を目指す市民団体は少なくない*2．

患者団体は疾患別に数え切れないほどあり，標準的治療法の情報提供を行っているところも少なくない*3．

支援活動の内容としては，情報提供のほかにピアカウンセリング，苦情解決支援，専門家紹介，社会的問題提起と団体によってさまざまである*4．

3）法律家団体

医療事故の分析には，2方向からのアプローチが必要である．

1つは将来予測型の前向き（pre-spective）検討であり，もう1つは原因分析型の回顧的（retro-spective）検討である．

その双方の分析があって初めて真の原因分析に基づく再発防止策の策定や法的責任の有無の判定が可能となる．そのためには患者側弁護士と協力医の支援が必要である．

医療事故被害の救済と再発防止を目的とする弁護士団体は，全国各地に広がりつつある*5．

[鈴木利廣]

注

*1 「患者の権利法をつくる会」（福岡県 http://www02.so-net.ne.jp/~kenriho/）の提案する「医療被害防止・補償法要綱案の骨子」では，医療被害との用語を用い，7つの例示を用い同様の定義をしている．

*2 たとえば「患者の権利法をつくる会」（前記），「医療情報の公開・開示を求める市民の会」（京都府 http://homepage1.nifty.com/hkr/simin/），子宮収縮剤による分娩障害の防止を目的とする「陣痛促進剤による被害を考える会」（岡山県 http://homepage1.nifty.com/hkr/higai/），医薬品の有害作用を告発する「薬害オンブズパースン会議」（東京都 http://www.yakugai.gr.jp）

*3 たとえば乳癌患者団体の「イデアフォー」（東京都 http://www.ideafour.or.jp/），肝臓病の患者団体の「日本肝臓病患者団体協議会」（東京都 電話 03-5982-2150，FAX 03-5982-2151）などがある．

*4 たとえば「NPO法人患者の権利オンブズマン」（福岡県 http://www.patient-rights.or.jp），「医療過誤原告の会」，「医療事故市民オンブズマン・メディオ」（東京都 http://homepage3.nifty.com/medio/），「医療消費者ネットワーク・メコン」（東京都），「NPO法人ささえあい医療人権センター・コムル」（大阪府 http://www.coml.gr.jp）

*5 「医療事故情報センター」（愛知県 http://www3.ocn.ne.jp/~mmic/）が全国患者側弁護士に支援をし，全国26都道府県（2005年末現在）に患者側弁護士のグループ（弁護団，研究会）が存在し，法律相談窓口（有料）を開設している．各地の弁護士会でも医療法律相談（有料）を行っているところもある．

役割・生命倫理等

15　生　命　倫　理

1.　巨大科学技術・先端科学技術の破綻

宇宙開発，原子力発電，医療などの巨大科学技術・先端科学技術において大きな問題が発生している．巨大科学技術・先端科学技術に対する危惧，反省として技術評価（テクノロジー・アセスメント）や生命倫理（バイオエシックス）が考えられるようになった．科学技術が生命・生活・環境・生態系に及ぼす影響を検討し，地球環境破壊を防止し，生態系を維持し，次世代に地球をどう引き継ぐかという，現役世代の責任と倫理が問われている．

20世紀は科学技術の時代といわれている．20世紀後半から，科学万能主義の功罪が問われている．科学技術の進歩が生活を便利にするだけではなく，故意，過誤，想定外を問わず，結果として大きな影響（害悪）をもたらすようになった．科学技術の扱い方が重要な課題になっている．特に，生命科学・生命科学技術の長足の進歩は，生命・生・人間の尊厳という根本的かつ深刻な問題を提起している．

推進技術は長足の進歩を遂げたが，制御技術が伴わないことが原因である．車にたとえれば，エンジンの馬力は莫大になったが，操舵・制動の性能はお粗末という状態である．

2.　医の倫理

医の倫理は，古代ギリシア時代からすでに認識されており，医師の倫理綱領としての「ヒポクラテスの誓い」がある．しかし，1970年ころから生命科学や医療技術が著しい発展を遂げることにより，従来の医の倫理では解決できない問題が生じた．また，「ヒポクラテスの誓い」は，医療提供側の論理に基づくものであり，父権主義（パターナリズム）として批判されるようになった．

このような批判を受けて，筆者らは，病院団体や医療機関に倫理委員会を設置して，「医療における信頼の創造」の活動を行っている．

医療関係者の職業倫理としての医の倫理と生命倫理とは異なる概念である．生命に関する考察は，医師をはじめとする医療従事者や生命科学者などの専門家だけに任せるべきではなく，一般市民が主体的にかかわって社会的合意を形成することが求められている．軍事におけるCivilian Controlと同様の考え方である．

ニュルンベルク綱領：『医の倫理』の序で，Ambroselliは，「医師たちはつねに，実験しつつ治療に当たってきた．時代，地域，文化を問わず，医学の発達は，信念と知識，科学と技術に裏打ちされた観察と念入りな実験から始まった．西洋文明の中でも，自然と，環境の中での人間の探求が医学を規定し，一方，医学もさまざまな社会の中で，経験を認識に，価値を事実に基づかせ，生や死や身体に与えた価値観を徐々に変化させてきた．もし，ここ数年来の価値観の変化や医の倫理の危機の本質を，よく理解しようと思うのであれば，西洋文明においてと同様，医学の歴史においても画期的なある時代を無視することはできない」と，ニュルンベルク綱領制定の過程を切り口として語っている．

ヘルシンキ宣言：世界医師会は，1964年，「ヘルシンキ宣言：ヒトを対象とする医学研究の倫理的原則」をまとめた．世界医師会の活動の内容は以下のとおりである．

① 人類の健康を向上させ，守ることは，医師の責務である．医師の知識と良心は，この責務達成のために捧げられる．

② 世界医師会のジュネーブ宣言は，「私の患者の健康を私の第一の関心事とする」ことを医師に義務づけ，また医の倫理の国際綱領は，「医師は患者の身体的及び精神的な状態を弱める影響をもつ可能性のある医療に際しては，患

者の利益のためにのみ行動すべきである」と宣言している．

3．生命倫理

1）生命倫理とは

生命倫理（バイオエシックス：bioethics）とは，生命を扱う倫理上の問題を扱う応用倫理学の一分野である．Potter VRによって1970年に作られた言葉で，ギリシア語のバイオス（bios 生命）とエシケー（ethike 倫理）からの造語である．生物倫理ともいう．自然科学と人文科学とを横断する「学際的倫理学」を意味していた．

Potterは，真のバイオエシックスは「医療」と「エコロジー」の双方を含まなければならないといっている．医療倫理学よりもむしろ，今日の環境倫理学に近い概念である．

加藤尚武は，環境倫理と生命倫理との関係は個の自由意志を全体的な視点から制限するのか，あるいは，自己決定を拡大させる方向で考えるかという点で，両者は対立するという．

2）生命倫理の定義

生命倫理（バイオエシックス）の定義の考え方はさまざまである．

生命倫理学は，生命と環境にかかわる現代的な諸問題を解決するためにあらゆる専門領域を統合させようとする知的な試みである（森岡正博）．

生物医療や生物技術をそれぞれの文化に属する人間が最も"心休まる形"でとり入れ，そのための最適な意志決定のあり方を創り出そうとする学問的立場である（米本昌平）．

バイオエシックスとは社会を混乱させずに生命技術を導入していくための水先案内，経済と国家による支配のための尖兵である（福本英子）．

「生命倫理」イコール「医の倫理」ととらえがちであるが，巨大科学技術にしても，「医の倫理」にしても，広い意味で「生命倫理」に包含されると考えている．科学をいかにコントロールするかが，生命倫理である（坂本百大）．

生命倫理は，生命科学（ライフサイエンス）の発展に伴って生じた，生命に対する倫理的問題を扱う学問である．

3）生命倫理の領域

生命倫理の領域は，以下の3つに分けることができる．

① 生物・医科学実験および生命の始期：遺伝子操作，遺伝子診断，ES細胞，人工受精，冷凍精子，胎児実験，体外受精，胎児の保護，妊娠中絶，男女生み分け，代理出産，遺伝相談，人口政策など，

② 生命の質：自然，社会，環境と生命，生命権・健康権・医療・保健と財政・法律・政治・経済の構造・治療と看護と介護，人工臓器と臓器移植，生物・医科学専門家・医療従事者・患者・被験者を含む倫理基準・指針，歴史・伝統・文化・社会・宗教・教育とバイオエシックスなど，

③ 終末期：死の判定の再定義（自然死・尊厳死・脳死などの立法），ホスピス等終末期医療，植物状態人間，延命装置の使用とその停止，安楽死，医療辞退・拒否など．

このような人間の生命への科学技術の人為的介入が多くの倫理問題を引き起こしている．生命倫理の議論のほとんどが医療・医学問題に集中している．したがって，生命倫理は，すなわち医の倫理であるという図式が構築された．

4．統合的倫理学

生命科学（ライフサイエンス）の発展に伴い，生命をどこまで人間が操作してよいかが問題となり，生物学，医学，哲学，法学，経済学，人類学，宗教など学際的，かつ一般の人々の参加が必要となった．生命倫理の分野の確立にはあらゆる学問の知識の総合が必要である．分野や立場による価値観や解釈の違いによる意見の不一致が多い．また，問題の本質からも，一定の見解が出ないのが現状である．

この問題を討議するために，国際科学振興財団などの主催で1990年，「第一回国際バイオエシックスシンポジウム」や「臓器移植と脳死をめぐるバイオエシックス（生命倫理）」に関するシンポジウムが開催された．

Pellegrino EM（1993）は，「医療倫理はヒポクラテスの伝統のなかで議論されていた．1960年代半ばに伝統的な医療倫理のパラダイムが崩壊し，新しいタイプの医療倫理，すなわち今日の生命倫理が現れた」と述べている．

Pellegrino自身は，原則重視の生命倫理学の代わりに臨床生命倫理学（clinical bioethics）を提唱している．

Beauchamp TLとChildress JF（1979）は，『生命医療倫理学の諸原則』で，無害悪，善行，自律，正義の4つの原則を立て，それらの原則を具体的な事例に体系的に適用することで生命倫理の具体的な問題を解決しようと試みた．

森岡正博（1988，1991）は，多様な考え方や情報や思考方法を統合する"方法"が必要である．異なった専門の研究者と手をたずさえて，第二段階の生命倫理学を作り上げるそのプロセスの中から，統合のための手法そのものをも創造してゆかねばならない．生命倫理学という専門分野は，統合的な「生命学」へと再編成されて，21世紀の国際的な視野に立った適切な公共政策の立案をサポートできるようになる．

将来の生命倫理学は今日の原則重視，男性中心，医療偏向のアメリカの生命倫理を脱して，国際的で，比較文化的で，女性の視点を取り入れた，環境問題重視の「生命—科学—社会研究」になるべきと述べ，将来の生命倫理学を目指すために，以下の4点を挙げている．

① 比較文化的かつ国際的であること．
② 異なった階級，性，人種，宗教間の価値の多様性に，特に注意を払うこと．
③ 臨床の医学的決定を行うときには，患者と医師双方の心の要因を無視できない．
④ 生命と健康に影響を与える科学技術を効果的にガイドする国際的ネットワークを構築する必要がある．現在は，普遍性と地域的多様性の問題に直面しているということである．

森岡の第2段階の倫理学，Gibbonsのモード2，Pellegrinoの臨床生命倫理学（clinical bioethics），中村雄二郎の臨床の知は，共通して学際的統合と臨床の重要性を提示している．

5．臨床倫理

1）臨床倫理（clinical ethics）とは

日常診療において生じる倫理的課題を認識し，分析し，解決しようと試みることにより，患者のケアを向上させること（Siegler）．

クライエント（患者だけではなく患者家族や患者に関係する人）と医療者が，日常的な個々の診療において，互いの価値観の違いを認識し合いながら，双方にとって最善の対応を模索していくこと（白浜雅司）．

臨床の現場では，医学的・科学的判断だけでなく，倫理的問題を同定し解決することを求められる．ある特定の患者の具体的な臨床場面で，よりよい倫理的意思決定を模索すること（藤沼康樹）．

関係者相互の価値観を尊重して倫理的に判断し行動することが，倫理的な問題の発生の予防や解決につながり，そのこと自体が，患者のケアの向上だけでなく，医療者自身の支援にもなると考える．

2）臨床倫理の歴史

米国で1960年代より，倫理，哲学，法律などの医療以外の研究者を中心とした脳死，臓器移植，遺伝子治療などの先端医療の倫理的問題の議論のなかから生命倫理（bioethics）という学問が発展した．それに対して，1980年代に特に医療関係者から，もう少し日常臨床に根ざした倫理的な問題を検討する必要があると問題が提起され，倫理研究者などと検討して，臨床倫理（clinical ethics）という考え方を発展させた．

臨床現場での倫理的な問題を，各医療機関で具体的に検討する倫理委員会（ethical committee）の役割は大きい．

3）機関内倫理審査委員会

機関内倫理審査委員会は，大学，研究機関などにおける自主的な委員会であり，その活動の自主性は尊重されるべきである．また，社会から信頼を得て研究を行うためには，機関内倫理審査委員会が，適切な活動を行い，積極的な情報公開を行うことも重要である．機関内倫理審

査委員会の役割は以下のとおりである.

① 機関内倫理審査委員会は,科学的正当性と倫理的妥当性の検討を行うことが求められる.科学的正当性についても,倫理的観点からの判断であり,専門家と同レベルの理解が求められるわけではない.

② 科学的正当性の判断は,生命科学や医学の研究者以外の委員にとっては負担が大きいことから,生命科学や医学の専門家による科学的正当性の検討を先に行うことも可能であると考えられる.その場合にも,生命科学や医学の研究者はそれ以外の委員が研究内容を理解できるように努める必要がある.

③ 結論とともに議論の経過が重要であり,議論の過程がわかる議事録を残すべきである.

④ 機関により結論が異なることがあり,過程や理由を社会に説明することが必要である.

4) 機関内倫理審査委員会の社会的意義

適正なルール設定と運用のためにも,生命倫理に関する社会との窓口となる大学,研究機関,病院などの生命倫理委員会の質向上が求められている.

5) 機関内倫理審査委員会の問題

・IRBの現状の把握が必要である.
・運営のあり方やその役割の明確化が必要である.
・生命倫理と生命科学の双方に通じた人材を育成することが必要である.
・事務局機能を強化することが必要である.
・ネットワーク化が必要である.
・研究者が社会から信頼されることが必要である.
・研究者の側から自発的に社会に対してメッセージを発するべきである.
・ライフサイエンス分野の研究の状況を,研究者が社会に説明することが必要である.

6) 疫学研究と倫理

「疫学の研究等における生命倫理問題及び個人情報保護の在り方に関する指針」の基本理念は以下のとおりである.

疫学研究は人々の健康と公衆衛生の向上に不可欠であり,医学の進歩は疫学研究に大きく依存する.他方,疫学研究は人を対象とするものであることから,人間の尊厳に対する十分な配慮が払われなければならない.したがって,疫学研究の実施にあたっては,疫学研究の重要性と学問の自由をふまえ,個人の自己決定権および個人情報保護などの人権が守られるよう,疫学研究にかかわるすべての関係者が以下の指針を遵守することが求められる.

科学技術・学術審議会の生命倫理・安全部会の任務は,ライフサイエンスに関する生命倫理および安全の確保に関する問題に関する以下の事項について審議を行うことである.

1. 組換えDNA実験指針の運用および見直し.
2. 遺伝子治療臨床研究に関するガイドラインの運用および見直し.
3. クローン技術等に関する検討.
4. ヒトES細胞に関する検討.
5. ヒトゲノム研究に関する検討.

7) 再生医療と倫理的問題

黄禹錫(当時ソウル大学校教授)によるヒト胚性幹細胞捏造事件は,再生医療への期待を裏切り,この分野の研究を数年間送らせた.しかし,山中伸弥らは,人工多能性幹細胞(iPS細胞,induced pluripotent stem cells)を樹立し,ES細胞作製における倫理的問題や拒絶反応の問題を解決した.臨床応用が期待されている.

[飯田修平]

参考文献
1) 飯田修平:病院とのつきあい方,東洋経済新報社,1995.
2) 加藤尚武:応用倫理学のすすめ,丸善,1994.
3) 星野一正:医療の倫理,岩波書店,1993.
4) クレール・アンブロセリ(中川米造訳):医の倫理,白水社,1993.
5) 広井良典:生命の政治学,岩波書店,2003.

役割・生命倫理等

16　国際動向

　医療における安全性を高める施策，政策が1990年代以降，さまざまな国や地域で着手されている．本論においては，「医療事故の現状」「各国の医療安全政策の動き」「医療事故報告システム」「医療事故補償制度」「医療サービスに関する苦情対応制度」に関して各国の動向を述べることとする．

1．医療事故の現状

　医療事故に関する情報にはさまざまなものが考えられる．たとえば医療事故訴訟や医療事故保険請求に関するデータ，さらには医療行為に対する苦情データなどである．たとえば英国，ドイツ，フランスなどのヨーロッパ諸国，そしてシンガポールや韓国などのアジア諸国においては医療事故訴訟や医療事故保険請求などが増加しているといわれる．また，苦情に関しても英国やニュージーランドにおいて増加傾向にあるとされている．だがこうしたデータは各国の司法・保険制度の違いや医療制度自体の違いもあり比較が難しい．さらに各国ともこうしたデータを全国的なレベルで整備し，分析に値する形にまで整備しているケースはまれである．それゆえ医療事故率に関する比較可能な形でより客観的なデータが求められるのであるが，現在，医療機関のカルテを用いた医療事故推計の調査研究が1990年代に入り，数か国で行われるようになってきた．

　現在のところ米国，オーストラリア，英国，ニュージーランド，デンマーク，フランス，シンガポール，カナダなどでカルテを用いた医療事故に関する疫学研究がなされている．有害事象率は米国，ユタおよびコロラド州における研究の2.9％からオーストラリアにおける研究の16.6％とかなりの差がみられる．こうした違いはユタおよびコロラド州における研究の焦点が「過失（negligence）」といった点にある一方で，オーストラリア以降の研究は「予防可能性（preventability）」といった点に焦点がおかれているためであるといわれる．だが現在研究の方法論的統一化が進むにつれ，有害事象率はほぼ一定の割合を示すことになると考えられる．したがって，人命を救うための医療といえども一定数の割合で事故が発生するというリスクが生じているのは間違いないことである．したがって，このような認識に基づいて医療といえども個々の医療従事者の努力だけではなく医療システムとしての安全対策が明確な形でとられる必要があるとの認識が各国の医療安全政策の重要な基盤を形作ってきたことは間違いない．

2．各国の医療安全政策の動き

　1990年代以降，多くの国々で医療事故対策および医療安全に関する政策的な動きが活発化してきた．なかでも米国，英国およびオーストラリアといったアングロサクソン系諸国においては，他国と比べて比較的早い時期から医療安全に関する明確な政策的動向がみられる．

　米国においては1999年11月に公表されたInstitute of Medicine（IOM）報告書"To Err Is Human"が，専門家のみならず一般市民の医療事故への関心を喚起したとされる．こうした状況を受けて医療事故対策における具体的な計画を検討するQuality Interagency Coordination Task Force（QuIC）が設置され，米国におけるより具体的な患者安全対策の方向性が示された．また，こうした政府主導の動きに若干先行する形で1997年米国医師会を中心にNational Patient Safety Foundation（NPSF）が設立され医療安全に関する民間レベルでの活動が推進されてきている．

　また，米国退役軍人省医療局全国患者安全国家センター（Department of Veterans Affairs,

Veterans Health Administration, National Center for Patient Safety）における一連の医療安全対策プログラムは世界的にみても革新的なものであり，世界的にみても最も進んだ包括的な医療安全対策プログラムであるといえる．現在，この退役軍人省全国患者安全センターによるプログラムは米国連邦厚生省とのジョイント・プログラム"Patient Safety Improvement Corps"として全米で展開されている．また，法制面においては，2003年に議会に提出された法案が，Patient Safety and Quality Improvement Actとして2005年7月に成立した．本法律は，医療安全対策のよりいっそうの推進と医療事故の防止を目的とし，医療提供者より医療行為に関する積極的な情報開示を求めるものである．

英国における医療事故対策への動きは，マスメディアによる一連の医療事故報道が一般市民の関心を喚起したと同時に，National Health Services（NHS）におけるサービスの質低下といった問題が組み合わされて表面化したといえる．こうした医療事故に対する関心が政策レベルで具体化したのは，2000年初頭に公表された政府報告書"An organisation with a memory"においてであり，このなかにおいて医療安全に関する具体的な政策的方向性が示されたのであった．さらに2001年には"Building a safer NHS for patients"と題された報告書のなかでより具体的な医療安全に関する活動内容が示された．なかでも特に重要な政策課題として医療安全推進のためのナショナルセンターであるNational Patient Safety Agency（NPSA）を設立することが明示化された．このNPSAは英国における医療安全推進の中心的な機関として関係医療機関から医療事故情報を収集し，医療事故防止および患者安全の向上のための具体的な施策を確立することを目指している．

オーストラリアにおけるこの問題への政策的な動きは，1990年代より著しく増加傾向にあった医療事故訴訟に対し，連邦厚生省としてどのような対応が可能であるか検討を開始したことから始まった．さらに1995年に公表された医療事故に関する調査研究の結果からオーストラリアにおける医療事故率が他国に比べて高い値を示していたこともあり，専門家のみならず一般市民の医療事故に対する高い関心を生み出した．こうした状況のなか連邦厚生省を中心に医療関係者や関係機関らによりAustralian Council for Safety and Quality in Health Care（ACSQHC）が設立され，医療安全および医療事故対策の中心的な全国組織として，質の改善，安全性の確保に関する政策提言を打ち出すこととなった．このACSQHCは2000年7月に"Safety First"と表題をもつ今後の活動方針に関する報告書を公表し，次いで翌年2001年にはオーストラリアの医療安全に関する国家的な行動計画に位置する報告書を公表している．

フランスにおいては昨年2002年3月4日に，「患者の権利および厚生衛生システムの質に関する法律」（LOI n° 2002-303 du mars 2002 relative aux droits des malades et à la qualité du système de santé）を成立させ，医療事故報告の義務化，医療事故に係る調停委員会の創設などの具体的な対策を打ち出したが，このなかでも特に注目に値する点は，医療事故補償としての医療事故等被害者救済システムの創設であった．だがこの補償制度は医療従事者や保険会社に対して多くの責任を付加するということで強い反発を招き，このため本法案は実施に至らず2002年12月30日に成立した「医療民事責任に関する法律」（LOI n° 2002-1577 du 30 décembre 2002 relative à la responsabilité civile médical）によって，早くもその一部が修正されることになった．

その他の国々においても医療安全を高めるための施策，政策がとられつつある．特にデンマーク，カナダ，シンガポールなどにおける医療安全対策に向けた活動は活発化しつつある．たとえばデンマークにおいてはDanish Society for Patient Safetyと呼ばれる組織が設立さ

れ，医療安全に関する法案 Act on Patient Safety in the Danish Health Care System が2004年1月から実施されることとなっている．また，カナダにおいてもカナダ外科学会を中心に The National Steering Committee on Patient Safety が設立され全国的な活動が着手されている．

3. 医療事故報告システム

医療事故対策における中心的な問題として，医療事故情報をどのような目的で収集し，分析し，活用するかという問題がある．そのためには体系的かつ包括的な報告システムが必要なのであるが，世界的にみて既存の事故報告システムには大きく分けて二つの目的が存在する．一つは事実認定とそれによる責任の所在を明確にするという，いわば説明責任システムと呼べるシステム．もう一つはこれまでに生じた医療事故や事故にまで至らなかったようなミスに関する情報を集め，そしてそれを分析することを通して同じような事故やミスの再発を防ごうという，いわば学習システムである．後者はいわゆる「失敗から学ぶ」といった発想に基づいたものであり，現在の医療安全の新たな流れにおいて強調されているのは，この学習システムの構築であるといえる．

現在こうした学習システム的側面をもつ報告システムの構築がさまざまな国で試みられている．米国において最も包括的かつ体系的な形で学習システムの導入がみられるのは米国退役軍人省医療局患者安全センターにおける事故報告システムである．この事故報告システムの特徴は，医療事故関連事象の定義，報告フォーマット，そのためのマニュアルおよび支援ソフトウェアという包括的報告システムである点である．これは事象の重大性を分析するための手法（トリアージ・マトリックスと重要度評価）と，事象の重大性に応じて入力を可能にするソフトウェア，および重大性の高い事象に関しては根本的な事故分析を行うための分析手法などから構成されている．これにより各医療機関は，事故情報をその重大性に応じて報告すると同時に，発生した医療事故に対する根本原因分析を行いかつ現場での改善策を考案し，その結果を患者安全センターに集め各医療機関に情報がフィードバックする一連のプロセスを通して経験を共有する仕組みとなっている．

なお，米国における説明責任システムとして位置づけられる報告システムとしては，ほぼ20州において行われているとされる医療事故報告制度が存在する．だが，この州報告制度における報告内容や範囲にはかなりのばらつきがみられる．たとえばマサチューセッツ州，ニューヨーク州，ペンシルバニア州，ロードアイランド州などにおいては，かなり詳細に報告内容が規定されている一方で，サウスダコタ州やミシシッピィ州などはその報告内容はかなり限定されたものとなっている．こうした状況を受けて，医療の質および安全に関して連邦レベルで検討を行う National Quality Forum (NQF) が27の報告すべき事故内容に関するリストを提出している．将来的にはこのリストに基づいて報告すべき事故内容が規定されると考えられるが，現在のところまだ各州における報告制度はこのリストを完全に満たすものとはなっていない．

また，認証機関である，Joint Commission on Accreditation of Healthcare Organizations (JCAHO) は，その認証対象施設に対して，センティネル・イベント（警鐘事例）の報告を求めている．その目的は注意を払う必要のある重大な事故に関する情報を共有することによって，その再発を防ごうというものであるとされるが，この報告制度開始当初において，それを強制するかどうかに関して議論があったとされる．現在は認証を受けた組織に対して強く報告を求めるという形にされている．

米国においてはその他，さまざまな報告制度が存在するが，そのなかでも Food and Drug Administration (FDA) などが管理する医薬品および医療機器関係の問題報告制度を中心により包括的な報告システムである National Patient Safety Network の展開が計画されて

いる．さらに先に述べた法案，Patient Safety and Quality Improvement Act において連邦レベルで Patient Safety Database の構築が述べられているが，その具体的な実態は今後の課題とされている．

英国においてはこれまで医療事故に関する包括的な情報の収集および分析を十分になしえてこなかったとの認識から，National Patient Safety Agency（NPSA）が 2001 年 7 月に包括的な事故報告システムの維持運営のために設立された．この事故報告システムは，National Reporting and Learning System（NRLS）と呼ばれ，その目的は失敗から学ぶといった観点から，事故情報の収集，分析，改善策の検討そしてその普及といった一連のサイクルを確立することにある．また，医療事故を個人の失敗としてとらえるのではなく，組織の問題としてとらえようとの視点が強調されている．

この事故報告システムは 2003 年 11 月より本格稼動するとされるが，現在，報告された内容が国際的な事故などの定義と整合性を保つことができるようにするための有害事象（Adverse Events）およびニアミスの定義，有害事象およびニアミス報告の際に必要される最小データセットの定義，標準化されたフォーマット，情報の統合形式，そして報告をより簡易化するためのソフトウェアの開発などがなされている．これまでのところこの報告システムが実際に稼動させるためのパイロットプロジェクトが行われており，2002 年 6 月 17 日の時点で 27110 件の報告データが収集されたとされる．

また，英国においてはこうした学習システムとしての事故報告システムとは別に Serious Untoward Incident（SUI）reporting と呼ばれる報告システムが整備されつつある．ここで報告される内容は，必ずしも医療事故に限定されるものではないとされるが，各医療機関は特定の事象に関してこの Serious Untoward Incident に則って関係機関への報告をせねばならないとされている．したがって，英国においては現在，学習システムとしての NPSA による事故報告システムと説明責任システムとしての SUI 報告システムの二つが存在するが，この両者の関係に関してはいまだ議論中であるとされる．

オーストラリアにおいては，また過誤から学ぶという観点から非営利組織である Australian Patient Safety Foundation（APSF）による医療事故システム，Australian Incident Monitoring System（AIMS）が存在してきた歴史がある．この AIMS システムにおいては標準化された報告フォーマットとそれを入力するためのソフトウェアおよび医療事故関連事象分類システムが用いられている．また，このシステムの特徴は Generic Occurrence Classification（GOC）と呼ばれる，医療事故分類システムであり，もともとは麻酔科における事故を分類するためのシステムとして発展し，現在あらゆる医療事故をカバーするものとなっているとされる．また，報告は基本的に自発的になされることを前提としており，報告者が望む場合は匿名性が保たれる．この事故報告システムは現在オーストラリア諸州およびニュージーランドの一部の地域で用いられており，現在 AIMS システムのデータベースには約 5 万件のデータが蓄積されているとされる．直近の AIMS システムデータの分析によると，全事象の 28.9％ が転倒・転落に関するもので 1 位を占め，転倒・転落以外のけがが次いで 13％，そして誤薬に関連するものが 11.6％ を占めるとされている．また，オーストラリアも米国と同様，それぞれの州，特にニューサウスウェールズ州やビクトリア州において独自の事故報告制度を整備する動きがあるが，その動きはまだ明確なものになっていないといえる．

スウェーデンにおいては Maria 法に基づく事故報告システムが存在する．この報告システムは 1936 年にストックホルムのマリ病院で発生した 4 件の深刻な医療事故を契機に，1937 年に事故原因と責任所在の把握といった観点から National Board of Health and Welfare

（NBHW）と地元警察に強制的に報告させるという懲罰的な色彩を色濃くおびたものとしてスタートしたが，1991年以降このシステムを過誤から学び，医療制度全体とて医療事故を減少させるための事故報告システムへと生まれ変わらせる努力がなされているとされる．確かに1991年以降，一定の事故報告がなされるようになったとされるが，いまだ多くの問題点を抱えているとされる．特に事故報告に際しての匿名性や免責の問題が整理されておらず，医療従事者らはこうした点が整備されないかぎりこの報告制度には多くの問題があるとみなしているとされる．

フランスにおいては，先に述べた「患者の権利および厚生衛生システムの質に関する法律」のなかで医療従事者および医療施設による事故などの報告義務が明確化された．このなかでは，これまで国レベルでの事故情報の収集，予防システムの欠如を補うため，医療従事者などによる管轄行政庁への事故などの報告義務を定め，かつ被害者が事故状況の説明を受ける権利を保証している．また，その他の国々，たとえばデンマークやシンガポールなどにおいても国レベルの事故報告制度の構築が試みられている．

4. 医療事故補償制度

医療事故補償は，医療事故取り扱いに関する事後的側面にかかわる問題であるが，これはそれぞれの国の医療制度やその歴史的な成り立ちを反映しており，それぞれ独自の形での展開がみられるが，具体的にはニュージーランドやスウェーデンなどの北欧ヨーロッパにおいては医療事故無過失補償制度がとられている．たとえばニュージーランドにおける無過失補償制度であるNew Zealand Accident Compensation Scheme（ACC）は，1974年に設立され1985年に医療事故をも補償対象とした．ACCの財源とその補償範囲は，雇用者拠出金による労災補償，自動車登録税からなる，自動車事故補償，そして一般財源によるスポーツおよび家庭内での事故補償からなっている．基本的にすべてのニュージーランド国民，在住権保持者および一時滞在者の事故（労災，自動車事故，スポーツによる事故，家庭内事故そして医療事故）が補償される．よってニュージーランドにおいては著しい障害のケースを除いて個別の医療事故に対する訴訟はなされないとされる．

スウェーデンにおいても患者保険制度であるPatient Insurance Schemeが存在する．これは無過失補償制度であり1975年にスタートした．ただしすべての事故が補償されるのではなく，予期することができずかつ予見できないもの，および起こりうる可能性の非常に低いものに限定される．2001年には9500件以上の補償申請があり，そのうちの約45％が実際に補償されている．おそらくスウェーデンにおけるこのシステムは医療事故被害者に対する最も古い無過失補償システムであるといえる．

フランスにおいては先にも述べたとおり，「患者の権利および厚生衛生システムの質に関する法律」のなかで無過失の場合を含めた被害者への補償の確保を試みている．具体的には，医療従事者などの賠償責任保険の強制とこれによる賠償，および無過失などの場合の国立医療事故補償公社による保障事業などである．この医療事故等被害者救済システムの創設の趣旨は，医療事故被害者が裁判によらなくとも，迅速に，かつ医療従事者が無過失の場合においても，救済される仕組みにあるとされる．

その他の国々においては，個別項目ごとの補償制度が存在する．たとえば米国においては，フロリダ州とバージニア州などにおいては，出産時における神経傷害に対する無過失賠償制度が存在し，インフルエンザワクチンなどのワクチンによる事故への補償を行うNational Vaccine Injury Compensation Programなどが存在するとされる．

また，オランダ，オーストラリアおよび英国といった国々にも医療事故補償をめぐる議論がなされてきた経緯があるが，現在のところ医療事故に関する新たな補償制度導入には至っていない．

以上のように，ニュージーランドやスウェーデンといった比較的人口規模の小さな国において，無過失補償制度が用いられているといえる．これは医療事故をこうした制度によって処理した場合でも，そのコストが民事訴訟ベースでの処理よりも低く抑えることができるためである考えられる．また，こうした無過失補償制度においても，すべての医療事故に対する補償を行うのではなく，ある一定の基準に基づく補償枠組みが展開されているといえる．

5. 医療サービスに関する苦情対応制度

患者やその家族からの苦情受付に関しては各国独自の対応がみられるが，特に英国，オーストラリア，ニュージーランドといった旧英連邦諸国およびスウェーデンといった国々で包括的な対応形態がみられる．

英国においては1996年4月1日にNHS内における苦情対応システムが導入されているが，その具体的な内容は以下の3つの段階に分けられる．第一段階は現場における苦情対応処理であり，通常各NHSトラストおよび地域保健局における苦情マネージャーが苦情を受け付けることとなっている．一般開業医，歯科，眼鏡および薬剤それぞれのサービスに関する苦情に関しては，地域保健局の苦情マネージャーが受け付けるとされる．この地域レベルに相当する第一段階において解決されなかった苦情は，第二段階として独立レビューにかけられる．この独立レビューは，NHSトラストもしくは地域保健局に属するこの任にあたるに十分な訓練を積んだスタッフによって通常実行されることとなる．仮にこのスタッフが独立レビューを必要と判断した場合は，政府によって事前に作成されたリストから選ばれた医事専門官を議長とする調査団が結成され調査にあたり，調査団にはさらに1名，NHSトラストもしくは地域保健局の係官が含まれるとされる．

第一，第二の苦情対応段階を経ても苦情が解決されない場合は，住民はヘルスサービスコミッショナー，通常オンブズマンに対して苦情を申し立てることができるとされる．オンブズマンはNHSおよび政府からも独立した組織とされ，オンブズマンが調査を行う基準は，患者から申し立てられた苦情が個々のサービスにかかわる苦情にとどまるものではなく，NHSにおけるサービス全体にかかわる問題であることが必要であるとされる．それゆえ仮に患者が第一，第二の苦情処理段階を経ることなしに，直接苦情をオンブズマンに申し立てた場合，こうした苦情が調査対象とならない場合もあるとされる．

だが，こうした英国における苦情対応システムは，十分に機能していないとの批判もあり，現在見直しが進められている．具体的には，より包括的な医療安全対策の一環として Patient Advocacy and Liaison Services (PALS) や Independent Complains Advocacy/Support Services などの体制の確立を目指している．

オーストラリアにおける苦情対応システムは，医療行政の基本単位が州ということもあり，その対応は州ごとに異なる．たとえばニューサウスウェールズ州における独立した苦情受け付け組織は，1993年にヘルスケア苦情申し立て者法 (Health Care Complaints Act) が成立したことにより，1994年にヘルスケア苦情コミッション (Health Care Complaints Commission) という形で設立がなされた．このコミッションは州内のヘルスケア全般にかかわる苦情を受け付けるとされる．

また，苦情を申し立てしようとする者はニューサウスウェールズ州内の，公的および私的を問わず，すべての医療サービスに対して苦情を申し立てることができるとされる．苦情の内容は，診療内容，医療サービスにかかわる個人の権利，医療従事者らとのコミュニケーション，診療の対応やその管理などとされる．ただしヘルスケア苦情コミッションへの苦情申し立ては文書によって行わなければならないとされ，苦情が申し立てられてから，通常60日以内に苦情内容が検討される．コミッションによる調査が行われた場合は，患者側，医療機関の両当事者に対して結果が文書で伝えられることとなっ

ているが，最終的な判断が下される以前に当該医療機関には意見を述べる機会が与えられるとされる．

また現在，患者が苦情を申し立てることをできるかぎり可能にするために，コミッション内に患者サポートオフィス（Patient Support Office）が置かれ，苦情を申し立てたい者に対して，苦情申し立ての手続きに関する情報や患者の権利に関する解説などを行っているとされる．

ニュージーランドにおいても患者からの苦情の取り扱いに関して1994年に「医療および障害者サービスコミッショナー法（Health and Disability Commissioner Act）」が成立し，この法律に基づいて医療および障害者サービスコミッショナー（Health and Disability Commissioner）が設立されその処理にあたっている．医療および障害者サービスコミッショナー法の趣旨は，医療および障害者サービスの消費者の権利を保護，促進することにあり，かつ患者権利の侵害に関する苦情に対する公平，迅速，明確そして効率的な処理を目指すものであるとされ，さらに医療および障害者サービスコミッショナーにおける査察権限は，原則的に「患者権利（Patient Rights）」（Code of Health and Disability Services Commissioner Rights）を医療従事者もしくは医療機関が侵害したかどうかという点に根拠があるとされる．医療および障害者サービスコミッショナーは，独立した組織をもち，その統括と責任を担うコミッショナーと，事務局およびアドボカシーサービスを受け持つ部署からなる．さらにコミッショナーの下には2人のディレクターが存在しアドボカシーサービスの統括と運営と患者からの寄せられた苦情内容に関する査察および事実調査にあたるとされる．医療事故にかかわると考えられるあらゆる苦情がこの医療および障害者サービスコミッショナーに報告されることとなっている．また，多くの苦情は患者本人からなされる場合が多いが，関係機関を経てなされる場合もあるとされる．

スウェーデンにおいては患者やその家族が苦情を訴え出ることのできる方法がいくつか存在するといわれるが，大きく分けてそれには以下の4つの方法があるとされる．第一の方法はNational Board of Health and Welfareへの申し立てである．このNational Board of Health and Welfareへの申し立ては，主として医療従事者からの報告が基本となっているとされるが，患者や家族も国立厚生委員会に訴えることができるとされる．第二の方法はMedical Responsibility Boardへの申し立てである．2001年に申し立てられた苦情件数は約3000件であったとされる．第三の方法は，直接医療サービスに対して行う苦情とは若干異なるが，医療事故被害者救済のための無過失保険制度を運営している保険機構に対する賠償金の請求のための申し立てである．2001年には9500人以上の患者が賠償金請求のための申し立てを行い，その45％強が最終的に賠償金を得ているとされる．最後に，各州議会の地域機関への申し立てが可能であるとされるが，この地域機関における苦情受付の方式はそれぞれ異なっており，そのため患者の訴えの対処法・救済法は異なるとされる．

オランダにおいては1995年に「患者の持つ苦情申し立ての権利に関する規則」が施行されたこともあり，患者が苦情を申し立てる際の一定の手続きが確立された．この条例は，医療の提供者や医療機関に対し，アクセスの可能な苦情申し立て方法を設置することを求めており，現在のところ約3/4の病院に，患者が苦情を申し立てることができる「苦情申し立て委員会」が設立されているとされる．ちなみにこうした「苦情申し立て委員会」に申し立てられた苦情の大半は，適切さを欠くサービス手法，プライバシーの欠如，組織的な問題およびアメニティなどにかかわるものであったとされる．

苦情対応制度における違いは，その国の規模と医療システムの複雑さに起因することが多いと考えられ，相対的に英国のような複雑かつ巨大な医療システムを抱える国においては，苦情

対応の公的な仕組みを担保しながらも，すべてをこうした独立組織で解決することは不可能に近く，できるかぎり現場での解決を求めざるをえない．その一方でニュージーランドのように，相対的に小規模でかつその医療システムの比較的単純な場合は，ほぼすべての苦情を直接，独立した組織で受け付けることが可能となると考えられる．

　先進各国を中心とする医療安全に対する施策，政策は以上のような動きをみせているが，今後の課題としては，「医療従事者の資格要件の見直し」「より安全な医療行為やサービスマネジメントに関するガイドライン」「安全に関する医療従事者の卒前卒後教育体制」「医療組織における安全に関する指標」などが重要な課題となると考えられる．

[藤澤由和]

参考文献
1) Kohn LT, Corrigan JM, Donaldson MS (eds)：To Err Is Human：Building a Safer Health System, National Academy Press, Washington DC, 1999.
2) Department of Health：Building a Safer NHS for Patients：Implementing an organization with a memory, Department of Health, London, 2001.
3) Australian Council for Safety and Quality in Health Care：Safety First：Report to the Australian Health Ministers' Conference, Australian Council for Safety and Quality in Health Care, Canberra, 2000.

役割・生命倫理等

17 事故の疫学

　1999年IOM報告書"To Err Is Human"の刊行を契機に，医療事故，患者安全に対する社会の関心は地球規模の広がりをみせている．現在各方面で，医療事故に関する研究，対策の開発が進んでいるが，その基礎となるものは信頼できる疫学データにほかならない．本稿では医療事故の疫学像ならびに，医療事故に関する疫学調査法について述べる．

1. 医療事故の疫学像
1) 入院における医療事故の発生頻度

　2005年夏現在，医療事故の発生頻度に関する調査は，米国，オーストラリア，ニュージーランド，デンマーク，英国，フランス，シンガポール，カナダで行われている．わが国においても現在「医療事故の全国的発生頻度に関する研究」で調査中である．このうち，一般集団を対象とした大規模調査は，米国ニューヨーク州で行われたHarvard Medical Practice Study（HMPS），同じく米国のユタ州，コロラド州で行われたUtah–Colorado Studies（UTCOS），オーストラリアのニューサウスウェールズ州，サウスオーストラリア州で行われたThe Quality in Australian Health Care Study（QAHCS），ニュージーランドのNew Zealand Quality of Health Care Study，カナダのThe Canadian Adverse Events Study，フランス研究の6つである．いずれも急性期病院の入退院患者を対象としたカルテレビューで，フランス研究を除きほぼ同じ方法を採用している．それらによれば，入院患者の3.2〜16.6％に有害事象（医療を受ける原因となった原疾患，傷害ではなく，医療行為により生じた健康障害．過誤と不可抗力の両方を含み，これらを併せて医療事故として考えるのが世界標準的な考え方である）が発生し，0.2〜0.8％が入院中に発生した有害事象により死亡し，そのうちの半数が過誤によるものとなっている．

　実は，米国のHMPS，UTCOSとオーストラリアのQAHCSの間では，有害事象で4〜5倍，有害事象による死亡で2〜4倍の開きがみられたが，このことは調査の信頼性を含めた多くの議論を引き起こした．調査後，両国の研究者が定義のすり合わせを行い，UTCOSとQAHCSの違いを明らかにしたところ，方法論に5つの相違点がみられ，また調査の基本概念として米国では医療訴訟に結びつく可能性の高い医療過誤に関心があったのに対し，QAHCSでは予防的関心から，より広い医療過誤を基準に分析したものであったのが理由とされている．ちなみにQAHCSデータをUTCOS方式で行った場合10.6％となり，小規模パイロット調査を行った英国，デンマークとほぼ同じ値となっている．わが国における信頼できる頻度のデータはまだないが，少なくとも急性疾患による入院については，約10％に有害事象が発生していることが予想される．

2) 外来における医療事故の発生頻度

　外来患者の医療事故について一般集団を対象とした調査はなく，入院に比べて知見は少ない．HMPS，QAHCSでは有害事象の8〜9％が医師のオフィスで，2〜3％が家庭で，1〜2％が長期療養施設で発生していたとしている．また，QAHCSでは外来で起きた有害事象の1/4が恒久的な障害または死亡をもたらし，そのうち2/3は予防可能と判定している．

　外来における有害事象のうち薬剤関連有害事象について，患者サーベイとカルテレビューを併用して行われた調査がある．米国の11か所の一般外来で行った調査では，2258人の薬剤処方を受けた患者のうち，18％が胃腸の異常，睡眠障害，疲労などの薬剤に関連した合併症を報告しているのに対し，専門家によるカルテレ

ビューでは3％にすぎなかったとしており，外来カルテの情報量の少なさを物語っている．また，4か所の一般外来で4週間のうちに1回以上の薬剤処方を受けた1202人に対し，患者サーベイとカルテレビューによる前向きコホート調査を行ったところ，25％の患者に有害事象が発生し，有害事象の13％は深刻なもので，11％は予防可能，28％は改善可能なものであった．改善可能なもののうち2/3は医師による薬剤関連症状への不適切な対応，1/3は患者が症状を医師に告げなかったものであった．

また，薬剤治療による有害事象の発生頻度を薬剤師に質問した調査では，年間1億1600万回の余分な通院と，7600万回の追加処方，1700万回の救急外来来院，800万の入院，300万の長期療養施設入所，19万9000人の余剰死亡があると推計されている．

3）事故のタイプと関連する要因

前述したように，外来についての情報はほとんどないため，事故のタイプに関する分析は入院患者について行われている．米豪両国の調査によれば有害事象の約半数が手術によるもので，手術以外では，診断，薬剤，治療によるものが多く，診療科では，脳神経外科，心臓血管外科，胸部外科など比較的重篤な患者の多い診療科で高頻度であった．

関連する要因のうち，患者の要因としては65歳以上，複合症例，重篤度などが，提供者の要因としては，ストレス，医師の経験不足，新しい手技・手続きの導入時などが挙げられる．

2．医療事故の疫学調査法

疫学調査はその時間的フレームから，横断調査，前向き調査，後ろ向き調査に分けられ，横断調査はある一時点の調査（たとえば入院中のある1日），前向き調査はある期間の追跡調査（たとえば入院から退院前までの観察），後ろ向き調査は事後調査（たとえば退院後の調査）と表現できる．有害事象の調査も基本的にこの枠組みで行われるが，利用できる客観的な情報源の問題から，カルテなどの記録のレビューに頼

表　医療事故の調査方法

1. カルテなどの記録のレビュー
   退院後調査
   入院中調査
   横断調査
   秘匿された聞き取り調査
   エラーの研究
   訴訟，苦情データの調査
2. 観察
   参与観察（民族誌的観察）
3. 既存のデータやルーチンに収集されるデータの分析
   死亡，疾病カンファレンス
   剖検，検死報告
   異常症例登録（副作用情報等）
   技術監査データ
   人口動態統計
   保険データ
4. サーベイ
   インタビュー（個人，フォーカスグループ）
   質問票
5. 報告システム
   院外への報告システム
   院内への報告システム
   専門領域限定の報告システム

る部分が大きい．

有害事象の調査は大きく，①カルテなどの記録のレビュー，②観察，③既存のデータやルーチンに収集されるデータの分析，④サーベイ，⑤報告システムの5つに分類できるが（表），以下ではそのなかから，退院後調査，入院中調査，横断調査，参与観察，既存のデータやルーチンに収集されるデータの分析，サーベイ，院内・院外への報告システム，専門領域限定の報告システムを取り上げ，その特徴について述べる．

1）カルテなどの記録のレビュー

ⅰ）退院後調査：退院後調査は，主に入院患者の調査に用いられ，退院後に一定の基準でカルテをレビューし有害事象の有無やその特徴について分析する方法で，後ろ向きカルテレビューと呼ばれることもある．原法は1984年のHMPS調査で，すでに行われた米国，オーストラリア，ニュージーランド，デンマーク，英国，カナダの調査もほぼ同様の方法で行われている．調査の基本形は，サンプル抽出とカルテレビューからなり，サンプル抽出は病院と入院

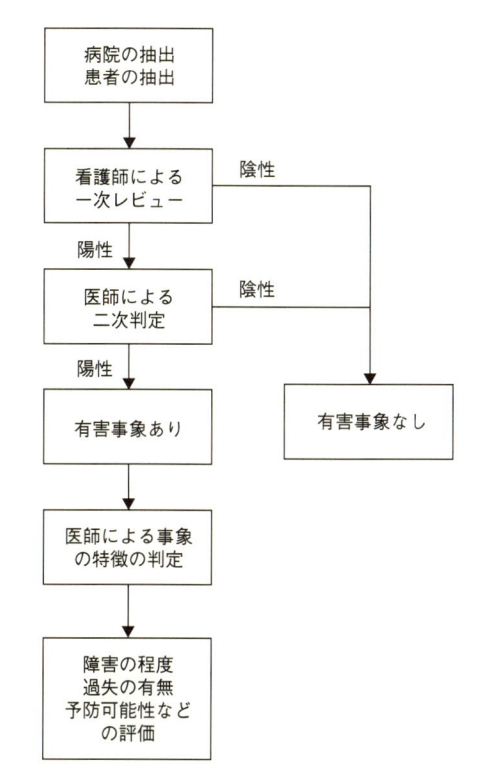

図 カルテレビューの基本的な流れ

患者の層化二段階抽出，カルテレビューは訓練を受けた看護師による一次スクリーニング（基準はあらかじめ定めている）と，訓練を受けた複数の医師による二次レビューの2段階からなる（図）．

退院後調査は，現時点でのgolden standardとされているが，①時間と資金がかかる，②米国とオーストラリアの例でもみられるように，事象の定義が調査により必ずしも一致しない，③すべての情報はカルテから得るため，カルテの質に左右される．たとえばカルテ記載のない事象はカウントされないし，同じ理由でニアミスはほとんど上がってこない，④カルテ記載の質と量の問題から入院カルテに限られ，外来患者に関する情報が得られない，⑤頻度の測定と問題領域の同定には有益であるが，解決策の同定には不向き，⑥行われた医療行為に対する発見に比べて，行われなかった，あるいは遅れた医療行為（誤診断，診断，処置の遅れ）については発見がしにくい，などの問題点がある．

ⅱ）入院中調査：入院中調査は，患者の入院期間中に後ろ向きレビューを短いインターバルで繰り返すことによって行う調査で，前向きカルテレビューと呼ばれることもある．この調査はフランスのパイロット研究で試行され，後述する横断調査とセットで行われた．調査は退院後調査と同様に2段階のプロセスで行われ，看護師が毎週1〜2回病棟を訪問しその期間（3〜7日間）の患者の状況を一定の基準でスクリーニングし，1つでも基準を満たす症例を医師が検討し判定を行った．その際にカルテレビュー，スタッフへのインタビューを併用した．フランス研究によれば，有害事象の発見率は退院後調査より高く，また患者の入院中にカルテレビュー，インタビューを行うため問題解決方策の同定にも有利で，有害事象研究のスタンダードとして推奨している．ただしコストは退院後調査より2〜4割高となっている．

ⅲ）横断調査：横断調査は1日のみの観察調査で，フランスのパイロット研究で試行された．他の方法と同様に2段階のプロセスで行われ，まず看護師が入院患者のその日の状況（調査日の状況）を一定の基準でスクリーニングし，1つでも基準を満たす症例は医師が検討を行い有害事象の有無を決定した．簡便な方法ではあるが，入院中調査に比べて50%の見落としがあったこと，疑陽性，疑陰性例が多いことから，診療活動のモニタリングと改善ツールとしての可能性はあるものの頻度の測定には不向きである．

2）参与観察（民俗誌的観察）

参与観察では，訓練を受けた観察者が一定期間施設にとどまり医療行為を観察することにより，有害事象を記録する．記録した事象は分類，コード化され分析されるが，後ろ向きカルテレビューよりも高い頻度の有害事象が報告されることが多い．たとえばシカゴの教育病院の一般外科ユニットで行われた調査では，45.8%の患者が何らかの有害事象を経験し，17.7%は重大なものであったとされている．参与観察は理論的には最も優れている方法であるが，時

間,コスト,マンパワーの確保が困難なことから,ICU,手術室などの特殊部門での応用は考えられるが,一般集団の調査には適していない.

3） 既存のデータやルーチンに収集されるデータの分析

有害事象を知りうる既存の情報として,人口動態統計,薬害情報,医療機器に関する情報,血液製剤に関する情報,特定の手技に関する情報,訴訟情報,剖検情報などが挙げられる.これらは,有害事象の頻度,原因,予防の可能性について包括的に把握できるものはなく,多くは事例分析にとどまるが,個々の事例には重大なものが多く,ハイリスクグループとしての分析は有用かつ不可欠なものである.

4） サーベイ

安価で簡便な方法として,患者,医療従事者に対する構造化アンケート調査がある.方法は個人やグループへのインタビュー,質問票などがあり,精度は期待できないが原因,予防の可能性についての評価は可能と考えられる.外来における調査としては最も現実的な方法と考えられ,カルテレビューと併用することにより,精度の向上が期待されている.また,短期間における状況把握,モニタリングへの応用も併せて今後の研究課題である.

5） 報告システム

ⅰ） 院内,院外への報告システム：多くの報告システムでは,医療従事者の自発的報告によって行われる.報告システムには包括的なものから,手術室,ICU など特定領域に特化したものまでさまざまなものがあるが,有害事象については自発的報告者に罰則のリスクが生じるため,報告のインセンティブが働かず,データの収集には適していない.そのため学習や改善を目的としたインシデント症例の収集が広く行われているが,個人により報告の閾値が異なること,また重度の事象ほど underreporting になりやすいことから,正確なインシデントの頻度を把握することはできない.

しかし,インシデント症例の分析により,その傾向や問題点を把握することは可能で,たとえば問題点を抽出し院内 QC サークルなどを行うことにより,それぞれの医療機関独自の改善策を見いだすことができる.また,後ろ向きカルテレビューは個々の有害事象の頻度を提供するのに対し,インシデントモニタリングは発生要因の洞察を提供し,両者の併用は有益である.

今後わが国では,全国で大量のインシデント報告データと改善ノウハウが蓄積されるが,これらをデータベース化して共有することにより,新たな問題点の発見や改善策の共有につながることが期待される.

ⅱ） 専門領域限定の報告システム：一部の学会で行っている実態調査は,特定の領域での有害事象を把握するのに有効である.わが国でも,日本消化器内視鏡学会,日本麻酔科学会による全国規模の偶発症例調査が行われており特筆される.

日本消化器内視鏡学会では,1983 年より 5 年ごとに,学会評議員,（認定）専門医の所属する施設などを対象に,消化器内視鏡関連の偶発症に関する全国調査を行っている.1993～1997 年調査結果によれば,全国 1622 施設のうち 846（50.9％）施設より回答があり,1200 万件を超える検査総数のうち,一般内視鏡（腹腔鏡を除く）による偶発症の頻度は 0.018％ と報告されている.

また,日本麻酔科学会では,1992 年より毎年,学会認定麻酔指導病院を対象に,麻酔科管理症例における麻酔関連偶発症例調査を行っている.調査は二重封筒を用いた秘密調査で行われ,2001 年調査結果によれば,全国 813 施設のうち 715（87.9％）施設から有効回答があり,128 万件を超える麻酔科管理症例のうち,偶発症の頻度は 1 万症例につき 24.58（0.25％）,偶発症による死亡（7 日以内）は 1 万症例につき 4.52（0.045％）と報告されている.

これらは各領域において比較的高度な技術をもっている医療機関で行われたものであり,わが国の全体像としてはこれよりも高い頻度で発

生していると考えられる．

　以上，医療事故の現状，医療事故に関する疫学調査法について整理したが，医療事故に関する質の高い疫学調査はそれほど多くはない．特にわが国では，対策の基礎となるべき一般集団を対象とした医療事故疫学調査はなく，現在計画中の全国調査の結果が待たれるところである．また，今後の研究課題として，短期間で頻度を把握する方法の開発，外来診療における医療事故調査法の開発，カルテレビューと報告システムを合わせた調査法の開発，また医療分野にとどまらず，高齢社会を支える福祉・介護サービスにおける有害事象の調査研究が望まれる．　　　　　　　　　　　　　［平尾智広］

参考文献
1) Kohn LT, Corrigan JM, Donaldson MS : To Err Is Human : Building a Safer Health System, National Academy Press, Washington, DC, 1999.
2) Weingart SN, Wilson RM, Gibberd RW, Harrison B : Epidemiology of medical error. BMJ, **320** : 774-777, 2000.
3) Brennan TA, Leape LL, Laird NM, et al : Incidence of adverse events and negligence in hospitalized patients : Results of the Harvard Medical Practice Study I. N Eng J Med, **324** : 370-376, 1991.
4) Wilson RM, Runciman WB, Gibberd RW, et al : The Quality in Australian Health Care Study. Med J Aust, **163** : 458-471, 1995.
5) Davis P, Lay-Yee R, Briant R, et al : Adverse Events in New Zealand Public Hospitals : Principal Findings from a National Survey Occasional Paper No 3, New Zealand Ministry of Health, Wellington, 2001.（http://www.moh.govt.nz より入手可）
6) Baker GR, Norton PG, Flinto FT, et al : The Canadian Adverse Events Study : The incidence of adverse events among hospital patients in Canada. CMAJ, **170** : 1678-1686, 2004.

役割・生命倫理等

18　医療安全への患者参加

1.「患者参加」とは

「患者本位の医療」が求められるようになって久しいが，それは医療安全においても欠かすことのできない課題である．患者の視点をいかし，医療者と患者がともに安全な医療を目指すことで，医療の質・安全性が高まり，患者が納得，安心して医療を受けられる体制作りにつながると期待されている．言い換えれば，患者不在のままでは，いくら安全対策を講じても質の高い医療の実現は難しい．

「患者参加」とは，以下の3つに分けて考えることができる．

・実際に起きた医療事故，重篤な事故につながりかねなかったニアミスなど「安全」にかかわる分野で，医療者が気づかなかった視点・発想を，現場のシステムの改善や意識改革にいかしていく．

・インフォームドコンセントを含む「質」の分野で，医療者が気づかなかった視点・発想を，現場における医療の質の向上や意識改革にいかしていく．

・患者が自らかかわる医療行為に主体的に参加し，リスクの情報を医療者と「共有」したり，点滴の確認作業に加わったりすることで，「安全」「質」の向上につなげていく．

これらの実現のためには，患者が，自分の疾病や医療現場の実情，医療安全の意味などについて正しく理解し，「医療者とともに安全で質の高い医療を目指すパートナー」としての意識をもつことが重要であり，それを阻む障壁は改善されなければならない．すなわち医療者-患者間の円滑なコミュニケーションを基本とした情報共有，インフォームドコンセントの仕組みの整備，患者を組み込んだチーム医療の実現など，患者参加を促すためのシステム作り，組織作りが広く求められている．

2.「患者参加」の経緯

1) 米国における患者参加

1999年に発表された有名なIOMレポート「人は誰でも間違える」では，患者は医療安全対策において「活用されないままになっている重要な資源」とされている[1]．

2000年に米国AHRQが発表した20 Tips to Help Prevent Medical Errorsでも，「医療事故を避けるための最も効果的な方法は患者自らが医療チームの一員となり，あらゆる意思決定に参加すること」とし，薬，入院，手術，その他の4項目について，患者が主体的に医療に参加するためのヒントを載せている[2]．

また，米国JCAHOは，2002年に，"SPEAK UP"プログラムを発表し，「薬剤について知る」「気になることは声に出して聞く」「病気や治療計画について知識をつける」といった医療ミス防止に患者が積極的にかかわるための7つのヒントを提示している[3]．

2) 日本における政策

日本では，1999年ころから医療事故が社会問題化した．厚生労働省は2001年に報告書「安全な医療を提供するための10の要点」を発表し，その1つとして，「患者との対話と患者参加」を掲げた．「患者と職員との対話によって，医療内容に対する患者の理解が進むとともに，相互理解がより深まる」とし，具体的な取り組みとして，医療内容の説明，診療行為の内容と予定の説明，患者との対話，患者が質問し考えを伝えやすい雰囲気を作り上げることを挙げた[4]．

医療事故問題が深刻化するなか，2003年の厚生労働省の「厚生労働大臣医療事故対策緊急アピール」[5]では，「人」「施設」「もの」の3分野の対策強化を求めた．ここでは患者参加はあまり強調されなかったが，2005年には，「患

者，国民との情報共有と患者，国民の主体的参加の促進」[6]が，質・安全の向上，再発防止策の充実と並び，総合対策の柱の1つとなった．ここでは，患者・国民の理解，患者と医療者との情報共有，施設における患者相談窓口，患者の声をいかす――の4点を期待される将来像としており，医療者，患者ともに，安全へのさらなる努力が望まれている．

次に，現在行われている取り組みや課題について，病院・患者双方の視点から記したい．

3. 病院としての対策

一般の患者にとって，「安全への参加」は聞きなれない言葉であり，自分の病気や治療への意識も必ずしも高いわけではない．そのような患者に安全対策への参加を促すため，病院がとっている対策には，以下のようなものがある．

1) 医師，看護師の取り組み

① ITの利用：バーコード・システムを使った誤薬防止など，医療安全に活用されているIT分野で，患者参加は重要な一面を担っており，たとえば以下のやり方が挙げられている[7]．

・患者自らが電子カルテをみることで，情報が共有され，患者が自分で危ないと感じたことを指摘しやすくする．
・患者自らが薬や点滴をバーコードリーダを用いて確認し，ミスを防ぐ．

病院における実践例では，患者自身がバーコードを読み取ることで薬や点滴などが自分のものかどうか確認するシステムが，2003年から使用されている．現場からは，患者が「簡単に安全が確保できる」と思うようになったとの声がある．また，職員と患者がともに確認音を聞くことで，職員にとっても，患者から確認されているという意識をもつようになり仕事の緊張感が高まるという効果がある[8]．

② 口頭での確認：ベッドサイドでの処置の際，患者自身に名前を述べてもらい，点滴ボトルの名前と照合することは誤投与防止に有効である．ここで大事なのは，「はい」という答えにならないようにすること．医療者に間違った名前をいわれても，患者が「はい」と答えてしまう可能性はあるが，自分の名前を間違えることはほとんどないからである．口頭確認は，手術における患者取り違えや手術部位の間違い防止にも有効である．

しかし，口頭確認には，患者の理解が得られないと行いにくい，という問題がある．特に長い期間入院している患者は，処置のたびに名前を述べることに「名前も覚えてくれないのか」といった不快感を示すこともあり，患者へ確認の意味を説明し，理解を得ることが必須である．

③ リスク・コミュニケーション：患者の視点から安全をチェックし，指摘するという実践は，患者がチーム医療の一員としての自覚をもつこと，自分の受けている医療を正しく理解することから始まるが，そのために欠かせないのが情報の共有である．カルテを開示し，病院のシステムや理念，医療安全マニュアルなどの情報を病院が提供することが重要だ．そのうえで，医療者間でも患者情報の共有を図り，患者の疑問点にきちんと答えるような体制作りが望まれる．また，インフォームドコンセントの徹底，クリティカルパスの活用も患者参加に有効といえる．

一方，患者の意識を高める工夫も必要で，一つ一つの医療行為の5W1Hを患者に伝えるなどの方法が考えられるが，これには医師・看護師のコミュニケーション・スキルが十分であることが前提になる[9]．

2) その他のスタッフによる取り組み

安全な医療への患者参加の基本はチーム医療であり，医師・看護師以外のスタッフも積極的に患者とコミュニケーションを図り，全職種のスタッフが連携してリスク管理やチーム医療の促進に寄与すべきである．

日常業務で忙しそうにしている医師や看護師には話しかけにくい，という患者は多い．医療事故の約4割が薬剤に関連するとされ，患者自身が不安に思うのは薬や点滴に関する事柄が多い[10]ことからも，服薬指導などで患者と接す

る機会が多い薬剤師が担う以下のような役割が期待される．
・患者が正しく薬を飲んでいない場合の早期発見．
・持参薬の管理．
・薬以外についても安全に関して気になることを患者が薬剤師に伝え，薬剤師から看護師，医師にフィードバックがある．
・話し合うことで患者の安全への意識を高める．
・医師，看護師など他の職種と患者とのコミュニケーションの敷居を低くし，結果，患者が積極的に医師や看護師に安全について話せるようになる．

4. 病院における患者参加型安全対策の問題点と処方箋

病院が患者参加型の医療を促進しようとしても，現場レベルでの実践が難しいことがある．背景には，①医療者の間に趣旨や理念が伝わらず，浸透しない，②患者の理解が得られず，なかなか主体的になってもらえない，の2点がある．こうした課題を克服するための取り組み例にふれたい．

1) 医療者の意識を高める

口頭確認一つとっても，病院でマニュアルがあるにもかかわらず，やり方がバラバラであるという問題が指摘される一方で，危機感や緊張感が高い部署ほど，口頭確認がうまく実行されているという面もあり，スタッフの意識や緊張感の高さが実践のポイントになっているといえる．全体の意識を高めるためには，多様な職種によるワーキング・グループを作り，互いに日ごろの業務を点検し合うといった試みがある．また，IT活用の項目でも述べたとおり，安全対策に患者が入ることによって，スタッフの間に緊張感が生まれた例もあり，患者参加がうまくいくことは，安全対策を現場でうまく機能させるための一つの条件といえるだろう．

2) 患者の意識を高める

日々の業務の安全確保に患者の理解を求め，主体的に参加してもらうためには，患者が医療安全について理解するための仕組みが必要であろう[*1]．それには，患者が自分の病気や病院について理解するための工夫，気軽に医療者に相談できる雰囲気作りなど，一見，安全とは関係ない試みが効果的であり，以下のようなものがある．

・患者用図書室を院内に設置し，患者が主体的に病気について調べたり，診療行為や安全に関心をもったりできるようにする．相談員を配置している病院もある．
・相談窓口を作る．患者が言いたいことを言え，そして医療者からの返事をもらい，納得できるような場を適宜作ることが効果を挙げている．
・医療スタッフが患者と話し合う機会をできるだけ作る．
・定期的にカルテを枕元に置き，じっくりみてもらう．その際，患者からの質問に対してスタッフが即座に答えるようにすることで，患者が話しやすくなる．

5. 経験の長い患者からみた医療安全

慢性疾患や長期入院の患者など，病院との付き合いが長い患者は，医療安全についても意識が高いといえる．そのような患者からみえる医療安全はどのようなものだろうか．

1) 医療現場で

患者としての経験が長いと，病院のどこに気をつけるべきか，医療者とどのようにコミュニケーションをとればいいのかわかってくる．そのような患者は一般の患者より積極的に安全対策に参加しているといえ，職員とのコミュニケーションもより円滑になる．

しかし，このような患者は，自分の診療情報を十分に把握できないことを不安に思う傾向が一般の患者より強いため，十分な情報をできるだけ早く伝え，疑問点にも素早く対応することが必要とされる．

また，患者が不安に思う安全の問題点として，安全の面から対策が必要だと思っても，忙しい医療者に対応を求めるのは難しいと患者が判断し，できるだけ自分たちで対処しようとし

てしまうことがある．人工呼吸器の挿管チューブが外れないか，心電図アラームが鳴ってもすぐ対処できるか，などについて，患者・家族や付き添いが時間を割いてチェックしている例もある．その際，検査結果など詳しい情報がリアルタイムに伝わっていれば少しは安心できるという声が多い．

医療者が感じている以上に患者側の危機意識が高いポイントにはどのようなものがあるかを把握し，対策を立てることが望まれる．

2) 患者の視点から得た安全対策を共有する

同じ疾病の患者たちが共有している情報には，医療安全に関するものもある．患者会には，患者個人が気づいた問題点などを集約し，その情報を共有したり，医療者側に指摘したりする，という働きもある．

たとえば，アレルギー関連の患者会が，造影剤検査で慎重さに欠けた処置が多く，アナフィラキシーの事故も起こっている実態を把握し，医療者へ注意を促すなどしている．また，病院と患者会が共同で安全についての勉強会を行う例もある．

患者会には患者の教育的機能もあり，医療者とのコミュニケーションのとり方や薬の適切な服用の仕方を教え合ったり，病気の理解を促したりすることで，医療安全へ寄与している．

6. 事故被害者・遺族の活動

事故の被害者や遺族のなかには，「同じミスを繰り返さない体制を作りたい」「安全で質の高い医療を医療者とともに作っていきたい」と考え，活動している人たちも少なくない．このような事故被害者・遺族の活動からは学ぶことも多く，注目が集まっている．

被害者・遺族は，事故に遭って気づいた医療の落とし穴，安全のための方策を，インターネットや書籍，そして講演活動を通して医療者と市民に伝える活動をしている．

医療の不備については，事故に遭ってしまった被害者・遺族が誰よりも敏感である．「なぜ事故に遭わねばならなかったか」「自分ができたこともあったのではないか」という問いかけから出発し，問題を個人に帰するのではなく，組織の問題，システムの問題としてとらえ，丁寧に分析している被害者・遺族も多い．このような事故被害者・遺族の声に耳を傾けることで，医療安全の取り組み，事故後対応への重要なヒントが得ることができる．

また，医療者と患者の立場や感覚の違いが指摘されるなか，その違いを最も知る立場にある被害者・遺族の言葉が，安全に対する医療者の当事者意識を高め，院内の安全文化の醸成につながっている例[*2]もある．

一方，医療事故に関連する市民団体の活動も，近年，活発になってきた[*3]．日本では，まだ医療事故被害者支援のシステムはできていないため，被害者の支援を目的とした市民団体が，1990年代から弁護士や医療事故被害者・遺族などにより立ち上げられ，ネットワーク化も進んでいる．

こうした市民活動の内容は，患者の権利の提唱，一般市民の啓蒙活動などにも広がりをみせており，医療界の情報公開を促すだけでなく，安全な医療を実現するために取り組むべきことを市民に考えてもらう契機にもなっている．今後も，医療安全への患者参加を進めるための活動が期待される．

［千種あや］

注
[*1] 患者の自己学習や理解促進が医療安全に役立つと考える患者が多くいるというデータもある[10]．
[*2] 事故被害者たちの講演活動における医療者からのレスポンスには，「これまでの意識を改めてがんばりたい」「立場の違いを考えることができた」などの声も少なくない．
[*3] 被害者支援の団体として，「医療事故情報センター」，「医療事故市民オンブズマン・メディオ」，「患者のための医療ネット」，「医療消費者ネットワーク MECON」など．たとえば「患者のための医療ネット」のホームページでは「患者用マニュアル」という患者が主体的に医療にかかわるためのヒントをみることができる．

参考文献
1) 米国医療の質委員会/医学研究所編著（医学ジャーナリスト協会訳）：人は誰でも間違える，日本評論社，2000．
2) AHRQ：20 Tips to Help Prevent Medical

Errors, Patient Fact Sheet, 2000――「自分の病気の症例数が多い病院を選ぶ」,「アレルギー情報をやり取りする」など多岐にわたり書いてある.
http://www.ahrq.gov/consumer/20tips.htm

3) http://www.jcaho.org/general＋public/gp＋speak＋up/speak＋up.htm

4) 厚生労働省医療安全対策検討会議ヒューマンエラー部会：安全な医療を提供するための10の提言. 2001.
http://www.mhlw.go.jp/topics/2001/0110/tp1030-1f.html

5) http://www.mhlw.go.jp/topics/bukyoku/isei/i-anzen/1/torikumi/naiyou/daijin/appeal.html

6) http://www.mhlw.go.jp/topics/bukyoku/isei/i-anzen/3/kongo/01.html

7) 厚生労働省医療安全対策検討会議医療安全対策検討ワーキンググループ：今後の医療安全対策について(報告書). 2005.

8) 慎 玉姫：医療マネジメント学会第5回リスクマネジメントセミナー事例研究資料. 2005.

9) 山内圭子：エラー回復のために 患者参加型の取り組み. 看護, 56(2)：60-61, 2004.

10) 和田ちひろ：患者の視点からの医療安全に関する研究. 平成15年度厚生労働科研報告書「医療安全の評価指標の開発と情報利用に関する研究」, 2005.

11) Joint Comission on Accreditation of Health Care Organizations：Speak Up Program, 2002.

12) 厚生労働省医政局総務課医療安全推進室：厚生労働大臣医療事故対策緊急アピール. 2003.

法曹・支援

19　紛争解決の仕組み

1. 契約としての医療の本質—結果の保証ではなく，行為の保証

医学はいまだ不完全であり，人間の身体には未解明な部分が多く，したがってその社会的適応である医療も完成したものとはなっていない．一方，医療消費者である一般の人々にとっては，医師は身体・病気のすべてのことを知っていると期待している．そこに，紛争の本質的な根源があり，したがって上記事情が変化しないかぎり，医療紛争は続くと考えなければならない．

そこで，そのような紛争をよりよく解決するために知っておかなければならない医療契約の本質があり，それを常に念頭におくことが適正な紛争解決の第一歩となる．それは，医療は法律上，準委任契約と理解されていることである．これをわかりやすくいうと，医療機関は病気を治すという保障はしないということである．

では何を保証するのかというと，現時点の医療水準に従った適正な医療行為を行うという内容を保証するのである．これを一言でいうと，医療は結果の保証ではなく，行為の保証ということになる．結果を保証する典型的な契約は請負契約といい，たとえば大工が家を建てるというものである．家を建てる技術は特殊なものを除き，完成されたものだから，結果を保証することができる．一方，人間の体には解明できていない部分が多いため，結果を保証することは本来できず，その時点での，医療水準に従った医療行為を行うということしか本来保証できないということになる．

上記は医療紛争を考えるうえで，最も重要な基本点で，これから述べる各種の紛争解決の際の共通のものとなるので，ぜひ，頭のなかに入れておいてもらいたいと考える．

2. 紛争の事前防止

紛争になってしまった場合は，次に述べるようないくつかの紛争解決のシステムにより解決してゆくこととなるが，その前にまずそもそも紛争とならないように対応することが重要である．そのためには，謝罪すべき過失と不可抗力を当初から区別すべきである．

良心的な医療従事者は多くの場合，自らの医療行為の足りなかった点に目が行きがちで，その点のみを気にするあまり，謝罪を行ってしまう．しかし，それが過失を認めたと誤解され，大きな紛争に発展してゆくことは少なからずみられる現象である．したがって，紛争を未然に防止するためには，前述の，医療行為は結果の保証はできないのだということを念頭において，説明をすることが重要となる．

ただ，ここで注意しなければならないのは，弁護士によっては頭をさげるなとか，謝罪するなという人もいるが，私は重大な結果に対しては，真摯な態度で臨み，頭を垂れることがあってよいと考える．過失がないからといって，決して尊大と思われるような対応をしてはならないという点はどのような紛争解決にとっても当然の共通項である．

3. 紛争解決のシステム

1) 裁判外の話し合い

① 紛争となってしまった場合の解決のための第一歩は話し合いということになる．この場合，患者の側でカルテ，フィルムなどを要求した場合，どうすべきかという問題があるが，仮に訴訟前提という形であったとしても交付すべきと考える．裁判上，カルテそのものの開示義務まではないとした古い判例もあるが，医療の信頼を創造するという立場からは交付すべきであるし，また仮に交付しなければ証拠保全という形を採られるだけで，いずれにしても交付せ

ざるをえない形になるから，交付することを拒否しても意味はない．

ただ，この場合，実費をもらうことは何ら問題はない．レントゲン，CTなどのコピーはそれだけでも費用がかかるので，それを無料で行うべき理由はない．

② 話し合いの回数は，1回はまず経過の説明を含めて行うべきだが，何回もということになると日常業務に影響がでる可能性がある．そこで，1回は必ず面談をし，それ以上の内容は書面である程度の回数，答えるというのがよいのではないかと考えている．

③ ただし，紛争が解決するという機能面だけからみると，話し合いは必ずしも多くを望むことはできない．紛争が誤解に基づくものである場合は，経過説明により納得してもらい，紛争が収束することは十分にありうることだが，そうでない場合，過失の有無につき見解の相違がある場合，話し合いによる解決はほとんど不可能というのが，実態ではないかと考えている．

過失が明らかな場合，たとえば異型輸血などの場合には，過失に争いがなく，損害額（慰謝料とか逸失利益）のみが問題の場合には裁判外の話し合いでも，収入に関する資料などを出してもらうことにより，解決は可能だが，そうでない過失の有無が不明な場合は，解決は困難となる．これは，保険会社の意向も考慮しなければならないからである．保険会社は過失により損害を与えた場合に，保険金の支払いをするので，保険会社が当該医療行為に過失はないと判断した場合，患者の側でいくら過失があると判断していても（この場合が一番多いケースと考えられる）保険金は支出されないので，いわゆる示談というものができにくい状況になってしまうからである．もちろん，医療機関側で自腹を切って解決するという方法もあるが，それはかなり額が低いいわゆる見舞金程度といわれる場合に限定されると考えざるをえないと思う．

このような意味で過失の存否に争いのある事例では，経過を説明することは必要だが，それにより紛争が解決するという期待をすることは難しい場合が多くなる．

2) 裁判上の話し合い

裁判手続には簡易裁判所における調停と呼ばれる制度があり（また弁護士会で仲裁という制度もあるが），話し合いという性質上，裁判外の話し合いで説明した限界は共通であり，明らかな過失が認められる場合以外では紛争の解決機能としては多くを期待できないと考えている．

3) 訴訟（裁判）

最後に，紛争解決の最終手段となるものがいわゆる裁判所で行う裁判である．そこで医療裁判がどのような特徴をもっているのかから説明したいと思う．

ⅰ) 医療裁判の特色：医療事件は，通常の交通事故による損害賠償のように1人の弁護士が原告（患者側）・被告（医療側）どちらの代理人も行うという現象はほとんどない．理由として考えられるのは，医療側の代理人として訴訟などを担当すると，そのなかでさまざまな問題点も相談されることが多く，そのような実態を赤裸々に話をしてもらった後に，当該病院に対する原告側の代理人となり，聞いていた問題点などを主張されるようなことがあると，医療機関が代理人たる弁護士に，真実を話せなくなるおそれがあり，結局，実体的真実が隠れてしまう危険があることを，おのおのの代理人が直感的に感じているからであると考えられる．ただ，原告（患者側），被告（医療側）とも適正な医療が実現され，国民の健康・安全が維持されるという目的は同じであると考えており，立場が異なるだけで，双方が感情的になったりする問題では本来ない．

ⅱ) 医療事故による死者数：国立保健医療科学院の発表によると，交通事故の年間死者数の3倍にあたる年間2万6000人（推計）といわれている．医療事故および医療裁判の深刻さを表す数字であると考えられる．

ⅲ) 医療裁判の現状

① 医療裁判が1年間に新しく起こる件数は

表1 医療関係訴訟事件および地裁民事第一審通常訴訟事件の新受件数の状況（1995～2004年）

年度	医療関係訴訟	民事第一審通常訴訟
1995年	488	137106
1996年	575	135455
1997年	597	138752
1998年	632	144809
1999年	677	142272
2000年	794	147759
2001年	822	146115
2002年	909	143839
2003年	998	147085
2004年	1107	135792

表2 地裁民事第一審通常訴訟事件・医事関係訴訟事件の認容率（1995～2004年）

年度	通常	（うち人証調べ実施）	医事関係
1995年	86.2	72.9	39.0
1996年	86.0	72.5	40.7
1997年	85.8	71.4	37.3
1998年	86.8	70.7	43.5
1999年	86.1	69.9	30.4
2000年	85.2	68.7	46.9
2001年	85.3	68.7	38.3
2002年	84.9	68.2	38.6
2003年	85.2	68.7	44.3
2004年	84.1	67.4	39.5

注） 1. 認容率とは，判決総数に対して認容件数の占める割合である．
2. 「認容」とは一部認容を含む．
3. 通常訴訟には医事関係訴訟事件を含む．

表3 医事関係訴訟および地裁民事一審通常訴訟の既済事件の平均審理期間（1995～2004年）

年度	医事関係訴訟平均審理期間（月）	地裁民事第一審通常訴訟平均審理期間（月）
1995年	38.8	10.1
1996年	37.0	10.2
1997年	36.3	10.0
1998年	35.1	9.3
1999年	34.5	9.2
2000年	35.6	8.8
2001年	32.6	8.5
2002年	30.9	8.3
2003年	27.7	8.2
2004年	27.3	8.3

表1（最高裁判所事務総局民事局）のとおりである．特徴は一般事件が10年間で7%程度しか増加していないにもかかわらず，医療事件は100%以上の増加率を示していることにある．増加の背景は，(1)権利意識の高揚・民主主義の浸透・マスコミ報道の影響，(2)医療技術の発達・習熟を要する技術が増え，それだけミスの危険も増加する．

② それではこのような裁判でいったい患者側はどの程度勝っているのであろうか．その統計上の数字は表2のとおりである．新聞などでは医療機関が敗訴した場合にのみ大きく取り上げられることもあり，患者側が非常に高率で勝っているように感じられるかもしれないが，実数は意外と少ないものなのである．その特徴は原告勝訴率は全体でみると増加傾向にあるものの，一般通常訴訟と比較するとなお低い数字にとどまっていることにある．ただ，実務上，立証責任の軽減が裁判所により行われていると考えられる部分も多く，原告勝訴率はなお増加してゆくものと考えられる．

③ それではこのような判決になるまで，いったいどれくらいかかるのであろうか．平均審理期間をみると表3のようになる．平均審理期間は医療訴訟そのものでは，医療集中部等の動きもみられ，審理の長期化が是正されつつある傾向にある．しかしながら，それでもなお通常訴訟の4倍近くの長期間を要していることに注目すべきと思う．医療裁判になると長期間裁判の対応のために時間をとられ，医療機関にとっても日常業務に対する影響が大きく，その点からみても事故防止の重要性がみてとれる．

ⅳ) 医療訴訟を担当する弁護士を選任することの重要性：医療訴訟は専門訴訟という分類に入るものであり，従来は多くの弁護士が一生

に一度も経験せずにその職を終える場合が多いというほどにまれなものであった．弁護士という職種自体が文系の典型的なものと考えられているため，理系の最高峰である医学とは本来融合しにくいものであったと考えられる．その意味で医療事件を扱う弁護士は本来非常に少数であり，また医療訴訟の進行に慣れていないと訴訟運営が円滑に行われず，時間がかかり，また結果に対しても依頼者が不満を抱くことが多くなりがちである．

そのために委任をする弁護士に対しどの程度医療事件を扱っているかを尋ね，できるかぎり経験豊富な弁護士を捜し当てることがよい紛争解決のためには，1つの重要な条件であると思う．各医療機関に顧問の弁護士がいれば，仮にその弁護士が医療訴訟の専門家でないにしても，医療専門の弁護士を捜し当てることは十分にできるので，尋ねてみることも有益な方法となる．

　　　　　　　　　　　　　　［宮澤　潤］

20　法医学からみた医療安全
――異状死の届出と死因究明の問題点

1. 異状死とは

医師法第21条は,「医師は,死体又は妊娠4月以上の死産児を検案して異状があると認めたときは,24時間以内に所轄警察署に届け出なければならない」と規定する.異状死とは,臨床医が確実に診断した病死以外のすべての死と定義されており,日本法医学会は,診療中・比較的直後の予期しない急死,および死因不詳例を,過誤の有無にかかわらず届け出るべき異状死ガイドラインに含めているが,臨床の諸学会は反対している.なお,英国で異状死に該当する死亡のうち,医療関連事項として,流産・中絶関連死,手術中死亡,麻酔影響下の死亡,医療行為や治療と関連している可能性がある死亡,入院24時間以内の死亡,精神病院入院中の死亡があり,このような事例を医師は届け出るものと思っているという.

2. 異状死の背景と臨床上の注意点

法医学の役割は,異状死の死因を公正な立場で決定し,関係者の責任を判断するための医学的な根拠を提供し,もって人権を擁護することにある.医療事故被疑事例においては,正しい判断は,死者・遺族ばかりでなく,医療関係者の人権を守る.

異状死は,全死亡の十数％程度を占め,その半数近くが虚血性心疾患であるので,特に外表に異常な所見がなく,警察が犯罪を疑わなければ,虚血性心疾患などと診断され,異状死を監察医が検案する一部の地域を除いて解剖されることはない.しかし,経験豊富な法医学者でも,検案時病死と診断した事例の約5％程度は外因死であったという.したがって,異状死を広く届け出て必要性を正しく判断し解剖を実施することが死因の誤認を防ぐうえで重要である.たとえば,乳幼児死亡では,鼻口部閉塞による窒息と乳幼児突然死症候群の鑑別が焦点となり,解剖により事故・虐待・ネグレクトなどの可能性を除外し,外因死・内因死の鑑別をすることが重要である.実際は,解剖後はじめて病死と確認できる事例が多いのに,医師法上は臨床医が解剖なしに確実に病死と臨床診断できるという前提にたっている.

たとえば,交通事故後,主治医が入院中の突然死につき,実際は交通事故に起因する骨盤骨折・内臓損傷による出血性ショック・肺塞栓症などであるのに,臨床医が病死と誤診したために異状死の届出をしなかったが,遺族の希望で解剖し,正しい死因が診断されたという事例を経験した.しかし,誤診例でも解剖により死因が明確になれば医師が責められることは通常なく,正しい死因の決定により関係者の責任関係や賠償の権利が公正に判断されることになる.

3. 診療中や直後の容態急変への対応

臨床諸学会が異状死に注目する端緒となった公立病院の消毒薬誤注射事件(1999年)では,抗生物質点滴に続いてヘパリンブロックのために注射器を使い注入した直後より容態が急変し死亡した.早期に看護師がヒビテン®との取り違えに気づき担当医に伝えたが,注射器は廃棄された.翌日,院内の事故対策会議の席上,異状死届出を強く勧めた医師がいたが,院長はすぐには届出に同意せず,また,自治体の事務担当官が調査したが,結局,24時間以内に届け出なかった.加えて病理医は異状死届出が必要と考えたが,職員の強い勧めで,病理解剖をし(後に法医鑑定実施),その結果,ヒビテン®静注による肺塞栓症の可能性が高いことを知らせたが,主治医は病院幹部の助言に従い遺族に求められた死亡証明書に病死と記載した.地裁および高裁は,医師と院長に異状死届出義務違反

と有印公文書偽造罪の判決を下した．

　比較のために，米国の模範事例（1995年）である幼児の耳鼻科手術麻酔導入時の注射による事故を紹介する．事故の直後にリスクマネージャーが手術室に赴き，症状が安定した直後に医師から事情聴取し，使用薬剤・注射器を封印・保存し，薬剤のロット番号を薬局に伝え病棟から回収させた．薬局は，全米薬剤副作用モニターセンターに薬剤事故発生の事実，薬剤名，ロット番号を報告し，薬剤の検査施設を探した．医師は，早い時期に家族に事故の状況を説明し，牧師が家族に付き添った．死亡翌日，マネージャーは家族に哀悼の意を伝え，全力で原因を究明することを約束した．事故の原因として局麻剤の代わりに注射器にはエピネフリンが入っていた．その後の手術スタッフ全員への聞き取り調査から，薬剤取り違えの可能性が確認された．結果は，家族，執刀医，麻酔医，州検視官に伝えられ，この時点で，遺族が再発防止のため事故の経緯のマスコミへの公表を求めた．ちなみに，日本では，解剖など死因究明の結果が適切に遺族・医師に伝えられることはない．また，この事例は，病院当事者の積極的な介入によって死因を確定しえた事例であるが，日本のように，異状死届出と警察の捜査で，このように明快・早期に解決できたであろうか？

　医療事故に占める注射・内服薬・点滴の誤薬は最も多い．注射直後の突然死には，注射薬や投与経路の過誤・過剰投与などの医療ミス，アナフィラキシーショックのような素因，または，精神的緊張などによる高血圧性脳出血や神経源性ショック，鎖骨下動脈穿刺による血胸などの原因がある．たとえば，主治医や当該病院関係者が遺族に素因による死であり医療過誤死ではないと説明しても遺族は納得しないが，法医解剖後には問題は生じないことが多い．また，このような予期しない容態急変例では，届出後に行われる解剖は診断上，有効なばかりでなく，遺族を安心させ紛争を予防する効果がある．反対に，当事者自ら医療過誤を強く疑う場合に限り届け出るという考え方もあるが，一般人に疑念を生じさせる危惧がある．自らでなく第三者に原因の判断を委ねることが届出の意義であり，届出の結果，自らの公正性を示せる．法医解剖の目的は，第三者の公正な死因決定に基づいて死者や関係者の責任関係に客観的な根拠を与え証拠を保全することにある．しかし，臨床医にとっては，届出をすると業務上過失被疑事件として捜査されること，そして，解剖結果が医療側に開示されないことが届出を忌避させる理由と思われる．

　産後の出血は，合併症の一つと解されるが，その医事紛争では，産道裂傷に対する医師の陣痛促進薬使用・産科的処置・輸血などに対する注意義務が問題になる．また，合併症・病気の自然経過の鑑別も，解剖や第三者の判断なしには難しい．一方，羊水塞栓症による出血であれば，救命不可能な内因死として医師は通常，免責されるが，解剖されていない場合には，裁判の過程で死因が紛争の原因になり，裁判官が，「通常人が疑いを差し挟まない程度に高度の蓋然性」の判断に基づき，過誤・死因を判断することになる．また，産科医の処置と麻酔医の輸血や麻酔・蘇生処置のいずれにミスがあるかの判断を求められる事例もある．これらの事例が病理解剖され，説明された死因が病院側に有利であるが，証拠保全が不十分な場合には，解剖の意義自体が損なわれ，その結果，紛争化し，病理解剖後であっても司法解剖を求められることがある．

　冠動脈形成術後の合併症による死やカテーテル・点滴チューブの自己抜去による事故は多い．冠動脈解離，心タンポナーデ，急性冠症候群などの合併症に関しては，十分なインフォームドコンセントがあれば，普通，問題はないが，それでも，遺族は納得しないことがある．自己抜去に対して医療側に責任はないが，死亡時には，異状死の届出は必要である．なかには，適応が問題となるケースもある．待機的な手術で術中・術後の合併症や死亡の危険性を明確に説明し，死後，原因不明の場合には解剖を勧めて原因を解明し，説明に納得すれば問題は

ないが，少しでも死因にミスの疑いをもたれうる可能性がある事例には異状死の届出と解剖をしたほうが，医師にとって利点が多い．

医療行為には合併症や事故が不可避であり，事故の多くでは医師に責任があるわけではない．しかし，合併症の臨床診断は必ずしも確実でなく，合併症に対して医師の注意義務違反を問う医事紛争もあり，内的要因や医療器具の不具合の可能性もあるので，一部の臨床医が主張するように，合併症であるからという理由で届出の対象から除外することはできない．実際，医療事故を異状死として届け出ることがよく定着している英米では，合併症の比率が低くない．特に，手術の危険性・代替治療法などが十分に説明され，説明の範囲内の事故が起こった場合には，医師の責任は，通常問われないが，十分説明したうえの不可避の合併症でも，少しでも遺族が医療過誤を疑いそうな場合には，経験上，紛争化する可能性が低くなく，また，病理解剖では遺族には納得されないことが多い．ましてや，予期しない事故や原因不明の容態急変では，放置すれば医療過誤が疑われるので，公正な死因決定の手段としての法医解剖が必要であるし，解剖をすると医師の正当性が客観的に示されることも少なくない．

たとえば，交通事故で頭部外傷を負い，入院中，眼動脈に動脈瘤が見つかり，2か月後クリッピング手術中に止血できず，長時間の手術侵襲により成人型呼吸窮迫症候群を合併して死亡した事例がある．主治医は，成人型呼吸窮迫症候群（病死）として異状死の届出をしなかったが，遺族がミスを疑い警察に相談したために司法解剖された結果，先天性と思われた動脈瘤は，実は交通事故で血管損傷部周囲に生じた血腫の内腔が血管腔と交通した動脈瘤であり，クリッピングで容易に出血した原因を組織診断と脳CT写真の再見により確認できた．したがって，原死因は交通事故に起因する外傷性眼動脈瘤で，医療行為も妥当と鑑定された．

このように，医療やその合併症の関連した予期しない急死事例を異状死として届け出ることは，法医解剖による公正な死因決定の端緒としての役割を担う．

4. 救急事例における異状死届出と法医解剖の意義

最も多いのは，自宅，特に浴室内で倒れていて救急搬送される事例であり，多くは虚血性心疾患により死亡したか，発作のため意識を消失し，溺水したと考えられている．熱中症による災害死もあり，保険請求上，災害時特約の問題で遺族と保険会社が争うこともある．また，入浴中容態急変した老人が数日前に冠動脈形成術を受けた病院に救急搬送後，死亡した事例では，担当医が血液の一酸化炭素ヘモグロビン高値に気づかず，異状死の届出をせず，不具合のあった同じ風呂で翌日，息子が死亡した．当初，父親に対して病理解剖実施予定であったが，実施しても中毒死と診断できなかったであろう．反対に異状死の届出をすれば，監察医による検案・解剖により第二の犠牲者は出さずにすんだと思われる．

交通事故後，転倒事故後，幼児，飲酒者の救急医療では，硬膜外・下血腫，腹腔内臓器損傷（出血性ショック，腹膜炎，膵炎）が問題になることが多く，受傷状況の問診や経過観察をしつつ適時に診察・治療し転医させること，死後には死因究明と医療行為の評価が，医師に求められる．これらの事例は，外因死であり，解剖なしでは診断困難な例が多いので異状死届出を求められる．反対に，大動脈解離整復術中の死亡例では，遺族から十分なインフォームドコンセントは取得できないので，通常，医師に責任はないが，後の紛争化を予防するために届け出る選択肢もある．

救急事例では，特に法医剖検診断が臨床診断や治療の評価に役立つことが少なくない．一部の大学では，大学病院の救急部死亡事例を承諾解剖して，その結果を臨床にフィードバックしている．別の例として交通事故後の大学病院入院例につき救急部医師が検査目的で体を前屈した直後に心停止し，アトロピンと体位復帰で心拍再開したという説明と，司法解剖所見・受傷

状況より衝突時の体前屈による迷走神経反射と推定できた事例を経験したことがある．臨床と法医の協力が双方にメリットをもたらしうることを示す一例である．

JAMA の総説（1998 年）[1]）には臨床診断と剖検診断の不一致率は約 40％であり，ローテクの剖検の価値が再確認された．また，視察した米国の一大学では，外傷事例に対して部位・重傷度から生存可能性を計算し治療した後，死亡した事例では剖検により生存期待値が再評価されるなど，医療安全上，ピアレビューとしての解剖の貢献は大きい．

5．現行の司法解剖の問題点と改善すべき点

手術・治療関連死亡例は，英米諸国では必ず異状死として法律・指針によって医師の届出が規定されている．英米では，日本と異なり，異状死の検視や死因決定の実質的担当者は死因究明の専門家である．届出先は，英国圏ではコロナー（死因究明専門の法律家），米国ではメディカルイグザミナー（法医病理専門医）であり，いずれも捜査権を行使できる一定の経験を積んだ死因調査の専門家行政官であり，検視・解剖・捜査・調査を統括する．一方，日本では，異状死や医療関連死事例を警察に届け出るように推奨しているが，初動段階で専門的知識・経験の豊富な専門家が状況把握や解剖実施の決定に関与するシステムがない．また，英米では，コロナー・メディカルイグザミナーの判断で異状死を広く解剖し，その結果を公開し，関係者の責任や犯罪性を判断するのに対して，日本では，異状死全般はもとより，医療関連死の取り扱いに必要な知識や経験を求めることのできない警察官・検察官が，犯罪性の有無を根拠に解剖の実施を決定しているうえ，日本の全死亡に対する法医解剖率は，英米に比べ桁違いに低い．

日本の司法解剖の問題点として，医師が犯罪捜査の対象者となり，解剖の内容が開示されず，原因究明や事故予防に役立たないので，医師側に届け出るメリットがない．また，医師側には警察が医療機関に立ち入ることを忌避し，警察に届け出ることにより遺族の信頼を損なうという意見もある．一方，医学的知識のない警察官には適切な事情聴取はできないし，届出医師が申告した内容だけに基づき，法医が司法解剖を適切に実施し，その結果から適切に死因を決定して，求められる医療行為の妥当性を正しく判断することは難しい．医療関連死事例の問題点は，知識・経験の十分な法医，必要な場合には，知識・経験の十分な専門医が，診療記録や検査所見に即して当該医師に直接，事情を聴取することによって，はじめて知りうる．一般には，解剖執刀医が主治医に話を聞くと，公正性が保全されないと信じられているが，警察官など第三者を立会・記録させ，聴取内容を開示すれば，その内容は，警察官の取調調書より格段に有効であり，法医は，解剖時の注意点，証拠保全すべき点を短時間に的確に把握できる．私たちは事例を選んで試行しているが，明らかに有効である．

原因究明のための解剖であって，医師を犯罪者扱いしなければ，当事者医師や病院関係者も，解剖医・専門医には積極的に真実を開示する機会が増えると思われる．薬剤投与ミスをはじめ，医療ミスは医療従事者の自発的報告なしにはわからない事例が多いと思われる．そこで，個人のミスを犯罪として追及するのではなく，個人にミスを起こさせる人的・物的システムの背景を知る必要がある．そのために自発的な届出に対しては刑事上免責し，医療事故を犯罪捜査の対象にすることを改める必要がある．

法医解剖は，医療行為の最中や後の出血合併症，予期しない急死，内因死・外因死の鑑別を求められる事例の診断に有効なことが少なくないが，その有効性は，一般に臨床医には知られていない．一方，法医学者には，専門性の高い医療関連死事例につき，当該臨床領域の医療水準について判断できない場合も多く，そのような場合，臨床専門医に協力を仰ぐが，司法解剖であるために十分な協力を得られない場合も多い．さらに，事故後，一定期間以上経過した事例など，解剖は必ずしも有効でなく，解剖より

も臨床医による調査・鑑定のほうが有効な場合があるが，現在，そのようなシステムはない．

現在，司法解剖の後で最も問題となるのは，解剖の結果が捜査上の守秘義務保持のために，医療側にも遺族側にも伝えられない点である．遺族から説明を求められたときには，筆者は死体検案書交付義務を根拠として検案書の記載内容に限り電話で説明するが，説明していない人もいるという．日本の現状では，解剖結果の開示が禁止されている結果，医療事故の原因究明や真実開示が阻まれ，誤りや経験に学ぶという医療事故・一般事故への対応の普遍的な原則が適用されない．英米では，解剖結果は原則として公開される．英国では，重要と思われる事例については，コロナーが召集する一種の陪臣法廷で公開討議の後に死因が決定される．

2004年4月，日本内科学会，外科学会，病理学会，法医学会の4学会（現在，38学会に拡大）の共同声明を受けて，厚生労働省補助金による「診療行為に関した死亡の調査分析モデル事業」が，2005年9月より開始された．その目的は，診療行為に関連した死亡を解剖によって死因を究明し，さらに臨床専門家による評価を通じて，医療事故の再発予防と医療の質の向上を目指すことにある．結果として，紛争の予防も期待できる．

窓口で事例の受諾が決定されると，法医，病理医，臨床立会医が，解剖実施機関に出向き，依頼医療機関から提出された資料で状況を把握した後，解剖を行い，死体検案書を交付する．そして，解剖担当医・臨床立会医が，解剖所見・検査結果を含めて解剖結果報告書を作成する．一方，臨床評価医は，解剖結果や調査結果などを参考にして，評価結果報告書案を地域評価委員会に提出する．

医療専門家と法律専門家（患者側・病院側）を含む地域評価委員会は，解剖結果報告書と評価結果報告書案について審議し，およそ，3か月以内に評価結果報告書を取りまとめる．評価結果報告書を患者遺族・依頼医療機関に交付する．そして，事故の再発予防に資するような提言を行う．人材育成をはじめ，難問もあるが，近未来の制度改革に結びつく「医療者主導の医療改革」の第一歩である．

6. モデル事業（東京地域）から学んだこと

東京地域では，平成17年11月1日に第1例が解剖されてから，平成18年3月末までに9例が解剖された．その総括を要約する．

警察・検察から紹介された事案が多く，協力も大きかった．特に，遺族が疑いを持つ事案について，まず警察に対応をしてもらった上で，モデル事業で受け容れる方法が有効であった．

多くの遺族が医療行為あるいは病院側の説明に懸念を持っていた．調整看護師が解剖前後に遺族に寄り添い，遺族の気持に対応できた．また，事情聴取や説明に第三者として立ち会うことも有効であった．ここに，調停や裁判外紛争処理の技術を導入することが望まれる．

臨床立会医が解剖前にカルテなどを分析し，病院関係者に事情を聴取することによって，解剖の質を高めることができた．病理医の病態解明の解析能力，組織診断能力，法医の薬毒物解析能力，突然死の診断能力は，相互に学べる．医療という境界領域で，臨床医，病理医，法医が協力する方式は，解剖自体と医療の質の向上に貢献することは間違いないと思われる．特に医療関連死解剖資格をつくり，病理・法医の境界領域から，各々の領域の人の数と質の問題の解決の端緒となる可能性がある．

合併症（出血・穿孔など）であって，ミスの可能性ある事例は，従来，一部が病理解剖または司法解剖されていたと思われる．このような事例が，主に警察・検察の紹介によって，比較的多く解剖された．また，地域評価委員会での法律家，医療専門家の議論を聞いていると，従来，司法解剖と警察の事情聴取で判断していたことの限界を感じた．

医師が自ら過失の有無を判断して，過失の明らかな事案を届出ることの問題点が実感された．医師が，合併症であり，異状死届出対象でないと考えてきた事例でも，解剖によって死因，因果関係を明らかにし，第三者が遺族に説

明することの必要性が確認された．一方，「後知恵（hind-sight）」的な調査内容によって，ミスの存在が示唆されることもあった．このような場合，ミスが個人の過失を意味するのではなく，システムのエラーの一つの現われであることを，調査側が十分認識して，遺族に十分説明することが重要である．そして，病院側に提言や質問の形で問題点を提起し，それに対して必ず調査結果や改善策を示すことを求めるべきである．

　モデル事業の調査の目的は法的責任の追及でないことを明示すべきである．そして従来の調査から，遺族が，過失の追求や賠償よりは真相の究明と説明，事故の再発予防を望んでいることがわかっている．終局的には，「故意でない医療行為に業務上過失を問うべきでない」点に関する政策論争をして，刑事免責条項と届け出対象を法に定め，原因究明と事故予防の目的であることを明記した解剖と調査をすべきことが求められる．

　遺族対応は今後の問題である．最も重要なことは，評価結果を十分理解できるように説明することである．諸外国で行われている行政機関の苦情窓口に調停，裁判外紛争処理の専門家をおいて，死因調査機関と連携させることが望まれる．本事業において，調整看護師，総合調整医に，この調停に関する研修と試行をすることが求められよう．　　　　　　　［吉田謙一］

参考文献

1) Berigan TR, Deagle III EA : Low-tech autopsies in the era of high-tech medicine. Continued value for quality assurance and patient safety. JAMA, **280** : 1273-1274, 1998.
2) 吉田謙一：事例に学ぶ法医学，有斐閣，2001．
3) Yoshida K, Kuroki H, Takeichi H, Kawai K : Death during surgery in Japan. Lancet, **360** (9335) : 805, 2002.
4) 吉田謙一，武市尚子，河合格爾，上村公一，中嶋信：医療事故死因調査制度の提言―英米のシステムを踏まえて．日本医事新報，**4086**：57-61，2002．
5) 吉田謙一，上村公一，新谷　香，池谷　博，武市尚子，河合格爾，中嶋　信，坂　幹樹：医療関連急死事例の死因決定制度の問題点と要改善点について：医療監察官と医療承諾解剖制度の提唱．日本医事新報，**4136**：59-64，2003．
6) 吉田謙一，武市尚子，池谷博，木内貴弘，稲葉一人，瀬上清貴：届出るべき「医療関連死」について．日本医事新報，**4209**：55-61，2004．
7) 吉田謙一，黒木尚長，河合格爾，武市尚子，瀬上清貴：英日比較　医療関連死・医療紛争対応行政システム１：　英国のコロナー制度にみる医療事故対応．判例タイムズ，**1152**：75-81，2004．
8) 吉田謙一，黒木尚長，河合格爾：英日比較　医療関連死・医療紛争対応行政システム２：　英国の医事審議会 General Medical Council. 医師の自律的な行政処分から医療水準向上活動への熱い展開．判例タイムズ，**1153**：80-88，2004．
9) 吉田謙一：連載"医療関連死"：厚生労働省のモデル事業が目指す医療関連死調査の近未来とは？．病理と臨床，**23**：1230-1235，2005．
10) 吉田謙一，木内貴弘：ビクトリア法医学研究所における医療関連事故予防への取り組み．日本医事新報，**4228**：57-62，2005．

―――――――――――――― 他産業からの学習

21 原 子 力

　原子核反応によって開放されるエネルギーは膨大であり，しかもその大部分が放射線という形態をとることから潜在的リスクが大きい．原子力には他産業以上に高度な安全性が求められており，安全には細心の注意を払って開発が行われてきた．原子力における安全確保の基本原則は開発の比較的初期段階で確立され，機械装置の安全設計については大幅な方針変更を要することもなく，技術革新に応じた改良が加えられてきたといってよい．しかし，1979年に米国で起きたスリーマイル島（TMI）事故，1986年に旧ソ連で起きたチェルノブイリ事故，わが国では1999年に起きたJCO事故は，原子力安全を考えるうえでの大きな転機になった．

　特に，急性放射線障害により2人の作業員が死亡し，周辺住民に屋内退避や避難の措置がとられたJCO事故はわが国が経験した中で最悪の原子力事故であり，その衝撃は大きかった．この事故では，長年にわたる企業組織における安全意識の低下が安全管理システムの形骸化を招き，作業員が定められた正規の手順を守らずに，臨界管理の十分されていない装置に高濃度のウラン溶液を大量に投入したために臨界事故が発生した．そのため，企業組織の安全文化や違反をさせない社会制度設計の重要性が再認識された．

　これらの事故の教訓から，原子力安全は機械装置の安全設計だけではなく，人間，集団，組織，社会を含む総合的な視点でとらえる必要があることが明らかとなり，現在ではこうした分野も考慮した総合的安全対策が検討されている．

　このような安全の総合性は原子力以外の分野においても同様であり，それは本書で扱われているテーマの多様さにも反映している．本項では他項と内容の重複を避けるために，特に原子力安全の分野で洗練されてきた深層防護原則と原子力施設の安全評価手法を中心に解説するが，これらは医療安全を含む一般的な安全にも適用可能な概念である．さらに分野間比較の意味から，原子力における教訓活用の現状を紹介する．なお，医療と関係の深い課題として医療放射線利用にかかわる安全，放射線の健康影響，緊急被曝医療などがあるが，ここでは主に原子力発電にかかわる安全を扱い，これら医療に関係する特定領域にはふれないものとする．

1. 深層防護

　最悪の場合に人間の健康，財産に損害を与える危険性のあるシステムにおいては，潜在的リスクを顕在化させる物理現象や人間の行為の発生を阻止する効果を有する障壁を設け，リスクが顕在化しないようにして安全を確保する方法がとられている．そのような障壁を安全防護障壁（バリア）と呼ぶ．原子力ではその潜在的リスクが大きいために，多数のバリアを設けることによって安全を確実にする深層防護（多重防御）の原則が採用されている．設けるべきバリアの数は，達成すべき安全目標，潜在的リスクの大きさ，個々のバリアの信頼性を考慮して合理的に決めるべきであるが，原子力ではシステムが正常な状態から逸脱することを抑止して異常状態の発生を未然に防止する発生防止，異常状態が起きたとしてもそれがシステム全体に波及・伝播して事故にならないようにする拡大抑制，万が一事故になってしまった場合にも周囲への悪影響を最小限に止めるようにする影響緩和の3段階を考えることを基本としている．

　原子力発電プラントを例にとると，発生防止においては出力や各部の温度，圧力などの運転条件が常に余裕をもって正常範囲内に収まるように自動制御を行い，さらに運転員が運転状態を常に制御室から監視できるようにして，必要

があれば手動操作によって正常範囲に保てるようになっている．また，プラント機器が故障しないように日常から機器の点検や試験を繰り返すとともに，定期的にプラントを停止して運転中には実施できない機器の分解点検や試験が行われる．このような発生防止対策にもかかわらず機器の故障・破損や運転員の操作ミス，自然災害などその他の要因によって異常状態が発生した場合に備え，拡大抑制策が講じられる．すなわち異常が発生した場合には，警報によって運転員に異常を知らせるとともに，自動的にプラントを停止したり，原子炉を冷却したりするための安全装置が多数設けられている．また，異常発生時に運転員がとるべき操作をマニュアル化し，シミュレータ訓練などによって確実に緊急時対応ができるようにしている．さらに不幸にしてプラントに重大な損傷が生じ事故になってしまった場合に備えて，放射能を閉じ込めて環境に放出させないための原子炉格納設備，周辺住民が放射能に直接さらされないための非居住区域などが設けられており，最悪の場合に備えて緊急通報，住民避難，緊急時医療などの原子力災害対策が定められている．

ここでもし発生防止策が万全ならば異常は発生しないので，拡大抑制策や影響緩和策は無意味となるし，拡大抑制策が万全ならば影響緩和策が有効になるような事態は発生しない．したがって，3層のバリアのうち少なくとも1層に万全を期せば，他の2層が不十分でも災害は防止できるはずである．しかし，深層防護においてはこうした考え方を採らない．その理由は，設計，保守，人間行動などのバリアが正常に機能するための条件から，人間の知識の限界に起因する不確かさを排除できないため，いかにあるバリアの信頼性が高くとも100％完璧ということはありえないためである．このように，各バリアに万全の努力を払い，なおかつバリアを複数設けることによってしか高度な安全性は達成できないと考えるのが深層防護原則であり，その核心は前段否定による安全確保の哲学である．

深層防護原則は医療安全においても全く有効である．すなわち，まず医療機器・器具の故障や医療行為におけるミスを防止するための発生防止，次に故障やミスが発生してしまった場合に早急に異常を発見し，迅速な判断と回復措置によって患者の生命・健康に重大な影響が及ばないようにする拡大抑制，さらに不幸にして医療事故になってしまった場合の事後対応である影響緩和の3段階で対策を練ることが必要である．医療機関にとって，医療事故の防止そのものが第一に重要であることは明白であるが，医療事故の防止策が万全であると過信して事故が起きた場合のことを考えないでよいとすることは，人間の生命・健康を扱う医療において望ましい考え方ではない．

2. 原子力施設の安全評価

1) 決定論的安全評価

原子力施設は，その設計が災害の防止上十分な特性を有していないかぎり国から設置を許可されないことが法律に定められている．そして，原子力施設が異常や故障に対して十分な安全性を有しているかどうかを定量的に評価する手法には，決定論的手法と確率論的手法とがある．現在，わが国の原子力安全規制においては，確率論的手法を参考にしつつ決定論的手法が用いられているが，しだいに確率論的な考え方が導入される傾向にある．

決定論的手法では，施設の異常や故障を想定し，その際の施設の挙動や環境に与える影響を解析した結果がある一定の基準を充たしていることをもって，十分な安全性があると判断するものである．起こりうる異常事象は無数に存在し，それらをすべて考慮することは不可能である．そこで最初の原因や途中の経過が類似の事象をグループにまとめ，限られた数の代表的事象だけを選定する．たとえば，ある機器が破損する事象を考える場合に，最大級の破損を想定しても安全ならば小規模な破損では問題にならないはずなので，最大級の破損のみを考慮すればよい．このように，安全評価の目的で想定する代表的な事象を設計基準事象と呼ぶ．

設計基準事象の選定にあたってその発生頻度を考慮する必要はなく，その意味で決定論的手法と呼ばれる．しかし，わが国の原子力安全規制においては，発生頻度に応じて次の2つの事象群に分けて考える場合が多い．最初の事象群は施設の寿命中に発生する可能性があるもので，これを想定しても施設に重大な損傷を与えることがなく，通常状態に復帰できることが必要条件である．次に，施設の寿命中に発生するとは考えられないものの，もし発生したならば周辺公衆や環境に重大な影響を与えるおそれがある事故が考慮され，事故を想定しても周辺公衆に対して重大な健康被害を与えないことが要求される．決定論的安全評価では，事故よりもさらに可能性が低く，現実的に起こりうるとは考えられないような設計基準を超える事故に対しては，設備上の対策を必要としないという考え方が採用される．しかし，設計基準を超える事故に対しても，運転操作上の工夫や防災対策によって事故の影響を緩和する措置がとられている．

決定論的安全評価においては，知識の不足，解析精度の限界，機器の信頼性などに起因する不確かさに対処するために，解析条件を設定する際に保守的で安全上不利な条件を想定することが一般的に行われる．たとえば，異常の拡大抑制や影響緩和の機能をもつ設備・機器のうちで，最も効果の大きいものが1つ故障するという単一故障の仮定がよく用いられる．

2) 確率論的安全評価

原子力施設で発生する事象が設計基準の範囲内に収まるかぎり，周辺公衆に重大な健康被害をもたらすことはないが，設計基準を超える事故が起きる可能性はゼロではない．そこで，考えられるすべての事象を考慮したうえで，その発生頻度に基づいて原子力施設の安全性を評価する手法が確率論的安全評価である．

確率論的安全評価では，まず事故の最初のきっかけとなる事象（起因事象）から始めて，事故の発生を防止するために設けられた複数のバリアの動作が成功する場合と失敗する場合とに分けながら，事故の進展シナリオを数え上げる．そしてその最終的な状態から，事故に至る事象シナリオを特定する．これがイベントツリー解析（ETA）である．バリアには物理的防護や安全装置はもちろん，人間の行動・判断も含むすべての種類のバリアを考慮する．

図1は，誤薬を対象にETAを実施した例を概念的に示したものである．誤薬の起因事象にはさまざまな事象が考えられるが，処方を誤った場合にはコンピュータによるチェック，薬剤師によるチェック，患者によるチェックなどのバリアが考えられ，これらのバリアの1つでも働けば誤薬は防止できる．したがって，この事例で誤薬に至るシナリオは一番下のルートだけであり，図のような成功失敗確率を想定すると，誤薬の発生頻度は 10^{-6} と計算される．成功失敗確率の評価法は以下に説明する．

次に，各バリアの動作が失敗するための条件を，フォールトツリー解析（FTA）を行って求める．フォールトツリーは，あるバリアの動作失敗を頂点に，それを引き起こす条件となる事象の組み合わせを論理的に展開した図である．機器故障率やヒューマンエラー率に関するデータベースが整備されており，個々の基本事象の発生頻度がわかれば，FTAの結果からバリアが動作に失敗する確率が求められ，これをイベントツリーに戻せば事故に至る事象シナリオの発生頻度が評価できる．

図2はある機器が使用不能に陥る事態を頂上事象とするFTAの例で，機器2は機器1の予備（バックアップ）であり，両方とも同じ電源

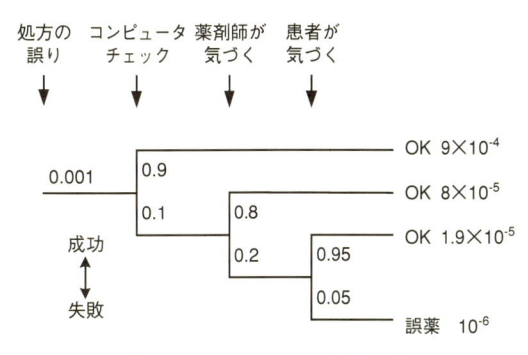

図1 イベントツリー解析の例

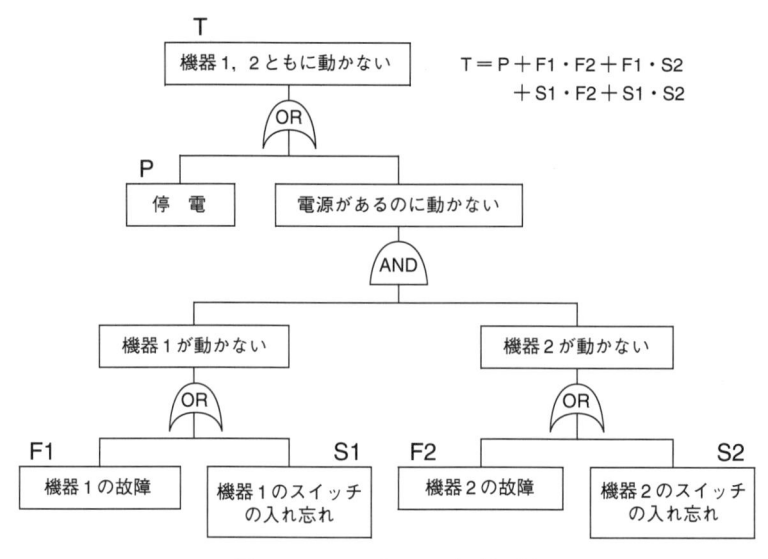

```
           T
    ┌──────────────┐
    │機器1,2ともに動かない│         T＝P＋F1・F2＋F1・S2
    └──────────────┘           ＋S1・F2＋S1・S2
          OR
    ┌──────┴──────┐
    P            
┌──────┐  ┌──────────────┐
│ 停 電 │  │電源があるのに動かない│
└──────┘  └──────────────┘
               AND
        ┌──────┴──────┐
┌──────────────┐  ┌──────────────┐
│機器1が動かない│  │機器2が動かない│
└──────────────┘  └──────────────┘
       OR                OR
   ┌───┴───┐         ┌───┴───┐
   F1       S1        F2       S2
┌──────┐┌──────┐ ┌──────┐┌──────┐
│機器1 ││機器1の│ │機器2 ││機器2の│
│の故障││スイッチ│ │の故障││スイッチ│
│      ││の入れ忘れ│      ││の入れ忘れ│
└──────┘└──────┘ └──────┘└──────┘
```

図 2 フォールトツリー解析の例

で駆動される場合である．ORノードは下の事象のうち1つでも生起すれば上の事象が生起することを，ANDノードは下のすべての事象が生起しないかぎり上の事象が生起しないことを表す．FTAの結果，頂上事象Tが発生する基本事象の組み合わせが，図の左上に示すように求められ，これより頂上事象の発生頻度が求められる．

ETA，FTAはこのように事故の発生頻度を定量的に評価する手法であるが，それ自体は事故の事象シナリオや発生条件を系統的に明らかにする手法である．発生頻度の評価が不要の場合，あるいは基本事象の発生頻度データが入手できない場合であっても，定性的，あるいは準定量的にETA，FTAを実施することは事故の発生防止策を考えるうえで有効である．また，正確なデータが入手できないために専門家の推定による値を用いた評価であっても，複数の事故シナリオのうちどれから対策を講ずるべきか，複数の事故防止策のうちでどれが最も効果的かといった相対比較には十分に役立つ．

3．教訓活用
1）事故・故障報告制度

原子力施設で事故や故障が起きた場合に規制官庁に報告すべき事象は法令に定められているが，その対象は施設の運転に支障を及ぼすおそれのあるものに限られる．法令で義務づけられた事故・故障報告を補足する意味から，規制官庁は通達（行政指導）によって法令レベルよりもやや軽微な事故・故障についても報告するよう電力会社に要求している．こうして報告された事故・故障情報は規制官庁や関連機関によって事象の種類，重大性，原因などについて整理され，データベース化されるとともに，インターネットなどを介して一般に公開される．

事象の重大性については，国際原子力機関（IAEA）と経済協力開発機構・原子力機関（OECD/NEA）が定めた国際評価尺度（INES）による判定が行われる．INESでは原子力施設で起きた事象を，施設外への影響，施設内への影響，深層防護の劣化の3基準に従って8段階で判定し，レベル0を正常からの逸脱，レベル1～3を異常な事象，レベル4～7を事故と分類する．たとえば，「もんじゅ」のナトリウム漏れ事故はレベル1，JCO臨界事故はレベル4，チェルノブイリ事故はレベル7である．INESを用いることによって，事象の重大性を国際的に比較することができる．

電力会社などの原子力事業者は，独自に原子力施設情報公開ライブラリー「ニューシア」を運営して，事故・故障情報の収集，分析，データベース化，公開を行っている．ニューシアに

報告されるのは，法令・通達で国への報告が義務づけられているトラブル情報と，これより軽微ではあるが保安活動の向上の観点から社会的に共有することが有益であると判断される保全品質情報である．この他にも，事業者は施設が立地する周辺自治体と安全協定を結んでおり，事故・故障情報を直接提供している．

しかし，こうした報告の対象となる事故・故障は比較的重大なものだけであり，ヒヤリ・ハットなど軽微なものについては全国レベルの教訓活用は行われていない．また，報告内容が限定されているために，報告を基にヒューマンファクターや組織要因など事故・故障の背景まで分析することが困難であるという欠点がある．今やヒヤリ・ハット情報などの活用はほとんどの企業で実施されていると推測されるが，その方法論や内容が組織外に公表されることは滅多になく，企業内で閉じた活動となっている．

国際的活動としては，IAEAとOECD/NEAが事象報告システム（IRS）を運用して事故・故障情報の国際的流通を推進している．IRSは加盟各国がもつ報告システムの利用を前提とするが，報告すべき事象や報告書の作成手順をガイドラインとして用意し，報告の標準化を図っている．なお，IRSでは関係機関内での情報流通を阻害しないために，情報提供者が開示制限を付けることを認めており，公開情報ではない．国際機関以外にも，原子力発電所を所有する電力会社の団体である世界原子力発電事業者協会（WANO）や，米国原子力発電運転協会（INPO）などの民間団体が，会員企業からの事故・故障情報の収集と情報交換を行っている．

2）事業者相互評価

JCO事故は，組織内にとどまらず組織を超えた安全情報の共有や，業界全体としての安全文化の向上努力が重要であることを知らしめる事故であった．この教訓をふまえ，国内の原子力産業に関与する企業・機関が，原子力産業全体における安全文化の共有と向上を目指してNSネットを設立した．NSネットでは，安全文化の普及，会員間の相互評価，安全に関する情報交換，過去事例に基づく教育支援などの活動を行っている．NSネットには国内の電力会社，プラントメーカ，燃料加工メーカ，研究機関などが参加しており，電力会社の団体であるWANOやINPOよりも参加企業・機関の範囲は広い．

NSネットの活動のなかで注目されるのは，相互評価（ピアレビュー）である．ピアレビューは，WANOのピアレビュー手法を参考に，会員の専門家から構成されるチームが，会員の事業所の原子力安全に関する取り組みを，現場観察，書類確認，面談などの意見交換を通して専門的立場から評価するものである．その目的は外部監査や国による安全規制の補完といったものではなく，原子力安全に関する課題や良好事例を抽出し，水平展開することによって，会員の所有する知見を共有し，自主的な安全活動に寄与するとともに，原子力産業全体の安全意識の向上を図ることにある．レビュー結果は印刷物とインターネットで公表される．また，会員以外の組織から第三者オブザーバを招いて意見を求めており，オブザーバの意見も公表される．

〔古田一雄〕

参考文献
1) 佐藤一男：原子力の安全を考える，電力新報社，1988.
2) D. M. カーメン，D. M. ハッセンザール：リスク解析学入門，シェプリンガー・フェアラーグ東京，1999.
3) http://www.nucia.jp/
4) http://www.gengikyo.jp/

― 他産業からの学習

22 化学プラント

1. 化学プラントとは

一般に化学プラントと呼ばれている生産設備の厳密な定義はないが、化学物質を処理するプラントと広義に考えると、そこにはさまざまな危険要因が含まれている。現在、われわれの生活環境下で用いられている化学物質の種類と量は膨大であり、本来天然には存在していなかった、いわゆる合成化学物質が大半を占めている。

化学プラントで扱われている化学物質の安全性にかかわる性質としては、漏洩した物質に着火したり、衝撃を加えたりすると爆発する、可燃性と呼ばれる容易に引火、着火して大量の熱エネルギーを放出する、毒物・劇物と呼ばれて人体の生命や健康に対して強い阻害作用がある、など多様である。

化学プラントにおける処理は、化学物質を装置のなかで化学反応その他の操作を行って新たな製品を製造することを目的としているが、なかには混合物の原料から有用成分を分離して、あるいは複数種の物質を混合して製品を作るような、必ずしも化学反応を伴わない操作の場合も化学プラントに含まれる。また、化学プラントとは考えられていないが危険な化学物質を扱っているプラントには、たとえば猛毒性で容易に発火するシランガスを使っている半導体製造プラントなどがある。

化学プラントの事故では、処理している物質が何らかの原因で漏洩することによる場合がほとんどである。最終製品は安定なものでも、化学反応操作では、取り扱う物質の反応性が高い条件で他の物質への転化を行うので、そのような条件下の物質が漏洩することは、酸化反応である爆発や火災、あるいは人体の火傷や中毒を起こしやすいことになる。

2. 化学プラントの事故

約200年に及ぶ化学工業の歴史のなかでは、悲惨な事故を数多く経験しており、プラントの種類や生産規模においては格段の発展を遂げた現在でも、相対的には事故率は小さくなったといえども、依然として根絶することには成功していない。

1947年に英国のFlixboroughで起きた化学プラントの爆発事故は、従業員28人が死亡し、一般住民を含め数百人が重軽傷を負うという、史上最悪の災害をもたらした。大事故の約2か月前に、反応器No.5に亀裂が生じて処理物質のシクロヘキサンが漏洩していることを発見し、補修のために反応器No.5を飛ばして仮設配管によって反応器No.4と反応器No.6を連結して運転を再開した。

ところが、別の反応器からも漏洩が発見され、応急措置をしてまた運転を再開したが、まもなく大爆発が起きてしまった。化学反応設備では、一般に反応性を高めるために高温、高圧下で運転する場合が多く、いったん開口すると一気に大量の可燃性物質が漏洩し、自然着火しやすく、爆発や火災事故になってしまう危険性がある。

1976年には、北イタリアの小都市Sevesoを中心とした6つの隣接した町の広範な地域に毒性化学物質を放出した事故が発生した。その化学プラントでは、化粧品や歯磨きなどに用いる殺菌剤の原料を製造していたが、この反応は温度が200℃以上になると異常反応が起こり、青酸ソーダの10万倍の毒性があるといわれる、いわゆるダイオキシンが急激に発生する性質がある。反応操作を誤ったために、圧力が急に上昇して安全板が破裂しキノコ雲となって1807 haの広大な土地を汚染した。

このダイオキシンは毒性が強いうえに800℃

以上にしないと分解しないほど安定であるために，汚染された広大な土地の表土を削り取って消却する計画を立てたが，削り取る作業に当たった作業員が完全防護装備をしたにもかかわらず次々に発癌して死亡した．結局，汚染濃度に応じて分けた3段階の地域に対して，立ち入れる程度を制限している程度で，抜本的な対策を見いだすことができていない．

1984年にインド中央部のBhopal市にある農薬工場から猛毒の中間原料であるメチルイソシアネートが漏洩し，市中に拡散して死者2600人以上，危害を受けた市民20万人という最大級の事故が発生した．

工場における生産管理や設備管理に多くの不備があり，特に大量の水が誤ってメチルイソシアネートのタンク内に流入してしまった結果，異常反応が起こって貯槽内の圧力が上昇して系外に漏洩してしまった．事故の発生が深夜であったために，多くの住民には警報もなく，目覚めることなく命を落とす結果となった．米国のUCC社という大企業との合弁会社でありながら，設備不備が放置され，不適切な運転が行われたことによって事故に至ったもので，安全管理の資格に欠けた人災というべき事件であった．

以上は，国際的に話題となった化学プラントの大事故であるが，不適切な管理や安全に対する十分な技術をもたないで運用すると，爆発や火災あるいは劇毒物の放出といった大事故につながるおそれがあることを表している．多くの化学工場ではほとんど事故を起こすことなく正常に生産活動を続けている現実があり，適正に管理すれば安全に操業することができる技術がある程度確立されているということができるが，代表的な化学プラントである石油化学コンビナートにおける事故件数は，図に示すように漸増の傾向を示している．

3. 事故の原因

化学プラントの事故の原因を技術的な観点から大きく分類すると，次の4種類の場面での不備，もしくは失敗に起因すると考えることができる．すなわち，設計不備，施工不良，運用過失，経年劣化である．

1) 設計不備

設計が不備で事故に至る例は少なくない．これまでの技術の進歩を通して蓄積された設計の

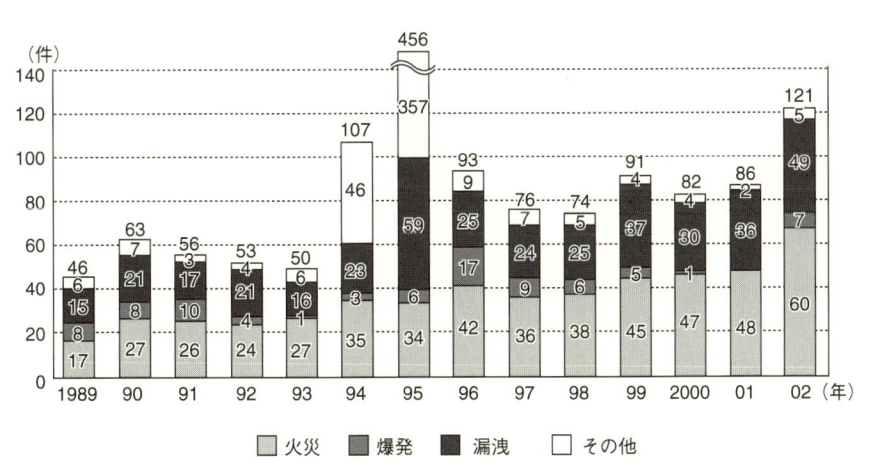

図 石油コンビナート事故発生件数（種別ごと）の推移（消防庁（編）：消防白書平成15年版，ぎょうせい，p72より）

注）災害件数には，1993年の北海道南西沖地震による5件，1994年の三陸はるか沖地震による46件，1995年の三陸はるか沖地震の最大余震による22件および兵庫県南部地震（阪神・淡路大震災）による367件，2001年の芸予地震による2件の事故を含む．

ための知見は，工学として体系化され，それが専門教育の基本になっている．各技術分野では，それらの知識は設計のための工学便覧として集大成されており，最近ではいわゆるCADのためのコンピュータ用にプログラム化されている．

しかし，これらの技術体系は，汎用化が重要な目的であるために，問題を構成要素に分解して一般化されている．したがって，特定のシステムを設計する場合は，一般的に記述されている固有技術を組み合わせる形でプロセスを構築することになる．もしも，そのプロセスに汎用技術では扱えない特有の条件が潜んでいるとすると，汎用技術だけに頼っている設計者はその特殊条件に気が付かずにプロセスを設計してしまい，いわゆる設計不備が生じることになる．

設計不良の問題の難しさは，どこにそれが存在しているかを知ることが不明であるという点にある．設計者自身が設計どおり機能するかどうか確信がないような部分については，あらかじめ実験などで確かめる手続きがとられるのでほとんど問題にならないが，気が付かない設計不良は顕在化するまで改良されず，大きな事故の原因にもなりうる．設計者の思い違いや検討不足による問題点の見逃しが発生することを補う対策として，デザインレビュー（design review：DR）という方法がとられる．DRとは設計の各段階で確認しなければならない事項を網羅的にチェックリストの形で用意し，落ちがないように確認することを目的としている．

2）施工不良

設計どおりの施工が行われないことが事故の原因になる場合がある．製作時の溶接欠陥や材料の取り違いといったミスのほかに，補修作業が不適当であることによる事故もこの類である．こうした事故を防ぐのは一般に受入検査のような確認の手続きによっているが，工事中の短時間に膨大な点数の検査をしなければならないのでなかなか完璧を期すことは難しく，相当長期間運転してきた化学プラントの配管について総点検をしたところ，設計図面と異なる材料の配管が使われているのが発見されたという例がある．また，運転開始から10年たった反応器の開放検査を行い，その後の漏洩検査の最中に反応器が破裂し，原因を調べると製作時の溶接欠陥であったという例もある．

一般の検査では発見することができない種類の施工不良については，現実にはほとんど対応することが困難である．たとえば，塗装が行われている部品での材料の取り違いなどは，よほど積極的に塗料をはがして検査をするようなことをしないかぎり発見することができない．

施工不良対策の基本的な考え方は，起きてしまった施工不良を検査によって検出するという方法は時間と労力を伴いながら，しかも完全を期すことが困難であるから，施工不良を発生させないための管理体制を充実させることである．実際の施工業務に携わる末端の作業者には，作業の仕様書は示されているが，その作業での欠陥が設備全体の安全性にどのような影響があるのかはほとんど知らされていない場合が多い．特に安全性に直接かかわる箇所の作業には念を入れる配慮は，施工不良を防止するうえで重要である．そのためには，作業者はスキルの向上に励むとともに，分担する作業に対する責任を自覚する必要がある．

3）運用過失

人間の作業には誤操作，誤判断がつきものである．ヒューマンエラーが事故を引き起こす問題は人間工学の分野では古くから取り上げられているが，いまだに根絶することができていない．フールプルーフ，フェールセーフといった人間の間違いをバックアップする方策も対応の一つの考え方であるが，これを突き詰めると完全無人化を指向することになり，人間の役割を無視したシステムになってしまう．しかも，自動化システムは想定される問題に対処することができても，いわゆる臨機応変な対応をすることができないので，想定外の異常の起こることを完全に否定することができないかぎりは，それに対する人間のバックアップが必要になるというジレンマが存在する．

ヒューマンエラーの問題を直接取り上げている技術分野は人間工学である．安全人間工学と呼ばれる分野では，エラーを起こさせないための環境条件，人間の生理的，心理的条件などについて工学的な研究を行っているが，特に航空機の分野で発達し，大きな成果を得てきている．ヒューマンエラーを回避する方策としては，設計の段階で検討を加え，人間が間違わないような設備の構造にするという考え方がある．たとえば，読み間違いや見落としのないようなメータの表示を工夫する，不必要なときに操作しないように施錠をしたりカバーを取り付けたりする対策はその例である．

一方，人間の弱点である誤認，錯覚，誤操作といったエラーそのものを人間の意識を喚起することによって防止する方策についてもさまざまな工夫がされてきている．たとえば，ヒヤリ・ハットの登録，指差し呼称，危険予知訓練などが挙げられる．ヒヤリ・ハットは，大きな事故の背景には多くの中程度の事故があり，中程度の事故の背景には多くの小規模の事故があるというハインリッヒの指摘に基づいて，日常の活動のなかで「ヒヤリ」としたり「ハット」するような経験を報告して，全員の経験として注意を喚起することによって，中規模，さらには大規模の事故への誘発を防ぐことを目的としている．また，各人がそうした事故の芽を摘む努力をすることによって安全に対する意識を高めることも狙っている．

指差し呼称は作業をする前に，行おうとしている作業が間違いないことを確認するために，対象を指で差し，それが正しいことを確認したら「ヨシ」と声を出して言うことによって誤動作を防止するために励行する習慣である．かなり以前に実験によって指差し呼称の効果が証明され，現在ではほとんどの交通機関や工場で行われている．しかし，実験結果が示すように，エラー率は減ってはいるがゼロになっていないので，それだけで誤動作を皆無にすることは期待できない．

危険予知訓練は，一般にグループで行われるが，ある作業をしている状況の絵や写真を皆で見て，どこに危険な要素があるのかを指摘し合い，危険に対する感受性を高めるための教育方法である．漫然と作業をするのではなく，些細な危険性も見逃さないような態度を普段から養成することを目的としている．

こうした努力はそれぞれある程度の効果を期待することはできるが，作業の目的は別なところにあるために，本来の作業に注意が集中すると周辺の危険要因への注意力は希薄にならざるをえない．すなわち，誤動作，誤判断を起こさないように注意することは当然ではあるが，そこに加えて最も重要なのはプロとしての技量である．何遍繰り返しても同じように作業ができるためには，それをいちいち考えなくても間違いなくできるように自分の技量として身についていることが必要である．これは作法といわれるものであり，一見安全とは無関係な習慣，規則も含めて「自然で」「無駄がなく」「理にかなった」「美しい」動作が実現するような風土を確立することが重要であると思われる．

4）経年劣化

いかなる設備も時間の経過あるいは使用の繰り返しによって劣化が起こることは誰もが周知しているところである．こうした問題は，いわゆる保守あるいは保全によって対応している．しかし，それぞれの経年劣化現象がどのような速度で進行するかがわかっている場合はほとんどなく，基本的にはそれが顕在化した段階で補修するという方法がとられてきた．いわゆる手入れの悪い設備は事故のもとであるので，そのために日常の作業として決められた方法に従った保守点検作業で対応するというのが一般的な考え方である．ところが，日常点検にしろ定期点検にしろ点検作業は間欠的であり，その間に故障が起きた場合には点検の効果がないことになってしまう．

点検によって，たとえば異常音の発生や異常過熱などによって故障になる前に現れる徴候が発見できれば大事に至らずにすむが，必ずしもすべての異常を点検によって発見できるとは限

らない．異常の発見が遅れて対応までに長い時間が経ってしまうと取り返しのつかない大きな事故にまで発展してしまうことになる．経年劣化の取り扱いは，劣化現象として「何が」「どこで」「いつ」起きるかを予測する問題である．

予測の問題を扱う方法論として提案されている信頼性工学においては，故障の起こる可能性を過去のデータから統計的に評価される確率論的期待値として表現している．部品の寿命の問題も確率として定義される故障率によって管理する方法が提案されているが，安全性を議論する立場からすると，確率的評価では事故の起こる可能性がゼロではないという致命的な前提条件があり，その取り扱いが難しくなる．メンテナンスの場合には，特定の設備を対象としているので，その設備の余寿命がどのくらいであるのかを具体的に議論する必要があり，確率論ではなく故障物理といわれる決定論が必要である．

4．危険の予知・予測

事故を起こさないための3要素としては，設備とその取り扱いについて十分な知識をもつこと，作業に練達した技量をもつこと，そしてどこに危険が潜んでいるかを見抜く感性をもつことが挙げられる．

知識については，解説書やマニュアルなどによる教育あるいは自習を通して習得することができる．また，技量については，スポーツや芸事などと同様に繰り返し練習することによって涵養されるものである．ところが，感性については，抽象的な議論では一般化しがたく，個人差の問題になりやすい．それを避けるために，客観的に危険を予知する方法論についてさまざまな提案が行われている．

たとえば，FMEA (Failure Mode and Effects Analysis) は，プラントのある機器が故障したとすると，その影響がどのように広がるかを系統的に解析する方法である．しかしこの方法では，どのような故障モードを想定するかが決定的であり，重要な原因を見逃す可能性がないとはいえない．また，影響をどの範囲まで広げて考えるかが問題であり，影響が伝播する可能性を定量的に確率によって評価して，その値が小さくなった所で打ち切るといった方法もとられる．

FTA (Fault Tree Analysis) は，逆に起こってはならない事故をトップ事象として想定し，それを誘発する原因について因果連鎖をさかのぼって探索する方法である．複数の原因が重なったときに事故になる論理積と複数の原因のなかどれかが起こると事故になる論理和の条件によって因果連鎖の構造を表現したFault Treeを作成し，それぞれの経路の起こりやすさを確率計算によって評価することを目的としている．しかし，原因を取り上げるところに属人的な要素があり，10人が行うと10通りのFault Treeができ上がるといわれているが，最近ではコンピュータでFTを作成する試みもある．

網羅的に危険要因を抽出する目的から，たとえば「過大」「過少」「停止」などの異常に関する一般的なキーワードをそれぞれの機器に当てはめて，異常事態を一般的に思いつく手引きとする方法が提案されており，HAZOP (Hazard and Operability Study) として多くの化学プラントで安全評価に適用している．

従来は，化学プラントの安全を確保するためには，技術基準や強制法規によって危険な行為を規制し，それを守ることを各企業に義務づけるという考え方が一般的であったが，最近は，法規制においても自主保安責任を重視する方向にあり，満足すべき安全性の条件を規定する，いわゆる機能性規定化が進められつつある．これによって各企業は，これまでの安全法規を守ればよいという安易な考え方から，プラントの内容を最もよく知っている立場にある各企業が自主的な技術基準で保安管理の責任をもつという考え方に変わることが要求されている．

プラントの安全は，いかに管理すべきかという方法はわかっていて，ただそれを忠実に守ることによって維持されると考えがちである．し

かし，現実に発生している事故の内容をみると，従来の安全管理の技術では十分対応できない事故が少なくない．安全管理技術では，絶えず研究を続けてこれから起こるかもしれない事故を未然に防ぐ努力が必要なのである．

［大島榮次］

参考文献
1) 大島榮次（監修）：設備管理技術事典，産業技術サービスセンター，2003.
2) 安全工学協会（編）：新安全工学便覧，コロナ社，1999.

―――――― 他産業からの学習

23　航空分野

1. 第二次世界大戦後の日本の航空

1945年の終戦以来7年間にわたって，わが国の航空活動が米軍の占領政策によって全面的に禁じられた．この間に，世界の軍事パワーは一斉に民間航空に振り向けられて，著しい発展を遂げていた．1952年のサンフランシスコ平和条約の発効とともに，わが国の航空活動も再開された．しかし，世界から大きく立ち遅れた状態での再開は，全面的に米国の支援に頼らなければならなかった．このことは，航空法体系の整備についても全く同様であった．

7年間も翼をもぎ取られていた航空人たちは，いっせいに立ち上がり航空活動の復興に結集した．基本となるべき航空法は，すべてFAR（米国連邦航空法）を手本とした．このため，安全を最も重要視する欧米の航空法の思想がそのまま踏襲された．長い伝統を誇る海運分野とは，全く異なった経緯で新しい航空法体系が整うこととなった．

2. 安全に関する航空法の規定

航空法では，航空機の安全性，航空従事者の資格制度，空港・航空路および航空保安システムの安全性，安全な航空機の運航など，あらゆる面から安全性を確保するための規定が整備されている．航空運航システムについては，鉄道や路線バスのように，線路や駅舎などをすべて企業の責任において整備するのではなく，国が責任をもって空港や航空路なども整備している．

1) 航空機の安全性（航空法第11条～21条）

日本の国籍を有する航空機の安全性は，国土交通大臣が管轄する「耐空証明制度」によって，確保されている．同大臣は，申請のあった航空機の強度，構造および性能が省令で定める技術上の基準に適合するかを検査して，適合すると認めたときは「耐空証明書」を交付する，

その有効期間は1年である．この場合，航空機の用途を指定し，運用限界等指定書を同時に交付する．また新規に製造された型式機については，「型式証明書」を交付することになっている．航空機は，このような「耐空証明」を受けていなければ使用してはならないし，指定された用途，運用限界の範囲内でなければ使用することができない．

また，耐空証明の有効期間内でも，大修理や大改造を行った場合には「修理改造検査」を受けなければならない．この修理，改造の区分は省令で定める．

このようにして，新造機から整備改修に至るまで，国の厳しい検査を経なければ航空の用に供することができない仕組みになっている．用途が自家用と指定されている航空機で，営業活動を行うことができないし，自作機で気軽に空の散歩はできないようになっている．航空機の事故は，搭乗者のみならず，地上の人命・財産を損なうおそれがあるからである．

航空機の信頼性確保は，航空黎明期からの課題であった．ちなみに，動力航空機の最初の死亡事故は，1908年9月17日オービル・ライトが，彼のフライヤー号にセルフリッジ中尉を乗客として搭乗させて起こった．この事故は，プロペラの故障が原因であった．この事故で，セルフリッジ中尉は死亡し，オービルは辛うじて生還した[1]（図1）．

わが国でも，1913（大正2）年3月28日に，木村鈴四郎中尉と徳田金一中尉が搭乗して青山練兵場から所沢飛行場に向かって飛行中のブレリオ機が，目的地を目の前にして，折からの南東の強風にあおられて左主翼が破損し，急角度で地上に墜落した．2人のパイロットは日本初の航空機事故による殉職者となった[2]．

その後，航空機は第一次世界大戦を経て急速

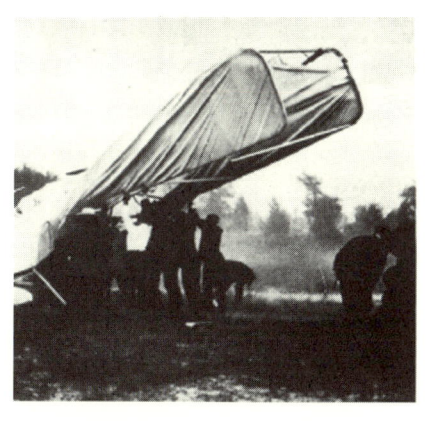

図1 世界初の航空死亡事故
1908年9月17日，セルフリッジ中尉死亡・オービル生還．

表1 機材の信頼性確保

耐空証明制度
   1. 設計思想
      セーフライフデザイン
      フェイルセーフデザイン
      ダメージトレーランスデザイン
      ワーキングトゲザーの設計
   2. 整備点検思想
      ハードタイム方式
      オンコンディション方式
      信頼性確保の整備方式
   3. 経年機対策

に進歩を遂げるが，定期航空輸送機関として認知されるまでには，長い年月を要した．1929年，ドゥリトル中尉による計器飛行法の確立によって，航空機の運航は雨天でも飛行可能な「全天候性」へと1歩近づき，航空会社は競って大型旅客機を発注した．さらに，1939年のジェットエンジンの発明（英国とドイツがほぼ同じころ）は，第二次世界大戦直後にジェット旅客機を定期航空路線に就航させる原動力となった．しかし，ジェット化による飛躍的な航空機の性能向上は，多くの設計技術上の問題を生み，新しい態様の事故に次々と直面した．連続したコメット号の空中破壊事故の原因となった「金属疲労」を突き止めた英国政府の根気強い水槽実験は，当時世界中の注目を集めた．そして，「フェイルセーフ・デザイン」という設計思想が生まれた．空中で航空機に故障が起こっても，安全に地上に帰還できるような設計が考案されたのである．やや遅れてジェット旅客機の開発に着手していたダグラス社やボーイング社，コンベア社など米国の航空機メーカーがこの設計思想をそのまま継承して，次々と名機を生み出した．

航空機の信頼性は，新造機だけの課題ではなく，日常運航を行っている航空会社の整備点検の技術にも負うところが大きい．航空機ユーザーの整備点検思想も設計思想の変遷とともに進歩して航空機の信頼性を向上させてきた．近年では，長年使い込んだ経年機の信頼性を維持するための世界的な検討が行われて，「経年機対策」が確立している．

このような航空機の発達史を概観すると，航空機の信頼性確保の歴史を表1のように整理することができる．そして，航空機の安全性向上に大きく貢献している．

  2) 航空従事者の資格制度（第22条〜36条）

航空従事者の信頼性は，航空従事者資格制度によって，国土交通大臣が「航空従事者技能証明書」を交付することによって管理されている（表2）．技能証明書の種類は，整備士，通信士，航空士，航空機関士，操縦士で，それぞれ等級が付与される．操縦士においては，自家用，事業用，上級事業用，定期運送用に分かれる．「技能証明書」は，航空機の型式を限定して交付される．乗務する型式ごとに試験を受け直して，「型式限定」を受けることになる．どのような試験を受けるかといえば，当該型式機の性能や構造に関する知識，安全に運航することができる操縦技倆などに加えて，想定される

表2 人間の信頼性確保

航空従事者資格制度
   1. 技能証明
      自家用操縦士
      事業用操縦士
      上級事業用操縦士
      定期運送用操縦士　型式証明
   2. 身体検査証明　第1種　6か月ごと
   3. 路線資格　6か月審査
   4. CRM/LOFT訓練

あらゆる故障に対する適切な処置要領をデモンストレーションしなければならない．これを運航に必要な知識および能力という．

操縦士は，「航空身体検査証明」の交付を受けなければ，航空機に乗り組むことができない．省令で定める航空身体検査基準に合格したとき，「航空身体検査証明書」が交付され，その有効期間は，定期運送用操縦士が6か月で，その他は1年である．

このほかに，航空法第72条の「機長の路線資格」という規定があり，当該路線における機長として必要な経験，知識および能力を有していることを認定されたものでなければ，乗り組むことができない．その認定を受けたものに対して，国土交通大臣は定期的に実地試験による審査を行わなければならない，その有効期間は6か月である．

このように，定期航空会社の機長は，国の資格制度による厳格な技倆管理および健康管理を受けている．副操縦士，航空機関士については，法定の路線資格や6か月審査はないが，会社が独自に行う年次審査で管理されている．一般的には，国によるこれほどきめこまかい資格管理が行われていることは，あまり知られていないし，他の分野にも例をみない．

しかし，筆者の経験からいえることは，いかに試験や検査を厳格に，頻繁に実施してもそれだけでプロフェッショナルな技術者の技倆を管理することは難しいということである．誰でも目の前の難問をクリアすることを考え，最近の受験生のごとく試験や検査にパスする技術を身につけてしまうのである．技術者の倫理に基づく自己研鑽を実践できる制度や演練の機会を準備することが，これからの高度な技術集団の技倆管理に必要な課題であると考えられる．

最近，法制化された「CRM（crew resource management）訓練」は，そのような視点から構築された新しい訓練概念である（1998年，法律によって航空会社にCRM訓練の実施を義務づけられた）．定期的にシミュレータで実施するLOFT（line oriented flight training）と呼ばれるこの訓練では，事前に訓練内容を知らせないし，教官が押し付けがましく教授する場面もない．訓練の後には，試験が必須のように考えられてきたが，試験もない．与えられた訓練時間をフルに活用して，クルー単位で考え，決断し，操作を行って，その手順や結果について，謙虚にディスカッションするのである．この訓練によって，航空機パイロットの安全文化が現在のように高まったと考えられる．

3) 航空路，飛行場および航空保安施設（第37条～57条）

航空分野では，航空路の安全性，飛行場の安全性，ならびに航空保安施設の安全性はすべて国が責任をもって確保する仕組みになっている．

航空路は，計器飛行方式で飛行しても地上や山岳，他機との間隔が安全に保てるように，航空路の幅，最低飛行高度，航空路無線標識などが設定され，維持管理されている．全国の空域を管制レーダーが監視していて，すべての計器飛行方式で飛行する航空機は，常時管制官によって管制されている．

飛行場ならびに航空保安施設は，省令によって詳細な設置基準が定められて，常にその機能が維持管理されていて，整備や補修などで機能停止するときには，前もって「航空情報（NOTAM：notice to airman）」という方式によって，全国に通報される仕組みになっている．飛行場は，滑走路や誘導路の整備だけでなく，航空灯火や離着陸に必要な航空保安無線施設，管制官とパイロットの無線通信設備などの保守整備が，国の機関によって行われている．

このような航空路，飛行場および航空保安無線設備，航空管制システムなどを総称して「航空運航システム」と呼んでいるが，このように完備した航空運航システムのなかで旅客機は，毎日，安全に運航しているのである．

4) 航空機の運航（第57条～99条）

航空機の運航に必要な搭載物件や装備すべき機材や装備品，燃料，乗組員など安全上必要な項目，ならびに機長の権限や出発前の確認事

項，危難が発生した場合の機長のとるべき措置，各種報告の義務，運航管理者との協議，飛行高度の規定，位置通報，航空交通管制の受け方，衝突予防などの規定，爆発物の輸送禁止，曲技飛行，操縦練習，計器飛行法による飛行方法，飛行に影響を及ぼすおそれのある行為などについて，詳細な規定がある．

この規定は，主として航空事業者（航空会社）ならびに機長に対して，運航安全を確保するために必要な義務を定めたものである．しかしながら，これらは必要最小限の要件を規定したものであり，これに加えて航空会社は独自の航空機運用規程を，機種ごとに設定して当局の認可を受ける仕組みになっている．

3. 航空会社の安全運航体制について

航空会社は，定期運送事業者としての路線ごとの認可を受けなければならないが，そのためには当局の路線運航開始前検査を受ける仕組みになっている．したがって，安全運航に関する社内体制は，航空従事者の資格試験と同様に厳しい検査によって管理されている．運航支援体制や航空機整備体制，当該路線に乗務する乗員の訓練体制や訓練内容，運航に必要な方式基準や当該路線に必要な規則や気象状況，地形に関する情報の周知要領なども完備していることが必要だ．

このようにして，細部にわたって国の指導を受けその監督下に置かれている．それだけではなく，社内には新しい路線の運航を開始するためのプロジェクトチームが編成される．このチームの任務は，当該路線に関する事前調査から始めて，乗員や関係者の訓練に必要な情報を収集して，関係者全員に座学訓練と実際の路線飛行訓練を実施する．その内容は，当該路線にかかわる諸規定，気象，地形，異常時の処置要領，管制方式，計器進入・出発方式などである．目的地空港内での地上運航方式は特に念入りに調査し，徹底する．

定期航空会社における運航業務ならびにその支援業務は，そのまま安全対策なのである．したがって，新しい路線就航後も初期の緊張感と，常に新しい情報に更新するための方策を確立する必要がある．そこで，常時新しい運航情報を収集する任務を担当する地上の専門組織を設置している．

1) 安全担当組織の整備

航空界では，安全の重要性から全社的な安全組織は社長直轄とし，各部門の長がメンバーとなる「総合安全推進委員会」制を敷いているのが通例である．この委員会には，事務局が置かれて委員会の活動を実質的なものにしている．全社的に取り組むべき安全対策について，関係各部門間の調整を迅速に行い，委員会の決議をとって早期に実践できる体制がとられている．この事務局は，社内外および国際的な安全情報を収集して，関係部門に配布する任務ももっているほか，安全推進に関する調査研究を分担している．また，国の事故調査機関などとの連絡も密接に保って，安全情報を収集している．

また，1970年代からヒューマンファクターに注目した研究を展開して，その発想法を普及する活動を展開している．1980年代から全社的ヒヤリ・ハット報告制度を運用して，関係部門にその情報を迅速に通報する体制をとっている．

安全担当部門は，事業所ごとにも設置されていて，事業所内での安全推進活動に従事している．たとえば，運航部門では，運航安全推進室というような名称で設置されていて，運航に関する専門的なヒヤリ・ハット報告を受け付けて，その内容を分析検討して適切な対策を検討している．

また，この組織では，FOQA (flight operation quality assurance) と呼ばれる，フライトレコーダー（飛行記録装置）の記録テープを無作為に解析して，標準運航要領からの逸脱状況をモニターして，該当者に通知する活動なども展開している．

安全担当部門だけでなく，運航技術担当の組織があって，運航マニュアルの管理や航空機の性能管理，航空機メーカーからの技術サービス情報の管理などを分担している．このような情

報は航空会社では特に重要で，マニュアル類は陳腐化しないように常に改訂作業が行われている．特に重要な役割は，航空機メーカーからの情報を得て，「アブノーマル・チェックリスト（飛行中，不具合が発生した場合に参照するための携行用簡易マニュアル）」を改定する作業の確実な実施である．航空機メーカーは，自社製造機の毎日の運航状況をモニターしていて，世界中で発生している不具合や事故を迅速に分析して，マニュアル類の改訂を全ユーザーに通報しているのである．この情報を失念するとたちまち同様なトラブルや事故に巻き込まれる結果を生むことになるからである．

2） 機種単位の組織における安全対策

運航部門組織の最小単位は，機種ごとの乗員部（課）と呼ばれる組織である．保有機数によって在籍パイロットの人数は異なるが，同じ機種を運航している乗員の集まりである．運航に関する情報，機体のトラブルに関する情報，航空機メーカーからの新しい情報などすべて共通の話題をもっている．ヒヤリ・ハット体験もひとごとではない．この組織単位では，指導層のパイロットの下に「班編成」を敷いて，日常のコミュニケーションをとりやすくしている．重要情報の連絡網的な機能も果たしている．ここでは，先輩から後輩へとマンツウマンの指導が行われていると同時に，ツウウエイの情報交換も行われている．この単位では，毎日が安全会議であるといっても，間違いではないような情報交換が行われている．

図2の「1：29：300」のハインリッヒの法則は，常識となっていて300件レベルのヒヤリ体験をいかに伝え合うかが日常の関心事となっている．また，毎回異なる環境条件のなかで行っているフライトでは，300件レベルの話題は尽きない．それを回想して，伝え合い，あるいは報告様式に記入して投函することが，29件のインシデントを防ぎ，さらに1件の重大事故をも防ぐという「予防安全」につながることの認識が浸透している．

4． 航空分野の安全体制の特徴

航空分野には，海運のような「シーマンシップ」という伝統的概念が存在しない．したがって，海運界のように「個人の資質に極度に依存する」体質がない．そこで，航空従事者資格制度を厳格に運用して，「人は誰でも間違える」という人間の脆弱性を補強しようとしてきた．しかし，この制度では，操縦技倆は管理できてもプロフェッショナルとしてのものの考え方までは管理できないことがわかってきた．熟練パイロットが異常な特権意識をもって，利用可能なあらゆる情報をうまく活用せず，最適な意思決定ができなかったことが原因とみられる大事故が続発したのである．そこで，試験だけに頼らないで，ものの考え方を冷静に演練できるCRM訓練が構築されたのである．

航空分野では，三次元の運動という危険な活動をしていることの自覚を古くからもっていた．事実，いったん離陸したならば，スムーズに着陸するか墜落するかの，いずれの方法でしか地上に帰還できないのである．毎回の飛行が命がけなのである．

そこで，昔から危険な体験や思わぬ失敗を率直に伝承するという文化を育んできた．現代流にいえば，「危険情報の水平展開」である．「Experiences Help Others（経験談が仲間を助ける）」という精神が，伝統的に芽生えていたのである．この精神が基礎となって，米国連邦航空局によって，1970年代に「航空安全報告制度（Aviation Safety Reporting System）」が確立されてきた．航空機のジェット化によってボーダレスとなっていた航空界では，この優

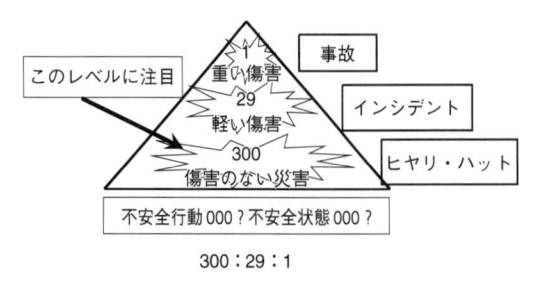

図2 ハインリッヒの法則
1930年代，米国の産業災害防止論．

れた報告制度がたちまち世界中に波及することとなった．

　わが国では，この制度の「免責条項」の発想が行政法になじまないとの理由で，政府主導での導入はできなかったが，その発想法は航空分野に受け入れられて事業所単位で活発に自発的報告制度が展開された．その結果，前述のような成果を上げている．

　航空分野では，世界的に「CRM 訓練の発想法」と「安全報告制度」が高く評価されて，各国で導入され，航空安全に寄与している．わが国の航空界でも，これらの安全手法は主流を占めていて，この 20 年間定期航空部門の死亡事故ゼロという輝かしい実績を誇っている．これらの安全手法は，航空会社の運航部門だけでなく，整備部門やその他の後方支援部門でも応用されて，安全意識の高揚に役立っている．

　最近，航空以外の製造業分野や医療分野，化学プラント分野などでもヒヤリ・ハット報告制度などの形で導入される傾向にある．本来コクピット内での意思決定能力を向上させるために開発された「CRM 訓練」も，チーム能力向上という効果を期待して，原子力発電分野，海運分野などでも応用され始めている．2002 年から，医療分野でも CRM の発想法の導入を目指した研究が進められている．　　　　［石橋　明］

参考文献
1) Heppenheimer TA : First Flight, pp 384-387, John Wiley & Sons Inc, 2003.
2) 大内建二：日本の航空機事故 90 年，交通ブックス 304, pp 23-24, 成山堂書店, 2003.

他産業からの学習

24 鉄道におけるヒューマンエラー事故防止対策

　鉄道は，多数の乗客または大量の貨物を載せた複数の列車が，レール（軌道）にガイドされて高速走行（最高速度は在来線で時速百数十km，新幹線で時速300 km）する交通システムである．列車は，急には止まれないこと（最高速度からの制動距離は，在来線で数百m，新幹線で2000〜3000 m），そして，自動車や航空機と違って，左右，上下などへの方向制御ができないため，最も恐ろしい事故は列車同士の衝突事故である．とりわけ，乗務員のヒューマンエラーに起因する列車衝突事故を防ぐことが，鉄道の誕生以来今日まで，安全上の最大の課題の一つであり，幾多の悲惨な事故の経験を重ねて，その防止のためのルールや仕組みが確立，発展してきている．

　以下では，列車衝突事故防止対策を事例に，まず，ハードの対策を柱として，鉄道の安全のルールと仕組みの発展を概説したうえで，鉄道におけるヒューマンエラー事故防止対策，特に人間（個人・集団）の信頼性向上を目指す具体的対策例について紹介する．

1. 列車運転の安全の仕組み

　列車同士の衝突事故防止対策の基本となるのは，線路を適当な区間に区分して，一つの区間には1列車しか進入させない，という「閉塞（へいそく）」のルールとそれを実現する信号と連動の仕組みである．

　信号は，一つの区間（閉塞区間）に1列車しか存在させない保証であり，前方の区間に列車が存在する場合には，停止（赤）信号を現示する．また，駅構内において，上下列車の行き違い，同一運転方向の追い越しを可能とするため，線路が分岐されている場合，列車衝突を回避するため，信号と分岐の状態（進路の構成）を対応させる仕組みが連動である．そして，これらのルールと仕組みを支える地上側の閉塞装置，信号装置，連動装置などのハードの装置の機械化，自動化，そして信頼性の向上が初期の列車衝突事故防止対策の大きな柱であった．

　しかしながら，これらのルールと仕組みは，あくまで人間である運転士が信号の現示に従った適切な運転を行うことが大前提である．したがって，列車運行の高密度化，高速化に伴い運転士の信号確認ミス，速度制御ミスなどのヒューマンエラーをいかに低減するか，防止するかがしだいに対策の焦点となり，この運転士のエラー低減，ないしエラーのバックアップ対策として，車上側での運転保安システムとして導入されたのが，自動列車停止装置（ATS）である．

　日本では，1927年，地下鉄の新橋・浅草間において初めてATSが導入されたが，国鉄では，1954年，山手線，京浜線で使用開始された車内警報装置がATSの前身として位置づけられる．この警報装置は，前方の信号が停止（赤）現示の場合，警報音により運転士に注意を喚起する装置であるが，ブレーキとの連動はないものであった．

　その後，1962年の三河島での列車二重衝突事故（死者160名）を契機に，赤信号の手前で警報後，適切な措置をとらないと自動的に非常ブレーキが作動するATSの導入，整備が進められ，1966年3月には国鉄の全線区に設置が完了した．ATS設置後の1966年度の国鉄における列車キロあたりの乗務員の取り扱いミスによる運転事故件数は，設置前に比べ約1/4に減少したといわれ，ATS設置は運転事故防止に大きく貢献した．

　当時の国鉄のATS（初期ATS）は，次のように作動する．まず，列車が赤信号に一定の距

離まで接近すると運転台でベル（警報音）が鳴る．この後，運転士が5秒以内に「確認扱い」をしなければ，自動的に非常ブレーキがかかり列車を停車させる．「確認扱い」とは「確認ボタン」を押しながらブレーキを操作することである．しかし，このシステムは，「確認扱い」後，信号までに停車しうる減速ができていない場合に自動的にブレーキがかかる機構にはなっていないなど，エラーのバックアップ対策としては弱点があり，その弱点をつく形の事故が続いた．そのつど，種々の対策が検討され，場内信号直下のATS地上子の設置，電源未投入防止装置の設置，分岐器速度制限警報装置の設置などの対策が付加されている．

その後，1973年12月の平野事故を契機に，想定されるエラーをほぼ確実にバックアップしうる新しい方式のATSの開発が進められ，国鉄の民営分割化以降，JR各社における主要線区での設置が急速に進められている．新式ATSは，停止信号の手前で停止できる速度で接近している場合には何もせず，許容速度（信号機までの距離とブレーキ性能を照らし合わせて決定される）に近づいたら警報音を鳴らし，許容速度を超えたら非常ブレーキを作動させる，という装置である．

また，新幹線やJR・私鉄の一部の線区においては，原理的に運転士のエラーに起因する信号冒進事故の発生がありえない（減速制御は機械が行う）自動列車制御装置（ATC），さらに，最近では，地下鉄の一部や新交通システムでは，加速，減速のどちらも機械が行う自動列車運転装置（ATO）が導入されている．

2. 個人・集団の信頼性の維持・向上対策

上記の列車衝突事故防止対策のように，鉄道におけるヒューマンエラーに起因する事故の防止対策は，ハードの対策を柱として，エラーを低減させる対策からエラーを事故につなげない対策，人間を関与させない（自動化）対策に発展してきたが，エラー低減対策におけるソフトの対策，すなわち，個人・集団の信頼性の向上対策も重要な役割を担っている（表）．以下で，

表　列車衝突事故防止対策例

Ⅰ　エラー低減のヒューマンファクタ対策例
1. 人間（個人・集団）の信頼性向上対策
　・作業方法，規則・マニュアルの適正化
　・適性管理，体調（心身健康）管理の適正化
　・教育訓練（知識・技能・態度）の充実
　・安全風土・安全文化の評価と醸成
2. 作業条件・作業環境の適正化対策
　・勤務時間，勤務体制などの評価と適正化
　・設備・機器の視認性，操作性の評価，改善
　・温度，騒音，照明などの評価と適正化

Ⅱ　エラー低減の設備対策例
　・閉塞装置・信号装置・連動装置
　　　衝突回避の基本ルール・仕組み
　・車内警報装置
　　　停止信号での注意喚起機能
　・自動列車停止装置（初期ATS）
　　　注意喚起および限定的自動列車停止機能

Ⅲ　エラーを事故につなげない設備対策例
　・自動列車停止装置（新式ATS）
　　　許容速度超過時の自動列車停止機能
　・デッドマン装置
　　　居眠りなど，機能不全時の自動列車停止機能

Ⅳ　人間を関与させない設備（自動化）対策例
　・自動列車制御装置（ATC）
　　　減速制御の自動化
　・自動列車運転装置（ATO）
　　　加減速制御の自動化

それらの対策例として，指差呼称，運転適性検査，安全態度診断，安全風土評価手法などについて紹介する．

1) 指差呼称

錯覚，見間違い，操作ミスなど，確認ミスを予防する効果的な作業方法として，今日，さまざまな産業現場で「指差呼称（ゆびさしこしょう，または，しさこしょう）」と呼ばれる作業方法が広く実践されている．この指差呼称は，もともと鉄道の現場の機関士，運転士が考え出したものであり，鉄道では，「指差喚呼（しさかんこ）」と呼ばれていた．

鉄道では機関士が信号機名（「上り本線場内」とか「第五閉塞」など，一つ一つの信号機の名前）とその現示（信号が示す進路の状態や運転指示のことで，「進行」「注意」「停止」などがそれに当たる）を声に出して確認する「信号喚呼」が，明治時代から現場の「生活の知恵」として自然発生的に生まれていたといわれる．当時は，蒸気機関車で2人乗務であったことか

ら，最初に機関助士が「上り本線出発」と信号機名をいい，次に機関士がその現示をみて「上り本線出発進行」と答え，最後に助士が「進行」と再確認する，といった手順で信号確認が行われており，ダブルチェックという観点からも効果が大きかったものと考えられる．

一方，「指差」のほうは，昭和の初年ころから東京近郊の運転士がやはり自発的に信号喚呼に指差を併用し始めたとの記録が残っている．いずれにせよ，指差も喚呼も，機関士・運転士が信号を確実に確認するための工夫として考案された作業方法であるが，その後，鉄道では，線路を横切るとき（「右よし」「左よし」など），ポイント，信号，スイッチ類を操作するときなど，他職種の人たちのさまざまな操作・確認の場面で用いられるようになった．こうした現場の知恵である指差呼称は，国鉄時代の鉄道労働科学研究所の実験においてもそのエラー低減効果が確認されている優れた確認方法であり，1980年代には，中央労働災害防止協会が「ゼロ災運動」に取り入れ広く紹介したことにより他の産業界においても一気に普及した．

2) 運転適性検査

鉄道におけるユニークなヒューマンエラー事故防止対策の一つとして，1949年以来，運輸省令，通達により運転関係従事員に実施が義務づけられている心理適性検査（運転適性検査）がある．

第二次大戦後の混乱の時期，荒廃した設備のなかで，日本の鉄道における責任運転事故（従業員の取り扱い誤りに起因する事故）が増大し，1948年には戦前の1936年と比較すると列車走行キロあたりでは約3倍に達した．そのため，設備の改善だけでなく，職員の質的向上の観点から，当時の国鉄では，1949年に運転考査（運転適性検査）制度が制定された．この検査の不合格者に対しては精密検査が実施され，成績によって運転関係以外の職場への転属などの措置もとられた．1948年に1431件あった責任事故件数は，1954年には273件と1/5に激減したが，その背景には，施設や保安設備の整備などハード対策の貢献も大きいが，運転適性検査制度の役割も小さくないと考えられる．1951年に，運転適性検査の合格者と不合格者のなかに，どれだけ過去に責任事故を起こした人が含まれているかを調べた結果では，不合格者における事故者の割合は，合格者のそれの約3倍となっていた．

現在のJRにおける運転適性検査には臨時検査と定期検査の2種類がある．臨時検査は，運転関係業務に新たに従事する者に対して実施される検査であり，職種によって検査項目が異なる．在来線の運転士の場合，識別性検査（知能検査），作業性検査（内田クレペリン検査），注意配分検査，反応速度検査の4つの検査項目が用いられている．定期検査は職種にかかわりなく，運転関係従事員全員に3年に1回義務づけられている検査であり，検査項目は内田クレペリン検査のみである．

運転適性検査が制度化されて50年もの年月を経ているが，これまで，基本的な検査内容，合格基準は変えられていない．しかしながら，この50年間に，列車運転士等，運転関係従事員の業務内容は，列車の高速化，ダイヤの高密度化，あるいは，種々の保安設備の整備，高度化等により変化，多様化が進展している．したがって，事故防止にとって重要となる能力や特性が従来とは異なってきている可能性もある．そこで，財団法人鉄道総合技術研究所（以下，鉄道総研）では，現行の運転適性検査体系全般を見直し，新たな適性検査体系の提案に向けた研究が進められている．

3) JR式安全態度診断

ヒューマンエラー事故対策への心理検査の活用という点では，上記の運転適性検査のように，1度や数年に1回の検査により，事故を起こす可能性の高い人を排除するという考え方ではなく，安全にかかわる態度，行動傾向を客観的に明らかにすることにより，自身の自覚や職務遂行上の具体的留意点を考えさせ，安全のレベルアップを図ろうという考え方に基づく「JR式安全態度診断」も鉄道総研により開発さ

れ，実用に供されている．

この診断では，個人の性格・態度の面から行われた多くの事故研究から，事故防止上の重要となる心理的特性として，情緒・意志・行動性・社会性および安全態度の5つの側面を抽出し，この5つの側面に対応した以下の10尺度により構成されている．診断の方法は質問紙法を用いており，110項目の質問に，「はい」または「いいえ」で回答する．

尺度1：気分の安定性/尺度2：健康感/尺度3：柔軟性/尺度4：自己制御/尺度5：活動性/尺度6：慎重さ/尺度7：協調性/尺度8：外向性/尺度9：自己認知/尺度10：安全態度．

列車運転士（$n=1871$）に対して，この診断を実施したデータから性格・安全態度と事故との関係の分析例では，①安全態度の総合得点と事故率との関係を調べた結果，総合得点が高いほど事故率が低い．②安全態度の諸特性（各尺度の得点）を事故群と無事故群とを比較すると，無事故群のほうが，慎重さ，自己認知力，自己制御力，協調性，気分の安定性および柔軟性が高い傾向がみられる．③また，年少群（40歳未満）と年長群（40歳以上）を比較すると，年長者のほうが安全態度の総合得点が高いことが示されている．

この診断の結果である診断書には，本人の安全にかかわる態度や行動傾向がプロフィールとして図示され，その特徴と事故予防のための留意点がコメントの形でパソコンから自動的にプリントされる．正直な回答を得るため，この個人特性の診断結果は本人にのみフィードバックされるが，会社側は，注文すれば，職場や職種集団単位ごとに診断結果を比較分析したレポートを受け取ることができるため，安全風土評価の一指標としての活用も可能である．

4）異常時対応訓練システム

鉄道における最近のヒューマンエラーに起因する事故・トラブル事例をみると，上述したように，エラーを事故につなげない対策としての保安システムの整備が進んだことを背景に，定常時に比して異常時の事例の多さが目立つ．すなわち，保安システムが機能しない状況下での事故や故障発生時における対応の過誤による被害の拡大や復旧の遅れなどが少なくない．こうしたまれにしか遭遇しない異常時において適切な対応をしうるためには，知識・経験不足をいかに補うか，すなわち，事前の教育訓練や当該場面でのサポートシステム（マニュアル，情報提供等）の整備が重要となる．

そこで，鉄道総研では，職場において事故，異常時に遭遇する機会が大きく減少するなか，OJTにおける異常時対応訓練を補強するものとして，異常時における鉄道従業員の対応能力を高めるための訓練システムを開発，提案している．これは，パソコン・ネットワーク上でバーチャルリアリティ（VR）技術を活用し，さまざまな故障や事故が発生した場合をビジュアルに再現し，異常事態を定常状態に収束させるまでを体験させる訓練システムであり，その特徴は以下のとおりである．

① パソコン・ネットワーク上であるため，列車指令・運転士・車掌ら，関係する任意の複数の当時者が同時に参画でき，また，いつでもどこでも手軽に実施できる．

② 訓練中に実行された参加者個別の作業や参加者相互間の協調作業の内容の確認ができる．

③ 運転士役や車掌役などの役割の一部を自動応答させることも可能であり，一人での自習から教室式での複数人での訓練まで，参加人数を任意に設定できる．

④ ユーザーによる事故・故障のシナリオの作成・変更が容易にできる．

5）職場の安全風土評価法

最近，内外のヒューマンエラー事故防止対策において，組織・管理的要因の重要性が注目されている．鉄道総研の最近の研究においても，鉄道従業員を対象としたアンケート調査データの分析から，個人の安全意識が，組織のリーダー・管理者の安全に対する姿勢や方針，職場のコミュニケーションのあり方など，組織の社会心理的側面＝安全風土に影響されることが示さ

れている．これらの知見もふまえ，第三者の評定に基づき，組織の安全風土の良否を可能なかぎり客観的，定量的に評価する方法も鉄道総研において開発，提案されている．

この評価法で評価する「安全風土」とは，過去の無事故実績や設備・機械の充実の程度ではなく，安全へ向けた職場のもつ潜在パワー，言葉を変えれば，安全へ向かって組織や人が能動的に活動している状態のレベルと考えられている．この安全風土を評価するためには，まず組織の実態にあった評価要因を探り，モデル化することから始める．これは，たとえば，乗務員職場と保守職場では，職務の内容はもちろん，職務遂行上の従業員同士や管理者とのかかわり方や重みも違うため，おのおのに合った評価要因モデルが必要となるためである．評価要因モデルは，安全風土を評価するための「ものさし」となるが，複数の評価要因の重要度（ウエイト）を定量的に算出する方法として，評価者の評価要因の一対比較（どちらがどの程度重要か，との評定）データに基づく「階層化意思決定法（AHP）」という手法が用いられている．

このモデルに従い，評価対象職場ごとにそれぞれの評価要因がどの程度達成されているかが定量的に評価され，他職場との比較からの当該職場の特徴や今後の改善方向のポイントなどが得られることになる．評価者は，当該職場の当事者以外で，職場の実態を熟知し，かつ客観的な評価ができるという要件から，職場の上部機関などの安全対策担当スタッフ（複数）が想定されている．

鉄道におけるヒューマンエラー事故対策，特にエラー低減に向けた人間（個人・集団）の信頼性向上対策について紹介したが，鉄道におけるヒューマンエラー低減対策としては，広い意味で，エラーを起こしにくい作業条件，作業環境の実現に向けた対策も重要である．1950年代以降には，人間工学的観点から，運転作業における疲労や単調といった生理的負担評価や運転作業機器の視認性，操作性評価など対策研究も本格化し，それらの成果は，1964年に開業した新幹線システムにも反映されている．今回，詳述する余裕がなかったが，最近においても，各鉄道事業者において，新たな運転条件における作業条件，作業環境の適正化に向けた人間工学的観点からの評価と改善が取り組まれていることを最後に付記しておきたい．

[四ノ宮　章]

参考文献
1) 芳賀　繁：失敗のメカニズム—忘れ物から巨大事故まで，日本出版サービス，2000．
2) 渡辺　忠ほか：職場の安全風土評定法の開発．鉄道総研報告，**10**(10)：13-16，1996．
3) 四ノ宮章：鉄道総研における最近の人間科学研究．鉄道総研報告，**17**(1)：1-6，2003．

各論

経営・戦略
管　理
質管理
原因分析技法
個別領域

経営・戦略

25　経営戦略としての医療安全

1. 経営概念の転換

これまで病院の院長，事務長，看護部長などの最終意思決定者（トップディシジョンメーカー）の間では，「経営とは収支を改善すること」と考えられることが多かった．さらに一部では，「経営とは金もうけである」との考えが存在した．確かに営利団体（PO）は儲け，すなわち営利を極大化することを目的としている．また現在，多くの病院は赤字のため存亡の危機に瀕しており，その解消が大きな経営課題となっていることも事実である．しかし病院にとっては金銭的な改善が経営の改善なのだろうか？

経営とは本来，営利組織も含めて「限られた資源を有効に利用し，最大の結果を得る」ことにほかならない．特に，病院の場合，経営の焦点が「投入される資源」から，「産出される結果」に移行しつつある．言い換えると，「Value（結果）For Money（資源）」が追求されつつあるといえよう（図1）．

その理由としては，「必要とする要因」と「可能とする要因」の2つが考えられる．前者として，まず病院の経営形態が挙げられよう．病院は会社立と個人立を除いて，基本的には非営利団体（NPO）である．近年，多くの個人立病院が医療法人へと変化しつつあり，また医療法人も持ち分のない特定医療法人に転換しつつある．NPOの経営の基本方針はミッション・マネジメントであり，構成員の情熱・技術をいかにうまく引き出し，需要に適合していくかにある．組織維持に再投入される資源は通常，直接の利益者から市場で価格として回収されるのではなく，スポンサーが提供し，病院の場合も保険者か政府となる．病院の職員，特に技術職は，自らの使命を営利の追求とは考えておらず，患者の健康の改善に貢献することという意識が強い．確かに個別の患者の臨床マネジメントにおいては尊重される第1原理といえよう．

第2番目には経営環境の変化で，医療施設間の競争はますます厳しいものとなっており，患者にとってはよいサービス，すなわち安全で良質で満足できる医療行為が期待されている．収支を改善すること，すなわち収入を最大化し，支出を最小化する発想では受け身で，競争に勝ちえない（図2）．

焦点の移行を可能にしつつある要因としては，結果の測定が近年容易になったことが挙げられる．以前，理屈でValue For Moneyの重要性を理解していても，それを測定し極大化する情報と技法が未発達であった．健康という状態は曖昧でとらえられにくく，したがって測定

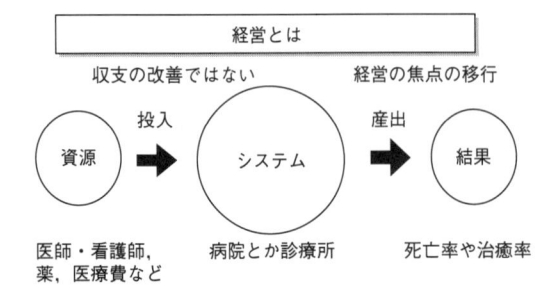

図1　経営とは
経営とは？　目的に向けて限られた資源を投入して最大の結果を得ること（Value For Money）
なぜ？　資源が絞り込まれた．顧客の要求水準が上がった．

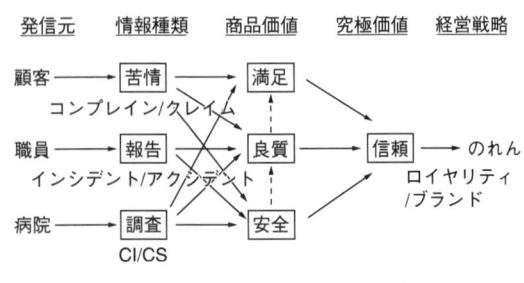

図2　3つの情報源と4つの価値

が難しかった．しかし，医療の標準化により，EBMやクリティカルパス，臨床ガイドラインなどの医療の成果を測定する標準的な尺度が開発されつつあり，またITの発達により，これらの情報が比較的容易，大量で安価に収集可能となった．

病院が提供する商品価値は安全で良質で，満足しうるものであり，これらによって顧客からの信頼が高まり，続けて商品を購入してくれること，つまりロイヤリティが形成され，それが病院ののれん（ブランド）となるといえよう（図2）．

この商品価値の3要素を顧客からの苦情や職員からの報告，病院が行う調査によって把握測定することなしに経営は始まらない．

2．バランススコアカード

財務的側面のみならず，他の側面，特に顧客に関連する側面を経営の目的としてとらえようとする考えは，一般企業でも広がりつつあり，ハーバード大学ビジネススクールのカプラン教授は，それを企業の評価のためのバランススコアカードとして表すことを提案した．バランススコアカードは企業の戦略の全体像，ビジョンの解説，マッピングを表すものであり，また職員とのコミュニケーションツール，そして組織内の学習，そしてそれらを統合した経営計画に有効としている（図3）．戦略マップの構造は財務・顧客・内部プロセス・成長と学習の4領域からなるとされ，これらによってサービスの開発を，顧客サービスの業務の達成を，そしてよき市民としての役割を推し進めるとしている（図4）．

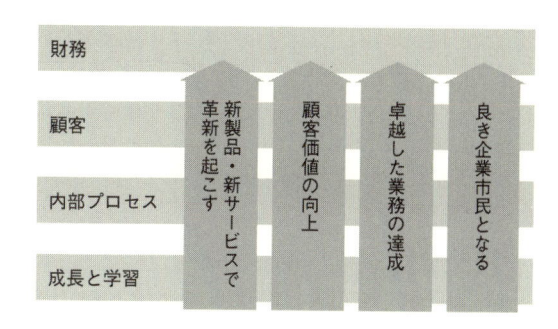

図4 戦略マップの構造
（キャプランとノートンの戦略バランスト・スコアカード，p 112，東洋経済新報社，2001）

デューク大学の小児病院ではこれを用いて，ミッションから設定し，4つの領域に応用，それぞれ病院全体の指標を設定し，経営に使っている（図5）．また，ジョンズホプキンス大学ではこの概念を応用して，主として産出と投入，すなわち安全や質などの臨床結果，そして患者満足や職場の環境などのサービスおよび投入，すなわち財政や病院運営の基盤などの項目を取り上げ，それらの領域のなかで複数の目標を設定している（図6）．これらの財務のみならず，他の目標も含めた多次元の目標の設定によって，戦略的に資源を配分し，活動を推進し，目標管理を行っている（図7）．

さらに，これらを院内で種々のコミュニケーションの媒体を用いて伝えることにより，職員の意識と病院の理念と病院の方向性を一致させることが可能となるといえよう（図8）．

3．コーポレート・ガバナンスからクリニカル・ガバナンスへ

英国では1990年代の半ば以降，労働党への政権の移行に伴い，それまでの保守党の「効率」を重んじる医療政策から「安全や質」を重んじる医療政策に転換した．その政策の核となる考え方の一つがクリニカル・ガバナンスである．これは企業におけるコーポレート・ガバナンスの考えを医療に応用したものである．保守党政権下では国営医療（NHS）の病院経営が

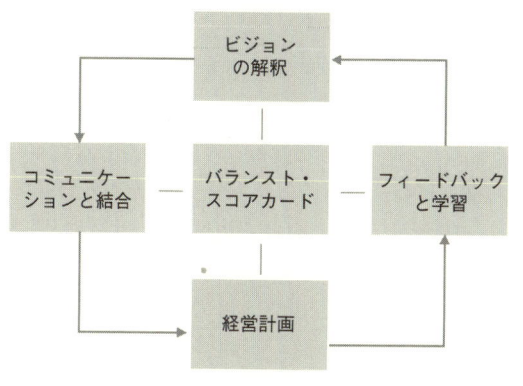

図3 戦略的マネジメント・システムへ—より長期の戦略的視点中心の設計

経営・戦略

ミッション
患者,家族,一次診療の医師にできる限り最高で最も配慮のあるケアを提供し,優れたコミュニケーションを行うこと

顧客

患者
- 満足した患者(%)
- 推薦してくれる患者(%)
- 看護プランを明確にできる患者(%)
- 適時の退院

一次診療の医師
- コミュニケーションに満足した医師(%)
- DCHの医師を識別できる医師

財務
- 業務利益率(%)
- 患者一人あたりのコスト
- 新生児ケアからの収益

内部プロセス

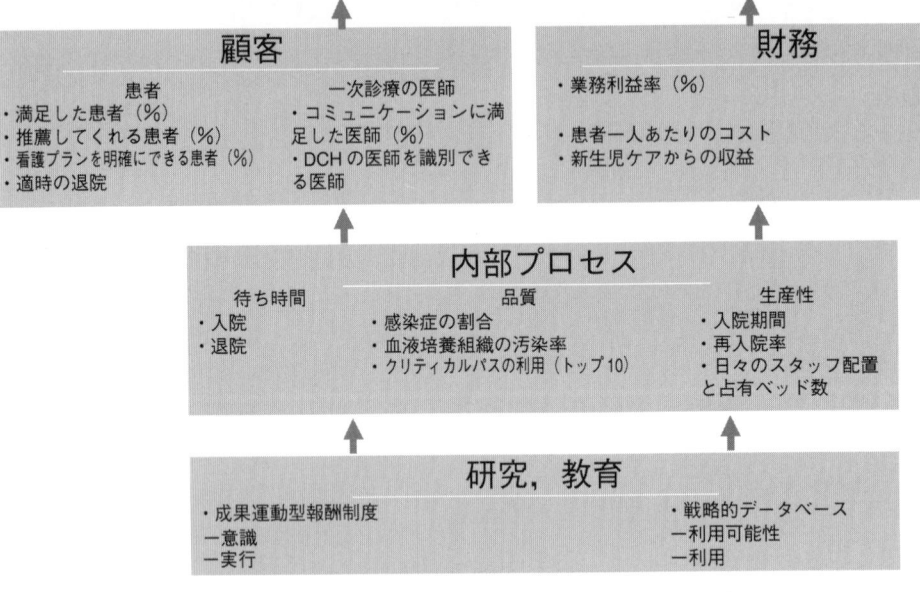

待ち時間
- 入院
- 退院

品質
- 感染症の割合
- 血液培養組織の汚染率
- クリティカルパスの利用(トップ10)

生産性
- 入院期間
- 再入院率
- 日々のスタッフ配置と占有ベッド数

研究,教育
- 成果運動型報酬制度
  - 意識
  - 実行
- 戦略的データベース
  - 利用可能性
  - 利用

図5 デューク小児病院のバランススコアカード

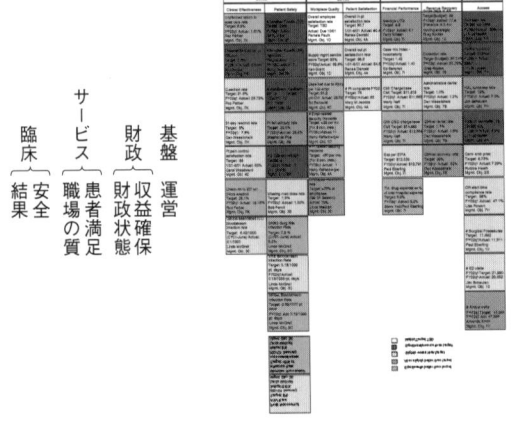

図6 ジョンズホプキンス大学 BSC

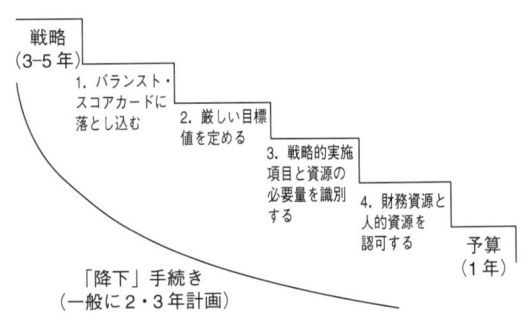

（縦書き見出し：基盤—運営；財政—収益確保・財政状態；サービス—患者満足・職場の質；臨床—結果・安全）

図7 「降下」手続きで戦略を予算とリンクさせる
(キャプランとノートンの戦略バランスト・スコアカード,東洋経済新報社,2001)

戦略 (3～5年)
1. バランスト・スコアカードに落とし込む
2. 厳しい目標値を定める
3. 戦略的実施項目と資源の必要量を識別する
4. 財務資源と人的資源を認可する
予算 (1年)
「降下」手続き (一般に2・3年計画)

財務的課題に関する改善と説明責任(accountability)を目指し,所有と経営の分離,支払いと執行の分離を大きな政策課題としたのに対して,新政権では病院の経営者は,経営効率のみならず,提供される医療サービスの安全ならびに質にも責任をもつものであるとした.

財務を企業会計に切り替え,透明性を増したのと同様に医療の安全や質についても病院内外のシステムによって評価し,透明性を拡大し,そして改善を目指すものである.全国レベルでは,国立医療改善研究所(NICE)でガイドラインなど明確な医療行為の標準を設定し,国立医療改善委員会(CIH)が実際の結果を追跡するシステムとなっている(図9).さらに安全については国立医療改善研究所に加えて,国立患者安全庁(Patient Safety Agency)を設立し,力を入れている.院内では以下の10項目により臨床監査(clinical audit)や診療指標の導入により質の改善と,医療安全が推進されて

コミュニケーションチャネルの連続体

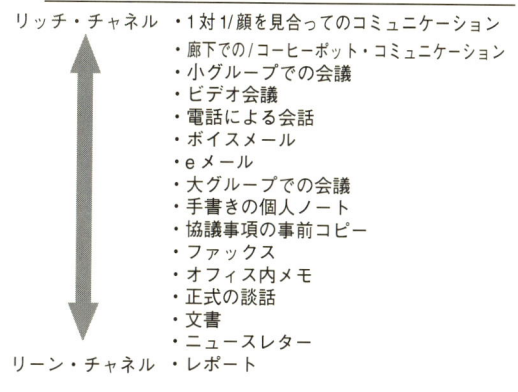

リッチ・チャネル
- 1対1/顔を見合ってのコミュニケーション
- 廊下での/コーヒーポット・コミュニケーション
- 小グループでの会議
- ビデオ会議
- 電話による会話
- ボイスメール
- eメール
- 大グループでの会議
- 手書きの個人ノート
- 協議事項の事前コピー
- ファックス
- オフィス内メモ
- 正式の談話
- 文書
- ニュースレター
- レポート

リーン・チャネル

図8　新戦略を伝えるための多様なメディアの使用（キャプランとノートンの戦略バランスト・スコアカード．東洋経済新報社，2001）

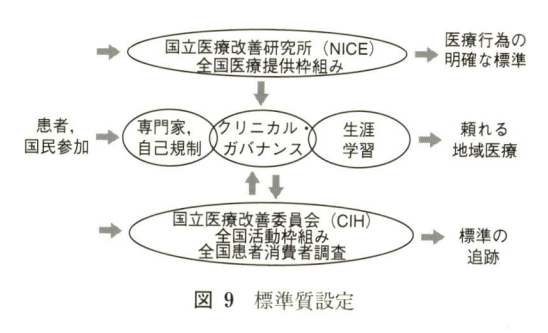

図9　標準質設定

いる．

クリニカル・ガバナンスの10項目

1. EBM
2. 臨床ガイドライン
3. 臨床審査（クリニカル・オーディット）
4. 臨床指標
5. 安全計画
6. 事故からの学習
7. 苦情からの学習
8. 能力の強化
9. クリニカル・ガバナンスの全職員による理解
10. リーダーシップとチーム医療

英国の場合は，設立主体が国で，財源も税金であることから，サービスが市場で評価され，医療施設が競争にさらされる機会が少なく，その質の改善にはこのような機構を設立することが必須と考えられる．

4. マクロマネジメントとミクロマネジメント

これまで述べてきた変化のとらえ方の背後には，実は専門家集団による同時多発的な診療の進行と，病院としての大きな組織的なマネジメントの二つのレベルの違いが潜んでいる．企業においても近年，プログラムマネジメント，プロジェクトマネジメントという二つのマネジメントの一致を目指して，P2Mという考えが進行している．個々のプロジェクトの目指す方向性と，全体のプログラムと一致をみないことがしばしば問題であり，その問題の解決方法として導入されている．

特に病院の場合は，患者の生死を目の前に1人1人の臨床家は救命・延命を最大の目的に使えるかぎりのあらゆる資源を投下する傾向にあり，一方，病院全体は一定の限られた資源の枠のなかで経営せざるをえない状況にある．その目的の方向性と資源の方向の落差がしばしば非効率や医療の安全・質の低下を招いている（図10）．別の言葉で置き換えると，ミクロマネジメントにおける最適化が，マクロマネジメントにおける全体の最適化とは必ずしも一致しないことによっている．

臨床家にとって目の前の1人の患者が重要で，結果もオールオアナッシングである．しかしマネジャーにとっては，その全体の傾向と平均が重要である．この落差を解決するには，ミクロマネジメントにおいてもその方向性を統一する「戦略的な理念」と，「権限の委譲」と

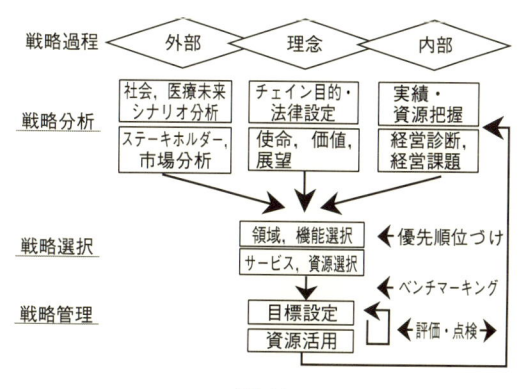

図10

図 11　二つのマネジメント

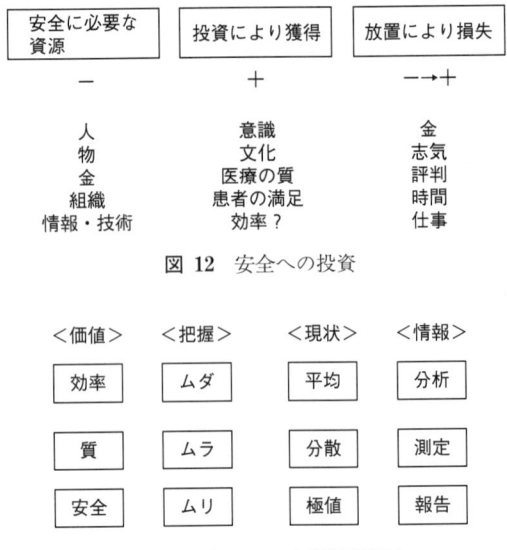

図 12　安全への投資

図 13　マネジメント関連諸概念

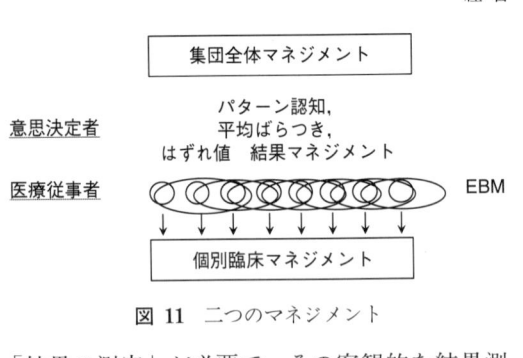

「結果の測定」が必要で，その客観的な結果測定のエビデンスに基づいて資源配分を行うことにより，データを共通し，互いに理解し合うことが可能となり，志気を損なわずに結果を達成しうるといえよう．上述してきた経営の転換はこのようなマクロとミクロのマネジメントの結合が結果の測定やITの発達や標準化により，可能となったことを意味している．測定が容易であった収支のみならず，逆に，安全や質が管理可能になったことがミクロとマクロの統合を可能とした．

5．質安全は経営の戦略的課題

今日病院はその大きくある経営環境のなかで経営戦略を必須のものとする必要が生じている（図11）．戦略とは一般に，

① 捨てる：優先順位づけを意味し，限られた資源を重点的に投入することを意味する．

② 革える：変革を旨とし，環境に適応するかを意味する．

③ まとめる：組織運営の構造的統合化を意味し，部分の最適化を全体の最適化に統合することを目的とする．

④ 備える：経営環境の急変に対し，対応する緊急（コンテンジェンシー）プランを複数もつことを意味している．

安全の課題をとらえると，安全を推進するには人・モノ・金などの資源を必要とする．しかし，投入できる資源には限りがあり，優先順位づけが必要である．また，院内の意識や組織を新しい目的，安全や質に向けて変えていく必要があり，職種間を越えて病院全体としてまとめていく必要があるといえよう．

このように考えると，院内の安全対策はまさしく，経営の戦略的課題である（図12）．最終意思決定者としては，安全や質に使う資源をどのように意志決定するか．放置により失われるもの，社会的な評判，院内の志気，そして事故などによって生じる時間や無駄，さらには保証金などと安全において得られるものとの得失（トレードオフ）を総合判断する必要がある．

安全によって得られるものは患者の評判のみならず，院内の意識や文化，そしてそのような過程を通してムダムリムラをなくし，病院の経営効率も向上することが可能なのではなかろうか（図13）．

患者安全対策はこのような得失（トレードオフ）をふまえて，優先順位を付け明確な方針を設定し，段階的にシステムを発展させ，そして院内の統合的な対策を執行するという意味から戦略的課題といえよう．　　　　［長谷川敏彦］

経営・戦略

26 経営分析とマーケティング

この章では，安全管理の前提として必要と思われる経営の知識2点について記す．

1. 経営分析

経営分析は，財務諸表分析と，組織や機能などその他指標の分析からなる．財務諸表分析は，主として安全性の分析と収益性の分析に大別され，さらにさまざまな分析指標群に細分化される．近年の経営分析には，さまざまな統計技法が援用される傾向にあり，また，新「病院会計基準」により分析の切り口も大幅に拡張するが，ここでは基本的な事柄を記述するにとどめる．

1) 基本的な考え方と着眼点

経営分析にあたっては，①実数分析，②比率分析，③経年変化を観察する趨勢分析，④業界平均/同種同規模病院値との比較分析などを行うが，いずれにおいても着目すべき重要な視点は，総じて以下の4点に集約される．

① 傾向が読み取れるものとその原因
② 傾向の変化とその原因，逆に
③ 不規則な動きが著しいものとその原因，
④ 規模や影響力が大きく相対的に改善の容易なものとその内容，

である．

要するに，増加か減少か，不規則な変動はないか，おのおのの実数値は妥当か（過大か過少か），改善効果の大きいものは何か（絶対額が大きく，改善に要する労力がなるべく少ないものはどれか）といった見方でさまざまな数値を観察・比較考量する．

そのため，経営分析にあたっては，エクセルなどの表計算ソフトに実数値とその比率などを最低3～5年分入力して観察し，各種の指標を計算させて吟味するとともに，さまざまなグラフを作成することによって視覚的に解読できるように工夫しておく．

上記のような視点から，著しい現象や問題点が抽出されれば，その原因は伝票などへさかのぼっての原因究明とその解決策の発見，各種指標の分解や関連づけによる処方箋の作成が可能となる．

たとえば，利益概念の段階を下るにつれて経年の増減傾向が正から負に変化している場合，そこに介在する勘定科目のうち変化への寄与率の大きなものにターゲットを絞り，その勘定科目に要するコスト削減に向けて努力する．売上高の段階から減少傾向を示しているような場合には，販売促進活動を強化したり，取得制度の変更などを考えるようになろう．

また，次項で具体的に記すが，付加価値生産性は，付加価値率・固定資産回転率・労働装備率の積に分解されるので，販売促進（売上高の向上）に努めるとともに，各種コスト，特に外部流出資金を抑制して，遊休施設・設備をいかに活用するかといった事柄を検討するのに役立つ．

こうした観察から分析，解決策の案出，解決策の実行までの流れを簡単に整理すると，以下のような作業に大別される．

① 売上・費用・利益の実数分析，比率分析，趨勢分析（発展性の分析を含む）
② 収益性や安全性の分析
③ 生産性を軸とする各種の分析
④ 組織問題や機能の分析
⑤ 改善実務＝職場への介入
⑥ 経過観察とフィードバック

2) 主な分析指標とその判断

ここでは，財務諸表分析に力点をおいて，主な分析指標を一覧表示する．なお，一般に損益計算書（P/L）は会計年度末の数値を使用し，貸借対照表（BS）は期首と期末の加重平均値を用いる．

① 収益性の分析

売上高＝医業収益＋その他の収益
　　　　±保険調整額

売上利益率＝(売上高－売上原価)÷売上高
　　　　　　×100（％）

付加価値率＝(売上利益－委託費)÷売上高
　　　　　　×100（％）

営業利益率＝(売上高－売上原価
　　　　　－営業費用合計)÷売上高×100（％）

経常利益率＝(営業利益±営業外損益)
　　　　　　÷売上高×100（％）

当期未処分利益＝(経常利益±特別損益－税)
　　　　　　÷売上高×100（％）

資本利益率＝営業利益÷経営資本×100（％）
　　　　　＝営業利益/売上高×売上高/経営資本
　　　　　＝営業利益率×資本回転率

② 安全性の分析

流動比率＝流動資産÷流動負債×100（％）
当座比率＝当座資産÷流動負債×100（％）
自己資本比率＝自己資本÷総資本×100（％）
固定長期適合率＝固定資産÷(資本＋固定負債)
　　　　　　×100（％）
内部留保額＝当期純利益＋減価償却費（円）
内部留保率＝内部留保額÷当期純利益
　　　　　　×100（％）

③ 生産性の分析

労働生産性＝売上高÷全従業員数（円）
付加価値生産性＝付加価値額÷全従業員数（円）
　　　　　　＝付加価値額/売上高
　　　　　　　×売上高/固定資産額
　　　　　　　×固定資産額/全従業員数
　　　　　　＝付加価値率×固定資産回転率
　　　　　　　×労働装備率
労働装備率＝固定資産総額÷全従業員数（円）

④ 活動性の分析

資本回転率＝売上高÷経営資本（回転）
固定資産回転率＝売上高÷固定資産総額（回転）
減価償却率＝減価償却費÷売上高×100（％）
棚卸資産回転率＝売上高÷棚卸資産合計額
　　　　　　（回転）

（労働生産性）
（付加価値生産性）

⑤ 組織問題の関連指標

労働分配率＝人件費÷付加価値（円）
平均年齢＝全従業員の年齢合計÷全従業員数
　　　　　（歳）
男女構成比＝各性別従業員数÷全従業員数
　　　　　　×100（％）
平均給与＝給与支払総額÷全従業員数（円）
平均勤続年数＝勤続年数合計÷全従業員数（年）
離職率＝(離職者数－定年退職者数)
　　　　÷全従業員数

（労働生産性）
（付加価値生産性）

部門別損益＝部門別の各種利益（率）（円，％）
予算差異などの趨勢＝見積予算－実際価額

⑥ 損益分岐点分析

損益分岐点売上高＝固定費
　　　　　　÷(1－変動費÷収益)（円）
損益分岐点率＝売上高÷損益分岐点売上高
　　　　　　×100（％）

⑦ 規範利益の算出

規範利益額＝自己資本×成長留保率
　　　　　＋金融資本×利率
　　　　　＋総資本×危険率＋税（円）

（注：成長留保率は適宜設定，危険率は通常3％）

規範利益達成率＝利益実額÷規範利益額
　　　　　　×100（％）

3) 総合診断と問題点の解決

これまでに記してきた経営指標は，図1のようなレーダーチャートに整理するとよりわかりやすい．図1は，典型的な財務や組織の姿を表している．業界平均などを100とし，自院の値を各軸にプロットする．収益性や安全性，生産性などの各軸に総合点のようなものを数学的に導き出せれば理想的だが，現実的な作業としては，自院に合った，その時々の重要と考えられる指標（トピック）に代表させて各軸を構成すればよい．そうすることによって，自院が直面している問題や体質が浮き彫りとなり，解決に向けての方策が導出しやすくなる．すでに実数

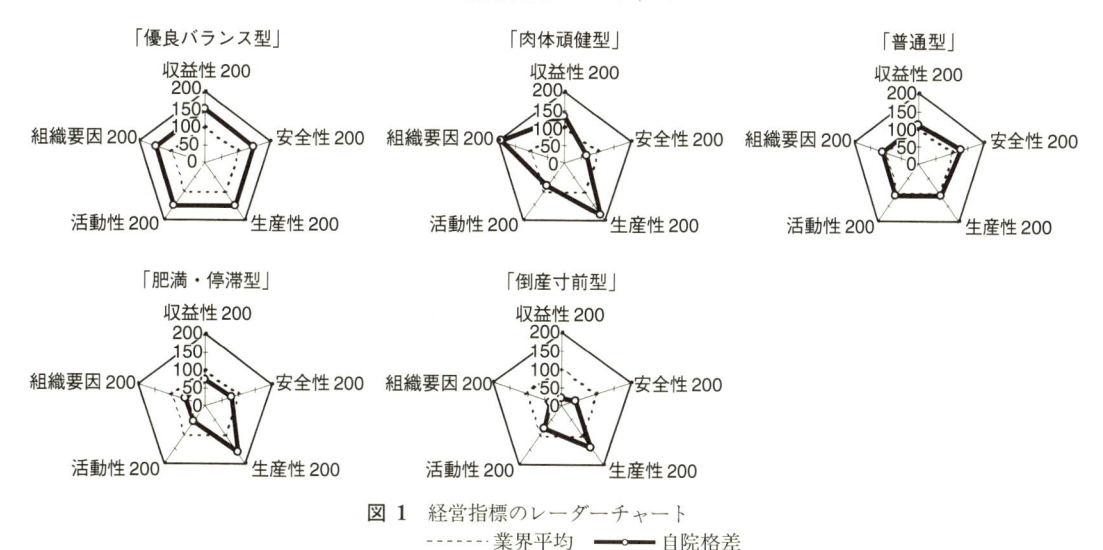

図1 経営指標のレーダーチャート
------ 業界平均　——— 自院格差

を分析し，比率で観察し直し，趨勢を把握した状態であるなら，総合判断で厳密さを求めることに大きな意味はないだろう．総合診断は経営分析の終わりではなく，経営改善の始まりだからである．

また図2のように，ある月のレセプト・データから，患者1入院を1つのドットとして散布図を作るとたいへん参考になる．散布図は，入院基本料と特掲診療料を2軸にとったもので，在院日数によって変動する入院基本料と，手術や各種検査，投薬，処置などからなる特掲診療料の多寡によってドット群は一定の分布形を示してケースミックスの特徴を表すと同時に，自院の機能的な側面を明らかにする端緒となるだろう．

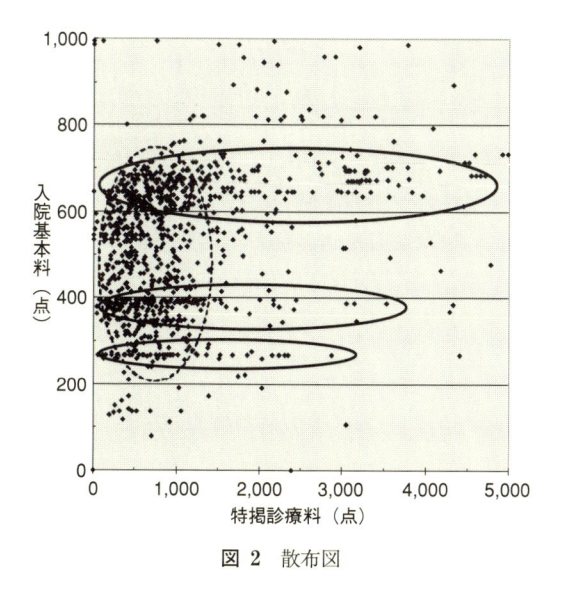

平均在院日数や各種特掲診療料のほか，機能的なデータとしては，一般に入院単価や外来単価，入院数と外来数，医師1人あたりの患者数（入院・外来），看護師1人あたりの患者数（入院・外来），病床100ベッドあたりの医師数，看護師数，職員数や，売上高，利益額などを観察する．

また，診療科目別，職場別，疾病別の動向や成績の比較を行い，さまざまな政策決定に役立てるのもいいだろう．必要に応じて，各種の原価計算なども行う．

2. マーケティング

マーケティングといえば，立地条件や競合分析を行うエリア・マーケティングが真っ先に思い浮かぶ．しかしながら近年，マーケティングは目覚しい変遷と発展を遂げている．

ここでは，マーケティングの基本的な考え方やフレームワークを示し，一般的なマーケティング手法の実際を簡単に紹介する．

1）マーケティングの意義と考え方，歴史

マーケティングとは，市場との対話，コミュニケーションである．プロモーション（広告・販売促進）一点張りのハード・セル＝押し売りではない．

図2 散布図

ⅰ) 定義：AMA の定義（1985）では，「マーケティングとは，個人と組織の目標を達成する交換を創造するため，アイデア・財・サービスの，概念形成・価格・プロモーション・流通を計画実行する過程である」とされる．

1960年代のAMAの定義が，「財とサービスの流れを生産者から消費者または使用者に方向付けるビジネス諸活動の遂行である」とされていたことから引き比べると，明らかな相違がみてとれよう．プロダクト・アウトからマーケット・インへの移行，ビジネスのサービス化，無体財のみならずコミュニケーション全般までが対象とされ，生産者と消費者は対等かつ双方向的な位置づけをされるようになり，交換の創造として互恵的な価値創造が謳われ，マーケティングは概念形成を含むプロセスとしてとらえられている．

ⅱ) マーケティングの2つの柱と意義：さて，マーケティングは「市場の創造」と「市場の調整」という2つの柱からなる．

「市場の創造」とは，ニーズやウォンツ，シーズを模索し新規需要を獲得したり，各種ステークホルダーの注目を集め，期待に応え，満足を継続的に提供することによって，市場へ接近するうえでの方向性や指針，方法を表す理念や概念のことを指し，これを「マーケティング・コンセプト」という．

一方「市場の調整」は，各種のステークホルダーの要望を満たし，自院の事業を良好に運営するため，経営資源や各種の技法といった手段を適切に組み合わせて調整を図ることで，事業体と市場の接点を管理する方法に指針を与える「マーケティング・ミックス」と同義である．

たとえば自分の病院はどんな種類の病院で，どのような独自の理念をもっているか，どんな目的を掲げて，どのような活動をしているのかを認識・実行するのがマーケティング・コンセプトである．それに対して，具体的にどのような診療科目や病棟をもち，スタッフを抱え，いかなるサービス提供やコミュニケーションの手段をもっているか，そのもてる資源や手段をどのように組み合わせて駆使し，医療福祉事業を良好に推進するかという遂行手段の束と組み合わせの考え方を，マーケティング・ミックスという．

こうした2つの柱に支えられて，マーケティングは事業体の存続と成長を実現し，環境変化と競争に対応することを可能とし，需給者双方の互恵的な満足を結実させる．事業体は成長を重ねながら存続し続けないと価値の提供ができなくなるし，事業体が価値を創造して提供できれば，消費者は満足して相応の対価を支払う．消費者が支払う対価は事業体に利益をもたらし，余剰の投資・再生産を通じて，さらなる価値の創造を可能にする．また，時代の変化や競争に乗り遅れると，適切で時宜に適った価値を創造できなくなるため，消費者は満足しなくなり，組織や個人は衰退してしまう．

ⅲ) 歴史的変遷：マーケティングは，時代とともに変容してきた．昭和20年代から40年代半ばまでは，戦後の所得の平準化による大衆消費市場の兆しが現れ，景気回復と消費財需要の拡大がみられるのに伴い，マーケティングの手法も海外から盛んに輸入され，生産志向と販売志向の時代が訪れた．1973（昭和48）年，オイルショック前後からは，公害問題や欠陥商品，価格操作などの問題が取り沙汰され，不買運動なども起こって企業の社会的責任が問われる，社会志向の時代を迎えた．昭和60年代には，国内市場の成熟から飽和状態が生まれる．物的需要は満たされたが技術革新などは目覚しく，豊かな時代の裏側で，企業は熾烈な闘いを繰り広げた，競争志向の時代であった．そしてバブル崩壊から現在に至る低成長時代には，顧客満足（CS）やエコロジーといった観点が重視されるようになっている．景気低迷による市場の縮小に伴って，企業は市場のシェアを争うことを止め，一定層もしくは特定の限られた顧客から長期的な信頼関係を勝ち取る視点に切り替えた．リレーションシップ・マーケティングやワン・トゥ・ワン・マーケティングなどが，そうしたパラダイム転換から重視される，顧客

表1 マーケティングの変遷

テーマ	1960年代	1970年代	1980年代	1990年代
マーケティング理論	マネジアル・マーケティング	ソーシャル・マーケティング	戦略マーケティング	リレーションシップ・マーケティング
消費者団体	大衆	分衆	小衆	個人
マーケティング活動	マス・マーケティング	ダイレクト・マーケティング ターゲット・マーケティング	データベース・マーケティング ニッチ・マーケティング	インディビジュアル・マーケティング
顧客満足理論の位置づけ	理論・哲学からの規範	社会価値と指標化努力	競争優位の結果	持続的企業成長のための行動規範
情報システム	MIS	DSS	OA	SIS/BPR

志向・環境志向の時代となっている．

表1～3は，そうしたトレンドや学派を整理したものである．

また，インターナル・マーケティングのように，「ES なくして CS なし」を掲げて内外顧客の満足を関連づけるようになると，マーケティング研究と組織研究の接点が拡充した．同様に，リレーションシップ・マーケティングは，マス・マーケットを対象とする従来の新規需要開拓より既存顧客の維持を優先し，さまざまなステークホルダーとのパートナーシップ確立に力点をおくことにより，消費財と生産財の接点を拡大した．

表2 マーケティング理論の新展開

・国際マーケティング
・サービス・マーケティング
・ソーシャル・マーケティング
・ワン・トゥ・ワン・マーケティング
・インターナル・マーケティング
・リレーションシップ・マーケティング

2) サービス業のマーケティング

サービス・マーケティングの考え方は，モノ製品に付随するサービス部分が重視されるに従って確立された．医療や金融のような経済学的に純然たるサービス業では，このサービスに関する考え方が根幹にかかわる形で通底している．医療福祉のマーケティングは，サービスの特質によって定式化されるといってよい．

i) 医療サービスの特質：医療というサービス製品の特質を医療経済学的な観点から整理すると，次のa～fの6点にまとめられる．

a．無形性
b．生産と消費の同時性
c．結果と過程の等価的重要性
d．顧客との共同生産
e．情報の非対称性
f．結果の不確定性

まず，サービスには物としての形がなく，在庫ができない (a)．したがって，生産活動そ

表3 マーケティング学派の分類

	非相互作用的側面	相互作用的側面
経済学的側面	商品学派 機能学派 地域学派	制度学派 機能主義学派 マネジリアル学派
非経済学的側面	消費者行動学派 活動家学派 巨視マーケティング学派	組織ダイナミクス学派 システムズ学派 社会的交換学派

のものが，体験としての結果，すなわち製品となる（b）．サービス活動そのものが製品であるから，そのプロセスは結果と同様に重要であり，プロセス自体が製品の本体を成すことはもちろん，結果よければすべてよし，というわけにはいかない（c）．さまざまな一連のプロセスのなかで，1人でも失敗すれば，たとえそれが些細な不満足・不愉快な体験であっても，全工程が否定もしくは低い評価を受ける結果となるだろう．また，サービス製品，すなわちプロセスの体験は，消費者の参加を重要な要素として必要とする（d）．たとえば，獣医師のように患者の主訴が言語などによって伝達されないと，施療者側は相応の苦労を負うことになるだろうし，患者が検査や治療を拒否すれば，医療行為自体が成立しなくなる（以上はサービス全般にいえる特質）．

慢性期疾患の特殊な場合などを除き，患者は医療行為の価値を正確に認識できない（e）．一般に医療従事者は消費者である患者より多くの専門的情報を有しており，一方，患者側は，少なくとも直接的な体験としては，待ち時間や接遇，不快感や痛みなどの侵襲性を感覚的に認識するだけにとどまる．

さらに，医療の場合，サービス製品は定型的・確実な完治を約束するものではなく，時には死という結果により価値の享受を不可能にすることさえある（f）．サービスは体験であるため，その価値やスペックは消費してみなければわからないうえに，サービス体験に対する評価は多分に主観的であるため，結果の価値には大きなばらつきが伴う．

ⅱ）サービスの構成要素：一般に製品はモノ・プロダクトを中心として，サービス・プロダクト，サービス・デリバリー，サービス環境から構成される．サービス製品の場合，モノ・プロダクトはサービス・プロダクトの付属的な構成要素となる．薬品や医療材料は手段であり，サービスの結果として供されるものであったり，サービスの過程で使用される道具といえる．

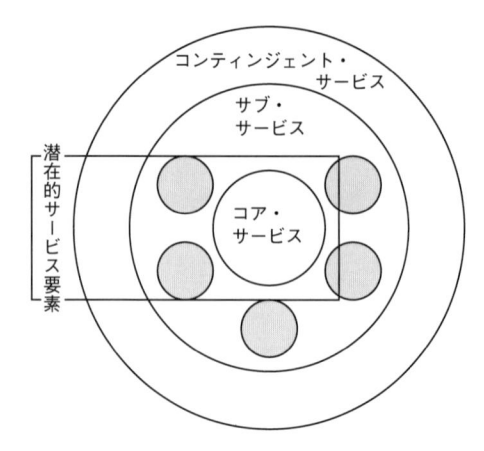

図3 サービスの構成要素

サービス製品であることを前提に，より一般的な構成要素に分解するとすれば，図3のようになる．医療行為がコア・サービスだとすれば，それに付随する情報提供や会計処理などはサブ・サービスといえる．その周辺には臨機応変に対応すべきさまざまなコンティンジェント・サービスが存在し，これらすべてに関連して，現行の提供サービス以外に期待される潜在的サービス要素が存在する．

いずれの段階においても，きめこまやかで多彩な選択肢やサービスが用意されていれば，消費者の満足度は向上する可能性が高い．したがって，コア・サービスから潜在的サービス要素に至るまで，問題に対して，より多くの解決策や対処方法が用意できるよう努めることが肝要となる．

そこでサービス提供全体を考える場合，サービス・マーケティング・ミックスとして挙げられるのが，"7つのP"である．

サービス・マーケティングでは，一般に製造業を中心に考えられてきた「4P」のほか，さらに3つのPを加えて考える．この「7P」をさまざまに駆使して，医療福祉サービスは工夫と便宜を凝らした機能的でバランスのとれた良質のサービスとして提供されることが望ましい．

①サービス製品（product）：サービス品質，サブ・サービス，パッケージ，プロダクト・ライン，ブランディングなど

②場所（place）：立地，チャネル・タイプ，生産拠点，販売拠点，交通，チャネル管理など

③販売促進（promotion）：プロモーション・ブレンド，販売員，広告，PR，セールス・プロモーション，パブリシティなど

④価格（price）：価格水準，期間，差別化，割引，価格幅など

⑤人材（people）：従業員（雇用，モチベーション，報酬，教育訓練），顧客（教育，訓練，ロイヤリティ），企業文化・価値観，従業員調査，顧客満足度調査など

⑥物的環境要素（physical evidence）：施設デザイン（美観，機能，快適性），什器備品，機器，道具，サイン（美観，機能，わかりやすさ，ユニバーサルデザイン），従業員の服装，その他の有形物（レポート，カード，パンフレット）など

⑦提供過程（process）：活動のフロー（標準化，合理化，個客化），手順の数（単純，複雑），顧客参加の程度など

iii）サービス提供の枠組み：サービスは価値の連鎖を構成する．サービス・プロフィット・チェーンは，サービス・コンセプトを中間に介して，内部と外部とに分けて考えられる．

「内部サービス品質」が高まれば，職員はいっそうの自信や誇りをもって満足度を高める．「職員満足（ES）」が得られれば，「職員ロイヤリティ」や「職員生産性」が高まり，「顧客サービス価値」が高められる．

「顧客サービス価値」の源泉は，サービス・コンセプトである．

「顧客サービス価値」が高まれば，「顧客満足（CS）」が高まり，顧客満足が高くなれば「顧客ロイヤリティ」が向上する．顧客のロイヤリティが高まれば，「売上増加」や「収益性」が実現する．売上高や収益性が増加すれば，組織や業務を洗練・向上させるための投資や再生産が可能となるため，「内部サービス品質」がいっそう向上し，良循環が生まれるであろう．

これは経営管理全般についても同様にいえることである（図4）．この図では「顧客満足」

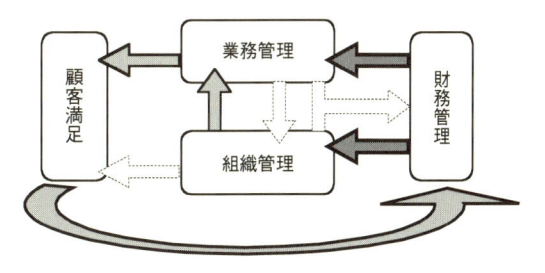

図4 サービス提供の枠組み

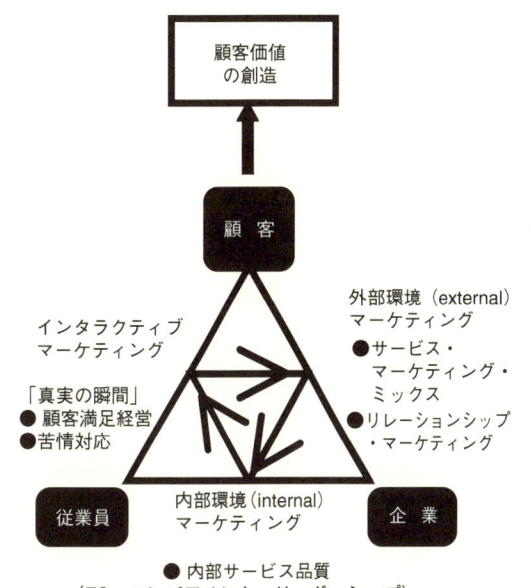

図5 顧客価値を創造するシステムのマーケティング概念

の部分に外部サービス・プロフィット・チェーンが概括された表記になっている．

なお，顧客価値を創造するシステムとしてのマーケティング概念を相互作用として図に表すと，図5のようになる．

iv）サービスの品質と顧客価値：「顧客満足」は結果を期待で割った値ということができる．

・顧客満足＝結果÷期待

この伝でいうなら，期待が低ければ満足度は相対的に高くなるし，あまりに主観的かつ観念的な表記との誇りを免れない．そこで，「顧客価値」という概念が生まれる．

・顧客価値＝（結果＋過程の品質）
　　　　　÷（価格＋諸コスト）

顧客価値は，結果にプロセスの品質を加味し，消費者にとって直接的なコストである価格に加えて諸コストを考慮している．ここでいう諸コストとは，来院に伴う交通費や，精神的・肉体的な不安や苦痛，疲労などをも含む．ただし，これを客観的かつ正確に算出することは難しい．

そこで，「サービス品質」という概念が案出された．サービス品質とは［信頼性・反応性・確信性・共感性・物的要素］からなる関数である．

・サービス品質＝f（信頼性，反応性，確信性，共感性，物的要素）

ここでいう「信頼性」とは，サービスそのもののよさやばらつきの少なさであり，「反応性」とは欲求に対するサービス・スピードの速さを指す．「確信性」は，事業体やサービス・エンカウンターのイメージや安心感，納得に大きく左右される．「共感性」は，文字どおりサービスの内容に賛同して積極的に参加できる体験であるかを問題とする．「物的要素」はサービス提供の舞台や小道具となる，施設設備・什器備品・機器類・モノ製品すべての良し悪しである．

具体的には，SERVQUAL（ギャップ分析）といった手法が用いられる．

3）マーケティング手法の実際

近年のマーケティングでは，さまざまな内外顧客・関係者とのパートナーシップを形成して，多岐にわたる価値を相互に提供・創造し合う努力が実務レベルでも進んでいる．

そのために用いられるマーケティングの手法は，データ解析など統計や数学を多用する．ここでそうしたマーケティング・リサーチなどの手続きを具体的に解説することはしない．しかし統計・数学なくして，マーケティングを語ることはできない．データ解析のないマーケティングは，単なる机上の空論に堕することを明記しておく．

そのうえで，ここでは一般的・実用的なエリア・マーケティングの基本的な考え方と技法を紹介する．

ⅰ）基本的な考え方—地図を見る：山や川，海，湖，広大な工業地帯や森林，電車が頻繁に行き来する線路，混雑する道路などは，人口移動を妨げる障害となる．高速道路は近くにインター・チェンジがあれば診療圏を伸ばす役割を担いうるが，そうでない場合，やはり移動の障害となるとともに，車がバイパスする逆の働きをもつと考えねばならない．電車も地下鉄であれば移動の障壁にはならないだろうし，山や川の類もトンネルや橋が近くに数多くあるのなら大きな障壁とみなす必要はなくなる．

また街には，まとまりや行政区がある．人口密度や用途地域などを観察すれば，近在の駅周辺などでも，交通網を含め別の生活圏域を形成していることが明白な場所もあろう．そうした地域は，独立して閉じた都市機能や居住機能を備えているものと考えられるため，距離の半径で囲った単純な診療圏からは除外する必要があるかもしれない．

そうした事柄を念頭におきながら，地図を仔細に眺め，医療機関や福祉施設などをプロットし，半径5km・10km・20kmといった診療圏の外郭をアクセスの可能性に従って現実的な輪郭に作り変えていく．そのためには，自院のカルテ住所欄などから調べた来院地域データなどを活用する．

ⅱ）診療圏の設定：一般に，入院の診療圏は外来のそれより広い．7〜8割の患者は5kmの範囲から来ている場合が多く，10〜20km圏で9割の来院患者はカバーされる．換言すれば，時間距離にして30分程度が来院の限界といえる．

自動車での移動が日常的な地域では，駐車場の規模が来院患者数を左右するだろうし，公共交通機関が便利な場所柄でも，2回乗り換えをしてまで顧客は来てくれないと判断するのが妥当であろう．特に診療所などの場合，主たる診療圏＝1次診療圏は500mの範囲，すなわち徒歩で来院できる程度の範囲である場合が多い．もっとも，送迎車を出すなどして運行すれば，

その範囲は人為的に広げられるであろうし，そもそも人口が密集していて自院のキャパシティーを満たしているのであれば，こうした診療圏の議論自体が不必要となろう．

こうした一般則や現実の人口移動，来院のしやすさを勘案して，自院を中心とした同心円を1次・2次・3次診療圏などとして地図に描いてみて，前項の要領で色分けしたり，正円の仮診療圏の形をより現実的なものに変えていく．

診療圏のなかに競合する医療機関があれば，そちらへバイパスする道路の有無などを確認したうえで，ハフ・モデルやランチェスターの法則などを適用して来院患者数を計算し，必要に応じて対策を講じる．

iii）人口動態調査：字町丁別の人口数，性別，5歳階級別の人口数を，市区町村などの人口統計資料を集めるなどして調べる．人口密度や人口の重心点などから偏在などの分布を確認したうえで，性別・年齢階層別の人口分布から地域の将来性などを予測する．併せて，産業構造や主だった文化施設の有無・所在なども調べて確認しておくと，地域の将来性は解釈しやすくなる．

これらの人口データは，前項のような一般則や地図データとの関連で十分に吟味され，事項で示す受療行動調査の各種係数を掛け合わせることで市場の規模や範囲を確認するのに役立つ．

iv）受療行動調査：「国民健康調査」から「有病者」数を調べて潜在市場の規模を割り出すとともに，「患者調査」から「受療者」数を実態市場の規模として割り出しておく．これと同時に，同じく「患者調査」で「病診分配率」をみて患者の受療行動を把握しておく．ただし，これらの数値は都道府県単位のものなので，参考とすべき概算値として用いる．

これらの比率を字町丁別・性別・年齢階層別の人口に掛け合わせ，各疾病別・診療科別の市場規模を導く．

v）医療施設調査：市場規模の概算がわかれば，これらをいくつの医療機関で分け合っているのかを調べれば，自院の果たすべき業務のボリュームや，自然増で到達できる取り扱い高などがわかる．それ以上の顧客獲得は，競争や連携などによる販売力の強化策によるものとして，別に検討することとなる．

医療機関の数や所在については，地域の医療機関名簿やパンフレット，年報の類，医療施設調査や地方公営企業年鑑などを参考にして情報を整理する．そのほかにも，MSWや出入りの業者などからの情報も参考にするとよい．

［井村健司］

経営・戦略

27　安全管理院内体制

1. 危険管理体制

　危険管理（リスクマネジメント）の組織としては，かつては生産販売などの医師部門として財務的なリスクマネジメント体制がとられてきた歴史がある．しかし今日，リスクマネジメントがトップマネジメントに直結し，かつ組織横断的な課題であるので，リスクマネジメントのスタッフ部門を構築し，そのなかにリスクマネジメントの財務的課題などを担う下位組織を作るのが普通となっている．このような組織を病院に適応するとすれば，院長直属の部門横断的な組織体制を想定しなければならない（図1）．

2. 厚生労働省の要件

　院内の安全対策については，厚生省ならびに厚生労働省から2002年4月特定機能病院向けに4つの要素を同定することが省令によって指示されており，それが2002年12月には全国の病院・有床診療所に広がっている（表1）．

　第一には，院内の医療安全のための指針（ガイドライン）を作成すること，第二に医療安全のための委員会を設置すること，第三に年2回程度の院内研修を開催すること，第四にヒヤリ・ハット，事故など院内に報告システムを構築することであった．

　2003年4月には特定機能病院に向けて，単なる委員会のみならず，専任の管理者を置き，管理部門を作ること，そして院内に医療安全を対象とした患者安全体制を構築することを義務づけている．そして2005年，特定機能病院が事故を外部の組織に報告することを義務づけるに至っている．危険管理（リスクマネジメント）は医療界ではあまり系統だって行われてきておらず，ましてや新しい概念，患者安全を推進する体制をとってきた病院はほとんどなかったといえよう．しかし，2002年の10月の医療施設調査をみると，ほとんどの病院がこれらの4つの機能を院内にすでに構築している．

　医療安全は経営の戦略的な課題であり，これらの4つの要素がばらばらに執行されては意味がなく，院内で安全のための理念を掲げ，目的を明確化し，組織化して資源を動員し，具体的な医療安全のための活動を行う必要があり，これらが連携されて評価され，されに改善されている必要があるといえよう（図2）．

3. 医療安全スタッフ・マトリックス・組織

　具体的な分析体制としては，一般職員の安全管理活動を支えるために各部署でそれぞれ安全管理者を置く必要があり，それを束ねた院長直属の部門を超えた安全管理部門を設置する必要があるといえよう（図3）．

　安全管理部門の長には，院長もしくは副院長など，病院のトップディシジョンメーカーがなることが望ましく，さらには実務的なマネジメ

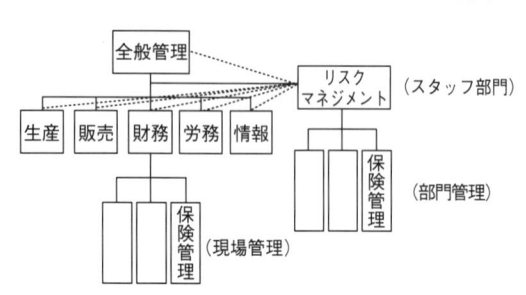

図1　経営戦略型リスクマネジメントの組織上の位置（一般企業の場合）

表1　厚生労働省院内医療安全制度化の歴史

2002.4 特定機能病院	2002.10 全病院・有床診療所	2003.4 特定機能病院	2004.10 特定機能病院	
指針 委員会 研修 報告	指針 委員会 研修 報告	管理者・管理部門 患者相談体制	 事故報告 （外部）	→理念 →組織 →意識 →知識

27 安全管理院内体制

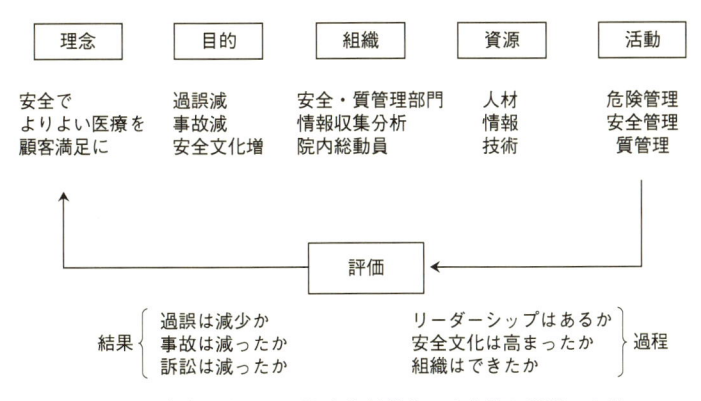

図2 院内患者安全戦略—院内体制構築と安全管理推進に向けて

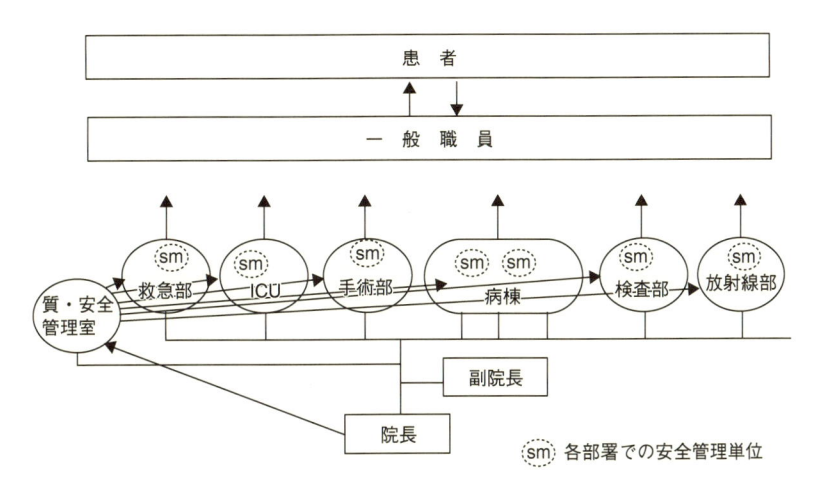

理念：安全でよりよい医療を顧客満足に
目的：過誤減　事故減　安全文化増
組織：安全・質管理部門　情報収集分析　院内総動員
資源：人材　情報　技術
活動：危険管理　安全管理　質管理

評価

結果：過誤は減少か　事故は減ったか　訴訟は減ったか
過程：リーダーシップはあるか　安全文化は高まったか　組織はできたか

図3 質・安全管理組織

患者 ― 一般職員 ― 質・安全管理室 ― 救急部／ICU／手術部／病棟／検査部／放射線部（各部署にsm：各部署での安全管理単位）― 副院長 ― 院長

ント責任者らとのため安全管理者など実務担当者を置く必要がある．多くの病院では看護部長もしくは病棟婦長級の看護師の場合が多く，その他，医師・薬剤師・検査技師がその任に当たる病院もある．この組織は緊急時には，事故や危機に対応するか，通常はヒヤリ・ハット情報を収集分析し，院内を回診し，各部署への支援や教育を行うことを主な任務とする．いわば部内横断的マトリックス機能を有するといえよう（表2）．この部署が立ち上がれば，委員会の活動は相対的に少ないものとなり，恒常的ないわば院内の医療安全会議のような形態に変化していくことも考えられる．

一部の病院ではすでに医療安全と医療の質を同じ部署が受け持っている例もみられるが，現在，医療安全の活動を行っている部門も長期的には質の課題を担うことが想定される．この部署の悩みはすでに存在し，機能が類似するさまざまな組織とどのような関係を保つかである．安全管理の性質上，他の部門の他の活動を越え

表2 マトリックス（横断的）組織

室長	院長，副院長，医局長でパートタイム，組織責任者
安全管理者	実務責任者でフルタイム
緊急時	アクシデントに対応
毎日	収集情報分析，安全回診，各部署への解決支援
随時	安全委員会（会議）システム動き出せば不必要
随時	院内研修，情報伝達
各部署	報告，分析，提案，改善，評価　解決できる課題は各単位

経営・戦略

る大きな権限が与えられる必要があり，それだけ責任が重く，有効な手段をとる必要がある．そのためにも他の組織で収集された情報を一元的に管理し，それらの情報のなかから安全管理に関係のある問題を見つけ出す作業が必要となる．たとえば，多発する事故と院内感染と針刺し事故が同じ病棟で起きている場合，その病棟に何か問題が発生している可能性が高く，いわゆるデータマイニングなどの手法により，問題を抽出する必要があるからである（図4）．

しかし，院内感染や労働衛生については，すでに長い活動の歴史をもつ病院も多く，それらの活動との役割分担，さらには権限の明確化などを整理する必要がある．特に苦情窓口や質管理部門は医療安全と密接に関係があり，少なくとも情報的には一体として活動できるシステムを構築する必要がある．表3に他委員会との連携，連絡方法，情報収集の方法についてのチェックリストを掲げたので参考にされたい．

4．安全部門の人材とコンピテンシー

安全部門における人材は病院の規模や安全管理の発達段階によって必要とされる人数や能力が異なる（表4）．中小病院では他の委員会や部署との兼任である場合が多いが，できるだけ専任が望ましい．安全管理を行うには，医療安全に関する基本概念を理解している安全管理者の存在が必要で，さらに踏み込んで積極的な安全管理を行うには，安全工学の知識，ヒューマンファクターなどの理解が必要で，危険領域を分析評価したうえで，フールプルーフ，フェー

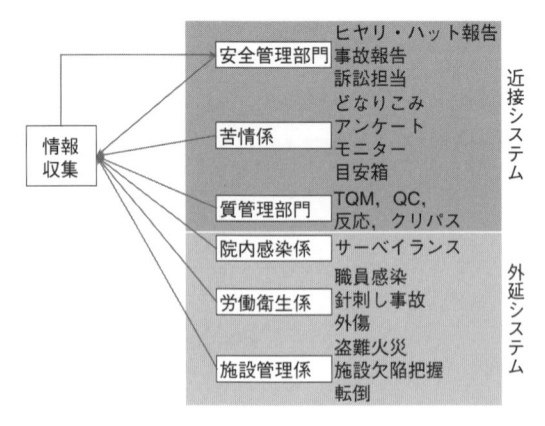

図4　患者安全管理，医療質管理

表3　医療安全管理部門と他の委員会との連携

	委員会参加の有無	情報確認の方法	事故発生時の連絡方法
医療事故発生後の対応に関する委員会	有・無・存在せず	議事録・報告書・その他	報告書・電話連絡・その他
倫理に関する委員会	有・無・存在せず	議事録・報告書・その他	報告書・電話連絡・その他
栄養管理に関する委員会	有・無・存在せず	議事録・報告書・その他	報告書・電話連絡・その他
感染対策に関する委員会	有・無・存在せず	議事録・報告書・その他	報告書・電話連絡・その他
褥創対策に関する委員会	有・無・存在せず	議事録・報告書・その他	報告書・電話連絡・その他
機器等整備に関する委員会	有・無・存在せず	議事録・報告書・その他	報告書・電話連絡・その他
診療材料検討に関する委員会	有・無・存在せず	議事録・報告書・その他	報告書・電話連絡・その他
医療ガス管理に関する委員会	有・無・存在せず	議事録・報告書・その他	報告書・電話連絡・その他
輸血療法に関する委員会	有・無・存在せず	議事録・報告書・その他	報告書・電話連絡・その他
労働衛生管理に関する委員会	有・無・存在せず	議事録・報告書・その他	報告書・電話連絡・その他
防災に関する委員会	有・無・存在せず	議事録・報告書・その他	報告書・電話連絡・その他
医療安全対策に関する委員会	有・無・存在せず	議事録・報告書・その他	報告書・電話連絡・その他
病院運営（経営）に関する会議	有・無・存在せず	議事録・報告書・その他	報告書・電話連絡・その他
業務改善に関する委員会	有・無・存在せず	議事録・報告書・その他	報告書・電話連絡・その他
医薬品の採用及び管理，医薬品情報伝達に関する委員会	有・無・存在せず	議事録・報告書・その他	報告書・電話連絡・その他
院内研修及び教育に関する委員会	有・無・存在せず	議事録・報告書・その他	報告書・電話連絡・その他

27 安全管理院内体制

表 4 安全部門の人材

段階	部署専任者の活動	必要とする知識	人数	範囲
0 リスクマネジャー	苦情への対応 訴訟への対応 他リスクへの対応	対人対応 法律 保険	兼任 (0.2〜0.5)	危険管理／安全管理／危険領域管理／質の管理／経営管理
1 セーフティマネジャー	各種情報収集分析 各現場安全管理単位支援 安全回診 安全管理委員会事務局機能 教育・研修・伝達	院内組織情報 RCA 分析手法 統計手法 委員会運営 教育技法	専任 (最低1)	
2	危険領域の分析同定優先順位づけ 診療行為プロセスの分析 フールプルーフ, フェールセーフ, システム構築支援	安全工学・心理学 ヒューマンファクター, CPA HFMEA 技法	複数 (2〜3)	
3 クオリティマネジャー	TQM, CQI 活動支援	ベンチマーク技法 TQM 技法	多数	
4	資源使用分析, 報告	経営分析技法	随時	

ルセーフシステムなどにより, 安全システムを構築する必要があるといえよう. さらに, 質の管理を担うとすれば, 各種の統計手法, ベンチマークの手法, TQM の考え方が必要で, 人数も一人では難しい. 安全実務担当者以外には技術系の職員と事務系の職員のバランスのとれた配分が最も望ましい.

5. 院内での安全部門の再位置づけ

今, 病院は厳しい経営環境にさらされ, 組織の根本的な再構築が求められている. たとえば, 所有と経営の分離を推進するための理事者機能の強化, 地域の需要に適応するためのマーケティングを担う企画部門, 地域の医療と連携を図るための営業連携部門などが必要とされているが, 質と安全に関して横断的に通常企業が所有するような部門をもつことが望ましいといえよう (図5).

これまで, 質安全管理部門については, マトリックス的な組織が望ましいといわれてきた

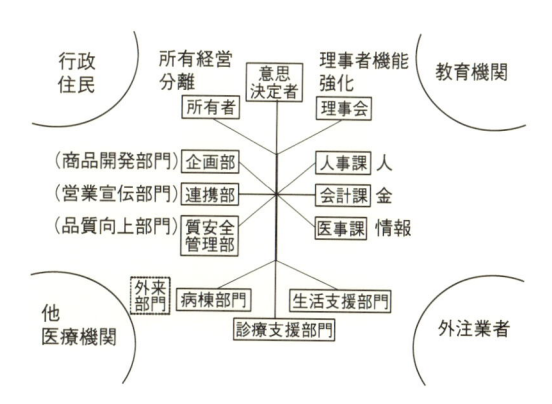

図 5 院内での安全部門の再位置づけ

が, 医療界は他の産業と異なり, 多品種を多職種が扱い, 多部門で複数で複雑な結びつきをもっており, 刻々と変わる患者の状況に対応した商品を作り変えていかなければならない. したがって, マトリックスというよりも, 司令塔のような形態をもつといえるかもしれない.

[長谷川敏彦]

経営・戦略

28　労務管理と安全

1. マンパワーについて

病院には，国家試験による資格を得て業務を行う専門職が集まっている．しかも，要員数の最低基準は，医療法および健康保険法による診療報酬体系の施設基準として規定されている．最も人数の多い看護職に焦点をあててみよう．外来では医療法により，患者30名に対して看護職1名配置すると定められているが，入院の場合は複雑である．

表1は2004年4月に改訂された診療報酬の入院基本料であるが，看護職員数を平均在院日数によるマトリックス表で示されている．「2：1」とは，患者2名に対して看護職員1名を示す．最上段の看護職員は，看護師の割合が70％以上で，しかも患者の平均在院日数21日以内であれば基本点数1209点（1点＝10円）を算定するというものである．これに入院期間14日以内は初期加算452点が算定できる（なお，このなかには，寝具使用料，給食料も含まれる）．この看護師70％以上とは，すべて看護師でもよく，さもなければ看護師40％以上70％未満で構成していてもよいこととなる．ただし，この場合1209点から88点減算となる．Ⅰ群，Ⅱ群のどの入院基本料をとるかは，各施設が自院のもっている諸条件を考慮して届け出ることになっている．このように，看護職の量的側面の雇用は，最低基準として測定されるのは入院の場合，診療報酬上の施設基準を最大の拠り所としている．

では，医療提供体制は，わが国は各国との比較ではどのような状況であろうか．1998年の厚生労働省の資料によると（表2），医師数も看護職員数もかなり少ない．しかし，病床数が多く，平均在院日数も多い．医師や看護職員は少ない人数で多くの患者を抱えて治療ケアを提供していることがわかる．さらに，表3の1患者あたり職員数による「医療密度」をみると，日本は最低水準である．1患者がどれほどの看護職者で治療ケアを受けているのか，もう少し詳細にみてみよう．

入院基本料1の患者：看護職員＝2：1の場合，たとえば，50床の病棟には看護職員25名配置することになる．この看護職者は診療報酬上の最も高い算定では，70％以上の看護師（もしくは40％以上70％未満）でよいわけであるが，日本看護協会の調査によれば，年々，すべて看護師で構成している病院が増えている．質的側面を考慮しての雇用である．加えて，多くの病院では，看護補助者2〜3名と事務職1名を配置しているが，基本料1ではこれは診療報酬上算定されない．

さて，看護師25名で50名の患者を24時間治療ケアを提供することになるが，全員が常時働いているわけではない．労働基準法などに基づく就業規則により，1人の1日に働く時間は制約がある．加えて，週休2日制であれば，その休日と有給休暇も消化する．したがって現実には，表4に示すように，日勤であれば10〜11名，夜間は3名（交替制では夜勤入りと夜勤明けとが重なるので，スケジュール上は6名となる）で実際のケアをしている．

平均在院日数が短縮化している（表5）．それは，ベッド回転が速いということであり，1日に入院・退院する患者が多くなる．治療が高度化し，患者は高齢化，重症化しているので，その世話に手がかかり，入院病棟看護業務が繁雑化，複雑化している．

夜勤は3名であるが，交替で休憩または仮眠をとらなければならないので，実際には夜間帯の多くは2名の活動になる．重症者がいれば1名が集中してケアをし，あとの1名が他全員の患者に気を配っているのである．そうでなけれ

28 労務管理と安全

表1 一般病棟入院基本料（一般病院）

		算定基準					基本点数	入院期間			
								14日以内	15～30日	31～179日	180日～
		看護職員配置	選択可能な看護補助加算	平均在院日数	看護師割合	加算・減算点数		初期加算		基本点数	180日減算 ▲50
								452 (440)	207 (195)		
I群 28日以内	入院基本料1	2：1以上	―	21日以内	70%以上	―	1209	1661	1416	1209	1159
					40%以上70%未満	▲88	1121	1573	1328	1121	1071
	入院基本料2	2.5：1以上	10：1, 15：1	26日以内	70%以上	―	1107	1559	1314	1107	1057
					40%以上70%未満	▲76	1031	1483	1238	1031	981
	入院基本料3	3：1以上	6：1, 10：1, 15：1	28日以内	70%以上	12	951	1403	1158	951	901
					40%以上70%未満	―	939	1391	1146	939	889
					20%以上40%未満	▲90	849	1301	1056	849	799
	入院基本料4	3.5：1以上	5：1, 6：1, 10：1, 15：1	28日以内	70%以上	12	854	1306	1061	854	804
					40%以上70%未満	―	842	1294	1049	842	792
					20%以上40%未満	▲38	804	1256	1011	804	754
	入院基本料5	4：1以上	4：1, 5：1, 6：1, 10：1, 15：1	28日以内	70%以上	8	791	1231	986	791	741
					40%以上70%未満	―	783	1223	978	783	733
					20%以上40%未満	▲15	768	1208	963	768	718
	特別入院基本料1	4：1以上	―	28日以内	20%未満	―	569	1009	764	569	519
	特別入院基本料2	4：1未満	―	28日以内	―	―	540	980	735	540	490
						加算・減算点数		312 (300)	167 (155)		▲30
II群 28日超	入院基本料3	3：1以上	6：1, 10：1, 15：1	60日以内	70%以上	12	986	1298	1153	986	956
					40%以上70%未満	―	974	1286	1141	974	944
					20%以上40%未満	▲90	884	1196	1051	884	854
	入院基本料4	3.5：1以上	5：1, 6：1, 10：1, 15：1	90日以内	70%以上	12	892	1204	1059	892	862
					40%以上70%未満	―	880	1192	1047	880	850
					20%以上40%未満	▲38	842	1154	1009	842	812
	入院基本料5	4：1以上	4：1, 5：1, 6：1, 10：1, 15：1	―	70%以上	8	828	1128	983	828	798
					40%以上70%未満	―	820	1120	975	820	790
					20%以上40%未満	▲15	805	1105	960	805	775
	特別入院基本料1	4：1以上	―	―	20%未満	―	608	908	763	608	578
	特別入院基本料2	4：1未満	―	―	―	―	580	880	735	580	550

＊初期加算における（　）内の数字は入院基本料5および特別入院基本料について適用する
＊上記のうち，老人医科診療報酬点数において異なる点数が設定されているものは次のとおり
　II群老人入院基本料3（1001点），II群老人入院基本料4（904点），II群老人入院基本料5（844点）
　I群老人特別入院基本料1（574点），I群老人特別入院基本料2（545点），II群老人特別入院基本料1（635点），II群老人特別入院基本料2（607点）
初期加算（I群14日以内422点（老人入院基本料5および老人特別入院基本料については410点），15日以上30日以内の期間187点（同175点）
初期加算（II群14日以内267点（老人入院基本料5および老人特別入院基本料については255点），15日以上30日以内の期間150点（同138点）

（2004年4月改訂）

経 営 ・ 戦 略

表 2 医療提供体制の各国比較（1998年）

国名	人口千人あたり病床数	病床百床あたりの医師数	病床百床あたりの看護職員数	平均在院日数
日本	13.1	10.3（2001）	45.9（2001）	31.8（1998） 28.3（2003）
ドイツ	9.3	37.6	99.8	12.0
フランス	8.5	35.2	69.7（1997）	10.8（1997）
英国	4.2	40.7	120	9.8（1996）
米国	3.7	71.6	221	7.5（1996）

日本は厚生労働省調べ，諸外国はOECD Health Data 2000．

表 3　「医療密度」は最低水準

	病床数 （千人あたり）	平均在院日数	職員数 （1患者あたり）	医療密度
米国	3.37（'95）	6.5（'96）	5.50（'92）	4.30
ノルウェー	3.29（'96）	6.3（'96）	4.35（'95）	3.59
デンマーク	4.02（'95）	6.0（'96）	3.86（'94）	2.74
フィンランド	3.98（'95）	5.3（'96）	3.07（'92）	2.49
オーストラリア	4.30（'95）	6.5（'96）	3.21（'95）	1.97
カナダ	3.62（'93）	7.5（'96）	2.80（'93）	1.77
オランダ	3.83（'96）	9.3（'97）	3.10（'94）	1.49
イタリア	5.13（'95）	8.4（'95）	3.15（'95）	1.25
フランス	4.46（'96）	5.8（'96）	1.52（'96）	1.01
オーストリア	6.51（'96）	7.6（'96）	2.60（'96）	0.90
ベルギー	5.28（'95）	7.5（'96）	1.76（'91）	0.76
スイス	5.74（'94）	12.0（'96）	2.59（'92）	0.64
ドイツ	6.74（'96）	11.5（'96）	1.88（'96）	0.42
日本	10.16（'96）	29.2（'96）	1.15（'97）	0.07
平均	4.92（'96）	8.6（'96）	2.47（'95）	1.00

医療密度＝1患者あたり職員数÷（千人あたり病床数×平均在院日数）
（濃沼信夫：医療のグローバルスタンダード，エルゼビア・サイエンス社，2000）

表 4　看護職員配置基準
入院基本料1　患者：看護職員＝2：1
例）50床の病棟
患者50名：看護職員25名の場合

勤務帯	看護職員数	患者数：看護職員数
日勤	10～11名	4～6名：1名
準夜・深夜	3名	16～17名：1名

※日勤には週休者は含まない．

ば，看護師は休憩，仮眠をとれないで12（もしくは16）時間，通しで働いている．なぜ夜勤者3名なのかというのは，25名では日勤者数や休日を減らさないとスケジュールをまわせないのである．

また，10～11名の日勤者は，高速回転する入・退院の世話や治療ケアと，他患者の治療ケアを短時間のなかで同時進行させてこなしている．これ以上は減らしようがない配分である．

表5 短縮化する在院日数

1998（平成10）年	29.3日
1999（平成11）年	27.2日
2000（平成12）年	24.8日
2001（平成13）年	23.5日
2002（平成14）年7月	21.2日
2003（平成15）年7月	20.3日

厚生労働省：平成13年医療施設調査・病院報告.
※2002, 2003年7月の値については厚生労働省「病院報告」の概数による.

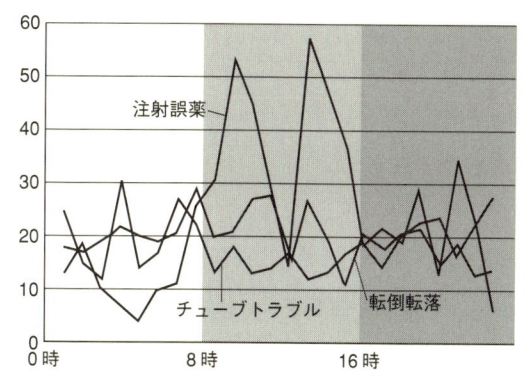

図2 2002年度時間別発生件数
（慶應病院看護部提供・インシデントレポート）

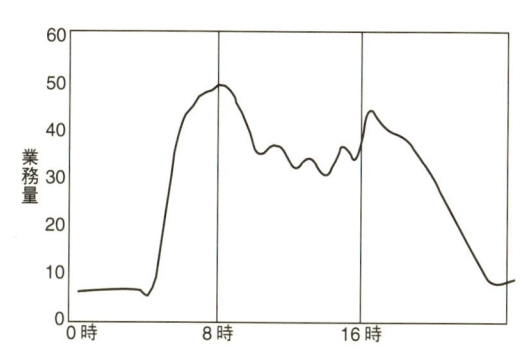

図1 1日の看護業務量
（「医療安全確保のための看護体制を考える」調査研究. 看護管理, 13(6), 2003）

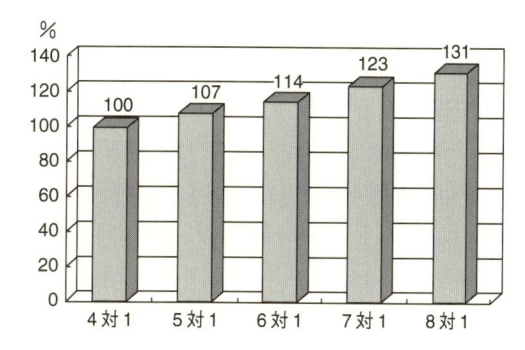

図3 患者と看護師の比率と患者死亡率
（「ジャーナル・オブ・アメリカンメディカル・アソシエーション」2000年10月）

休日も，12（ないし16）時間の夜勤後に組み込むことが多いが，2日目の休日でようやくサーカディアンリズムがもとに戻り疲労回復していることが多くの研究によって知られている．

2. 事故発生と業務量

では，1日の看護業務量はどうなっているのであろうか．図1は調査結果である．朝5～6時ころからいきなり多くなり，日勤者に引き継ぐ8～9時ころにピークに達する．日勤者の業務は多いままで，17～18時に再びピークに達する．これは，朝は患者が起き出し排泄などの世話や早朝採血，手術前処置などの業務である．午後のピークは，医師が外来や手術，検査を終え，病棟の患者の診察・治療と，その指示をすることに始まる諸々の業務である．このMパターンと注射誤薬のインシデント・アクシデントの発生件数が，ほぼ似た傾向を示す（図2）．9時ころのピークは，日勤者の注射準備・実施の始まりで，13～15時ころは注射薬の交換ごろと重なる．注射類のチューブや胃管や体腔内挿入中のチューブのトラブルは夜間に多く，転倒転落は昼夜に関係なく起こっている．つまり，与薬業務，ことに注射は短時間内に複数のことを同時進行しているときに実行していて事故が発生し，看護師の目が少ないときに患者がチューブを抜くなどのトラブルが起こっているのである．

では，看護師数と患者死亡率との関係はどうなのであろうか．日本での調査文献はないが，2002年10月の「ジャーナル・オブ・アメリカンメディカル・アソシエーション」に掲載された文献の紹介によると――ペンシルバニア州の大・中・小の168病院を対象に1998～1999年にかけて外科系で初回入院患者23万2342人を無作為に抽出した看護師1万185人の回答――（図3），看護師と患者の比率が1：4から1：6

に増えると死亡率は14％上昇し，1:8に増えると31％も上昇している．つまり，1看護師につき患者が1人増えるごとに死亡率は7％上昇することがわかった．そして，この調査では，看護師の数を増やすことにより，患者の死亡率（特に合併症を発症した場合）を大きく引き下げることが可能だと結果を得ている．

3. 看護職配置基準の向上について

日本看護協会では，「2:1」の基準を「1.5:1」もしくは「1:1」とするよう主張し続けている．それでも夜間の人数からみると不足している．

看護要員とは看護職と看護補助職を含めて称するもので，診療報酬でみればI群入院基本料2以下にあるように，看護補助者を含む算定である．具体的な看護要員配置数の算定の仕方もかなり複雑で，欠員が生じればスケジュールも組めず，届出を中止せざるをえなくなる．そのためか，2002年の実態調査では，2002年4月改訂の「夜間勤務等看護加算」を取得している病院は3434病院のうち2313で67.4％にすぎない．しかも，2002年に新設された夜間勤務に対する施設要件の1を取得できているのは19.2％と少ない．こうした背景には，看護師の確保の困難さが，需要と供給のバランスも含めて経営上の人件費が絡む人数の雇用を現していると推測される．

旧労働省は，1999年6月にて労働安全衛生マネジメントシステムに関する指針（平成11年労働省告示53号）を公表した．看護業務は個人の資質や能力に負うところが大きいので，看護職個々の問題はそのまま個人の責任へ帰されてしまう傾向にある．健康障害が生じた場合，その責任や対応業を組織単位で取り上げて解決することとされた意義は大きい．しかし看護師は，患者へ十分な対応ができていないと感じ，自信喪失と事故を起こさないかとおそれている．常に「燃え尽き状態」にいる．

2001年度の看護職の離職率は11.6％で，1998年度は10.9％であったから3年で0.7％上昇している．しかも，就職して1年以内の看護職が事故などの恐れで辞めているのが特色である．このような環境のなかで，安全衛生の向上のために諸々の研究や工夫改善が試みられているが，何よりも看護師確保が急務である．

なお，2006年4月の診療報酬改訂により患者：看護職員＝1:1.4が新設されたが，おおかたの病院では看護師不足で採用できないでいる．加えて，深刻な医師不足も生じており，今日の医療界にとっては，根本的に量と質の側面で，養成を含めた安全な医療提供について取り組むことが重要課題となっている．

［村上美好］

参考文献
1) 早野真佐子：看護師の人員配置数が患者に与える影響．Nursing Today, 5: 77-78, 2003.

経営・戦略

29　院内情報システムと安全

1. 情報と情報システム

医療は、いうまでもなく情報を利用する産業である。患者からの情報をどのようにとらえ、医療従事者の判断や治療行為をどのように表現し、記録を行い、共有化していくかが診療行為自体の質に大きくかかわるのは当然のことである。情報が記録者本人にのみ利用されるのであれば、その個人のなかで再現される情報が同じものであるかぎり、どのような表現方法を用いてもかまわない。しかし、医療機関機能の分化や医療従事者の専門性の深化、医療技術の発展などにより、さまざまな職種の医療従事者が患者の診療に携わることになり、その結果、医療チーム内での情報の共有化がキーポイントとなるようになった。

情報の記録・流通媒体は、十数年前まで診療録や指示簿のように紙を用いることが多く、また、記録に残らない口頭指示という情報伝達手段を多く用いていた。ところが、近年幸いにして、電子的情報システム技術が発展し、医療にも広く普及することとなった。

もちろん、本来情報システムというのは、伝票などの紙での情報伝達も含むが、ここでは、電子化されたものを中心に論ずることとしたい。

2. 電子的情報システムの特徴

手紙と電子メールを例に考えてみよう。手紙は、発信者が記載した紙そのものを郵便などの物理的な搬送手段で受診者のところへ移動させる必要がある。コピーという電子機器が出現するまで、手紙は出してしまうと手元には残らないし、搬送にはそれなりの時間もかかることになる。相手も通常は一人であり、同じ手紙を別に人に出すには、それなりの労力もかかる。しかし、心のこもった手紙は電子メールよりもうれしいかもしれない。電子メールは、インターネットという電子的ネットワークに接続さえしていれば、ほぼ瞬時に世界中のどこにでも届く。受け取った電子メールの引用は簡単でもあるし、引用の際には、正確にそのまま実行できる。また、一度書いても編集が簡単である。さらには、アドレスを入力してしまえば、複数の相手に出すことも簡単になっている。また、英語で入力した電子メールは出す際に、スペルチェックも行ってくれるものもある。これは、発信者のミスを訂正するシステムが付加されていることになる。

つまり、正確（ここでは、入力されたことをそのまま伝えるということ）、迅速、容易な増幅（複写）・編集、論理チェックによる判断の正確さの向上などが、電子的情報システムの特徴といえよう。しかし、手紙はいざとなれば、個人的に届けることもできるが、電子メールの裏側には、さまざまな取り決めがあり、一般の人でも利用できるようになったのは、つい最近のことである。同様に、複数の電子的情報システムを接続し、滞りなく利用できるようにするためには、多くの取り決めが必要であり、その負担を軽減するためには、個別の取り決めをするよりも、標準的な取り決めを行い、相互通信する電子的情報システムにおいては、その標準的取り決めを遵守するということにすることがポイントになる。

さらに、そこで伝達すべき情報自体も、増幅が容易で多重利用されることを考えると、より標準化しておかないと問題が起こる可能性もあ

表　リスク対策としての院内情報システム

・検査結果や画像配信系で診療方針等の判断の正確性は向上
・情報伝達の正確性は向上
・論理チェックによる実施時のミス防止も
・業務改革・組織改革・標準化がポイント

る。たとえば、「DM」は多くの場合、糖尿病の略として用いられているが、皮膚科などでは、全く別の疾患である皮膚筋炎を指す場合もある。そこで、たとえば、標準的な疾病分類であるICDを用いると、そのような誤解は防止できることになる。もちろん、どのバージョンを用いているのかや、新たな疾病概念の出現への対処（SARSと呼ばれる重症急性呼吸器症候群の問題は記憶に新しい）なども必要にはなる。

3. 院内情報システムの歴史

1) 医事会計システム

医療機関における情報システムは、1970年代の医事会計システムに、その端を発するといえるだろう。レセプトと呼ばれる診療報酬請求書の発行は、保険医療機関にとって大きな負担であり、一般的な開業医でも何日か徹夜しないといけないという状況であった。幸いにして、日本の保険診療の診療報酬点数表は当時甲表と乙表の2種類だけであり、請求金額は点数に10を乗じ、自己負担分を控除したものであるので、多くの業務が複雑な医療のなかでは定型的な業務といえる部分であり、最近のものからみると比べ物にならないくらい、情報処理能力に乏しい当時の情報システムでも処理が可能であった。その後、医事会計システムは、病院・診療所を問わず、保険診療を行っているかぎり、ほぼ必須のものとなった。

2) 部門別情報システム

次に出てきたのは、検体検査システムなどの各部門で利用するものである。特に、検体検査は自動化の対象として好適であり、情報化しやすい部分であった。他には、放射線科も、デジタル画像処理が必要なCTやMRIをもっていることもあり、情報化が早くから進んだ部門といえるであろう。

3) オーダリングシステム

医師をはじめとする医療従事者が発行する指示伝票を電子化した情報システムであり、処方、注射、検査、処置、手術、入院・給食などのモジュールがある。通常は医事会計システムとリンクしており、指示内容がそのまま実行されるという前提で会計計算を行う場合もあるが、それまで数％程度はあるといわれている請求漏れが防止できることもあり、大規模急性期病院を中心に普及し、世界的にみても、普及率はかなり高いものと思われる（7)「オーダリングシステム」参照）。

4) 電子カルテを含めた統合型医療情報システム

カルテを診療録ととらえると、電子カルテの定義が狭くなる。しかし、多くの場合電子カルテというのは、それ以外に、オーダリングシステムを含み、検査結果や画像の参照システムも同一端末で利用できるものを指していることが多い。誤解を避ける意味もあり、ここでは統合型医療情報システム（電子カルテ）と表記することとしたい。

病院では、同一日に複数の診療科をまわる患者が増えているが、（紙による）カルテ自体は合綴化・一元集中管理化が進み、また、患者にはカルテの搬送系として利用することを避ける風潮もあり、患者は移動してもカルテがないので診察が遅れるということも多く発生している。また、リハビリテーション部門のように、各部門での訓練内容を、患者を帰した後に記録を書けないと困るという場合にも、カルテだけをとどめるということは問題となる。処置のオーダなどは同時に重複して異なる医療従事者が発行しかねないので、オーダリングシステムでは「排他」という処理を行い、一つの端末でのみオーダができるようにしておくことが多い。しかし、統合型医療情報システム（電子カルテ）を用いた記録ということであるのなら、排他をかける必要はなく、異なる場所での入力も可能としている。そういう意味では、電子化して初めて本来の意味での診療情報の一元集中管理と多重利用が可能になるわけである。

しかし、逆にいうと、誰もがすべての患者の記録にいつでもアクセスできるという環境を作ることは、興味本位でのアクセスなどの不要なアクセスを誘起し、情報の漏洩などの問題が生

じかねない．職種や診療科に基づくアクセスコントロールやアクセス記録の充実などによるセキュリティの充実も忘れてはならない．

さらには，診療行為のかなりの部分がリアルタイムに把握できるので，経営戦略支援システムとしての開発も可能である．病棟管理や外来管理には迅速な対応が求められる．また，人事管理や調達管理はコストと売り上げに直結している．合理的な判断を行わないと職員はついてこなくなるおそれもある．逆に，職員個人個人の職務遂行状況が明確にみえてしまうので，働かないが地位があるという人には大きな問題となり，導入に反対をするということもあるかもしれないし，労働組合からの反発を受けるということも懸念される．

5）地域医療情報ネットワーク

医療機関機能分化により，患者は複数の医療機関からのケアを受けることが多くなっている．診療報酬上も診療情報提供には手厚い評価をしているし，多くの急性期医療機関は，かかりつけ医療機関（多くは診療所）からの診療情報提供書をもってくることを奨励している．ということは，ネットワークを通じた患者情報の共有化への要求は高まってくることが予想される．事実，いくつかの実験的なプログラムは始まっている．統合型医療情報システム（電子カルテ）を保有する大規模急性期医療機関を中心とするモデルと医師会などにサーバーを置くモデルがある．大規模急性期医療機関を中心とする場合には，患者の囲い込みもできるというマーケティング上のメリットもある．

しかし，複数機関をネットワークすることは，指示命令系統のはっきりしている単一医療機関内とは異なり，システム化に必要な運用面でのすりあわせが困難となる場合も多く，実用化はなかなか難しいかもしれない．現時点では，統合型医療情報システム（電子カルテ）を保有する大規模急性期医療機関を退職して，その近くに開業をする際に，サテライトクリニック的な色彩をもちながら，患者情報の共有化を図るというのが実現可能性が高いといえるだろう．

4．インシデントレポートシステム

もう一つ，最近普及してきているものに電子的インシデントレポートシステムがある．インシデントレポートを集めることは医療安全対策の基本であるが，その多くは看護部門から出されており，医師からの提出は少ない状況にある．紙に記入し，提出する場合には，書式をとりに行かねばならないが，オーダリングシステムなどがあれば，それに付属する形でのシステム化を行うことによって，いつでもどこでも他人には知られずに入力を行い，提出することができるので，医師からの提出を増やす効果があるといわれている．通常は，分析ツールもついてきており，集計や分析・検討が可能となっている．

インシデントレポートの多くは匿名で行われることになっており，このシステムでも，最後に残るデータは匿名化されているものがほとんどである．しかし，入力時にも匿名化しておくかどうかは，選択の余地がある．たとえば，最初から匿名での入力を認めるとすると，同じイベントを複数の医療従事者が入力すると入力の回数だけ多く数えてしまうことにもなりかねない．深い分析には，事後のインタビューなどを行わねばならず，匿名であると，それは難しいということになる．しかし，最後には匿名化すると約束し，そのようにシステム化しているとしても，なかなか信用されなかったりして，入力への障壁となる可能性もある．もちろん，インタビューを受けるということの心理的・時間的負担も無視できない．患者にダメージを残すアクシデントとなると，このシステムではなく，別の報告系を用い，組織的な対応をすることになるが，その場合にはかえって隠蔽されてしまうということもありうる．

しかし，既存のオーダリングシステムがあれば，イントラネットの技術を用いて比較的低コストで容易にシステム化できることも多く，医療安全に必要なインシデントレポートの提出を後押しするという意味もあり，電子的インシデ

ントレポートシステムはかなりの速度で普及してきているところである．

今後は，医療機関の壁を越えた集計分析も可能となるように，レポート内容の標準化が進められていくことだろう．もちろん，インシデントレポートは多く提出されているからといって危険な医療機関であるとはいえず，逆に少ないからといって安全であるともいえない．医療機関間の比較は難しいが，医療機関内でのリスク空間やリスク時間の把握には役に立つと考えられる．

5．「業務の見直し」という視点で

部門別情報システムの段階までは定型的業務の合理化という側面が大きく，医療安全とはそれほどの関係はないといえるだろう．検体や検査結果の取り違えというようなことは少なくなるであろうが，運用面でのシステム化もしやすい部門が多い．

直接のかかわりが出るのは，オーダリングシステムからであると考えてよい．オーダリングシステムの導入時には，診療業務の大幅な見直しが行われることになり，逆に大幅な見直しがないとオーダリングシステム導入の意味は大きく失われることになる．インシデントレポートや自己分析により，リスクの高い空間や業務を把握したうえで，業務全般の見直しを行うことは，医療安全の王道ともいえるが，長い歴史をもつ業務運用を変更することは新しいことを勉強しないといけないし，なれないことを行うということにもなり，多くの医療従事者が好まないことである．業務の見直しのチャンスは以下のようになっている．

1）医療事故に関するスキャンダル

横浜市立大学医学部附属病院には，医療安全管理学の教授がいるが，これはいうまでもなく，1999（平成11）年1月11日に発生した手術患者取り違え事件がメディアを通じて大きく報道されたことに端を発するといえるだろう．その後，事故調査委員会が設置され，さまざまな問題に関して指摘がなされ，それに対応するために，「横浜市立大学病院改革委員会」という委員会が設置され，多くの業務と組織の見直しが行われてきている．これを突き動かしたのは，やはり社会的な圧力も大きいであろう．クライシスマネジメントの一環として，信用を取り戻す戦略の一つと考えてもいいだろう．しかし，スキャンダルの発生を待つということができるわけはなく，万が一発生してしまった場合の対応策の一つということになる．

2）改築

多くの医療機関では，30年程度を経過すると建物の老朽化による問題も増え，改築を検討することになる．改築は，その後の数十年の戦略をふまえたうえで，すべてを大きく見直して進めるもので，業務の見直しについても，大きなチャンスとなる．患者や医療従事者の動線やさまざまな搬送系を含め，大きく見直すことになる．また，改築と同時に情報化に取り組む医療機関も多い．

3）情報システムの導入

オーダリングシステムもしくは統合型医療情報システムの導入は，大きなエポックとなりうる．また，システムの更新は通常6年前後で行われるため，その際も業務の見直しには，都合がよい．公的医療機関などで，急な予算化により情報システムの導入が決まり，あわてて現状どおりの業務を電子化するというスタンスを取る場合を散見するが，その結果，失敗することも多く，お勧めできない．ぜひとも業務の見直しを含めたものとして行う必要がある．特に合意形成に無理があるという理由で現状どおりとするのでは，折角の予算がいかされないと考えるべきである．時間が必要なのであれば，予算側との折衝を行ってでも行うべきである．

6年前後の更新の時期というのもチャンスである．業務の見直しは，大規模急性期病院では年余にわたることになるので，システム導入後3年くらいたてば，時期システム構築に向けての計画を始め，調査を予算化し，2年くらいかけて業務をじっくり検討しながら行うこともできる．その際には，技術動向もふまえて検討する必要がある．あまり，情報システムベンダー

(開発担当社) に最初から任せてしまうと，次期システムも自社システムを導入するように仕向けてしまうし，旧型を押し付けられる可能性もある．自主性をもちながら，検討を進めるべきである．独立系のシステムコンサルタントと検討を行うのも一つの手であるが，ここでもすべてをお任せすることは，あまりお勧めできない．

6. 医療安全と院内情報システム

患者にとって安全な医療とは，正しく必要十分な情報をもとに，正しい診断が行われ，正しい治療方針が定められ，正しい情報伝達により，正しい時刻に正しい患者（自分）に正しい介入（薬剤や手術など）が行われ，必要十分な観察で正しく評価され，次のステップに進んでいくことである（以下繰り返しとなる）．情報システムが支援できる部分は次のとおりである．

1) 正しい判断のための情報提供

継続的な医療のために患者情報を共有化するということも，その一つとなる．画像であると以前の画像との比較は大きな意味をもつ．簡単に以前の情報を取り出せるのは，正しい診断には重要であるのはいうまでもない．伝達が迅速で，多重利用もできるというのも大きなメリットである．

2) 判断の正しさの検証

処方を行う場合など，誤って極量を超える量を指示してしまうことは危険である．多くの処方システムでは，極量のチェックは行っている．同様に，さまざまなチェックシステムを組み込むことは医療安全に資する．バーコードなどの利用により，患者や薬剤の個体把握を行い，正しい介入が正しい患者に正しいタイミングで行われていることをチェックするのもここに入る．

3) 指示の正確な伝達

医師の悪筆は世界的にみても大きな問題であるらしい．個別の医師の筆遣いに精通し，処方箋を正確に読み取ることは，薬剤師には必須の能力であった．しかし，処方システムでは，ワープロと同様に明確に読み取れるものとなる．

4) 正確な記録

1)に似ているが，万一インシデントやアクシデントが発生した際には，後からでも正確に状況を把握できるように，自動記録を行うこともできる．バーコードなどでの実施時のチェックは実施入力とすることができる（というか，そのためのシステムでもある）．

7. ピットホール

院内情報システムは，しかし，万能ではない．いくつかの落とし穴もあるので，注意が必要である．

たとえば，明確な責任分担が招くコミュニケーション不足がその例となる．

口頭での指示や指示確認を指示者と指示を受ける者が同時に行う場合には，指示を受ける者が無意識に内容チェックを行っているのであるが，オーダリングシステムの多くは，同時の確認を行わず，間違っていても指示者の責任であることが明確である．そこで，指示を実行する側は，無意識に内容の妥当性チェックを怠る場合が出てくる．特に，怪しいと思って質問しても「（内容は正しいので）いわれたとおりにやればよい」などと返答された経験があれば，なおのことである．情報システムが逆にコミュニケーション不足を招く場合もある．

また，論理チェックによる警告システムも，あまりに警告が多いと無視される可能性が大である．ただ，単にクリック数が増えるだけで，医師は注意を向けないことも多いことに留意すべきである．

［清谷哲朗］

30 安全文化

　「文化」という概念は，これまでさまざまなとらえ方をされてきたが，近年，人類に普遍的かつ統一的な総体としての文化といった概念ではなく，特定の集団におけるある種の特徴を表すものとしての文化概念に注目が集まるようになってきている．こうした考え方は個々の組織における特徴としての組織文化の着目への道を開くこととなった．そこから組織における文化的諸側面，および組織における文化の一側面としての安全文化に対しても関心が高まりつつあるといえる．

　本論においては，組織における文化という概念のとらえ方，組織文化における安全文化の位置づけ，そして医療組織における安全文化研究の意義と今後の方向性を述べることとする．

1．組織文化

　組織における文化といった考え方が注目され始めたのは，社会学や文化人類学などの学問における文化への着目が，人類一般の文化的特性やその発展といったものから，より個別集団の特徴を表すものへと変化してきたという点に負うところが大きいといえる．つまり特定の集団や組織における「文化」への関心が高まってきたのである．さらにこうした動きはマネジメント分野を中心に1980年代の企業文化もしくは組織文化に焦点を当てた研究が大きな関心を集めたことによって一般の関心をひくものとなった．こうした企業文化や組織文化に焦点を当てた研究の強調点は，企業における「文化」は組織としての企業の活動に非常に大きな影響を及ぼしているというものであり，具体的には企業文化と企業の業績パフォーマンスとの間に強い関連性を示した点にあったといえる．

　このように企業文化や組織文化への関心が高まりをみせるようになったのであるが，組織文化をどのようにとらえるかに関する考え方やアプローチには大きく分けて機能主義的なとらえ方と解釈学的なとらえ方の2つが存在すると考えられる．前者の機能主義的な組織文化へのとらえ方においては，組織内の文化は組織目標に何らかの形で寄与するものとして存在し，ある種独立した理念や考えの集合体としてとらえられる傾向が多いといえる．その一方で後者の解釈学的なとらえ方は集団における複合的な現象として文化をとらえ，組織内の成員の集合的認知的媒介もしくはその原泉であるとされる．両者における最大の違いは，組織内における文化というものの存在を，ある種の客観性，外在性を帯びた拘束性をもたらすものとしてとらえるか，もしくはより主観的なレベルで行為を規定する認識を構成するものであるとしてとらえるかという点にあるが，実際には両者の文化に対するとらえ方はあくまでも相対的なもので，対立するものと考えるよりは，実際の調査などに際しては，両者を相補的なものとして用いるほうが有効であると考えられる．

　また，こうした理論的な文化のとらえ方といった問題とは別に，組織文化をそれが発現する水準や位置の違いによって同定しようとする考え方もある．たとえばScheinらは，組織文化の水準を「表面的」「中間」「深層」といった水準でとらえようとしている．たとえば文化が表面的な水準で表出する例としては，観察可能な行為，シンボル，セレモニーなどが考えられ，中間的な水準としては信念，価値，規範といったものが想定されるとする．また，深層的な水準においては認識の枠組みといったものこそが文化だとされる．このように組織内の文化を考察する際，その水準にはさまざまな場合が存在することを考えると，観察者もしくは研究者側の規定によって，組織文化が規定されると考えられる．したがって組織文化の研究には，理論

的視座の違いや検討される文化の水準がどのようなものであるかを明確にすることが前提条件として必要となる．

また，組織における文化に関する理論的，認識論的な見解には統一的なものが存在しないにせよ，これまで何らかの形で文化の定義を行い，組織文化の測定を行おうとする試みがなされてきている．たとえば Rousseau はその企業文化の測定に関する文献レビューのなかで，組織文化研究における多種多様な方法論上のバリエーションが存在することを指摘している．こうした研究方法のなかで代表的なものとして多用されるのが調査票などを用いた客観的かつ量的な把握を試みるアプローチであるとされるが，Schein が示すように組織文化測定をより確実なものとするためには質的なアプローチも必要であり，複数の手法を組み合わせて研究を行うのが妥当であるとされる．最終的に量的な調査における前提が「集団における組織文化は，いくつかの限定的な次元によってのみ描写しうる」という考えに基づくものであることを考えると，特徴記述や診断や改善的介入のために，質問票調査によって分析される結果は限定的なものであり，組織文化の多様性をとらえるためには他の手法があることを忘れてはならないとされる．

2. 組織文化と組織風土

さて組織における文化といった考え方は，これまで組織風土（organizational climate）といった言葉で言及されることが多かったのが事実である．だがこの用語も組織文化（organizational culture）と同様，その意味するところがあまりにも一般化されすぎておりかつ抽象化されているために，実際には何を意味するのか明確でないことが多い．具体的には 1970 年代に多くの組織風土とタイトルの付けられた研究が発表されたが，この概念の多義性ゆえに多くの議論を引き起こしてきた．さらに 1980 年代に入ると徐々に「風土」といった用語は「文化」という用語に置き換えられていくようになった．よって両用語は，並存するというよりも「風土」という用語が「文化」という用語へと展開してきたといえるのである．現在のところ組織風土といった概念は，その意味するところが非常に幅広いものであるのだが，徐々に態度にかかわるものか，もしくは心理学的な現象を表す概念へと限定されつつあり，より幅広い概念として組織文化が用いられるようになってきたといえる．つまり組織風土は組織文化の現れの一部としてとらえられているといえよう．また，これまでの研究を加味するとするならば，組織風土の評価とは，ほぼ態度測定といったものであろう．そして組織風土自体は，組織メンバーの集積化された態度といったものとされることが多いといえる．

さらに多くの研究が，態度（attitude）の根幹をなすのが信念（beliefs）であるという見解に基づいており，またこうした信念といったものを組織文化の根幹にあるものとしてとらえる傾向がみられる．つまり組織風土といった概念がもっぱら組織内の安全にかかわる態度といったものである一方で，組織文化とはそうした態度を深い部分から規定する強い確信やドグマといったものであるととらえられる傾向があるといえよう．

したがって現在，組織文化という用語と組織風土という用語にはかなり混同がみられ，かつ両者はかなり互換的に用いられている現状にあるが，あえて違いを示すとするならば，組織風土とは，「組織内部の環境に関する知覚された状態」を意味するものであり，典型的には組織のある一定の状態のある側面を描写するものであり，組織文化よりもより表層的なものであるといえよう．さらに研究上のアプローチといった観点からみた場合，Glick によると「組織風土」研究と「組織文化」研究にはそれぞれの研究的伝統という背景があるとする．風土研究は社会心理学の枠組みにおいてそれなりの伝統があり，文化研究は人類学にそれがあるとする．前者が量的研究志向をもつ一方で，後者は質的研究志向を展開させてきた．この分野における著名な研究者 Hofstede は，「組織風土」とい

った概念は，職業満足もしくは下位および中間レベルに位置する管理者らの関心に典型的にかかわるものという狭い定義を行っている．

また「組織風土」「組織文化」を測定する尺度は，これまでさまざまなものが開発されてきたが，すべての研究者らが合意するような測定尺度の組み合わせは今のところ存在しないといえる．だが多くの測定尺度の組み合わせは，組織環境に対応するための人的資源の側面と安全やリスクといった組織存続にかかわる本質的な様相を含んでいる．したがって，企業文化と企業風土の関係は図のように整理できよう（図は三次元であり，それぞれの軸は時間，文化共有度の深さ，そして表出形態を表している）．

よって企業風土を測定することによって得られるのは，企業文化のある側面ということになる．つまり企業風土測定から得られるのは，ある一定時期における組織内の人々の態度（attitude），信念（beliefs），認識（perception）といったものにすぎない可能性が高いといえる．以上の論点をふまえて「組織文化」を再定義するならば，組織文化の特徴とは組織内成員に共有されている相対的に安定していて，多面的で，かつ全体論的構成概念であり，成員に対して組織内の活動における認識枠組みや意味を提示し，かつある特定の活動に現れるものであるといえる．したがって「組織文化」をとらえようとする場合，こうした「組織文化の」諸側面

を可能なかぎり把握することが必要とされる．

3．安 全 文 化

「組織文化」と「組織風土」が混在した形で把握されているのと同様，安全に関しても「安全文化」といった用語と「安全風土」という用語が混在した形で用いられている．「安全風土」といった概念が最初に用いられたのは Keenan の論文においてだといわれるが，これまで「安全風土」と「安全文化」といった2つの概念が明確に区別されてこなかったといえる．だが概して素朴な形での安全風土の研究は，質問表を用いて多くの質問項目をいくつかの次元へと落とし込むような統計手法に基づく分析を行うものが多く，こうした分析に基づいた結果は組織内の安全にかかわる意識の諸次元を表す指標を形作ることを目指していると考えられる．

こうした「安全風土」と「安全文化」という用語が研究レベルでは混在した形で存在してきたにせよ，「安全文化（safety culture）」といった用語が，広く一般に流布したのは，1986年のチェルノブイリ原発事故以降であるとされる．多くの分析や調査が示しているように，この事故の原因は組織的な安全文化の崩壊が非常に大きな要因であったことを示したのであるが，その後のさまざまな地域における重大事故発生以降，「安全文化」という用語が，いわゆる「組織事故」の概念が当てはまる産業において，その調査過程を通して急速に広まっていったとされる．

さまざまな形で定義されている安全文化であるが，英国の The Institution of Occupational Safety and Health（IOSH）によるこれまでの安全文化に関する調査研究のレビューによると「安全文化」には次の3つの意味が付されているとされる．①「安全に影響を与える文化的側面」，②「安全にかかわる共有された態度，価値観，信念」，③「組織内の安全プログラムへのコミットメントやスタイルそしてその影響を左右する，集団的価値，態度，能力および行動パターンの産物」である．また，さまざまな研究者がこれまで「安全文化」の定義を試みてい

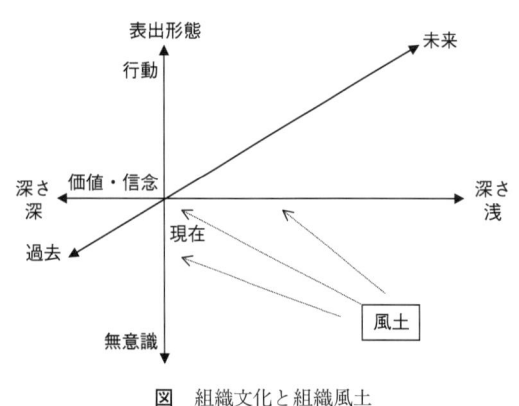

図 組織文化と組織風土
(Glendon AI, Stanton NA: Perspectives on safety culture. Satety Science 34, p 199, 2000 をもとに筆者作成)

るが,上記3つ側面をカバーするものがほとんどである.たとえば最も単純な定義としてはCoxらが「安全に関して組織成員が共有している態度,信念,認識および価値」と「安全文化」を定義している一方で,より複合的な定義としてはGellerが「包括的安全文化といった概念でとらえられるような,組織成員すべてが安全に関して責任を感じ,かつ具体的に日々の活動においてそれを実践しようとする状態」と,そしてLeeが「組織成員個々人もしくはその集合体としての価値,態度,認識,能力および行動パターンであり,これらにより組織の健全さと安全へのコミットメント,取り組み方,程度およびそれらの維持運営を決定するもの」といった形で「安全文化」を定義している.その他の「安全文化」にかかわる定義も先のIOSHによって示された定義のいずれかに当てはまる,もしくはそのいくつかを包括したものとなっている(表).

したがって「安全文化」とは組織文化における安全にかかわる文化的諸側面であり,具体的には安全にかかわる態度,価値観,信念といったものからその表現系としての具体的な行動パターンなどであると考えることができる.だがより重要な問題はこうした安全にかかわる組織内の文化的諸側面をどのようにとらえていくかという点にあるといえる.

4. 医療組織における安全文化

さて医療組織における安全文化が強調され出したのは近年になってからであり,医療組織そのものにおける安全文化の包括的な研究はまだそれほど存在していないが,徐々に実証的な研究が行われるようになってきている.たとえば1998年以降米国退役軍人省医療局全国患者安全センターで進められている安全文化に関する研究は,近年の医療組織における安全文化研究の最新かつ大規模なものであるといえる.この安全文化に関する調査は主として医療事故報告システムへのより積極的な報告を促す文化の醸成という点に焦点が当てられている.具体的には米国退役軍人関連病院の全スタッフに対する安全に関する大規模な調査票調査であり,各病院スタッフの職場における安全性に関して多方面から質問を行っている.こうした結果は,全国患者安全センターに集められ,分析が行われているのであるが,さらにこうした分析結果はより詳細な解析が成されている.特に重要なのは48項目の質問への結果を,解析し安全文化の下位概念として考えられる傾向を抽出している点にある.たとえば現在こうした解析結果から,仕事への満足,組織における問題,組織への信頼,非難の問題,教育および訓練,倫理観,コミュニケーションなどの約7つの下位概念が見いだされている.

この下位概念へと落とし込まれた安全文化概念は,退役軍人省病院グループ全体における安全文化のより具体的な現状をつかむために役立つと同時に,個々の退役軍人省病院が自己の病

表 安全文化の諸定義

Cox & Cox	安全に関して組織成員が共有している態度,信念,認識および価値
Pidgeon	組織成員などに対する当該組織に起因する危険因子を最小限にするような信念,規範,態度,役割,社会的活動および技術実践
Ostrom	組織の安全パフォーマンスにかかわるもので,具体的にはその組織内の行為一般,職務規則や手続きといったものに現れた組織的信念や態度
Geller	包括的安全文化といった概念でとらえられるような,組織成員すべてが安全に関して責任を感じ,かつ具体的に日々の活動においてそれを実践しようとする状態
Berends	組織成員の安全を追求することに向けた集合的な精神的プログラム
Lee	組織成員もしくはその集合体としての価値,態度,認識,能力および行動パターンであり,これらにより組織の健全さと安全へのコミットメント,取り組み方,程度およびそれらの維持運営を決定するもの

院における安全文化を，グループ全体と比較した場合，どのような点に問題があるかを明らかにし，より効率的かつ有効な安全対策を進めることを可能にするとされる．さらにこの研究が継続的に行われることによって，個々の病院における安全対策が，その病院における安全文化に実際に寄与しているのかどうかを明らかにすることも可能である．こうした研究の意味は，抽象的な構成概念である安全文化を，実際の調査とそのデータからより具体的かつ実践的な下位概念へと再構成し直し，組織における医療安全対策の制度的な面と文化的な面をリンクさせるという試みとして重要なものであると考えられる．

　日本においても医療安全をより推し進めるために，国立保健医療科学院を中心に同様な研究が行われている．この研究は左記の米国退役軍人省全国患者安全センターの安全文化研究をベースに行っているのであるが，現在のところ約5000人のデータを収集し日本における安全文化の現状を検討している．ここでは安全文化の下位概念として4つの仕事上の意識（倫理観，能力，モラール，満足感），2つの組織にかかわる問題（資源・訓練・インセンティブ，リーダーシップ），5つのエラー認識にかかわる点（報告，ヒューマンファクター，頻度，重大性，恥と罰），チームワーク，特にコミュニケーションにかかわる点，そしてストレス/疲労といった13の下位概念が見いだされている．

　こうした結果を即座に一般化することは難しいといえるが，少なくとも日本の安全文化の現状に関するベースラインデータとして有効であると考えられる．こうしたデータは単に安全文化を高めるべきであるとの理念的なレベルから，安全文化の客観的把握とその比較を通して，個々の組織において何が問題であるかを明確にすることができ，より戦略的かつ具体的な改善策を検討することが可能となるのである．

5. 今後の課題

　組織運営，特に組織変革を課題とする場合，単にフォーマルな形で組織内の制度改革を行っただけでは十分ではない．この制度改革とともに組織の文化的側面を適合した形で変化させていかねば組織変革を成し遂げることは難しい．より具体的には安全文化を組織文化における安全にかかわる側面であるととらえるならば，組織の医療安全を推進するためには，単に組織の配置や新たな部署の設置といったフォーマルな制度改革だけではなく，組織内成員の意識総体つまり安全文化の改革もまた重要な課題なのである．たとえば先の日本における安全文化に関する調査研究の結果から，職種間における安全文化の差異が見いだされている．特に薬剤師の安全文化は，組織内で発生する薬剤関連の事故に対する予防や対策に直接関与できない状態を示している．確かに医師の直接入力による薬剤オーダーエントリーシステムなどの導入が，薬剤関連の事故を減らす最も効果的な方策であるとの見解もあるが，長期的に安全な組織を確立するためには，こうしたシステムの導入と同時に薬剤師の業務を見直し，事故予防や対策に薬剤師が直接関与できることを通して，薬剤師における安全文化を高める必要がある．つまり薬剤オーダーエントリーシステムの導入が薬剤関連の事故を短期的に減少させるかもしれないが，薬剤師の安全文化を高めることなくしては長期的な形で組織の安全は高まらないと考えられる．

　また，医療組織における安全文化といった考え方が今後提示していかねばならない課題としては，まず他産業でこれまで展開されてきた既存の安全文化研究がどこまで医療組織に適応することが可能であるかという点を明らかにすることがある．特にこれまで安全文化が強調されてきた他産業，具体的には原子力産業，化学プラント，石油産業や航空業界などの事故，特に「組織事故」と呼ばれるものの特徴が，医療組織における事故とどのように異なり，こうした考え方をどこまで適応できるかに関して明らかにすることが必要である．

　さらに医療組織における安全文化がどのような形で組織の安全性に結びつくのかを明らかに

することも重要である．現在のところ医療組織における安全文化の具体的な強調点は，かなり限定された側面，特に報告を促す文化といった意味で「安全文化」に関心が当てられている傾向が強い．だが組織文化研究において示されているように，組織におけるある文化がその組織のパフォーマンスと強い関係性をもつとするならば，安全文化が安全な医療を提供する医療組織の統合的なパフォーマンスを高めるものであることを明らかにする必要があるのである．

[藤澤由和]

参考文献
1) Shein EH : Organizational Culture and Leadership, Jossey-Bass, San Francisco, 1985.
2) Scheider B (ed) : Organizational Climate and Culture, Jossey-Bass, San Francisco, 1990.
3) Deal TE, Kennedy AA : Corporate Culture : The rites and rituals of corporate life, Penguin Books, London, 1982.
4) Peters TJ, Waterman RH : In Search of Excellence : Lessons from America's best-run companies, Warner Books, New York, 1982.

31 危険管理原論

危険管理（risk management）は政治や企業経営で開発された概念である．特に企業にとっては新たな商品開発と販売は常にリスクを伴うものであり，経営の高いリスクは逆に高い利潤（ハイリスク・ハイリターン）につながるので，実際の経営のなかでリスク感覚が養われてきたといえよう．医療産業界においても実は疾病によるリスクを手術や薬品などのリスクを伴う手法によって軽減することが本来の目的であることから考えて，リスク感覚は診療においてもきわめて重要であるにもかかわらず危険管理の概念と手法の開発が遅れてきた．ここでは企業で使われてきた危険管理の基本概念をレビューし，その医療界への応用について述べる．

近年医療界では，安全管理の新たな概念が国際的にも提唱され始めているが，この新たな考え方を理解するにもまず古典的な危険管理を基本とする必要がある．というのは，誤ちから学び，事故の未然防止を目指す安全管理もその原理においては危険管理の概念に基づいているからである．

1. 危険管理（リスクマネジメント）とは

1) 概念発達の歴史

危険管理の考え方は，まず第一段階として，第一次大戦後，敗北したドイツが悪性インフレ貨で悩むなかで発達したとされている．危機管理の当時の企業防衛の危険政策（risk politik）として展開された．次いで第二段階では大恐慌下の米国で1930年代保険管理（insurance management）としてさらに発達し，第一，第二段階が経済領域の概念であったのに対して，戦後，政治の領域で第三段階の発達をみた．1960年代の冷戦下，米国で国家危機たとえばキューバ危機に対応する必要から，危機管理（crisis management）として危険管理が取り上げられた．近年では第四段階，企業の国際進出とともに経営戦略の一環として危険管理がとられている（図1）．

2) 危険（リスク）概念と危険管理（リスクマネジメント）の定義

危険（リスク）はギリシア語源に由来し，ラテン語のRISCICAREより発生し，イタリア語の災いRISCOがもととなって1660年代ころから英語のリスクとして使われている．リスクは危険や事故の可能性を意味しており，事故そのものを意味するペリル（PERIL）とは異なっている．一方，アラビア語のダイスゲームZ-ZAHRから派生したハザードは危害と訳され，事故の要因を意味している．したがって，

事故（peril）＝危険（risk）×危害（hazard）

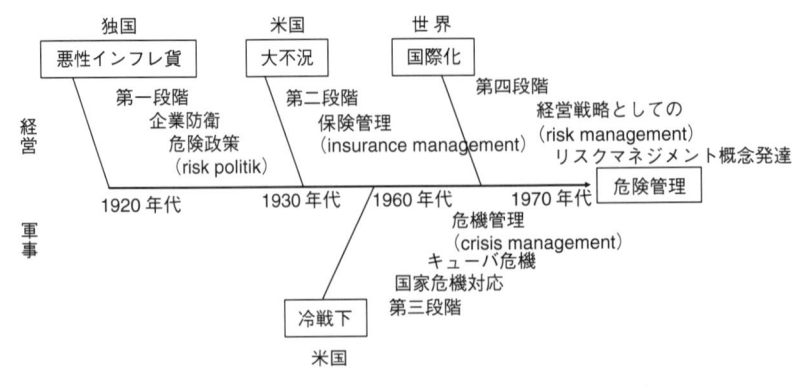

図1 危険管理概念発展の歴史（病院，63（1），2004）

表1 リスクマネジメントの諸定義

Mehr & Hedges 説（Risk Management in the Business Enterprise, 1963）
リスクマネジメントとは，保険管理にとって適切な組織，諸原則，および諸技術が役立つリスクのマネジメントである．
Williams & Heins 説（Risk Management and Insurance, 1972）
リスクマネジメントとは企業や会計の目標もしくは目的と一貫して，リスクの確認，測定，および統制を通じ，ほとんどの純粋リスクのもつ悪影響を最小限のコストで最小化することである．
Cristy 説（Fundamentals of Risk Management, Property and Liability Insurance Handbook, 1969） McDonald 説（Corporate Risk Control, 1966）
リスクコントロールは，火災，盗難，災害，および死亡などの事故から生じる経済的損失のリスクのコストを最小限にしようとする事業体の努力である．
Green & Sarbein 説（Risk and Insurance, 1977, Risk Management : Text and Cases, 1978）
リスクマネジメントとは，企業が直面する特定のリスク処理における経営者の機能である．リスクマネジメントとは，偶然的な損失の財務的影響を最小限にすることによって，会社または個人の収益と資産を保全するためのプロセスである．
Rosenbloom 説（A Case Study in Risk Management, 1972）
リスクマネジメントとは，企業の究極的利潤に影響を及ぼす純粋リスクの全局面に対する経営者の管理機能である．そして，リスクマネジメントは，純粋リスクを一般的に取り扱う一連の機能であり，純粋リスクを処理する最良の方法を決定する機能である．
Dennenberg 説（Risk and Insurance, 1974）
リスクマネジメントとは，いかなる形態であれ組織—企業，政府，慈善，教育など—の純粋リスクの制御と管理を行い，できるだけ純粋リスクの損失を最小化することである．
Beglini 説（Risk Management in International Corporation, 1976）
リスクマネジメントとは損失されているもの（危険）のコストを最小化するため，企業の財務的資源を損失制御と損失財務の方法が最適な組み合わせとなるように経済的に配分するプロセスである．
Head 説（Risk Management Process, 1979）
リスクマネジメントとは，できるだけ少ないコストで組織に与える偶発的損失の不利益な影響を最小化するため，組織の資産ならびに活動を計画，組織，指揮，統制するプロセスである．
Williams, Head & Glendenning 説（Principles of Risk Management and Insurance, 1978）
リスクマネジメントとは，ほとんどの純粋リスクに関する目的を達成するために，物的および人的資源を用いる1つのプロセス（経営管理手法）である．リスクマネジメントとは，リスクマネージャーの仕事のなかに入る一連の手順である．すなわち，①企業または家計が直面するリスクの確認と分析，②これらのリスクの処理方法の決定，③決定事項の実施，および④これらの意思決定の統制と必要に応じた修正である．
亀井説（リスクマネジメントの理論と実務, 1980）
リスクマネジメントとは，企業の倒産を防止し，企業経営の合理的運営を図るためになされる企業危険の科学的管理である．

（植藤正志：現代リスク・マネジメント論，税務経理協会，2000）

となる．

これまで危険管理とは何かの定義は多くの人によってなされてきた（表1）．

1960年代ころには概念発達の第二段階，つまり保険管理が，リスク管理であるとの認識が主であったのに対し，1970年代以降経営のための戦略設定や意思決定のための合理的，科学的なツールと定義されるに至っており，いわゆる概念発達の第四段階を示すに至っている．

3) 危険管理（リスクマネジメント）過程とサイクル

危機管理の過程はいわゆるマネジメントのサイクルで，近代経営学の父ファヨールが提唱したマネジメントサイクル，計画，組織，指導，

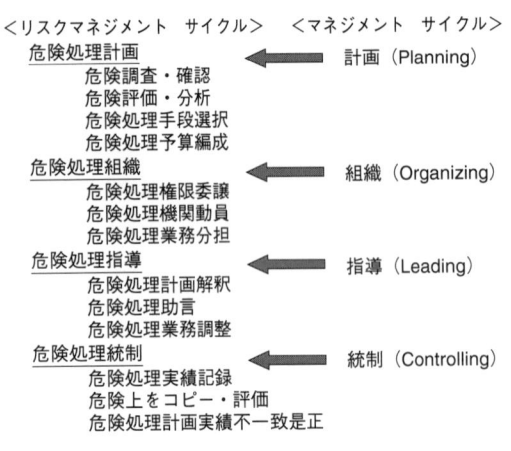

```
<リスクマネジメント サイクル>   <マネジメント サイクル>
危険処理計画           ← 計画（Planning）
  危険調査・確認
  危険評価・分析
  危険処理手段選択
  危険処理予算編成
危険処理組織          ← 組織（Organizing）
  危険処理権限委譲
  危険処理機関動員
  危険処理業務分担
危険処理指導          ← 指導（Leading）
  危険処理計画解釈
  危険処理助言
  危険処理業務調整
危険処理統制          ← 統制（Controlling）
  危険処理実績記録
  危険上をコピー・評価
  危険処理計画実績不一致是正
```

図2 危険管理の過程

統制に対応している（図2）．

危険を調査，評価し，手段を選択し，資源を確保する危険処理の「計画段階」，そして危険処理に関連した組織と権限業務の分担などを行う「組織化の段階」．次いで計画を助言し調整する，設計処理指導の段階．最後に処理の実績を記録し，評価する「危険処理統制の段階」があるとされている．これを危機管理の諸段階として考え，必要な要素に分けると，まずリスクを「分析」し，「評価」し，「管理」するステップからなっており，これらの段階では，まずこれを推進するリーダーの存在が不可欠で，関係者（ステークホルダー）とリスクについてのコミュニケーションを行うことが必須とされている（図3）．

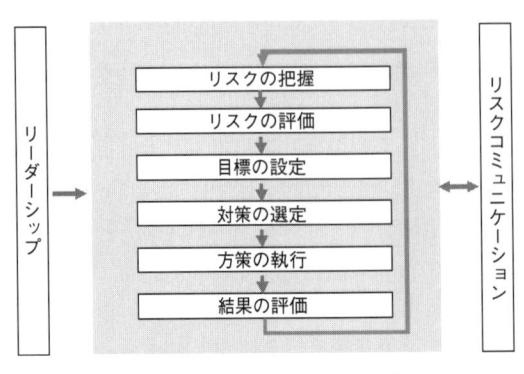

図3 リスク管理のステップ

表2 リスクの調査と確認

リスク調査
1. リスクの客体のリストアップ
2. リスクの形態のリストアップ
3. リスクの結果のリストアップ
4. それらの分類，整理（risk enumeration or logical approach）
危険調査
1. 人的資産と物的資産のチェック，洗い出し
2. 人的リスク，物的リスク，責任リスク，費用リスク可能性検討
3. 人的損失，物的損失，債権回収不能，利益喪失，損害賠償責任，補償責任，費用負担などの検討
リスク調査，確認のために必要な方法
1. チェックリストを用いる方法
2. 財務諸表を用いる方法
3. フローチャートを用いる方法

（亀井利明：危機管理とリスクマネジメント―改訂増補版，同文舘出版，2001）

4）危険（リスク）の把握評価と目標設定

したがってリスクに対応するためには，まずリスクの客体，形態，結果をリストアップし，それらを整理する必要があり，次いで危険度の調査を行う．これらの危険にかかわる損失を評価するわけである．リスクの調査，評価のためには，チェックリストや財務諸表を用いた方法が存在する（表2）．

リスクを予測し処理するのにはまずこれらの調査によってリスクの頻度とリスク予想図のマトリックスを形成しリスクを頻度を大きく，被害が大きい「危険領域」や，規模は少ないが頻度が多い「灰色領域」，そして規模が大きく頻度が小さい「注意領域」，残りの「安全領域」の4つの領域に区分する必要が存在する（図4）．さらにリスク対応手段の選択を定量的に行うために，許容する範囲を，一般に許容される，耐えられる，そして許容不能な水準を設定する必要がある（図5）．

一般にリスクは自然によるか人為によるか，また損害の程度によって受容される頻度は異なっており，リスクの許容の水準の設定が重要である（図6）．

5）危険（リスク）への対処法選択

リスク処理の方法は，ドイツ学派の制限，分

31 危険管理原論

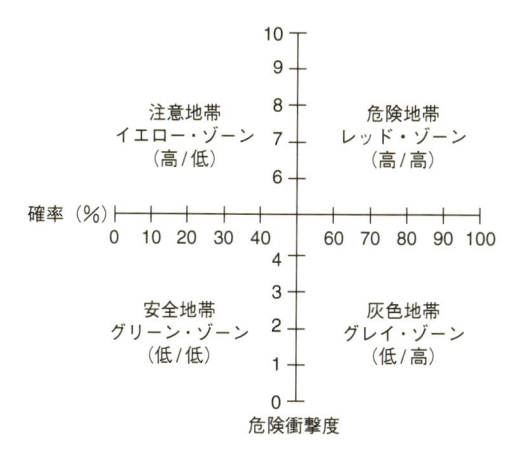

図4 フィンクのリスク予想図

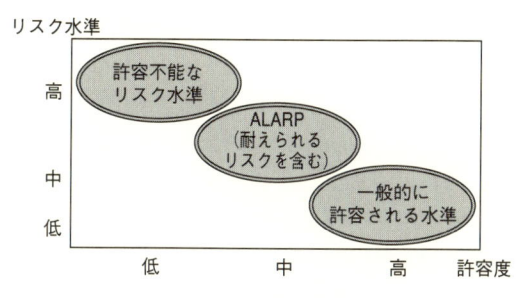

図5 ALARP原則

＊1 リスク水準がある水準以上に高いと，そこから得られる便益にかかわらず許容されないことになる．
＊2 リスクを現実的にできるかぎり低減し（ALARP），その便益の程度によって許容不能が許容されるかを判断する．
（Waring A, Ian Glendou A：Managing Risk, Thomson Business Press の図を改変）

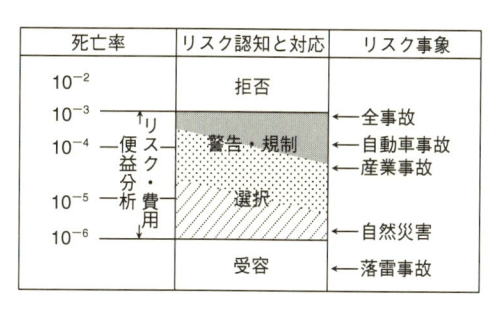

図6 リスクの社会的受容レベル

割，譲渡，遮断や米国学派からの回避，予防，除去，転嫁，結合，分離，軽減，制御，補償，相殺などが考えられるが，一般にはリスクを回避するか除去するリスクコントロールの考え方と，リスクを転嫁するかリスクを保有するかのリスクファイナンスの考え方の2つに大きく分けられる（図7）．実際のリスクに対応する費用，手間，時間を投入して，リスクを軽減しても効果はしだいに低減し，どうしても避けられない．どうしてもコストがかかりすぎるリスクが最後に残る．したがってリスク対応はできるかぎり，リスクを削減することを前提としても被害の大きいリスクはできるかぎり回避し，頻度が少なく被害が低い場合は許容範囲を設定してリスクを保有することが合理的と考える．また頻度は少ないが，被害が大きい場合には損害保険などによってリスクを転嫁することは合理的対処法である（図8）．

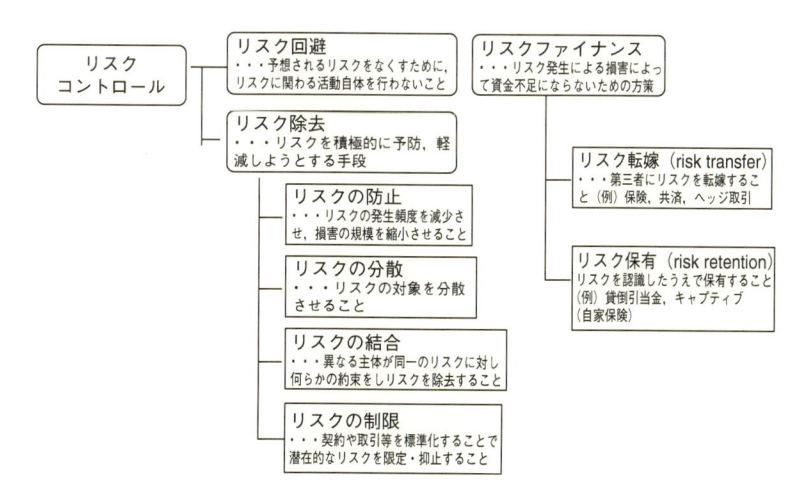

図7 危険（リスク）対処法の分類

「医療行為のリスク」をあえて選択する手法であるが社会的な危険許容度から考えても，一般に患者にとっては医療事故のリスクは耐えがたく，「リスクコントロール」に主眼がおかれるべきである（図8）．また，医療機関に対するリスクについては，現実の患者に対するリスクを軽減することをまず第一優先としつつも，起きてしまった事故に対する「リスクファイナンス」の方法も確立しておく必要があるといえよう（図8）．

2) 疾病管理：一次・二次・三次予防からみた事故予防

これまで述べてきた各段階での事故予防の過程を疾病予防のレベルと対応して整理し直すとまず一次予防としてはヒヤリ・ハットや過誤を未然に予防することによって障害を予防する安全管理が当てはまる．二次予防の段階としては，事故を早期に発見し，さらにその損傷が広がらないことを目的とする，危機管理（狭義）が当てはまる（図10）．さらに，三次予防としてはすでに起きてしまった事故に対する対応，たとえば苦情対応や訴訟対応が含まれるといえよう．前述のごとくこれらは広義の危険管理に含まれる．ハインリッヒやその他の法則に示されるように一つの重篤な事故の背後に多数の小さなミスが存在する．三次よりは二次，二次よりは一次予防が重要といえよう（図11）．

3) 出来事把握と対応行動の全体像

出来事を苦情や報告や測定によって把握し，

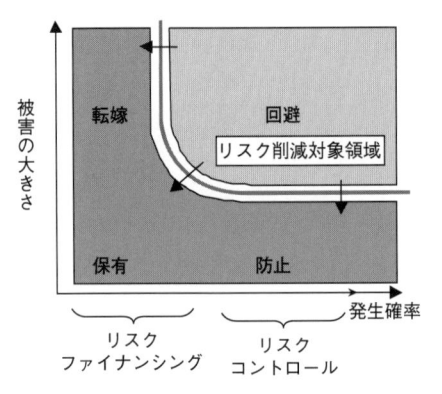

図 8 リスク対応の考え方

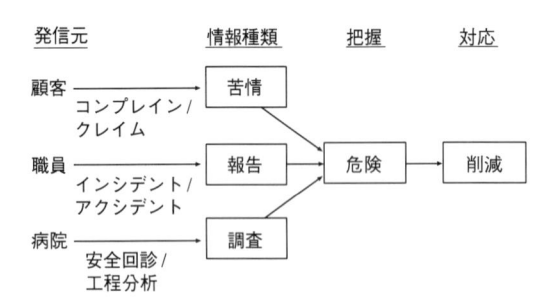

図 9 3つの情報源と情報

2. 医療分野への応用

1) 自然リスクと人為リスク

医療産業界における危険管理は患者からの苦情や職員からの報告，そして病院が積極的に調査測定することによって危険（リスク）を把握し，それを軽減することにある（図9）．医療行為の場合，自然的災害である「疾病のリスク」に対応し，人為的自然のリスクである疾病のリスクに対して人為的リスクの可能性のある

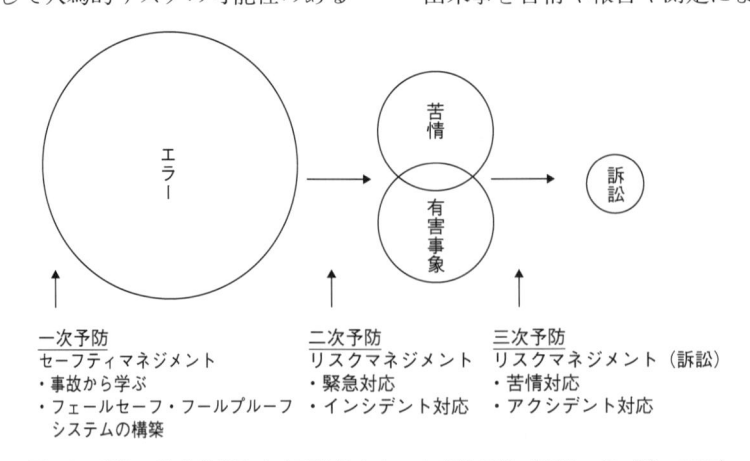

図 10 事故の発生過程と疾病予防法からみた事故予防（病院，62（8），2003）

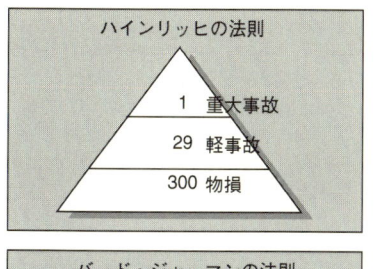

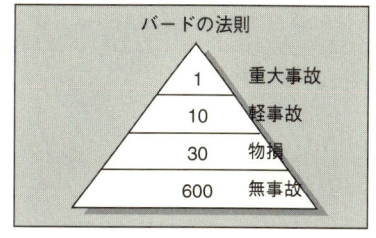

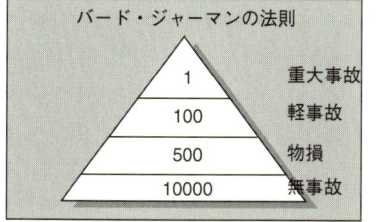

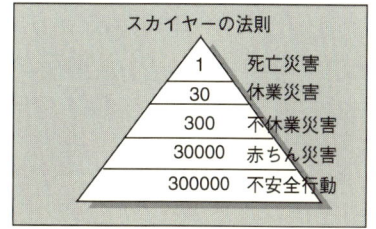

図 11 ハインリッヒの法則ほか
（危機マネジメント研究会編集：実践危機マネジメント，より）

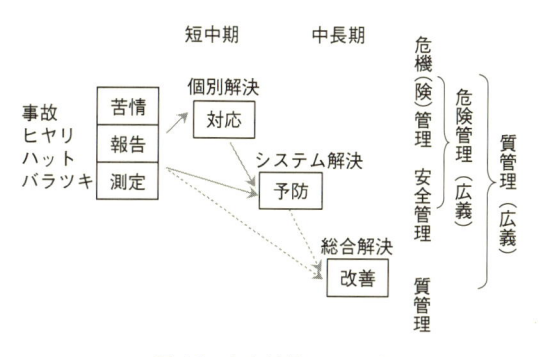

図 12 安全対策ステップ

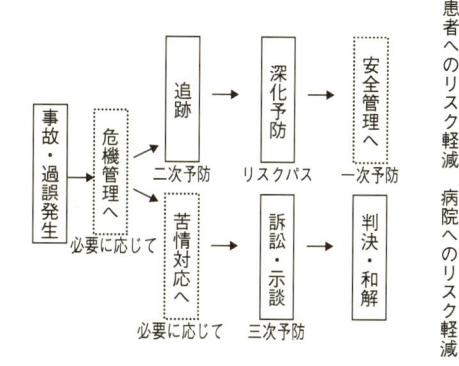

図 13 危険管理過程（グランドマップ）

危険（リスク）を同定する過程の全体像をマッピングする．それは緊急に対応しなければならない危機管理が重篤で緊急な事態に対応した「危機管理」，そして損傷の進行を食い止める「危険管理（狭義）」，さらにはこれらの出来事を総合的に分析判断して未然防止を追求する「安全管理」の3つに分けることができる（図12）．これらの過程は前述のごとく，危険管理（リスクマネジメント，広義）の考え方に基づいている（図13）．しかし，これらの過程，特に安全管理をもう一歩発展させると，積極的な質の管理となる．これらの全体像を改めてとらえると，実は危険管理も広い意味での品質管理のなかに含まれることが判明する．医療の事故は，品質管理からみれば不良品の発生にほかならないからである．医療産業界における医療事故への対応策は，このような全体像のなかで戦略的に一歩一歩推し進めていくことが必要といえよう．

4）医療界での危険管理の過程

危険管理（広義）の過程だけをとりだして，もう一度並べ直すと大きく分けて「患者へのリスクの軽減」と，「病院へのリスクの軽減」の2つの過程に分けることができる（図13）．事故が発生した直後は，その緊急度や重篤度，必要に応じて「危機管理」の体制を立ち上げる必要があり，それを追跡し，深化を防止する，そして患者へのリスクを軽減する，いわゆる狭い意味での「患者への危機管理」の過程に入る．一方，患者や家族から起きてしまった事故に対して苦情や訴訟が提起された場合には，病院へのリスク軽減の過程が始まり，いわゆる狭い意味での「病院への危険管理」のプロセスとな

る．これらの情報が総合的に分析されて，「安全管理」の過程につながるといえよう．

[長谷川敏彦]

参考文献
1) アクトクレーム問題研究グループ：クレームのリスクに正しく対処する法，中経出版，2000．
2) 後藤正彦：企業のリスク・コミュニケーション，日本能率協会マネジメントセンター，2001．
3) 石井　至：図解リスクのしくみ，東洋経済新報社，2002．
4) 亀井利明：危機管理とリスクマネジメント―改訂増補版，同文舘出版，2001．
5) 藤江敏彦：実践・危機管理読本　リスクマネジメントの基本からマスコミ対応まで，日本コンサルタントグループ，2001．
6) 鈴木敏正＆RMコンソーシアム21：リスクマネジメントシステム，日刊工業新聞社，2002．
7) 植藤正志：現代リスク・マネジメント論，税務経理協会，2000．

―――――――――――――――――――――――――――――――― 管　　理

32　危機管理（クライシスマネジメント）

1. 危険管理（リスクマネジメント）のなかの危機管理（クライシスマネジメント）

危機管理は危険管理の一形態で，事態が緊急かつ重篤で，早急に対応せねばならない場合を指す（図1）．発見から通報，危機管理システムの立ち上げまで，緊急である必要があるのみならず，重篤な事態を見逃してはならず，普段から職員全体の徹底と危機管理システムの認知，ならびに訓練が必要である．特に，事態の重篤性と緊急性の2軸から判断し，上司に報告するリスクセンスの教育が必要である（図2）．

一般に，危機は5つの段階をふむといわれ，第一に「危機前」段階，「警告」段階，「発生」段階，「鎮静化」ならびに「復旧」段階とされている（図3）．危機前の段階は，いわゆる危険管理ならびに安全管理，いわゆる積極的予防対策と同様で，ここでは主として発生前後からの対応についてまとめる．

危機管理は，災害や労災，犯罪等，「非医療行為に関連するもの」への対応と「医療行為に関連するいわゆる医療事故」への対応に分かれる．

2. 危機管理の要素

危機管理には一般企業，医療界を問わず共通の要素が存在する．たとえば危機管理に対する組織や活動，文書やマニュアルさらには訓練などである．また危機管理は，医療施設においても，医療行為関連・非関連を問わず共通の要素である．特にマスコミへの対応は社会への説明責任と自らの社会的損失と大きくかかわる．

1）組　　織

危機管理に際しては権限を管理の責任者に集中する一方，状況が流動的な場合にはできるかぎり，末端に移譲する必要も生ずる．危機管理の過程の最も重要な要素は，情報収集であり，一元化とその迅速な判断がきわめて重要といえよう．危機管理に際しては，危機管理の各分野の責任者を同定し，対応の優先順位づけを行う必要がある．危機の状態では，一般に職員や意志決定者の心理が動揺し，的確な判断をすることが難しいこともあり，あらかじめその状態を想定した訓練を行うことが望ましい．そしてそ

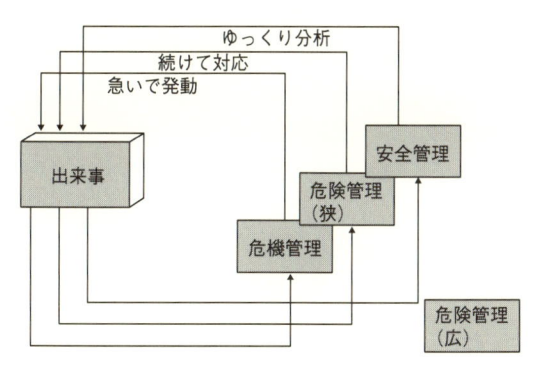

図1　3つの管理システムの発動
（病院，63（1），2004）

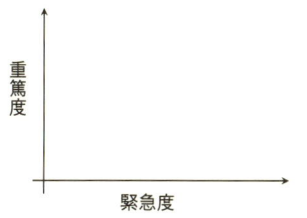

図2　トリアージマトリックス

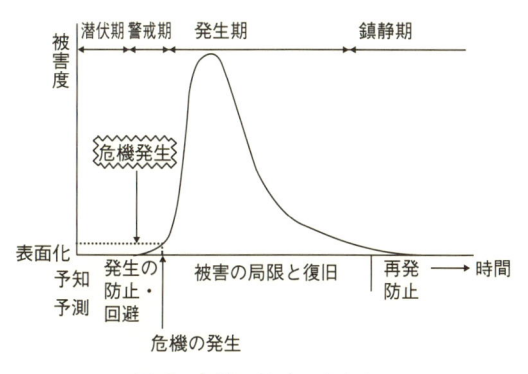

図3　危機のライフサイクル

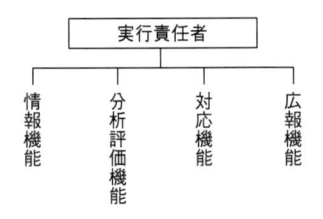

図4 緊急時実行組織4つの機能
(TALISMAN「経営者とリスクマネジメント」東京海上火災保険会社 2001.7「実践危機マネジメント」(危機マネジメント研究会編集)より)

の危機管理の過程を記録として残しておくことがきわめて重要といえよう．

緊急時の実行体制としては，情報を収集する機能，分析評価する機能，それに対応する機能と全般的な広報機能と，この4つの機能が必要となる（図4）．情報は限られており，また限られた時間内での判断と対応が必要で，普段からクイックアセスメントの手法を練習しておくことが望ましい．患者家族やマスコミなどの対応についても意志決定者が事態や対応策を把握する以前に，一定の原因と対応策が発表されることを望むことが多く，いわゆる不確実化の意志決定（decision and uncertainty）が危機管理の常といえよう．

2) 活　動

意志決定者と執行者との役割分担は，あらかじめマニュアルで定めておく必要があるとはいえ，たとえば現場の安全管理者が事件発生時には責任をもって管理する必要がある一方，事態の重大性を鑑みた場合，早急に病院幹部を含めた意志決定体制を敷く必要があり，その過程の一例を図5に示す．

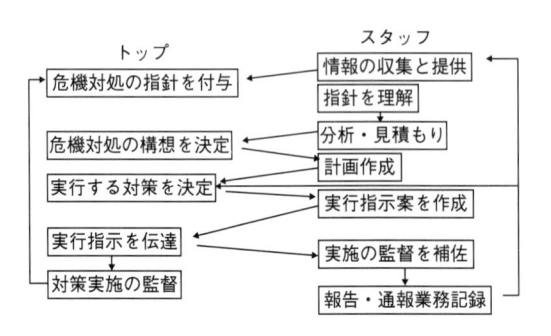

図5 トップとスタッフの一般的な活動要領

3) 文　書

通常から組織役割分担，文書の確認などについて普段からマニュアルを設定しておく必要があり，マニュアルも意志決定と実務上の項目とで階層性をもつ必要があり，以下にその例を示す．

・階層構造をもったマニュアル

レベルⅠ　危機マネジメントマニュアル：ここは社長から新入社員まで全員が読む内容で，マニュアルの憲法に当たる部分．日常の活動を中心に，規定や規則，権限，社長の方針，訓練計画，監査など，規格に則った内容を記載する．ここにも被害の概要や危機対策骨子などの部分を記述する．

レベルⅡ　業務手順書：レベルⅡはレベルⅠのうち必要に応じて作成する．ここでは，有事の業務をレベルⅡとして作成している．この有事の業務は，災害対策本部を構成する部課長クラスのコアメンバーが有事にチェックリストとして用いることを想定しており，指揮命令系統や各部門の実施業務時系列一覧表などがある．

レベルⅢ　業務指示書：有事の業務手順書に記載した実施業務の個々の業務指示内容を記載したもの．ここは現場の各部門で読むことを想定する．この新しい考え方では，レベルⅠ，レベルⅡで十分であればこのレベルⅢは作成しないということもありうる．文書量がやたらに多く，実践的でないという印象を与える従来のマニュアルは，必ずしもコアメンバーが読む必要のない部門レベルであるこのレベルⅢから書き始めているためである．

レベルⅣ　業務報告書：ここには緊急連絡網や業務の一覧表，あるいは各種の資料，報告書様式などを収録する．

4) 訓　練

訓練は，特に非医療系の非医療行為関連の危機管理では，その発生が定型的で手続きも法的に定められていることが多く，訓練により，習熟しておくことが望ましい．

5) マスコミ

① 対応の手順：マスコミへの対応はまず，

「担当窓口を一本化する」こと,「関連情報の収集」と,「原因究明と対応策の検討」「ポジションペーパー作成」「記者会見開否の判断」「患者家族の承諾」「公表の方法やメンバー,場所の決定」「マスコミへの連絡」「Q＆Aの想定問答の作成」,そして「会見を実施」し,その「結果を分析評価」する必要があるといえよう.

② 対応の内容:マスメディアでの発表の内容は組織への損害をいかに軽減するか,そして,社会的な説明責任を果たすかという観点から考えるべきである.その際には事実の確実性と事態の重大性の2つの軸で判断すべきで,確実で重大な事態の場合は言い訳せず事実を認めて謝罪し,今後の予防への努力表明が必要である.事態が不明確で重篤でない場合は,事実を確認してからコメントしたいという内容でも一般には許されるが,重篤であれば,まず「もしも本当であれば遺憾である」とコメントすべきである(図6).このように事態を分けて対応する必要がある.

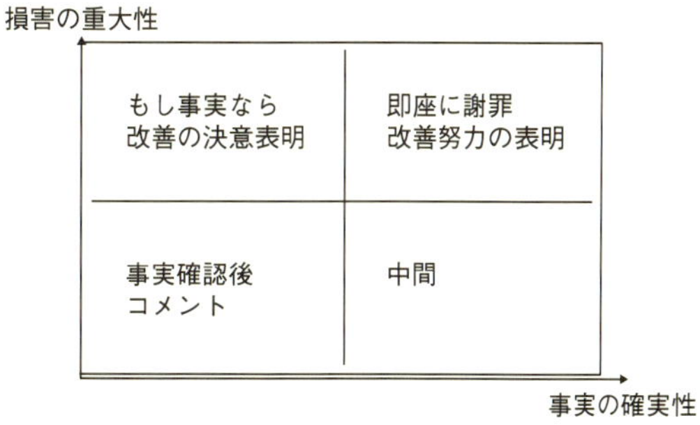

	事実の確実性 低	事実の確実性 高
損害の重大性 高	もし事実なら改善の決意表明	即座に謝罪改善努力の表明
損害の重大性 低	事実確認後コメント	中間

図 6 対外対応マトリックス
(影響の重大性・確実性による)

③ 記者会見でやるべきこととやるべきではないこと:記者会見に対してはやるべきこととやるべきでないことが存在し,それらの事実を理解しておくことが望ましい.

3. 医療行為関連危機管理

医療に関連した重大事故が発生した場合は,まず初期の対応,そして患者,院内関係者,社会の関係者への各者への対応を想定しておく必要がある(図7).

具体的な対応過程を図示すると図8となる.

		対応	目的	課題	内容	マニュアル
初期対応 1 通報是非のトリアージ(マトリックス)通報先の選定,追跡対応,組織立ち上げの是非 2 危機管理体制の立ち上げ,情報記録,把握と分析 3 限られた時間で可能な原因分析法(迅速型RCA),事実関係把握,原因対策追及	各者対応 患者	①患者 ②家族	①患者,家族信頼関係維持 ②患者への障害拡大防止 ③訴訟防止	①何をどこまで ②誰が ③いつ 伝えるかの判断 ④話し方技術	①事実関係 ②原因 ③対策 どこまで報告できるか	①真実告知 ②コミュニケーション ③苦情対応
	院内	①院内職員 ②当事者 ③弁護士	①院内混乱防止 士気低下予防 ②当事者救済 ③訴訟対策	①職員の士気低下 ②担当業務変更 ③状況の把握 ④診療録の保存	①事実伝達 院内意識統一 ②精神的支援 ③事前対策	①院内システム リーダーシップ ②当事者フォロー ③訴訟対策
	社会	①警察 ②行政 ③マスコミ	①遵法 ②社会への説明責任 ③社会的損失軽減	①異状死是否判断 死後24時間以内 ②報告基準 ③発表するかどうか,いつ,紙か記者会見か	①医師法21条の確認 ②事実の報告 ③事実関係,原因,対策 どこまで発表するか	①届出マニュアル ②報告マニュアル ③公表マニュアル

図 7 重大事故発生時の対応と必要マニュアル(医療)

表 1 それぞれのステップでとるべき対応

	チェックすべき項目	補足説明
1	患者の状況	患者の安全確保と救命処置が最優先である
2	院内報告	発生した事実を簡潔にすみやかに伝える．報告する内容は，いつ，どこで，どのような事故が起きたか，患者の情報，家族の情報（説明状況など）生死にかかわるような大事故については，病院の管理者へ手順に従って報告する．この報告により，緊急会議の開催を決定する
3	家族への対応	家族には起きた事実を伝えるとともに，定期的に説明の場を設ける．それにより信頼関係を維持する
4	現場保全	証拠となる器具類を破棄せず保存しておく．警察などが介入した場合，破棄されていると証拠隠滅ととられる場合がある（表2参照）
5	診療録保全	警察介入時，診療録などで警察にもっていかれてしまうことがあるため（表3参照）
6	診療録の今後の記載	経時的に客観的に記載する．曖昧な表現，予測の表現は避ける．家族との面談内容も記載する．記載ごとに日時署名も必ずする（表4参照）
7	顧問弁護士への相談	的確なアドバイスをもらうことにより，今後の見通しが明確になる（表5参照）
8	警察への届出	緊急会議等で医師法21条に照らし合わせ判断する
9	行政への報告	任意の報告であるが，できるだけ早く第1報を入れる．その後，追って詳細報告を行う．報告者は事務部門の責任者がよい
10	マスコミへの対応	窓口を一つにし，迅速な対応を行う．必要に応じて記者会見を設定する．それにより，質問を受けることで無用な混乱を避けることができる
11	当事者へのサポート	精神的安定が保てるようにする（精神科医，リエゾンナース）
12	その他職員へのサポート	できるだけすみやかに事実を説明する機会を設け，混乱を招かないようにする

（慈恵医大時田氏の協力による）

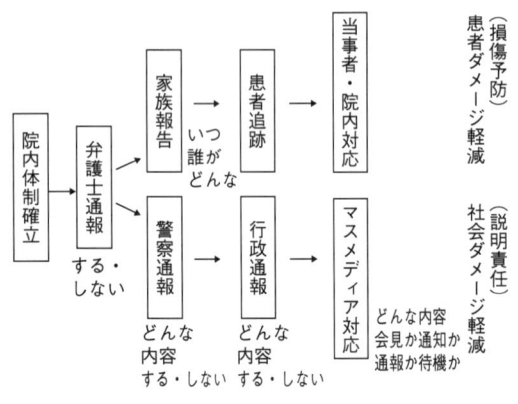

図 8 危機管理過程

それぞれのステップでとるべき対応を表1に掲げる．

1) 初期対応

初期の対応では，通報するか否か，危機管理システムを立ち上げるか否か，すなわち緊急対応体制の範囲と病院幹部を含めた全病院的なものにするか否かの判断がまず必要で，次いでいったん体制が立ち上げられたら，情報を記録し，事態を把握分析し，追跡する必要がある．また限られた時間，かつ混乱のなかで，的確に事実を把握し，場合によってはその原因を早急に同定し，初期の対応が必要な場合が存在する（図7）．

最初，通報するか否かは，発見可能性がある全職員に徹底する必要があり，トリアージのマトリックスとしては緊急度と事態の重篤度から判断する（図2）．

初期の具体的な活動は，患者安全の確保と家族への報告である．その際，事態の把握と場合によっては原因や対応策までが求められることがあり，一般に危機管理の時点では事態が混乱し，事実関係を確認することが難しい場合が多く，また原因や対応策まで想定するにはあまりにも時間が短いことが多い．しかし，マスコミや外部への対応に際しては，原因の追及を迫られる場合も多く，初期対応のなかにいわゆるバチェットRCA（緊急根本原因分析）の方法論

と担当者を決めておくことが望ましい．

2） 各者対応

① 患者家族への対応：各者への対応のなかでは患者およびその家族への対応が最も重要で，信頼関係の維持のために，事故の経緯，場合によっては事故の原因まで，情報が不確実な場合でも説明を求められる必要があり，普段からコミュニケーション技術を開発しておく必要がある．

② 院内への対応：院内では事態への対応のため，組織の継続と弁護士らへの相談，さらには訴訟対策としての診療録の保存などが必要で，当時者は時に被害者以上に落ち込むことがあり，精神的な支援システムが必要な場合もある．いずれにせよ，外部からの通報で職員が知るという事態は避ける必要があり，院内の士気の低下を予防するためにも時期をみて事実関係を述べ，院内の混乱を防止する必要があるといえよう．

現場の保全，診療録の保全，診療録の今後の記載は，これらを提出しなければならないことが多く，診療続行のために保全が必要である．ここで点検すべき4項目のリストを示す（表2～5）．看護師への対応も必要となる．

③ 社会への対応：患者ダメージを軽減する流れ，プロセスと，社会的なダメージを軽減するための警察・行政・マスコミへの対応としてのプロセスに分けて考えると有用である．

社会への対応は現在のところ，多くの団体からはその弊害が指摘されているにもかかわらず，法律的には「異状死を警察に届け出」する必要がある．24時間以内と限られており，その際，事故が異状死か否かの判断が必要である．事態が紛糾していることが多く，24時間を使って十分に把握検討が必要であり，場合によっては警察への事前の打診も有効な場合がある．行政の場合は，自治体によってその対応が異なるが，社会への説明責任や監督官庁への報

表2 現場保全の対応

4	現場保全	証拠となる器具類を破棄せず保存しておく．警察などが介入した場合，破棄されていると証拠隠滅ととられる場合がある
	チェックすべき項目	補足説明
①	現場リーダーの確認	指示命令系統の統一
②	リーダーへの現場保全の指示	管理者となるリーダーへの指示
③	関係する器具の保管指示	使用した器具すべての保管指示
④	薬品アンプルの保存	使用した薬品類の保存，使用済みアンプルも含めて
⑤	処方箋など伝票類の保全	指示伝票の保存
⑥	保存品目一覧の作成	上記保存した品目を一覧にまとめておくことにより確認が容易となる
⑦	安全管理者の保存状況確認	病院管理者，安全管理者が自分の目で保存品目を確認する

表3 診療録保全の対応

5	診療録保全，検査記録含む	警察介入時，診療録などを警察にもっていかれてしまうことがあるため
	チェックすべき項目	補足説明
①	入院時点からの内容確認	日時，記載者のサインなどが確実にされているか
②	看護記録との整合性確認	事故発生前後の内容の確認
③	複写および原本との照合	複写後，漏れがないか確認を行う．可能ならば複数の目で確認する
④	検査結果記録の保全	検査結果，モニターなどの記録も診療録の記載内容と整合性を確認し複写する
⑤	レントゲンフィルムの複写	可能なかぎり複写する．デジタルデータで残っているものは再出力する

表4 診療録の今後の記載の対応

6	診療録の今後の記載	経時的に客観的に記載する．曖昧な表現，予測の表現は避ける．家族との面談内容も記載する．記載ごとに日時署名も必ずする
	チェックすべき項目	補足説明
①	記載する担当者を決定する	一貫した事実を記載するため担当者を決定することが望ましい
②	初期対応後の記載はかかわったスタッフが内容を相互確認	事故発生時は混乱しているため，記載時は関係者が相互確認後記載する
③	診療機器等との時刻合わせ	記載において基準となる時刻を決めておく
④	日付，記載者のサインを徹底	記載者を明確にしておく
⑤	記載方法の統一	いつ，どこで，誰が，何を，どのように行ったか，その指示者，実施者の氏名を記載するとともに，患者の状態，家族へ説明内容なども客観的，経時的に記載する．事実のみを記載し，予測や反省文的な内容の記載はしない．また，訂正は，二本線で消し訂正日時，訂正者のサインを必ず入れる

表5 顧問弁護士への相談の対応

7	顧問弁護士への相談	的確なアドバイスをもらうことにより，今後の見通しが明確になる
	チェックすべき項目	補足説明
①	弁護士との窓口の一本化	担当部署の窓口は一本化する．事務部門
②	緊急会議への参加要請	第一報を電話連絡後，緊急会議に参加要請する
③	弁護士用の事故概要をまとめた報告書の作成	弁護士が判断するための事故概要をまとめた内部報告書を作成する．その際，病院としての見解をまとめておく

告として必要とされることが多い．

このような事態で最も苦慮するのがマスコミへの対応である．社会への説明責任を果たし，また社会的な損失を軽減するためにも，マスコミへの積極的な対応が求められる一方，一部のマスコミは事件を興味本位に報道する姿勢もみられ，上述の対応を参考にされたい．

これらのなかで時期が定められているのは警察への通報のみである．その他の対応は，まず家族，行政，場合によってはマスコミという順になると考えられる．

表6 危機管理（非医療）

		事前対応			院内対応			社会対応			関係者対応		
		リスク意識	システム構築	訓練	院長	弁護士	システム発動	警察	行政	マスコミ	患者	家族	当事者
病院	火災	○	○	○	○		○						
	地震	○	○	○			○						
	盗難	○	○				○						
職員	労災	○	○			○			○				
	犯罪	○	○			○			○	○			
患者	食中毒		○		○		○	○	○	○	○	○	
	暴力		○				○	○			○		○
	失踪		○		○		○				○	○	○
	自殺		○				○				○	○	○

4. 非医療行為関連危機対応

1) 対象

非医療行為関連の危機管理の対象は，病院に関係する火災・地震・盗難などに関連するもの，職員に関係する労災・職員間の犯罪，患者に関係する食中毒・暴力・失踪・自殺などが挙げられる．実は，非医療関連の危機管理の対象は有限であり，ほぼここに挙げたものが相当すると考えられ，それゆえ事前から対応するシステムを構築することが可能である．いや構築しておくべきと考えられる．火災・労災・食中毒については対応が法律で定められており，それに則った手順が必要である．それ以外についても，発生過程は定型的であらかじめ対応を想定しやすい．

2) 対応

対応については，事態をあらかじめ想定しておく事前対応が考えられ，事態が発生してからは医療関連の危機管理と同様に院内対応・社会対応・その他関係者の対応などが考えられる．事前対応は院内の職員とこのようなリスクがあることをリスク・コミュニケーションを通して共有すること，対応に対するシステムを構築し，訓練を行っておく必要がある．さらに，院内や社会的な対応は医療関連の危機対応とほぼ同様の対応が必要である．その他の関係者については，危機管理の最初によって異なるので，あらかじめ想定しておく必要がある（表6）．

［長谷川敏彦］

管理

33 災害対応

1. 災害とは

日本においては,「災害は忘れたころにやってくる」という諺がある.しかし,近年,日本においては,阪神淡路大震災や地下鉄サリン事件,東海村臨界事故など大災害が多発し,「忘れないうちにやってくる災害」への対応の必要性が問われるようになっている.

SWA Gunn 博士によると,「人と環境との生態学的な関係における広範な破壊の結果,被災社会がそれと対応するのに非常な努力を要し,非被災地域からの援助を必要とするほどの規模で生じた深刻かつ急激な出来事」[1]と定義されている.実際の災害時には,医療の需要と供給のバランスの急激な崩壊を指す.

このような災害には,いろいろな種類があるが,その原因により自然災害と人為災害に大別される.自然災害には,インパクトが短期に起こる地震や竜巻などの短期型の災害,緩徐に起こってくる洪水や旱魃などの長期型の災害がある.また,人為災害には,大規模な交通事故,火災,化学災害,放射線災害,紛争や難民,テロなどがある.これら災害の種別で,被災者の医療ニーズは異なる.このような災害医療のニーズは,災害発生後の時期によって異なる.被災直後の急性期においては外傷診療,被災後数週間の亜急性期においては避難所における衛生・健康管理,復興期には精神的ケアが課題となる.このように,災害における保健医療のニーズは,災害の種別,時期により異なる.

2. 災害医療体制

阪神淡路大震災の反省を受け,日本では,災害医療体制が整備されてきた.その核となるのが,災害拠点病院である.西日本と東日本に1つずつの災害医療センターを頂点とし,県に若干数の基幹災害拠点病院を,二次医療圏を目安に災害拠点病院を指定した.この災害拠点病院は,以下の用件を満たす必要があるといわれている.

① 高度の診療機能
② 地域の医療機関への応急用資器材の貸し出し
③ 自己完結型の医療救護チームの派遣機能
④ 傷病者の広域搬送への対応
⑤ 要員の訓練・研修機能

①～④までは,すべての災害拠点病院に期待される機能であり,⑤の訓練・研修機能は基幹災害拠点病院に期待される機能である.実際の災害時には,この災害拠点病院を中心に,被災地における first aid,患者の広域搬送,医療支援チームの派遣が行われることが想定されている.

3. トリアージ

前述したように,災害発生時においては,医療の需給のバランスが崩れている.医療資源に比して,対応すべき患者が多いという状態である.限られた人的物的資源のなかで最大多数の傷病者に最善を尽くすことが求められる.そのためには,すべての処置を行う前に優先順位を決定する必要がある.これがトリアージである.トリアージは,現場での応急処置前に行われる現場トリアージ,搬送前に行われる搬送トリアージ,病院前にて,入院や応急処置の優先順位を決定する病院前トリアージなどがある.入院後も,手術順位,レントゲンなどの検査の優先順位や後方搬送の順位などを決定する必要があり,トリアージは行われる.

現場から医療機関の前までにて行われるトリアージには,トリアージタッグが用いられる.これは,阪神淡路大震災以降,標準化されたものである.トリアージのカテゴリーは,緊急治療群(赤),準緊急治療群(黄),軽症群(緑),死亡群(黒)の4つに分けられている.使用に

関しては，必要事項を記入のうえ，診断したカテゴリーの部分をもぎり，患者の手などにつける．このタッグは，災害時にはカルテの代替として用いられる．

4. 災害管理

「災害は，忘れないうちにやってくる」と前述した．しかし，一病院にとっては，そう頻回に起こることではなく，やはりまれなイベントである．また，対応にかかわるこの事項も，日常の業務では経験されないことが多い．

すべての事業において，その質を担保するためには，計画（Plan），実行（Do），評価（See）のサイクルを回していくことが重要である．日常業務であれば，その計画が，日常の業務を通じて，評価され，計画の改訂が行われていく．しかし，災害はまれなイベントであり，その対応計画を，実際の対応によって評価することが困難である．そこで，災害の研修，訓練を通して，計画を評価していくことが必要になってくる（図1）．また，計画・マニュアルも，日常業務ではないのでより詳細にわかりやすく記載する必要がある．このように，災害対応のマネージメントに関しては，他の事業より，計画，訓練が重要である．そこで，今回は，計画のあり方，訓練のあり方について，述べていきたい．

5. 病院における災害対応計画・マニュアル

病院災害対応は，病院の立地により想定される災害（地震，火災，大規模交通事故など）ごとに想定される被害に対して計画されるべきである．今回は，それらの災害を俯瞰したうえで，計画・マニュアルに盛り込まれるべき事項について以下に述べていく．

1) 被災状況の把握

地震や火災などの災害が起こった場合，まず，院内の被災状況を把握する必要がある．火災などの広がり，危険物の管理状況，避難路の状況，入院患者の被害，スタッフの被害と数，水道，電気，ガスなどのライフラインの被害状況，医療用ガスや医療資機材の被害状況などは，必須の情報である．これらの情報を効率的に収集するためには，計画・マニュアルにチェックリストを載せておくことが重要である．また，被害時の院内の情報収集の方法についても平時に決定しておく必要がある．被災時には，あらかじめ決められているチェックリスト，詳報収集計画によって，被害状況を把握し，残存診療能力について判断することになるだろう．

2) 病院の脆弱性

病院が地震に対し脆弱であるということは，阪神淡路大震災の反省点の一つである．建物としての構造的な脆弱性，さまざまな医療資機材の配置方法の問題，ライフラインの途絶による診療機能の低下などが指摘されている．建物の耐震性の強化や，資機材の配置の工夫，適切な避難路の確保，ライフライン途絶時の代替手段の確保は，事前の準備として不可欠である．さらに，構造上脆弱な部分や想定される被害についても，計画に盛り込み，対応について検討しておくことが重要である．

3) 初期消火

地震や失火などを原因に，火災が発生した場合は，初期消火に当たる必要がある．出火防止，消火器の場所，使用法，初期消火の限界の見極めなどについては，計画・マニュアルにしっかりと記載しておく必要がある．

4) 病棟避難

病棟で火災や危険物の充満，建物崩壊の危険など病棟の安全が確保できない場合は，病棟より，入院患者を避難させる必要がある．この際の要員の確保，避難経路，はしご車などの消防車両のアクセス，避難先の臨時病棟などについても，あらかじめ計画しておくことが必要であ

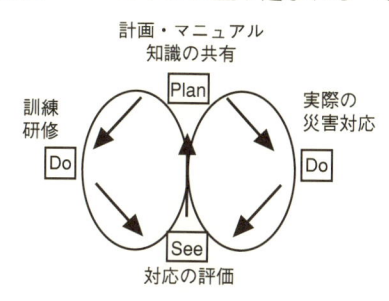

図1 災害対応の質の向上に向けてのサイクル

5) 災害対策本部

発災時点での院内の最高責任者（院長など）は，病院や近隣地域の被災状況を把握し，災害対策本部を立ち上げる必要があるか判断しなければならない．この判断は，通常モードから災害モードへのスイッチの入れ替えを意味しており，重要な決断である．災害対策本部には，院内外の情報を収集し，必要な人員を召集し，必要な役割を付与する責任がある．ここで受け入れ態勢の整備や病棟避難などについて決断される．災害対策本部の構成メンバー，担当者がいない場合の代行制度，情報収集と指示の方法，決定すべき事項については，計画・マニュアルに記載すべきである．

6) 診療継続の判断

地震・火事などの災害時には，院内の危険度，診療機能の残存などの被災状況から，入院患者への診療継続が可能であるか判断する必要がある．入院患者への診療継続が不可能であると判断した場合には，被災地外の病院へ後方搬送する必要がある．また，災害に伴い，大量の患者が発生する可能性がある場合には，病院の被害が甚大でない場合でも，通常の外来を継続するか，予定の手術，検査をそのまま実施するか決断する必要がある．これらの事項についても，平時に計画されているべきである．

7) 職員参集

地震などによって発生する大量患者の受け入れや病院の入院患者の避難，後方搬送などを行うには，多くの人手が必要である．初動期には，院内の要員にしかるべき役割を付与することとなるであろうが，災害の規模によっては，在宅の職員の招集も必要となる可能性がある．災害対策本部が，その必要性を決断することになるが，災害の規模ごとに必要な召集のレベルについては，事前に計画しておいたほうが望ましい．また，緊急連絡網や医師寮・看護師寮からの人員召集などの召集方法についても，計画しておくことが必要である．地震に関しては，震度による召集体制を決めておけば，すみやかな対応が可能になるものと考えられる．ただし，大規模災害の発生時には，本人や家族の被災，交通網の途絶により，職員召集の計画に変更が余儀なくされる場合もあることは，事前に想定しておかなければならない．

8) 患者受け入れ——病院前の対応

地震や大規模交通事故などが発生し，大量の患者が病院のある地域に発生した場合，これらの患者を受け入れる必要がある．患者は救急車，自家用車，徒歩などで来院するものと考えられる．これらの患者の受け入れに際しては，平時の診療と同じように受け入れると，大量の患者による混乱が生じる．そこで，院内に患者を入れる前に，病院前のトリアージが必要になる．病院前にトリアージポストを設置し，医師，看護師，事務職員などからなるトリアージチームでトリアージ，受付業務などが行われる．トリアージで優先順位の高い患者から院内に入れ，診療していくことが必要である．トリアージチームの編成と数，トリアージの診断などについても計画されているべきであろう．

また，化学災害や放射線災害，テロなどで危険物による汚染を伴う患者を受け入れる場合には，除染が必要となる．除染エリアの設置方法，資機材の使用法，除染方法についても計画が必要である．

9) 患者受け入れ——院内での対応

大量の患者が院内に搬送された場合，院内は混乱することが想定される．重症者の応急処置所，重症・中等症患者の一次待機用の臨時ベッドを設ける必要がある．これらの施設は，従来の院内の施設（救急処置室，広い廊下や体育館など）を最大限に利用しつつ，放射線検査や手術室などへのアクセスや患者の動線を混乱させないことを考慮し，設営の計画を立てておく必要がある．一例を図2に示す．

10) マスコミ対応

災害時において，マスコミの初動は驚くほど早い．マスコミに対応する体制がなかったため，病院のなかに無断で入れられ，患者の映像をとり，プライバシーを侵害されたという事例

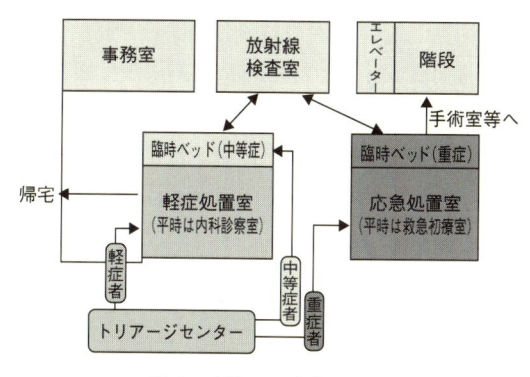

図2 病院での患者の受入

もある．その一方で，マスコミが発信する情報は，安否確認，災害の規模の判断などに非常に重要である．マスコミとのよい協力体制を確立する意味においても，災害の対応計画には，マスコミ対応の計画も盛り込まれている必要がある．

11) 広域・後方搬送

入院患者の診療継続が困難な場合，重症患者が病院のキャパシティーを超えた場合などは，後方搬送をする必要がある．特に大規模災害時には，大量の患者が殺到する可能性もあり，早期からの広域搬送の検討が必要となる．入院，外来患者ともに軽症で帰宅可能な者は帰宅させ，そのうえで，搬送トリアージを行い，搬送手段と搬送順位，搬送先の病院を選定する必要がある．広域搬送には，ヘリコプターが有効である．これらの事項についても，病院間連携も含め，平時に計画しておくことが重要である．

6. 訓練について

災害対応のための訓練は，計画・マニュアルの徹底，評価のために行う．訓練は，机上訓練，技術訓練，総合訓練に分けられる．

机上訓練とは，ある災害を想定し，ある場面でどのような対応をするか，受講者同士，時にモデレーターも含め議論する方法である．参加者が自主的に考えられることができる点，時間や費用の制約が少なく，多種の想定が可能な点が大きな特徴といえる．しかし，災害時の診療やトリアージタッグの使用などの技術的なことについては，実演の形式ほどの効果は期待できない．この特徴から考えて，技術的な分野よりもシステムマネージメントについての訓練において効果的である．

技術訓練とは，ある災害想定のもと，災害にかかわる技術的な事項について，実際に行う方法である．具体的には，トリアージの実演やエレベーターが使用できない場合の患者搬送，消火訓練などが挙げられる．机上訓練と比較すると，実際に経験でき印象に残ること，技術的な問題点が明らかになることが利点である．その反面，全般的な流れについての実演は困難であることなどの欠点がある．

総合訓練とは，災害にかかわる一連の流れをフルスケールで訓練する方法である．内容は，ある災害を想定し，計画・マニュアルにある対応を試行する形をとる．全体的な流れを実際に試すことができるのは大きな利点であるが，コストがかかる欠点もある．

PAHO（汎アメリカ保健機関）によるとこの訓練には予定されたもの，抜き打ちのもの，職務中のものの3つの段階があるといわれている．予定されたものとは，すべての参加者は，訓練があることを知っていて，それに先立ってリハーサルが行われているものである．抜き打ちのものとは，参加者は，訓練があることを訓練のはじめに知らされる方法である．職務中のものとは，職務中に抜き打ちで行う方法である[2]．日本における多くの災害訓練は，この予定されたものにも入っていない「準備されたもの」というカテゴリーに入れざるをえない．これは，事前に訓練のための準備がなされ，進行もすべてシナリオで決まっているタイプの訓練である．

職員の災害対応についての知識，意識が不十分である場合，いきなり抜き打ちのもの，職務中のもののような訓練を行うことは，困難であり，また，成果も期待できない．最初は，職員の知識，意識を喚起し，計画・マニュアルを徹底する教育的な意味より，準備されたもの，予定されたものから行っていくべきである．そのような訓練を通じて，職員の知識・意識が向上

すれば，より評価としての意味を重視した訓練に移行していくとよいだろう．

このような訓練の戦略のなかで，訓練を「進化」させていくためには，リアリティを高めていく工夫が重要である．模擬患者のレントゲン写真や検査結果の用意などを含めた詳細な設定，メイクの実施，真に迫った演技，また，訓練終了後に診療結果の評価を行うこと，被害想定のみを行い対応は参加者に任せるような方法をとることによりシナリオからの脱却を図ること，訓練に使用する機材を事前に用意しないようにすることなどがその工夫として挙げられる．

訓練の内容としては，前項の計画・マニュアルに必要な記載事項に述べた事項について訓練する．具体的には，災害情報の把握・確認，災害対策本部の立ち上げ，必要・要請があれば救護チームの派遣，患者受け入れ準備（トリアージセンター，臨時ベッドの準備，情報体制の確立，職員の役割分担の明確化），病院前トリアージ，臨時ベッドでの診断・治療，後方搬送などについて経時的に訓練する．

災害時には，地域の医療機関を総動員しても対応しきれないほどの多数の傷病者が発生する可能性がある．また，病院が被災した場合には，入院患者の安全の確保も必要となる．したがって，災害への対応は，災害拠点病院のみならず，すべての病院において課題となる．そのような，まれではあるが被害が大きく，またいつ起こるかわからない災害に質の高い対応をするためには，平時の災害対応計画・マニュアルの整備，訓練を通した周知徹底，評価，そして計画の改善というサイクルを確立することが必要である．

　　　　　　　　　　　　　　　　［近藤久禎］

参考文献

1) Gunn SWA（鵜飼　卓，山本保博訳）：災害医学の学術的論拠—新しい理念．救急医，15：1221-1225，1991．
2) 明石秀親（訳）：PAHO 災害時保健医療の組織化マニュアル（病院・行政の危機管理），p 68，中山書店，1997．
3) 厚生省健康政策局指導課：21世紀の災害医療体制，へるす出版，1996．
4) 山本保博，鵜飼　卓（監），国際災害研究会（編）：トリアージ［その意義と実際］，荘道社，1999．
5) 山本保博，鵜飼　卓，杉本勝彦（監），国際災害研究会（編）：災害医学，南山堂，2002．

管理

34 事故被害者のケア

1. 事故被害者のケアの概要

2002（平成14）年10月，医療法の一部改正により有床診療所を含む医療機関に院内安全管理体制整備，すなわち①安全管理のための指針の整備，②院内報告体制の整備，③安全管理委員会の設置，④安全に関する職員研修の実施が義務づけられた．さらに，2003（平成15）年4月には特定機能病院および臨床研修病院に対し，①医療安全管理者の配置（特定機能病院は専任），②医療安全管理部門の設置，③患者相談窓口の設置が義務づけとなった．これらの措置により，医療機関における安全体制は整いつつあると思われるが，医療事故報道は相変わらず続いている．

医療事故がいったん生じると，それが医療従事者の明らかなミスであろうとシステム上の問題であろうと患者や患者家族にとっては，身体的・精神的・経済的さらには社会的に大きな負担を強いられる．

ここでは医療機関における事故被害者のケアについて述べるが，現状では施設での被害者ケアについて公表されること，また研究報告も少なく，事故被害者のケアについても経験則の域を出ない．

人は病気や交通事故などによる傷害を得，もとの健康な体になることを願い，また傷害を負う前と同じような状態に戻ることを期待し医療機関を訪れる．病気や傷害は患者にとってはもちろん家族にとってもストレスとなる．それが難治性疾患であった場合や身体に障害を残す場合，ストレスはさらに大きく，その事実を受け入れることは容易なことではない．患者や家族は，突然の事態に否認・怒り・抑うつなどさまざまな反応を示しながら，事実を受け入れていく．

健康な身体を取り戻すことを期待し訪れた医療機関で事故に遭遇した場合，前述のような反応が強くなるであろうことは容易に想像される．事故被害者ケアにあたっては，医療従事者はこれらのことを理解し，患者・家族をおもんぱかり誠意ある言動をとることが基本といえる．

被害者ケアを考えるとき，事故被害者である患者や家族が，何を望んでいるかを知らなくてはならない．加藤によれば医療過誤被害者が真に望むのは，亡くなった家族や健康を取り戻すことなど，事故前への現状復帰である．それが，無理なことと受け止めた後に，事故の原因究明，心からの謝罪，そして事故の再発防止を考えるという[1]．ある事故被害者の遺族もまたいちばんの願いとして「この事故だけはなかったことにして，もとのとおりに戻して欲しい」と言い，医療事故解決のために，事故の真相究明，再発防止対策，情報公開，そのうえでの誠意ある謝罪が被害者・遺族の心を癒すことができると述べている[2]．また，李もその著のなかで米国の事例を紹介し，遺族が事実の説明や再発防止などを望んでいることを示している[3]．事故被害者や家族の上記の願いは，文化の違いにかかわらぬ本質的なことと思われる．医療従事者はこのことを真摯に受け止めなければならない．

事故被害者や家族の切なる願いをふまえ，組織としての被害者ケアを考えると，まず事故発生時に被害を最小限にとどめるための患者急変時の対応システムの構築，次に事故の原因究明のための事故調査，説明と謝罪，事故の再発防止対策と情報公開，そして患者・家族への心のケアが考えられる．

2. 患者急変時の対応システム

患者の様態が急変した場合，その原因が事故であるか否かにかかわらず，最善の対応ができ

る体制を構築するのは，医療施設管理者の責務といえる．

患者の様態が急変したときに第一にすべきことは，その状況に対応できる人員を確保することである．そして，集まったスタッフがリーダーの指示に対応できる訓練がされていてはじめて適切な対応が可能となる．

手術後患者が急変し看護師が主治医への報告が遅かったことが原因と，家族から訴えられた事例がある．実際には看護師2名勤務の夜間帯のことで，受け持ち看護師は患者対応を，もう一人の看護師が帰宅途中の医師のポケットベルで連絡はしていたが，ポケットベルの不備で連絡が遅れたものである．最終的には看護師の責任がどの程度問われたのかは不明だが，夜間の管理体制不備や患者急変時対応の看護職への教育・訓練不足が推測される事例である．

また，人工呼吸器装着患者の気管内チューブが抜け，気管内チューブの挿入経験が少ない医師が対応し適切な対処ができなかったという事例もある．

患者が急変した場合，まず主治医が対応する体制の施設はまだ多いと思われるが，診療科を越えた対応体制を整備することが望まれる．たとえば，救急部や集中治療室（ICU）などに所属し，緊急時の対応に慣れた医師・看護師を中心にチームを編成し，院内緊急放送などによる連絡によりチームメンバーが一斉に集まれる体制が考えられるが，そのような体制を実際に構築できるかは施設の機能や規模に左右される．

先にも述べたが，緊急を要する対応は，チームとして訓練されていないと的確な対応が難しいが，緊急時対応のチームが編成できない施設であっても，診療科の壁を越えた対応体制を整備することは不可欠である．このようなシステム作りは，医療従事者個々の努力に任せるものではなく，義務づけとなった医療安全管理委員会などが中心となり，日常的に組織として取り組まなければならないことである．

3. 事故発生時の初期対応

医療事故被害に遭われた患者や家族が第一に願うのは，もとの状態に戻して欲しいということである．事故が発生した際には，患者の生命や身体的侵襲を最小限にとどめることを最優先に考え対応するのは当然なことであるが，システムがあっても教育・訓練なくして機能するものではない．医療の現場では，事故ではなくとも患者の様態が急変することは避けられない．緊急対応チームが編成できなくとも，日ごろから患者急変時の初期対応ができるよう教育・訓練しておくことが必要である．

1) 対応できる人材の招集

患者急変の発見者は，患者のバイタルサインなどから緊急度を的確に判断し即，近くにいる医療スタッフに知らせ，一次救命を行う．医師がその場にいないときは，患者の主治医に連絡するが，連絡が取れない場合は，主治医を探すことに時間を費やすことなく緊急対応ができる医師に連絡する．

2) リーダーの重要性について

人員が集まった際には，その場にいる上席の者がリーダーとなり，リーダーの指示のもと処置を行う．人が集まってもリーダーとなる人がいなければ的確な処置はなされない．時に経験のない若い研修医より，訓練された看護師がリーダーとなれる場合がある．その際には職種にとらわれず，適任者がリーダーとなりその場で可能な最善の対応をし，上席の医師が到着次第それまでの経過を報告し交代する．

多くのスタッフが集まり出入りする緊急場面では，医療スタッフは興奮しがちである．訓練されたチームによる対応でなければ特にその傾向がある．スタッフが訓練されていない場合でも，リーダーとなる医師や看護師が，落ち着いた明瞭な声で指示し，冷静沈着に行動することで，他の医療スタッフも落ち着いて的確な行動が取れる．スタッフは，指示を復唱し確認しながら処置を実施する．

3) 使用物品などの保存

処置に使った注射薬の空アンプルや注射器・輸液ライン・器械器具などはすべて，所定の容器などにまとめ保管しておく．患者が急変した

場合，それが事故なのかどうか判断できない場合もあるが，事故と判断し警察に届け警察が介入するような事例では，不用意に捨てたりすると証拠隠滅と取られかねない．このような業務の仕方は患者の急変時に急にできるものではなく，日ごろからルールを定め職種を問わず周知徹底して行わなければ行動できない．

4）患者への説明と家族への連絡

このような緊急処置をする場面では，患者に行う処置を一つ一つ説明し同意を得るのは難しく医師が最善と思う治療を行うことになる場合が多い．しかし，患者にとっては予期せぬ出来事であり，なぜ，何のために，何をしているのかを説明しながら処置を行うことは重要である．患者は気管内チューブの挿入や，時には意識障害などによって意思疎通が難しい場合があるが，処置を行うときの声かけや説明はケアの基本的行為である．

緊急処置の体制をとりながら，一方では家族への連絡や決められた手順に従い病院管理者に報告する．家族への連絡は，患者の状況について責任をもって説明できる主治医や上席の医師が望ましい．

緊急に呼び出された家族が到着したら，面接室など静かな部屋に案内し，家族に連絡した医師から説明を行う．その際には看護師長などが同席し，状況によっては家族が医師の説明を十分理解できるよう援助する．

その後，病室に案内し患者の状況を確認してもらい，必要があればさらに説明をする．緊急時には多くの医療従事者が病室に出入りし処置をし，また，各種モニターのための機器が設置され手狭になる．そのため家族を病室の外で待機してもらうことがあるが，いつまでも病室に家族が入れないという状況は避けなければならない．家族を長時間病室に入れず処置が続けられると，患者はどのような状態なのか，何をされているのかなど不安になったり，時には「急に呼び出しておいて」と怒りの感情を抱かれたりする．患者の処置に携わっているスタッフは家族への配慮が仕切れないので，現場の管理者が対応できるよう体制を考える．

5）管理者への報告体制の確立

事故が発生し一次救命を行う人員が集まり次第，事故発生の事実を上司に報告する．基本的には職制を通じて上司に報告されることである．事故の状況によっては，速決しなければならない事態も起こりえるので，通常の医療安全対策を検討する委員会とは別の少数の幹部職員からなる委員会などにより対応したほうがよい場合もある．いずれにしても，いつ，どのような時点で報告するのか，あるいは報告ルートなどを明確にし，誰でもがすぐわかるように明示するなど周知を図っておく．

4. 事故の原因究明のための調査

医療事故が発生した際，報告施設に立ち入り調査権をもつ第三者機関による事故分析の必要性がいわれているが，現在のところそのような制度はない．外部調査委員による調査を実施し公表している例もあるが，当面は各医療施設における調査に頼らなければならない状況にある．事故の原因究明はその後の患者・家族への説明や事故の再発防止対策のために行わなければならないことである．

1）組織としての事故調査

事故の原因究明は患者や家族の願いもあるが，事故が発生した組織の管理者や医療従事者にとって重要なことである．事故の発生は，事故当事者ばかりでなく組織全体にとってストレスフルな出来事で，その対応を誤ると医療従事者の士気を失わせ，組織の存続すら危ぶまれる事態になりかねない．原因究明の調査メンバーは組織各部署から構成されることが必要である．時に事故発生部署だけ，たとえば看護師が起こした事故だからと看護部門だけで事故調査し対策を立てている例がある．しかし，部門だけの対策には限界があり，根本的な対策に至らず同じような事故を短時間のうちに繰り返しかねない．

2）情報の共有化

究明された事実は患者・家族はもとより，医療従事者全員が共有することが必要である．事

故被害者や家族の対応にあたっては，その心理状況を理解し誠意ある言動の必要性をはじめに述べたが，医療従事者が事故原因の事実関係を正確に知ることは，事故被害者や家族に対する誠意ある言動をとるための基本となる．事故発生後，病院長が全職員に事実を説明した施設があるが，トップの姿勢を示すことにより医療従事者の意識をまとめ，風評や疑心暗鬼を避けることができる．

その後の事故再発防止対策を実施する際にも，医療従事者が事故の事実関係を知らなければ，「なぜそうするのか」が理解されず，実施されることは難しい．

5. 事故調査に基づいた事実の説明

事故被害に遭われた患者や家族が，事故前の状態を取り戻せないことを受け入れた後に望まれることは，事故原因の究明であり，そこから明らかになった事実関係の説明である．しかし，患者・家族と医療従事者とが事故以前から信頼関係がない場合，事実を説明しても受け入れられるのは難しい．

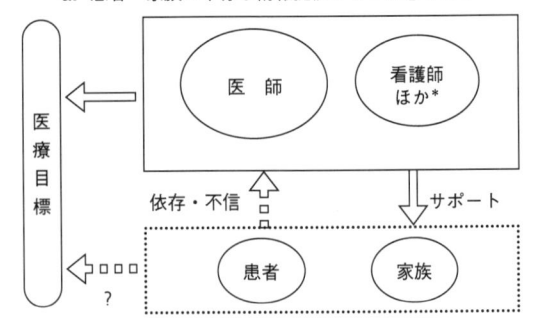

山内は「患者や家族が自分たちに十分な情報提供（説明）がないと認識しているときには，医師や看護師をはじめとする医療スタッフは，自分たちとは違う集団で，自分たちには理解できない医療目標を達成しようとしている人たちであると見えています」[4]といい，情報の格差があると対等な関係が構築されず，「医療スタッフに依存的な気持ちを持つ一方で，不都合なことが起こると不信感を持つ」[4]と指摘している（図1）．

山内が指摘する患者・家族と医療従事者との関係性は，事故以前の日常的な信頼性の構築の重要性を示している．日常的に情報提供（説明）がなされていなければ信頼関係は構築されず，事故が発生した場合にはさらに不信感を強めることになることが十分予想される．

従来，医師と患者関係はパターナリズム（父権主義）のもと保護する者とされる者との関係性が強く，あまり説明もないままでの「お任せ医療」が成り立っていた．現在でも医師の説明

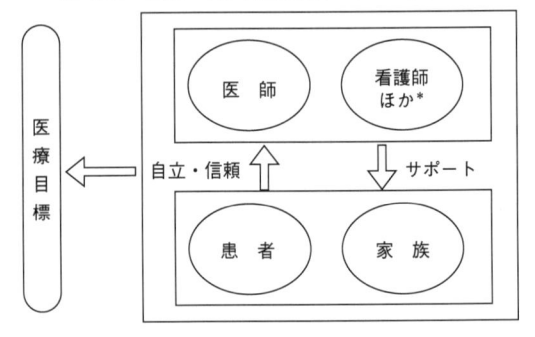

図1 患者・家族，医療スタッフの関係認識（山内ほか，2000）[4]
丸の大きさはパワーの大きさを，四角の囲みは心理的同盟関係を示す．
＊看護師のほか薬剤師，検査技師，放射線技師などの医師以外のすべての医療スタッフ．

に対し，質問もなく「お任せします」という患者もいるが，知識がないと的確な発問はできないのは日常的に経験することである．最近は自分の病気について勉強し理解している患者・家族もいるが，大多数の患者・家族は的確な質問ができるほどの医学的知識はもっていない．医療は契約のもと身体への侵襲が許されるものであることを思えば，患者・家族への説明は医療従事者が当然行わなければならないことといえる．

謝罪について：謝罪することは事故の過失を認めることになるとの理由で否定的意見があるが，反対に医行為が原因で患者が異常事態に陥った場合に謝罪するのは当然とする考えもある．看護師が事故当事者となった例で，本人が謝罪したいと思っても施設の方針，あるいは家族の拒否で謝罪できず苦しんでいる事例があ

る．また，早期に謝罪し家族に許されている例もある．院長が自ら謝罪し患者・家族が理解された例もある．いつ・誰が・どのような謝罪をすればよいのかは医療従事者にとってこれから大きな課題である．

6．精神的ケア

一般的に病気や障害を得た人は，否認・怒り・抑うつなどさまざまな過程を経て事実を受け入れていくことは最初に述べた．病気の改善を願い訪れた医療施設で事故被害に遭われた場合は怒りや抑うつな状態が強くなることも予想されることである．

石井による事故被害者の心理状況調査によれば，「事故が頭から離れない」「眠れない」「日常生活の支障」「死にたい」「人が信じられない」「家族との溝」などが長期間にわたり持続することが示され「この心理特性を非難せず受け止め，生活への修復に向けての援助」[5]をすることの必要性を説いている．

山内は事故被害に遭われた患者・家族への精神的回復へのサポートとしてカウンセラー，自助グループ，家族・友人，弁護士など専門家による支援グループや事故対策部門や医療スタッフを挙げている（図2）[4]．

事故を起こした医療機関が精神的ケアを行うことは，事故被害者や家族に受け入れられるケアができるかとの面で難しいと思われるが，上記を参考に考えれば，事故の原因究明や説明そして事故防止対策への真摯な取り組みが患者・家族の精神的ケアの一つになることは明らかといえる．

医療従事者のできる基本的なケアとしては，患者や家族の話を聞くことがある．患者の苦しみや悲しみの感情を解消していく第一歩は，その感情を表出することである．事故に遭われた

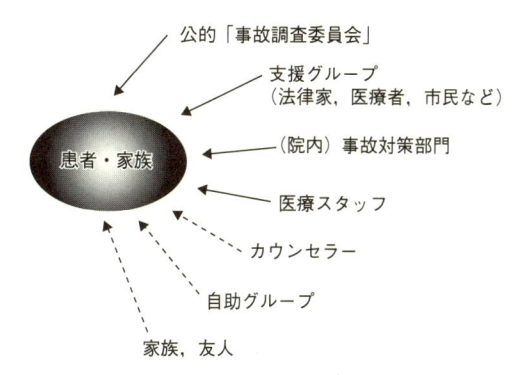

図2 医療事故発生時の患者・家族の多様なサポート（山内ほか，2000）[4]
⟶は主に道具的サポートを示す．
┈▶は主に情緒的サポートを示す．

患者や家族からの話，それは怒りの言葉や同じ質問の繰り返しであったりすることがあるが，それは当然のことと理解し親切な態度で受け止めることが必要である．

多くは，事故当該病棟の看護師長がその任に当たることになると思われるが，患者・家族が話をしようと思うのは，事故以前の患者・家族と医療従事者との信頼関係があればこそである．できれば当該病棟の職員ではなく，精神専門看護師などの専門家に話を聞いてもらえればよいが，精神専門看護師はいまだその人数は少なく，それができるのは現状では一部の限られた医療施設である．　　　　　［佐藤美稚子］

参考文献
1) 加藤良夫：医療過誤からの患者の人権を守る，p 11，ぶどう社，1993.
2) 患者のための医療，創刊号，篠原出版社，2002.
3) 李　啓充：アメリカ医療の光と影，医学書院，2000.
4) 山内桂子，山内隆久：医療事故，p 167，朝日新聞社，2000.
5) 石井トク：看護と医療事故，p 103，医学書院，2001.

35 事故当事者のケア

　厚生労働省では，2001年10月より「医療安全ネットワーク整備事業（ヒヤリ・ハット事例収集等事業）」を実施している．2003年5月の第6回集計は，前回より報告件数は減っているが，2002年10月の集計結果と同様の傾向を示している．ヒヤリ・ハット事例の発生傾向を把握する全般コード化情報が8740事例，「医療事故を防止する観点から，報告する医療機関として広く公表することが重要と考える」とされる重要事例は1107事例が報告されている．発生場所は病棟（病室やナースステーション），すなわち24時間を通し患者が療養している部門からの報告が大半を占めている．当事者の職種は，病棟部門で働く看護職が圧倒的に多い．さらに看護職の経験年数・配属年数は1年未満，発生場面・内容では「処方・与薬」が多い．

　上記の状況をふまえ，ここでは事故当事者となった看護職を念頭に述べる．

1. 看護師によるヒヤリ・ハット報告が多い背景

　看護職が事故当事者となることが多い理由として，看護職は患者ケアの最終実施者となることが一つの要因と考えられるが，医療提供システムの脆弱性も大きな要因となっている．看護職が患者ケアの最終実施者となる過程を，ヒヤリ・ハット報告で一番多い与薬業務のうちの注射業務に沿ってみる．

　医療施設内で薬が患者まで届く過程は，医師の指示・処方，指示の伝達，薬剤師による調剤，薬剤の搬送，看護師による患者への与薬となるが，指示の伝達・薬剤の搬送は施設によって大きな違いがある．最近はIT化が進み，オーダーエントリーシステムが導入されている医療施設が増えており，医師の指示は看護師の手を経ずに薬剤師に届くようになってきた．しかし，IT化がされていない施設ではいまだ，医師の指示，特に注射指示は，看護師が転記し薬剤師に届けられている．ここで，看護師によるヒヤリ・ハットが発生する可能性があり，反対に医師のエラーが発見されることもある．

　次に，薬剤師から看護師に薬剤が届けられる方法は，これもまたさまざまである．同じく注射薬を例に最先端システムが導入されると，医師の指示に従い，ピッキングマシーンにより自動的に注射薬が選ばれ，薬剤師によりミキシングされ，患者名とバーコードが記入されたラベルが添付され病棟に届けられる．看護師は施行時にチューブをセットし，バーコードにより患者確認を実施することになり，看護師がヒヤリ・ハットする過程はなくなる．しかし，ここまでシステム化されている施設はほんの少数で，多くはまだ薬剤師から看護師，さらに患者への過程では人が介在し，エラーが発生する危険性をはらんでいる．この薬剤師から看護師への過程でも，エラーが発見される可能性があるが，最終段階の看護師が患者へ施行する過程では，先のバーコードなどの導入でもされなければ，看護師の確認（注意力）だけがエラーを防ぐ防御策となる（図）．

　看護師のヒヤリ・ハット事例が発見されるのが他の職種に比べ少ないことは，先の「医療安全ネットワーク整備事業（ヒヤリ・ハット事例収集等事業）」報告からもわかる．第6回集計結果をみると，当事者が看護師・医師・薬剤師の場合，他の職種が発見した割合は，医師のエラーを他の職種が発見したのは約40％，同じく薬剤師のエラーを他の職種が発見した割合は約50％で，看護師のエラーを他の職種が発見したのは約5％の低さである．看護職による事故を減らすには，看護職個人の注意力に頼らないシステムの構築の必要性が迫られる．

(1) オーダエントリーシステム等器械化が導入されている場合の注射実施過程イメージ図

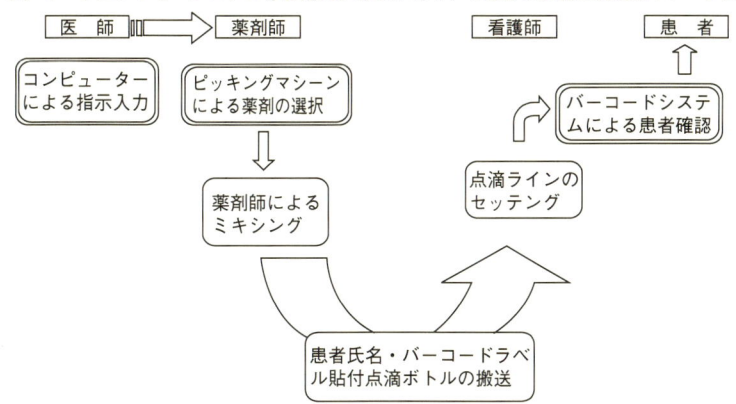

[図：医師（コンピューターによる指示入力）→薬剤師（ピッキングマシーンによる薬剤の選択→薬剤師によるミキシング）→患者氏名・バーコードラベル貼付点滴ボトルの搬送→看護師（点滴ラインのセッテング→バーコードシステムによる患者確認）→患者]

(2) システム化されていない場合の注射実施過程イメージ図

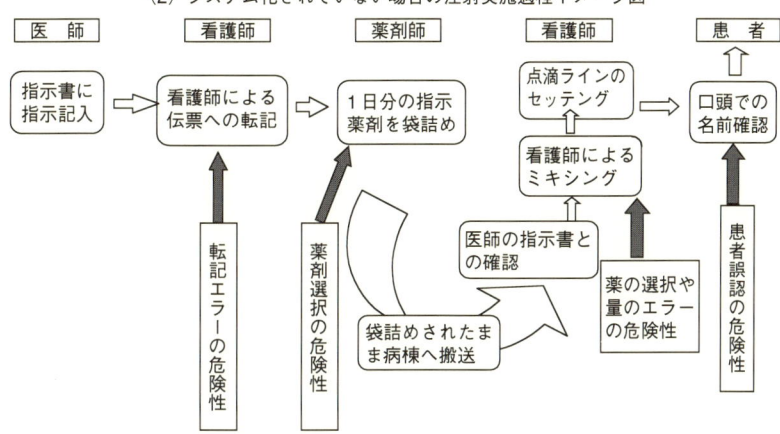

[図：医師（指示書に指示記入）→看護師（看護師による伝票への転記：転記エラーの危険性）→薬剤師（1日分の指示薬剤を袋詰め：薬剤選択の危険性、袋詰めされたまま病棟へ搬送）→看護師（医師の指示書との確認→看護師によるミキシング：薬の選択や量のエラーの危険性→点滴ラインのセッテング）→患者（口頭での名前確認：患者誤認の危険性）]

図 注射業務の流れと事故の危険性

2. 看護師が当事者となった事故事例

経管栄養チューブから注入する薬を誤って血管から注入し患者が死亡した事故では，病院の公表に基づき「誤接続防止用具が導入されていたが，患者が嫌がるので看護師が細いチューブを使っていた」と看護師のルール違反が事故の原因と思われる報道があった．この事例にはいくつかの背景要因がある．①臨時で派遣されていた医師の指示で，本来その施設では導入されていなかった，細いサイズのチューブが臨時に採用され使用されていたこと，②24時間を通し経管栄養注入の指示に対し量的に調整が難しいとの看護師の申し出に，輸液ポンプを使用する指示が出されたこと，③そのため注射用のラインが使用されたこと，④配置換えになり日の浅い看護師が，経管栄養チューブとの接続に三方活栓を使用したこと，⑤誤接続用具を使用していないことに気づいた准看護師がいたが指摘しなかったこと，さらにその背後には，⑥医師の充足率が低いため「医師を大切に」という職場環境のなかで，医師の治療方針に疑問をもっても質問できない，医師のわがままな言動も是正できない組織風土があった．

新人看護師による誤注入事故事例もある．この事例の新人看護師は，施設全体の集合教育後病棟配属3日目に，経管栄養チューブから薬液を注入するため病室に行き，当該患者の点滴の残量が少ないのをみて「頭が真っ白になり」パニック状況で，本来経管栄養チューブから注入する薬を，点滴ラインから注入し途中で気づいている．

この事例では，1日目に先輩看護師が説明し

てやってみせ，翌日に先輩看護師の監督下で実施させ，3日目に事故を起こしている．新人看護師は，患者の点滴ボトルの残量が少ないという予定外の状況に遭遇し，パニックに陥っている．そこまで予測できなかった指導係の看護師の責任を問うことは簡単だが，このとき，指導係の先輩看護師は，体調不調で受診のため，病棟を離れていたという事情があった（この時期の中堅看護師が業務過重の状況にあるのは事例の施設に限らないことである）．

同じく新人看護師の事故としては，5月の平日より勤務者数が少ない日曜勤務に，指導係とは違う看護師の指導を受けながら勤務していた新人看護師が，先輩看護師から指示され，本来点滴ボトルに混入すべきところ静脈注射する事故を起こし刑事訴追された事例もある．この新人看護師は初めて使用する薬剤を，ナースステーションで調べているが，注射経路の違いによる危険性までは理解できなかったようである．

3. 新人看護師の教育・訓練

新人看護師の教育指導は入職時から，新人看護師1人に先輩看護師が1人付き教育指導するプリセプターシップ制を導入している施設が多い．一般的に入職者全員に対する基本的な講義や技術訓練を1週間前後，その後配属場所において取り扱う主な疾患とその看護，使用する医療機器，検査，処置などをリスト化し，知識や技術到達度をチェックしながら半年から1年間かけて教育指導されているが，実質的にマンツーマンで教育指導する期間は限られている施設が多い．早いところでは5月には，夜勤要員の一人として勤務に組み込まれるところもある．そのような場合は，勤務中にはじめて使用する薬や器械がある．当然，自分で調べ，一緒に勤務する先輩看護師に聞き指導を受けながら業務を行うが，新人看護師にとってはたいへんストレスフルである．しかし，一緒に勤務する先輩看護師も自分が直接ケアする患者を相当数受け持ちながらの指導であり，先輩看護師の負担も大きい．そのような状況下で，コミュニケーションが悪いと先輩看護師に対する遠慮が生じ，それが事故の背景要因となることもある．

配属換えの浅い看護師がエラーを起こす原因としては，病棟によって使用される医療材料が違ったり，手順の標準化がされていなかったりした状況で，緊急時や勤務終了前のタイムプレッシャーなど，時には前の病棟での記憶に頼り処置をすることがあり，それがエラーの原因となることもある．

このようなさまざま背景をふまえ，看護師が事故当事者となった場合のケアについて述べる．

従来，事故は個人的ミスとの考えから，表立って事故当事者のケアについて語られることは少なく，また事故当事者ケアに関する研究も少ないのが現状である．

公務員である看護師が事故当事者となり実刑判決が確定すると失職することになるが，民間病院であっても事故当事者となった看護師は退職している例が多々あり，そのような看護師がどのようなケアを受けているかの実態はわかってはいない．

日本看護協会および都道府県看護協会は，会員支援の一環として事故当事者への支援を掲げているが職能団体として支援できる事例も少ない．

事故が発生した場合は，第一に事故被害者である患者へ最善の治療・看護を行うことは当然であるが，それは事故当事者へのケアの基本でもある．少ない例ではあるが，事故当事者は仕事を続けている者であっても精神的に不安定で，孤独な状況にある．その事実から事故当時者へのケアとしては，精神的ケア，職場復帰へのケア，そして刑事事件の被疑者となった場合のケアが考えられる．

4. 事故被害者への最善な治療

事故が発生しても発見が早く適切な治療と対応がなされれば，入院期間のある程度の延長はあっても，患者に障害を残すことがない場合もある．不幸にして事故を起こしても，患者に事故に伴う障害が残るか否かは，事故当事者の精神的負担を左右する．

医療法の改正に伴い，施設内の安全管理体制の整備は進みつつあるが，その一環として管理者は事故発生時の対応マニュアルなどを整備し職員に周知する．そして実際に事故発生した場合には，患者の救急救命を第一に対応できる体制を整えることが重要である．

手術後，患者の容態が急変した際に，主治医を探すことに時間がかかり，手術後管理不備とポケットベルの整備不備による管理責任を問われた事例があるが，患者急変時には主治医を探すことに時間を費やすことなく，また診療科の違いにとらわれることなく対応できる体制を整えるのは管理者の責務といえる．

5. 精神的ケア

事故当事者への精神的ケアとしては，所属長ら上司によるケア，同僚によるケア，専門家によるケアが考えられるが，そのケアの有効性を証明できるほどの例が少なく経験則の域を出ない．

1）上司によるケア

事故当時者を直接的に支えているのは，当該部署の上司である．事故発生時の上司の対応は，その後の事故当事者への精神的影響を左右する．

看護師が当事者となる事故は，事故事例で挙げたように，与薬方法の間違い（輸液ボトルに混入するべき薬を静脈注射する．経管栄養チューブから注入するものを静脈ラインから注入する），与薬量の間違いなど，エラーが即，患者の状態の変化として現れる事故が多い．

当事者は患者の状態が急変することで，自分の間違いに気づいている例が多く，そのこともあり当事者の動揺はたいへん大きい．他の医療スタッフとともに救命処置を行える者もいるが，できるだけ現場から離すほうがよい．当事者は自責の念に駆られ，精神的に混乱状態になる者もいるので傍に人を付き添わせ一人にしないようにする．

看護管理者は，当事者が話をできる状態であれば早い時期に事実の確認をする必要はあるが，その際は，叱責や安易な慰めをいったりせず穏やかな態度で接し，事実を聞く．

自責の念に駆られている当事者に対するこの時期の看護管理者の対応は，当事者の精神的回復に多大な影響を及ぼす．特に看護管理者による個人の責任を問う言動は当事者の心の負担を大きくしトラウマとなり，精神科医による治療を長引かせている事例もある．

2）事故当事者の上司へのケア

精神的ケアでは，事故当事者を直接支えている上司（看護師長）へのケアも重要である．

事故発生場所の看護師長は，事故が発生すると事故被害者である患者やその家族の対応をはじめ，事故当事者の対応，事故当事者を休ませることによる勤務調整，他のスタッフが冷静に安全に業務を続けられるような配慮，事故報告書の作成・報告などに忙殺される．また，事故当事者に劣らず事故に対する自責の念をもち，「自己の管理に問題があった」と自分を責めている．職務に対する責任からか仕事を休む例はないようだが，看護部長らの管理者は勤務調整への配慮や，直接当該部署へ出向きスタッフと話をするなどの行動が，看護師長やスタッフの心の支えになっている．

3）専門家によるケア

当事者は事故のことが頭から離れず「なぜ・どうして」との思いにとらわれ，勤務をさせるのは危険な精神状態になる．しばらくは仕事を休ませ，必要なら精神科医に受診させ，職場復帰は医師と相談しながら考える．早期に精神科医による治療を受け2週間くらいで職場復帰している事例がある．また，日本看護協会が認定している精神専門看護師のいる施設では精神専門看護師によるケアも受けている．しかし，精神専門看護師はまだ少なく（2003年8月現在9名）ほとんどの施設では，看護師長や看護部長らから精神的ケアを受けている．

4）施設内職員へ説明

事故が発生し，職員にその事実が知らされないと風評が広まり，それが施設外まで広がり事故隠しの誤解を受けることがある．施設長や看護管理者は，早急に事故事実を把握し対応方針

を決定し，施設の全職員に事実やその後の対応策を説明し情報の共有を図ることが，事故当事者や当該部署の看護師長やスタッフへの精神的ケアにもなる．

6. 職場復帰へのケア

事故当事者が職場復帰できる状況も現状では一様ではない．精神科医による治療を受けながら職場復帰している例もあるが，最近は刑事事件の被疑者となる例が増えてきており，そのような場合は，直接患者ケアをしない部署への異動や事務的業務をさせている．

職場復帰させられる場合でも，事故時の配属場所がよいのか配置換えをしたほうがよいのかは，当事者と周囲の状況により異なる．事故時の配属場所に戻っている例もあるが，一定期間休ませ，その後1週間の研修期間を設け復帰させている．

事故当事者を職場復帰させる際には，即復帰させるのではなく，研修を受けさせるのは必要と思われるが，研修の内容や期間についての見当は今後の課題といえる．

石井の調査によれば，事故当事者は「事故の夢をみる」「突然事故のことがよみがえる」「他人に自分をわかってもらうのが難しい」「物音などに対して感覚が敏感になっている」[1]などの心理状況が長い期間続くという．このことからも，職場復帰ができても長期間当事者のケアが必要と思われる．

7. 刑事事件の被疑者となった場合のケア

医療事故が発生すると最近は警察に届け出る事例が増えてきており，看護師が刑事事件の被疑者として取り調べを受け，書類送検されている報道が散見される．医師・看護師6名が刑事訴追された裁判例で，看護師一人だけが不当に重い量刑を受けた例がある．控訴審の結果，看護師一人は減刑となった事例である．

医療事故を刑事事件として取り扱うことの是非はともかく，刑事事件の被疑者になった看護師は，弁護士などの専門家に相談し支援を受けることは正当に認められた権利であるが，取り調べの段階では弁護士に相談することもなく，取り調べを受け略式起訴あるいは起訴されている例が多い．弁護士の相談を受けている例でも，医療施設の顧問弁護士などが相談に応じている場合，必ずしも看護師の立場で擁護になっていない例も見受けられる．これらのことから，刑事事件の被疑者として取り調べを受ける段階から，看護師を擁護する立場の弁護士に相談することが必要である．

〔事故分析への支援〕

2002（平成14）年10月，医療法一部改正により有床診療所を含むすべての医療機関は，安全管理のための指針の整備，院内報告体制の整備，安全管理委員会の設置，安全に関する職員研修の実施が義務づけられ，未整備については診療報酬減算もあり，医療施設における安全対策整備がされてきている．そのこともあり事故が発生した医療施設では，事故分析を行い再発防止策が立案されているが，事故分析は再発防止策のためだけではなく，事故当事者が事故を受け止めるために有用な手段と思われる．

事故分析作業に事故当事者を参加させるか否か，現状では意見の分かれるところである．経験的には分析作業の一員にすることはともかく，事故がどのような状況で起こったのか事故の構造を知る作業を通し，事故当事者が事故を受け止め自己の成長となっている例もある．しかし，その過程は当事者にとって辛い作業である．当事者に事故の分析をさせるときには専門家の支援が必要であり，また作業中の揺れ動く心を支える精神的ケアは必須と思われる．

［佐藤美稚子］

参考文献
1) 石井トク：看護と医療事故，医学書院，2001．
2) 芳賀しげる：失敗のメカニズム，日本出版サービス，2000．

36　真実告知—医療過誤の告白

　医療過誤を防ぐべく，現在，さまざまな取り組みが行われているが，医療そのものが不確実な科学であり，"To err is human"といわれるように，間違いを起こしうる人間が医療を行うかぎり，医療過誤が起こることは避けられないと思われる．それでは，医療過誤が起こったとき，医療者はどのようにそれを患者やその家族に告げるべきだろうか．医療過誤の告白（error disclosure）は，残念ながら起きてしまった医療過誤による患者側の肉体的損害はもちろん，精神的および経済的負担をできるだけ軽減し，医療者が過ちから学び，患者側とともによりよい医療サービスの改善に着手するための，最初の重要な入り口であると思われる．この入り口への入り方を間違ってしまうと，医療訴訟へと発展したり，患者側も医療者側もさまざまな大きな負担を抱えたり，お互いに満足のいかない結果となってしまう．起きてしまった医療過誤を患者とその家族に理解してもらい，患者とともに，よりよい医療への改善へとつなげていくための過誤の告白のあり方について，主に米国でのデータを紹介しながら考えてみたい．

1. なぜ医療過誤は告白すべきか

　当たり前とも思われる問いだが，現実的には告白されていないことも多く，あえて告白すべき根拠について考えてみたい．

　第一の根拠は，病院の規則や病院の評価認定基準の条件として義務づけられていることである．米国では多くの病院理事会やJCAHO（医療施設評価合同委員会）によって，「予期できなかった結果（unanticipated outcomes）」は患者に打ち明けることが義務づけられている．

　第二の根拠は，医師患者関係の倫理的な側面である．医師と患者は信頼関係に基づいており，医師は患者の自主性（autonomy）を尊重し，患者の最大の利益のために行動すべきである．そのためには，医療過誤の告白はinformed consentの一環として，または真実告知（truth-telling）の一環として，当然行われなければならないと考えられている．

　第三の根拠は個人情報保護法の適用である．医療過誤にかかわる診療内容について患者は知る権利があるし，医療者側はそれに応える義務がある．

2. 過誤の告白の頻度

　しかしながら実際には，医療過誤の告白がなされていないことも多く，告白されたとしても詳細な説明はなされていないようである．ある報告によっては，医療過誤を経験した患者の約1/3だけが医療者からの過誤の告白や謝罪を受けたことがあると報告している．また，医療者の30～60%のみが起きた医療過誤を患者に告白している，という報告もある．

3. 患者はどのように考えているのか

　それでは，患者は医療過誤に関してどのように考えているのか．まず，患者は医療過誤を広義の意味でとらえているようである．すなわち，医療者側が医療過誤と考えていない事柄でも，患者によっては医療過誤であるととらえている事象があるということである．また，患者は医療者が過誤を隠してはいないかと不安を抱いており，医療者が危害を及ぼすような医療過誤については，すべてを告白してくれることを望んでいるという報告もある．

4. 患者が告白に関して望むこと

　医療過誤が起きた際に，患者は具体的にどのようなことを医療者の告白に望んでいるのだろうか（表）．

　第一に，患者とその家族に理解できるような平易な表現で，説明してほしいと望んでいる．医療者が専門用語を用いて説明しても，患者側

表 医療過誤の告白に関して患者が医療者に望むこと

1. 理解できる平易な表現で説明してほしい
2. 何が起こったのか，そしてなぜ起こったのか
3. 健康にどのような影響を与えるのか，それに対してどのように対処すればよいのか
4. 同様の過誤を防ぐために，今後どのような予防策をとるのか
5. 医療者からの謝罪

は全く理解できていないこともしばしばであり，本当の意味で過誤を告白したことにはならないであろう．平易な言葉で，常に患者側の理解を確認しながら説明することによって，患者側が納得し，医療訴訟を未然に防ぐことにつながるであろう．第二に，何が起こったのか，そしてなぜ起こったのか，という説明を患者側は望んでいる．起きた事実のみにではなく，その原因・背景についても説明すべきであろう．第三に，起きた医療過誤が健康にどのような影響を与えるのか，それに対してどのように対処すればよいのか．そして第四に，同様の医療過誤を防ぐために，今後どのような予防策をとるのか，を患者側は知りたがっている．同じような医療過誤が二度と起きてほしくない，と願う患者は少なくない．最後に，患者は医療者からの謝罪の言葉を望んでいる．起きてしまった医療過誤は意図的ではないにしろ，何らかの医療者側における問題が原因で本来起こるべきではなかった結果が患者に生じた場合，医療者側は患者側に誠実に謝罪をするべきであろう．

5. 医師はどのように考えているか

医療者側を代表する医師は，医療過誤の告白についてどのように考えているのだろうか．まず，医師は患者に比べて医療過誤を狭義の意味でとらえていることが多いようである．したがって，患者側からすると当然患者側に告白すべきことが，医師側にその認識がないため告白されていない事象が存在する．また，医師は原則として起きてしまったすべての過誤を告白することに賛成している．しかしながら，それと同時に，患者に対する過誤の告白を妨げる要因があると報告している．

6. 何が医師の告白を妨げているのか

それでは，過誤の告白を妨げている要因とは何か．

第一に挙げられているのが，医療訴訟への恐れである．告白することによって医療訴訟となることを恐れ，また告白の際に過ちを認めることになってしまうので謝罪ができない，という．第二に，告白すべき過誤かどうかがわからない事象があるという．第三に医療過誤の問題を話すことに慣れていないことである．個人の失敗を告白することは困難であり，過誤の告白の仕方を学んでいないため，どのように告白すべきかわからない．最後に，告白することで患者に害を及ぼすかもしれないため告白できないことがある．告白することで患者が医療者への信頼を喪失し，本来受けるべき治療の機会などを患者が喪失するかもしれないことを心配している．また，過誤の告白は医師の利益のために，患者に対してすべてを押し付けるようなものである，という考えもある．ある医師は「私たちが罪や過ちを告白するときには，私たち自身の心の負担・魂の重荷を解き放そうとしている．患者にその負担をぶちまけるようなことは，決してよいことではない」といっている．

これらの要因のために，医師は過誤をなかなか告白できず，告白したとしても，用心深く言葉を選び，明確な過誤の同定や過誤の予防策に関する話し合いを避ける傾向があるようである．また，詳しい事情を知りたい患者はさらに聞いてくるだろうという前提で，必ずしも過誤の全容を告白していないこともある．患者から聞かれる前にどの程度の情報を告白すべきか，現場の医師を悩ませているようである．そして告白する際に，医療訴訟を含めた法律的な懸念が謝罪を困難にしている．

7. 告白の隔たり

このように医療過誤の告白の理解・希望に関しては，医療者側と患者側には隔たりがあり，すべての有害な医療過誤は患者に告白されるべきだとされてはいるが，実際には医療過誤の多くは患者に知らされていない．これは告白の隔

たり（disclosure gap）と呼ばれている．この隔たりを埋め，医療の改善へとつなぎ，よい結果を生むための告白には次のようなことが重要であろう．まず，医療過誤の告白は医療の質の改善のためには必須の要素であると認識すべきである．また，告白の際には共感をもったコミュニケーション技術で患者に対応する必要がある．さらに告白の過程においては，リスク・マネージャーまたはセーフティ・マネージャーと協力して行うことが重要である．

8．告白と医療訴訟

適切な告白は医療過誤に対する苦情を軽減するといわれている．また，被害を受けた患者があまり訴えないのは，彼らが過誤に気づいていないからだともいわれている．無責救済制度（no-fault compensation）への移行が，医療過誤の完全な告白を促進する可能性も示唆されている．

9．医療者への影響と対策

医療者も医療過誤を起こした後，精神的・感情的に大きな影響を受けている．具体的には，標準的な医療を施せなかった自信喪失，そして多くの場合，不眠，不安，集中力の維持困難などを感じている．したがって，医療安全対策の一つとして医療者への精神的支援も考慮すべきであり，それによって医療過誤の告白も促進されるであろう．

医療過誤を軽減すべく多大な努力によってその対策が取り組まれているが，決してなくなることはないと思われる．不幸にして起きてしまった医療過誤から学び，同じことが起こらないようにし，患者やその家族の肉体的・精神的被害を最小限にとどめるためには，誠実で隠すことのない医療過誤の告白が必要不可欠である．その医療過誤の告白を促進し，患者安全を担保するためには，まずは医療過誤に関する教育が重要である．特に多くの医療過誤の原因は個人ではなくシステムの問題であることを強調し，告白に必要なコミュニケーション・スキルの訓練も必要である．また，医療者の精神的支援も行うことによって，過誤の告白は促進され，過誤を起こしてしまった医療者も医療の質の改善・患者安全の確保のために大きく貢献できるであろう．

[種田憲一郎]

参考文献
1) Gallagher TH, Levinson W : Disclosing harmful medical errors to patients : A time for professional action. Arch Intern Med, **165**(16) : 1819-1824, 2005.
2) Gallagher TH, Waterman AD, Ebers AG, Fraser VJ, Levinson W : Patients' and physicians' attitudes regarding the disclosure of medical errors. JAMA, **289**(8) : 1001-1007, 2003.

管理

37 医療機器と安全

　医療機器（medical devices）には小は舌圧子から（近未来にはナノテクノロジーを応用した極小医療機器の出現も予想される），大は高額の診断・治療機器まで多種多様の機器が含まれ，医療技術の進歩によりその種類・量ともに年々増加の一途をたどっている．

　日本では医療機器が認可されてしまうと，安全性を保証するために有用な，強制力をもつインシデント報告システムなどを用いた十分なサーベイランスシステムはいまだ構築されていないため，どのような種類の医療機器が，どれくらいの数およびどの程度の影響を，患者に及ぼしているかを正確に把握することはできない．この章では，医療機器本体および機器を使用する医療スタッフ，使用対象となる患者，いずれの安全性を確保するためのフレームワークについて，安全管理に関して先進的立場にある欧米の取り組みと，医療機器の安全性の向上に向けての問題点を概説する．

1. 医療機器の定義

　一般に医療機器は「疾患ならびにその他の病態の診断，管理，治療，および疾患の予防に使用されることを目的としたヘルスケア製品であり，その主たる目的は化学反応や代謝を介さずに達成されるもの」と定義される．

2. 米国での取り組み

　米国において現在，医療機器の安全性に対して責任を負っている部局は FDA（Food and Drug Administration）であり，さらに Medical Device について中心的活動を行っている部局は CDRH（Center for Device and Radiological Health）である．その一般的基本理念は市場の製品がその使用目的を十分に果たし，かつ安全であることを保証することにより，消費者の健康と安全を守ることである．

　米国においても 1976 年に Medical Device Amendment（医療機器に関する修正条項）が議会で承認されるまでは，医療機器に関する FDA の権限は非常に限定されていた．この修正条項の目的は，医療機器が安全かつ臨床的に効果があり，使用目的に関して適切な表示があることを保証することである．そのため FDA には，機器の開発，試験，製造，使用のほとんどの局面において規制の権限が与えられ，さらに 1978 年には，品質保証プログラムである Good Manufacturing Practice（GMP）が公布され，これにより医療機器の製造，梱包，保管，流通，設置のすべてを監督することが可能となった．また，企業活動の査察権限と製品の出荷禁止を含む決定権も有することとなった．

　企業に課せられた義務の一つに，医療機器の登録（registration）とリストの作成（list：全製品のリストに加えラベルや広告のコピーも含む）がある．機器に不具合が発生した場合，FDA は登録番号により機種の同定ができるのみではなく，リストを用いてすべての製造業者・関連業者に情報提供を行うことが可能な，安全のためのネットワークを保有している．

　また，1990 年の Safe Medical Device Act 制定後に，製造者と販売業者の合同組織である NCQHC（the National Committee for Quality Health Care）が，新しい医療技術を市場へ提供する際には，臨床的有効性をあらかじめ証明する必要性を政府主導ではなく自ら提唱した．これは有望な技術・手技の市場への導入を急ぐあまりに，安全性と有効性および患者利益を犠牲にすることがないよう，両者のバランスを重要視する，提供サイドの健全性を示すものと考えられる．

　冒頭に述べたように医療機器は千差万別であり，すべての医療機器を同列には扱えない．また，上記のごとく安全かつ有効な技術の市場へ

の可及的すみやかな導入という点を考慮して，医療機器は生命に与える危険度に基づき3つにクラス分けがなされている．

クラスI：不具合が発生しても生命には直接関与しない医療機器で，基礎標準(basic standards) を満たすのみで，機能標準(performance standard)に対する検討の不要な機器

クラスII：不具合が発生しても生命には直接関与しない機器であるが，基礎標準を満たすのみならず，特定の基準(正確性や再現性など)や機能標準に対する検討が必要な機器

クラスIII：不具合が発生した場合には生命の危機的状況，生命維持に支障を発生するような機器である．このため基礎標準を満足し，かつ機能標準の検討とFMEA，動物実験，毒性試験，最終的には治験による安全性と有効性を証明する必要がある機器

このようにクラス分けすることにより，医療危機全般に対する監視を行うと同時に，重み付けすることで認可業務の効率化を担保している．

注) 基礎基準と機能基準は以下のように定義される．
基礎基準：リスト作成，GMP，記録の保存，機器の使用目的・機能などを示した市販前登録などを含む基準．
機能基準：その機器の基本的性能・信頼性に関する評価基準．

3. モニタリング

医療現場で発生した医療機器に関連するインシデントを集積し，その原因を分析し対策を講じることは事故の低減および医療機器の改善のみならず患者の安全の向上に必要不可欠なプロセスである．この目的のために1993年6月，FDAはMEDWatchという，医療製品に対する新しい報告プログラムを開始した．これは，医療機器やその他の食品，補助食品，医薬品などによる医療事故(adverse event)に関する情報収集を，医療関係者・製造業者のみならず消費者からの報告により促進するためのものである．このフォーマットを用いて，医療機器の不具合に関する情報を集積したデータベースが，1996年にはMDR (Medical Device Reporting) そして1999年以降にはMAUDE (Manufacturer and User Facility Device Experience Database) として構築された．この報告システムでは，メーカーには報告義務が課せられており，万が一報告を怠った場合，罰則(販売・営業停止処分)が適応されることとなる．このデータベースにはFDAのホームページから誰でもアクセスが可能であり，該当医療機器，メーカー，adverse eventの種類などの検索用語による検索も可能となっている (www.fda.gov/cdrh/mdr.html)．表1には年次別の報告件数を示す．

日本での取り組みでも厚生労働省の医療安全対策ネットワーク整備事業の一環として医療安全検討会議のヒヤリハット事例検討作業部会でインシデントレポートの集積を開始し，2001年11月から2002年9月までの期間に特定機能病院・国立病院・国立療養所から約2.8万件のインシデントが報告されているが，報告は医療機器に特化したものではなく，その内容(概要および重要事例のみ)にはさらなる改善の余地を残している．

また，政府組織以外に医療機器の安全管理に携わる独立した非営利団体で，医療機器に関する調査を行う組織として，ECRI (Emergency Care Research Institute) が存在する．

ECRIの代表的業務としては，医療機器導入前にcost-effectivenessを含め，多方面から調査検討した結果に基づいて最も適した機種の選定・推奨を行う．近年ではWHOに協同参画

表1 医療機器に関するインシデント発生件数
(MDR, MAUDEデータに基づく)

年	総数	死亡	障害	誤作動
2001	41133	968	12260	20407
2000	53104	1015	13643	27681
1999	53490	905	13073	29198
1998	62219	1021	18554	31959
1997	67273	1019	31122	32833

し，ヘルスケアに関するテクノロジー，リスクと質のマネジメント，医療環境のマネジメントに焦点を拡大して活動しており，その活動には医療機器の不具合が関与する医療事故・インシデントに対する根本原因分析，対策の立案などのコンサルティング業務の実践まで含まれる（www.ecri.org）．

4. ヨーロッパの取り組み

ヨーロッパにおける医療機器に関する活動は主として，EC (European Community) 参加諸国内で安全性に関して共通の基準を達成した製品を認証することにより，販売・流通の障壁をなくす目的から開始された．1986年のSingle European Actの制定により単一のマーケット形成が可能となり，1992年のいわゆる"European Directives"により医療機器の認証プロセスが合理化された．

医療機器に対する現在の取り組みは，効率性を鑑み全EC参加諸国の製品に対して一元的に対応するべく細かい基準に基づいて機器の認証を行うのではなく，共通の必要不可欠な要求事項のみを規定し，細かな技術上の特性や製品の販売に関する要求基準は，関係する標準化機構の標準に適合するか否かで判断する枠組みが採用されている．

これらの標準化機構には，The European Committee for Standardization (CEN), The European Committee for Electrotechnical Standardization (CENELEC), The European Telecommunications Standards Institute (ETSI) がその任を果たしている．

基本的にはISO (International Standardization Organization) 基準に準拠して審査が行われる．

CEマーク：販売障壁を排除するシステムを形成するため，ある一定の基準（製品の品質が極端に劣ったり，不安全ではないという最低基準）に適合すれば，その製品にCEマークを与えている．この認証はEC圏内での製品販売には強制的なものであるが，CEマークは上記内容の法令上の基準を満足していることを意味す

るだけで，細かな製品の品質基準を満足していることを意味するものではない点は注意する必要がある．実際の品質に関する基準については ISO 9000 シリーズの基準に合致することがメーカーには求められる．

Keyマーク：その他，任意の認証マークとしてKeyマークがある．これはCEN, CENELECなどの標準を満足することを示し，品質管理システムが製造メーカーにあり，製品の質が維持されていることを意味する．

また，製品テストや認証を行う政府組織および規制や，英国を主体にインシデント情報収集および原因分析などを行うことにより，医療機器の機械的安全の向上のための活動を行っている機関は多数存在する．

5. 日本の取り組み

日本における医療機器および薬剤に対する行政・政策上の安全に関する取り組みの詳細について概説すると，2001年5月に厚生労働省に医療安全対策検討会議が召集され，その下部組織として，医薬品・医療器具等対策会議が2001年8月に設置された．その任務は「物の要因に係る安全管理対策の検討」であり，具体的には安全な製品を提供することが取り組みの大方針である．そのための具体的業務として

・販売名・外観類似性評価のための基盤整備
・医薬品製品情報の記載方法の標準化
・医薬品情報の提供
・お薬手帳の普及
・人の行動特性などを考慮した開発指導
・医療用具の添付文書の標準化
・リスク低減などに関する企業指導

を推進する必要があるとしている．

各医療機関レベルにおける具体的対策としては，①医療スタッフが医療機器を安全に操作できるよう技能教育・認定などを通じて向上を図ることと，②機器の点検整備に関しては臨床工学士を中心として安全性の向上を図ることが目標として挙げられている．

日本における医療機器に関するインシデントのデータベースとしては，日本医療機器センタ

表2 医療用具の不具合等報告件数

年度	企業報告	モニター報告/医薬品等安全性情報報告制度に基づく報告	報告数合計	医薬品・医療用具等安全性情報への掲載
1996	119	2	121	2
1997	240	56*	296	
1998	445	75*	521	2
1999	555	88*	643	4
2000	2749	173*	2922	3
2001	8608	166*	8744	2
2002	5026	226*	5252	5

＊1997年7月から医薬品安全性情報報告制度．

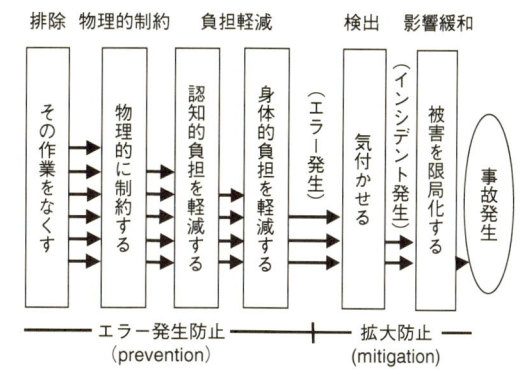

図 エラープルーフの考え方に基づくエラー対応策
（河野龍太郎：H 2-GUIDE，テプコシステムズを改変）

―（JAAME：The Japan Association for the Advancement of Medical Equipment）が提供している医療用具回収情報・安全性情報・新医療用具情報がある．このデータベースには，公表された回収情報，安全性情報・新医療用具情報の一覧を1998（平成10）年より収載している（表2）．簡単な検索機能を有し，企業名，タイトル，日付などの検索項目を入力して報道発表資料や医療機器情報を得ることは可能であるが，不具合の根本原因や対策に関する情報は提供されない．

6. 現場での安全性向上についての取り組み

以上，制度上の対応について述べたが，医療機器の安全性を向上するためには，医療現場での取り組みも必要不可欠であり，その具体的内容について述べる．

アプローチの方法は，①prevention：予防的アプローチ ②reactive：対応的アプローチの2種類に分類される．②のアプローチの方法は，一般にインシデント・アクシデントが発生した場合の対応であり，まず事実を正確に把握し，各種の分析方法を用いて根本原因分析（Root Cause Analysis）を行い再発防止を図るものである．

医療機器に関しての事故原因として一般に重要とされているものは，①設計上の欠陥，②製造過程での欠陥，③確率的に発生する不良，④包装段階でのエラー，⑤使用上のエラー（経験不足，教育不足を含む），⑥患者の特異反応，⑦故意による破壊，⑧不適切な修理，⑨維持・較正でのエラーなどが挙げられる．根本原因が同定されたら，事故防止対策を策定するが，図に示すようにエラープルーフの考え方を取り入れた事故発生防止方法を参考にすることは有用である．

医療機器に関連したインシデントには，メカニズム上の欠陥以外に，ヒューマン・エラーが関与している頻度が高い．もちろん使用方法についての教育不足・経験不足によるエラーを原因とする場合は論外であるが，ヒューマン・エラー誘発要因のなかでも，特に man-machine インターフェイスでの設計デザイン上の不適切さが問題となっている割合が大きい．

発生頻度の高い事例を挙げると，薬剤投与に使用されるシリンジポンプでは，セッティング（注射器の取り付け，ポンプの位置）が不適切であると圧差によるサイフォニングが発生して薬剤の過剰投与が起こる．輸液ポンプでも機種によっては輸液ラインのセッティング不良により free flow 状態となり，薬剤の過剰投与が発生しうる．投与量・流量，濃度などの設定に際してはモードの切り替えを必要とする機種がほとんどであり，エラーを誘発するような設計となっており，実際にそれを原因とした薬剤の誤投与が頻発している．米国においては近年，鎮痛に使用するPCA（patient controlled analgesia）用の投与ポンプにかかわる事故が問題視されている．

医療機器はアフォーダンス（道具を使用する場合には，それを使用または操作してどのような行為・機能を行うことができるのかが自明であるようにデザインしておくこと）に留意して設計されていなければならない．簡単な例では①通常ダイアルの右回転で設定が増加するが，左回転により設定が増加するノブを使用したり，②緑のライトの点灯がバルブの閉鎖状態を示す，③本来危険モードを示す色である「赤」を常用するなどの操作パネルデザインにするとエラーが発生する．さらに操作ノブの配列を標準化するなどの工夫により「人に優しい機器」の開発が不可欠である．また現在では設計段階から各種の分析方法（FMEA，FTA，QFDなど：関連項目を参照）を応用して，安全性の向上を図るべく努力はなされているが，FMEAを発展させたHFMEA（Healthcare Failure Mode Effect Analysis）を適応することにより，あらかじめ発生する可能性のあるエラーを予測し，対策を立て，事故防止を図ろうという努力も必要である．

　教育の問題も重要である．米国では新しい医療機器を導入する場合には，メーカーが関係する医療スタッフ全員の必要十分なトレーニングを行って初めて，その機器の使用が許可される規則になっており，また24時間のフォローアップ体制も確保されねばならない．この点に関しても日本は今後改善していかなければならない．

　医療機器の選定・購入に際しても注意が必要であり，経済的側面を優先させるあまり，安全を犠牲にするといった愚を犯さないようにしなければならない．対象疾患および病院のニーズに見合った機種の選定を行い（必要以上の機能はエラーの発生原因となる），可能であればFMEAによる評価が望ましいとされる．また，数種類のブランドの機器が混在すると，操作する場合に過剰な身体および認知負担が加わることになり，エラーの発生頻度が増加することも知られている．したがって，使用機種は標準化することが非常に重要となる．

　医療機器の安全性向上は，行政による認可段階での評価，市販後のインシデントなどの情報集積，事故原因調査の実施による根本原因同定と対策策定，医療機器の改良などのプロセスのいずれもが，うまく機能し合って初めて得られるものである．製造業における品質管理で日本は世界に冠たる立場にあるものの，医療の領域ではいまだ未熟といわざるをえず，さらなる努力が必要である．　　　　　　［高橋英夫］

参考文献
1) Fries RC: Medical Device Quality Assurance and Regulatory Compliance, Marcel Dekker, New York, 1998.
2) Cohen MR: Medication Errors; Causes, prevention and risk management. 3.1-4.3, Jones and Bartlette, Toronto, 1999.
3) ドナルド・ノーマン（野島久雄訳）：誰のためのデザイン？　新潮社，1990．
4) 梅田政夫（編）：社内標準化12のポイント，pp 113-130，日本規格協会，1984．

38 質管理原論

質とは何かを考える前に，なぜ，今，質が問われるのかを考えたい．

農業革命，工業革命の2大革命を通して，人類は物質的欠乏の状態から脱却しつつある．物だけではなく，サービスにおいても同様のことがいえる．第三次の情報革命によって，情報過多・情報の氾濫が発生している．所有ではなく，取捨選択・判断して，いかに利用できるかが重視される．すなわち，量から質への転換が起きている．

1．質の定義

質とは何かを考えるとき，Juranの"Quality is fitness for use"という言葉に行き着く．質とは効用への適合である．効用とは，期待を満たす力をいう．すなわち，満足度のことである．使えなければ意味がなく，期待外れでは意味がない．質とは，期待と現実との相対的な比較であり，絶対的なものではない．

ISOでは，本来備わっている特性の集まりが，要求事項を満たす程度，と定義している．

2．医療の質

① 医療の質とは，職員の質そのものである．医療を適切かつ円滑に行うためには，組織的運営が必要である．組織（チーム）医療とは，診療・診療技術・看護・事務部門を含めた，すべての部門横断的な連携をいう．

② 医療の質の要素は，ⅰ）診療の質（技術・能力・成果），ⅱ）付帯サービスの質（設備・接遇・その他），ⅲ）提供体制の質（制度・組織・運営），ⅳ）経済性（費用対効果・効率性・支払い制度）である．

③ 医療経営の質とは，医療機関における組織活動すべての質である．すなわち，ⅰ）診療（経過・結果），ⅱ）組織管理（人事労務・労働安全衛生・施設設備・安全・環境），ⅲ）経営指標（財務），ⅳ）職員（能力・態度・成果），ⅴ）患者満足（苦痛軽減，診療成績，時間，経済性）である．

3．"品質管理"に関して

1）品質と質

qualityは品質とも質とも訳されている．品質とは，必ずしも品物の質だけではない．ISOでは，Quality of Products and Servicesとして，製品のみならずサービスの質も含むと定義されている．しかし，非製造業や非製造部門，特にサービス業には，品物ではないから"品質"ではなく，"質"である，という人が多い．

2）管理

管理はcontrolともmanagementとも訳される．

controlには，制御という意味もある．ひとは，特に専門職種は自主性を重んじ，指図され，"管理"されることを嫌う傾向がある．好きにしたいという意識が強い．"管理"されることは，"ひと"としてではなく，"もの"同様に扱われているという意識がある．

managementには経営，運営，管理の意味がある．マネジメントはシステムや組織を対象としており，"もの"として扱われているという意識が少ない．したがって，違和感がない．

3）品質管理

ISOでは，品質管理とは，品質要求事項を満たすことに焦点を合わせた品質マネジメントの一部，と定義している．

製造業・非製造業，実務者・研究者を問わず，品質管理に関心をもつ人には"品質管理"の用語に違和感はない．"品質管理"が定着しているので今更変える必要がないという意見も多い．

"quality control"と"quality management"をともに"品質管理"と訳したことに問題がある．クォリティ・マネジメントとカタ

カナで表記する場合が多い．

どちらが正しいかと，違いを言い募るよりも，共通点を探ることが重要である．"品質管理"に違和感を覚える人が多ければ，"質管理"あるいは"質経営"を用いればよい．

4. 質管理の歴史

産業革命以来，製造業を中心として，質向上の努力が続けられている．科学的質管理は，Shewhart の統計的管理図の製品への適用（1924）とその論文 Economic control of quality of manufactured product（1931）を嚆矢とする．質管理を経済的観点から分析したことは特筆すべきである．統計的品質管理（SQC）ともいわれる．太平洋戦争中（1942），米国では，Deming セミナーが実施され（8日間），その後，質管理が急激に進んだ．Feigenbaum は質コスト（cost of quality）の概念から，1961年，"TQC（Total Quality Control）"を出版した．quality control を，「顧客を完全に満足させ，最も経済的に生産するために，質を維持・改善する組織の各部署の努力を協調させる効果的な仕組み」と定義した．

日本の質管理は，各企業や組織で行われていたが，体系的なものではなかった．質管理の始まりは，Deming セミナー（1950/1952）といってもよい．

Deming は統計学を中心に質管理（管理図）を解説した（8日間）．スパイラル・アップ（spiral up）という言葉で，Plan（企画・計画），Do（実施），Check（検証），Act（処置・対策）の管理サイクル・PDCA（PDSA）サイクルすなわち Deming サイクルを解説した．次いで，Juran は，Juran セミナー（1954）で，経営からみた質管理として，組織や新製品開発の重要性を話した．"Managerial Break-through"と題して，現状打破（break-through）は，改善（improvement）と革新（innovation）を含むと解説した．また，後に，日本の QC サークルを「QC Circle concept is on the road to world quality leadership」と絶賛した．

この2つのセミナーを受講した産業界の質管理関係者の，努力と協力により，QC サークル（QCC）活動が展開され，製造業で，日本的 TQC・全社的品質管理（CWQC : Company-wide Quality Control）として発展し，日本の復興の原動力となった．その素晴らしい成果が Deming（デミング）賞として表彰されている．

今井によれば，1980年代までは，米国では，革新（innovation）志向はあるが，改善（improvement）は物に関することとしてとらえられていた．これに反して日本では，改善（improvement）を物だけではなく，組織の仕組みや考え方にも適用したことが異なる．

1980年代，日本の TQC，方針管理，KAIZEN，KANBAN（JIT : Just in Time）など，Deming 賞や TQC・CWQC は，米国に逆輸入されて，TQM（Total Quality Management），BPR（Business Process Reengineering），Six Sigma，BSC（Balanced Score Card）として再構築され，非製造業・サービス業にも応用された．また，国家戦略として，Malcolm Baldrige 国家品質賞（MB 賞）が設立され，米国の再生に貢献した．製品の質管理を超えて，組織の質管理に取り組んだことが成功の要因である．Deming が日本に教えた，"システムと協力"の概念を再輸入したことがその本質である．

5. 質管理の手法

質管理の半世紀の経験から多くの手法が開発された．日本科学技術連盟の Deming 賞の果たした役割は大きい．Deming 賞とは，質管理のノーベル賞ともいえるものであり，総合的質経営の優れた企業や個人が表彰されるものである．受審する企業には，"光り物"（something new）といわれる，質管理の新しい手法や取り組みがなければならない．多くの質管理の手法は，この"光り物"として，開発された．しかも，知的所有権，特許権，ビジネスプロセスなどの権利を囲い込むのではなく，広く公開したのである．多くの企業がこれを参考にして，切

磋琢磨したことが，日本再生の原動力となった．また，外国からも多くの手法が導入された．

QC 7つ道具，新QC 7つ道具，QFD，FMEA，FTA，RCA，KAIZEN（改善），HOSHINKANNRI（方針管理），MBO（目標管理），QCサークル活動，JIT（Just In Time），KANBAN（看板），TQC（全社的質管理），TQM（総合的質経営），CQI・MQI（継続的質向上），BPR（経営手法革新），Six Sigma（進捗・目標の徹底），BSC（Balanced Score Card）（方針管理と目標管理の融合）などである．

6. 質管理の基本的考え方（原論）

質管理の基本的な概念は標準化と継続的改善である．その要点は以下のとおりである．

① 質優先主義：質の向上なくして，組織の存続はありえない．この場合の質とは，提供する物やサービスの質だけではなく，サービス提供の仕組みや，組織運営の質も含む．したがって，質向上は組織経営の基本である．

② 顧客志向：Juran博士は"Quality is fitness for use"と述べた．質とは顧客要求への適合である．役に立ってこそ意味がある．顧客志向とは，提供側の押しつけ（父権主義）や提供側の自己満足ではない．物理的な性能はよくても，使いにくい，あるいは，使えなければ，それは質が高いとはいえない．使用者・利用者が評価するのである．

③ 三現主義：現場・現実・現物に基づくことが必要である．すなわち現在の状況，"今，ここ"，"モノゴトのある場所，起きている場所"を出発点に考えよう．製造の現場，サービス提供の現場である．足下を見つめることから，種々の問題や課題がみえてくる．新しい発見，新しい感動がある．現場とは，製造の現場を意味していたが，それだけではなく，最終利用者が使う現場の意味が重要になった．原理・原則に従うという意味を込めて，5ゲン主義ともいう．

④ 後工程はお客様：内部顧客の重視・業務の継続性の重視である．これを，後工程はお客様と表現する．仕事は一人で行っているのではなく，分業であり，仕事はつながっているということの認識が必要である．一部署あるいは一人でも，不具合を起こせば，患者満足には至らない．苦情の原因となるだけではなく，過誤あるいは医療事故につながりかねない．サービスはやり直しが効かないということに留意しなければならない．各自の業務を確実に遂行することが重要である．

⑤ 標準化（図）：できばえの，ばらつきを減らすことが重要である．質の基本は，平均値の向上ではなく，ばらつきを減らすことである．ばらつきはゼロにはできない．しかし，一定の範囲内にとどめることはできる．そのためには，工程の標準化，仕組みの標準化だけではなく，さらに基本的な理念・方針・考え方の理解度の標準化が必要である．つまり，同じ方向を向いて働くということである．

⑥ 継続的改善（図）：継続的な質向上，すなわち，たゆまぬ努力が必要である．環境は変化し，人間の欲求はとどまるところがなく，要求水準は限りなく上がり続ける（要求水準逓増）．今，顧客の満足を得ていても，現状維持でサービスの質が上がらないと，要求水準に適合しなくなり，満足度は逓減し続ける（満足度逓減）．

7. 質管理の医療への展開

質管理を医療界に導入するためには，入りやすくすることが肝要である．そのためには，第一に"品質"を"質"と呼ぶことが必要である．品質管理学会では，"品"のない"質"にしようという動きがある．第二には，非製造

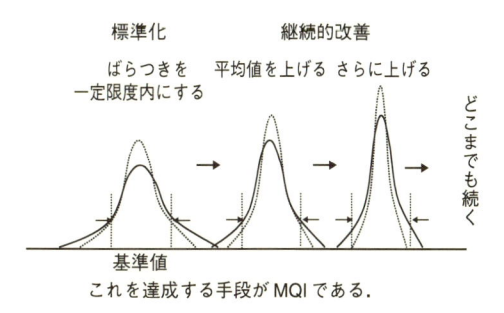

図 質管理――標準化と継続的な改善

業・非製造部門の人が使いやすい道具や手法の開発や，事例の提示が必要である．現在，質管理関係者と医療関係者が協力して活動中である．

質の表彰・認証制度として，品質管理賞，Deming賞・日本品質奨励賞，MB賞（米国国家品質賞），日本経営品質賞，ISO認証などがある．

医療においては，日本医療機能評価機構の病院機能評価事業が，1996年から始まっている．日本ものづくり・人づくり質革新機構の医療部会で，ISO 9001医療版を試行した．また，日本科学技術連盟のサービスクォリティ推進協議会医療部会の議論を基に，日本品質奨励賞の医療版ともいえる医療の質奨励賞が設立され，2005年，第1回授賞式が行われた．

8. 事故・事件と質問題

1) 組織としての取り組み

原発事故，航空機事故，医療事故等の事故や事件は，質問題である．これらの事故の原因は制御技術の未熟さである．先進技術ではない一般技術に関する事項が原因である．また，事故発生後の対応の悪さが，問題を大きくしている．直接原因の究明も重要であるが，質管理体制・組織管理体制の問題を検討するべきである．"組織として質の保証に取り組む"という観点が必要である．

2) 安全確保は質向上から

事故対策，事故防止というマイナス思考ではなく，安全確保というプラス思考での取り組みが必要である．また，医療事故防止，安全確保を叫ぶだけでは目的は達成できない．質向上という目的意識をもって，戦略的に取り組まなければならない．

3) 質問題と総合的質経営（TQM）

事故の原因は，人に起因するもの（ヒューマン・エラー）と，システムに起因するもの（システム・エラー）に分けられる．システムが間違えるのではなく，人が間違ったシステムを作り，人が間違った運用をするのである．間違えにくいシステム，間違っても影響が出ないような（error proof, fail safe）システムを作ることが必要である．

そのためには，組織構成員の資質の向上とともに，組織管理の質向上が必須である．これに応える組織革新の考え方が，総合的質経営（TQM）である．組織の責任者が率先垂範し，組織の構成員が一丸となる以外には，この道を進むことはできない（42.「TQM・CQI・シックスシグマ」の項参照）． ［飯田修平］

参考文献

1) 飯田修平ほか：MQIの実践 練馬総合病院．病院 **57**：3〜12号，1998．
2) 飯田修平：練馬総合病院におけるTQMの導入とその考え方 経営戦略としての医療の質向上活動（Medical Quality Improvement：MQI）．品質管理，**50**：5，1999．
3) 飯田修平：練馬総合病院におけるTQMの考え方と実践 経営戦略としての医療の質向上活動（Medical Quality Improvement：MQI）．品質管理，**51**：5，2000．
4) 飯田修平編著：病院早わかり読本 第3版，医学書院，2008．
5) 飯田修平：医療における総合的質経営 練馬総合病院組織革新への挑戦，日科技連出版社，2003．
6) 飯田修平，田村 誠，丸木一成編著：医療の質向上への革新―先進6病院の事例―，日科技連出版社，2005．
7) 飯田修平，飯塚悦功，棟近雅彦監修：医療の質用語事典，日本規格協会，2005．
8) 飯田修平，西村昭男編著：原点から考え直す医療―医療の質・医療経営の質を考える―（品質月間テキスト339），品質月間委員会事務局 日本科学技術連盟，日本規格協会，2005．

質 管 理

39 クリニカル・ガバナンス

1. クリニカル・ガバナンスとは

クリニカル・ガバナンスは英国の国営医療サービス（NHS: National Health Service）との関連が深く，1990年代後半に英国の医療が危機的状況に追い込まれたとき，ブレア政権で医療の質を盛り込んだNHSの改革が施行されたが，このなかにクリニカル・ガバナンス（臨床統治）の概念が盛り込まれ，"The New NHS Modern, Dependable"（1997）の白書のなかで紹介された[1]。

このなかで，クリニカル・ガバナンスの定義は，「病院や診療所などの医療機関が，提供する医療サービスの質向上やレベルの高い診療を継続的に行うための環境を整備することによって，高い水準の診療体制を維持するために必要な枠組み」としている．

1) コーポレート・ガバナンス

昨今，市場経済では企業統治，いわゆるコーポレート・ガバナンスという概念が現れてきているが，クリニカル・ガバナンスを理解するには，コーポレート・ガバナンスの概念を知る必要がある．コーポレート・ガバナンスとは，財政的にも質的にも企業のあるべき姿（情報開示も含む）の仕組みのことであり，根本には，企業の評価や監査のあり方など原理原則の方向性を言及する内容となっている．これは，企業の提供するサービスや製品の質をよりよいものにする枠組みのことであり，クリニカル・ガバナンスは，このコーポレート・ガバナンスの対象企業を医療機関に変換したものと考えることができ，医療版のコーポレート・ガバナンスといえよう．NHSのコーポレート・ガバナンスの原理は，①（説明）責任，②正直，③開示となっており，医療安全における重要事項と酷似している[2]．クリニカル・ガバナンスとは，医療機関において提供される医療サービスの質や安全性において，よりよく運営するための制度的枠組みといえる．

2) 基本概念

クリニカル・ガバナンスの基本概念は6つあり，①年齢，性別，文化にかかわらず，すべての患者に良質のケアを提供しうる国家的サービス機関としてNHSを確立すること，②ベストプラクティスに基づいた標準化を確立するために，地方住民のニーズを把握したヘルスケアの専門家を提供すること，③患者中心の医療を提供する病院や地域サービス，専門家などとの間で，良好なパートナーシップをもって共同研究をすること，④高い質のケアの提供を保証すること，⑤すべての患者に良質の医療を提供するために，組織内部の文化を醸成させること，⑥NHSの社会的信用を強調すること，などである．さらに，このクリニカル・ガバナンスの重要な構成要素は，安全，文化，質の改善と維持，プロフェッショナルと企業責任の4つの要素であり[2]（図），組織やスタッフ職員の継続的発展により，患者に継続的に良質の医療を提

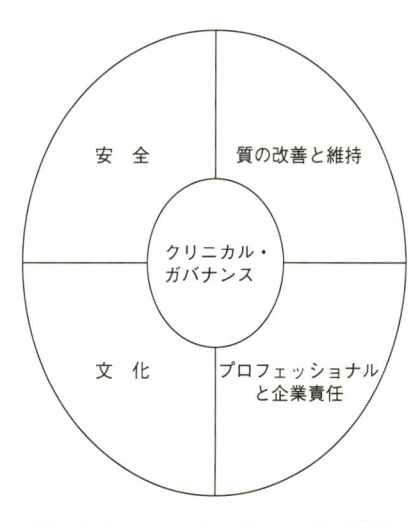

図 クリニカル・ガバナンスの構成要素
（McSherry, et al, 2003[2]より引用）

3) 質管理

吉長らは，英国で樹立されたクリニカル・ガバナンスで，Chambersらの著した"Making Clinical Governance Work for You"を紹介し，病医院経営における医療の質を高める「14の視点」として，①学習する文化の確立と維持，②経営資源と医療サービスの管理，③研究開発していく文化の確立と普及，④信頼性のある正確なデータ，⑤エビデンスに基づいた医療とポリシー，⑥守秘義務，⑦健康増進，⑧統制のとれたチームワーク，⑨監査と評価，⑩患者と住民の有意義な参画，⑪ヘルスプロモーション，⑫リスクマネジメント，⑬説明責任と実践，⑭基本的な必要条件，以上のモジュールを挙げている[3]．

同じく質管理に関しては，すでにTQM (Total Quality Management) の概念があり，この質管理は，「顧客を完全に満足させ，最も経済的に精算するために，質を維持・改善する組織の各部署の努力を強調させる効果的な仕組み」と定義され[4]，Deming（デミング）賞や，米国でのMalcolm Baldrige（マルコム・ボルドリッジ）米国品質賞などで，製造業はもとより，他の分野，特に医療機関の質の向上にも寄与しているといえよう．このTQMとクリニカル・ガバナンスの違いを明確に述べることは困難であるが，双方とも，医療機関における質向上のための枠組み構築という点は大いなる共通点である．

このように，クリニカル・ガバナンスは，医療機関の総合的質改善のための枠組みと考えることができる．

2. クリニカル・ガバナンスと医療安全

最近では，医療安全領域でのクリニカル・ガバナンスが重要視されている．米国ではダナファーバー事件，英国ではブリストル王立小児病院事件などで，医療安全に対する関心は，医療者のみならず，一般人にも大きく広まった．日本国内でも，新聞主要5誌に掲載された医療過誤関連の記事が，1999年以前までは年間200件前後であったのが，その後，年間1500件程度に急増し，それに伴って医療訴訟件数も増加傾向である．

1) リスクマネジメント

クリニカル・ガバナンスでは，臨床におけるリスクマネジメントの項目も掲げており，①リスクに対するストラテジーの確立，②臨床リスクに対処する専門的スキルをもったマネジャーの育成，③インシデントやニアミスの報告と評価システム，④臨床的リスクの大項目としての，感染症アウトブレイク，医療機器の故障，⑤苦情の報告と対応システム，⑥インフォームドコンセント，⑦診療録の監査，⑧プロフェッショナルとしての能力開発とトレーニング，などが重要視されている[2]．ここに掲げるリスクマネジメントのコンセプトは，医療機関における医療・非医療関連の危機的事故を減らすことに集約されている．

2) 医療安全

医療安全は医療機関にとってきわめて重要な課題であるが，安全を確立することは良質の医療を患者に提供することになり，結局，良好な経営の基盤となるものである．安全の提供は医療機関の生命線であり，これまでいわれていた案件である組織体制の構築，マニュアル整備，院内報告制度の確立などは津々浦々まで浸透したと思われ，現在は，より具体的な課題の対応が求められている．つまり，緊急事態における組織体制，マニュアル整備後でも減らないインシデント・アクシデント，蓄積された報告の分析手法とその対策および現場へのフィードバックと評価などに力点が置かれ始めている．

3) 質の追求

上記に挙げた，クリニカル・ガバナンスが，手術の待ち時間が日本に比較すると，とてつもなく長いことに代表される特殊な英国の医療システムを大きく変革させるか否か，2000年に提唱されたNHS計画施行後の結果を待たなければ，その妥当性の評価は困難であるが，この概念から学べるもので，日本の医療に適応可能なものを考えると，医療安全領域への部分的適

用とそれを基盤とした，医療の質の追求による患者を中心とした医療サービスの提供の点が有用かと考える．特に上記リスクマネジメントの8項目は比較的よくまとまっており，医療安全体制構築のチェックリストとして，その具体案を考えるヒントとなるであろう．

質に関しては，すでに十分行きわたっているクリニカルパス，診療ガイドラインさらに臨床指標（クリニカル・インディケーター），臨床監査（クリニカル・オーディット）を医療機関で適用できる具体的なタスクとして落とし込み，質を標準化した枠組みを構築することに利用可能かと考えるが，良質の医療サービスを提供する際における医療者側の責任の所在の明確化，ならびに診療情報のタイムリーな公開と個人情報保護に立脚した医療情報保全の担保，などが備わっているか否かの検討がなされうる．さらにこの検討が国レベルから診療所レベルまでの幅広い医療提供関連機関に徹底されるように周知し，その実施体制作りに力点を置き，一定時期後にそれを外部監査やモニタリングなどで評価する体制も必要であろう．

クリニカル・ガバナンスは近年における新しい診療概念として紹介されてきたが，現在はそれをどう日本の診療現場に取り入れるか，という具体的な段階に来ている．日本では，2002年に厚生労働省にて策定された医療安全推進総合政策であるが，2005年に追加提言がなされ，その結果が，2005年8月の社会保障審議会医療部会の「医療提供体制における意見中間まとめ」(http://www.mhlw.go.jp/shingi/2005/08/s0801-2b.html) に記載されている．現在，日本の医療機関におけるクリニカル・ガバナンスの実践に関しては，質の追求による安全文化の風土の構築と医療安全分野での部分的適用が，より現実的であると考える．　[石川雅彦]

参考文献
1) 武藤正樹：ブレアのNHS改革と日本版クリニカル・ガバナンス．病院，**62**：486-489, 2003.
2) McSherry R, et al: Clinical Governance—A guide to implementation for healthcare professionals, pp 1-28, Blackwell Science, Oxford, UK, 2003.
3) 吉永成恭ほか：クリニカルガバナンス, pp 1-30, 日本医療企画, 2004.
4) 飯田修平：医療における総合的質経営, pp 44-53, 日科技連出版社, 2003.

質管理

40 ケースミックスと医療の質

1. ケースミックスとは

人口構造および疾病構造の変化と医療技術の進歩，そして国民の医療に対する要求水準の高まりによって増大する医療費をいかにコントロールするかが先進国共通の課題となっている．しかしながら，支払い者，患者，サービス提供者間の種々の利害が複雑に関連する医療の領域において，医療費の適正化を行うことは容易ではない．特に経済的条件と医療サービスの内容との整合性を図りながら，また絶えず革新の途上にある医療技術を適正に評価し，医療サービスの質と効率の向上を同時に実現するためには，経済的側面と医療技術的側面の両方を測定する指標が必要である．また，近年の欧米諸国における医療の適正化対策は単なる医療費の抑制から質の保証へと重点を移してきている．これは医療における消費者主権の考え方の浸透と，質の高い医療は中長期的には医療費節約的であるという知見の積み上げによる[1]．医療サービスの質の評価が可能であるためには，それが測定でき，しかも医療における評価が相対評価を主体とする以上，標準的なものである必要がある．米国において開発されたDRG（Diagnosis Related Groups）はそのような評価指標の一つであり，今では米国のみならず他の先進諸国においてもさまざまな形で利用されるようになってきている[2]．DRGの基本は診断名と行われた医療行為の組み合わせによる分類であるが，国による診療行為体系の違いや重症度の評価方法の違いを反映してさまざまな分類が開発されている．たとえば，米国でも入院医療を対象としたCMS-DRG（CMS: Center for Medicare and Medicaid Services；かつてのHCFA-DRG: Health Care Financing Administration），AP-DRG（All Patient-DRG），APR-DRG（All Patient Refined-DRG）に加えて，外来を対象としたAPC（Ambulatory Patient Classification），総合的な分類であるCRG（Clinical Risk Group）などの種類があり，またカナダではCMG（Case Mix Group），オランダではDBC（Diagnose Behandeling Combinatie），英国ではHRG（Health Resource Group），オーストリアではLDF（Leistungsorientierten Diagnosen Fallgruppen），オーストラリアではAR-DRG（Australian Refined-DRG）などが独自に開発されている．このような分類を総称して診断群分類あるいはケースミックス分類という．なお，わが国においてもわが国の医療の実態に合った分類を作るという理念のもとに，日本独自のケースミックス分類であるDPC（Diagnosis Procedure Combination）が開発されている．

2. 各国の医療制度におけるケースミックスの活用方法

ケースミックス分類の利用方法は各国の医療制度の特徴をふまえて種々の形式を取っている．まず，米国の高齢者医療制度であるMedicareの場合は，入院医療に関してそのHospital feeについてケースミックス分類ごとの1件あたり包括払い方式となっており（いわゆるDRG/PPS: Prospective Payment System），Dr's feeについてはRBRVS（Resource Based Relative Value Scale）という診療報酬表に基づいて別途出来高払い方式となっている．ここで簡単にDRGに基づく包括支払いの式を示すと以下のようになる[*1]．

各DRGの支払額＝各DRGの相対係数×基本償還額

各DRGの相対係数は当該DRGの平均コストを全体のDRGの平均コストで除したもので，あるDRGの相対係数が0.5であれば，それは当該DRGのコストが全DRGの平均コス

トの半分であることを示している．たとえば，1996年のメリーランド州 HCFA-DRG Ver. 12 では DRG 001「開頭術，年齢17歳以上，外傷除く」は相対係数が3.8355，償還額は13442ドル（基本償還額：約3500ドル）となっている．しかしながら，このような1件あたり包括払い方式を採用している国はオーストリアなどのごく少数の国にとどまっており，その他の多くの国は予算制と組み合わせてケースミックス分類を用いている．たとえばオーストラリアは独自のケースミックス分類である AR-DRG の相対係数の年間合計目標値を設定し，それに基づいて予算額を決定する方式を，フランスはDRG の相対係数で測定した病院活動実績を調整係数的に用いて，次年度の予算を策定する方式を採用している[*2].

3. ケースミックス分類に基づく包括支払い方式が医療の質に及ぼす影響について

ケースミックス分類に基づく包括支払い制が医療サービスの提供にどのような影響を及ぼすかについては，米国において1983年の DRG/PPS 導入後から多くの研究が行われてきた．その主な関心は包括支払い制の導入によって，医療資源投入量が減少し，結果として医療サービスの質の低下が生じるという仮説を検証することを目的としていた．大部分の研究結果では，平均在院日数の低下や病院医療費の伸びの抑制など医療資源の投入量の減少が観察されているが，質の低下については，生じなかったとするものが多い[3]．

しかしながら，遠藤は包括化が医薬品の使用に及ぼす影響について，経済モデルを使った分析結果として，出来高払い制から包括払い制になることで医薬品において，①医療インプットの減少と②高価格の医療インプットから低価格の医療インプットへのシフトという2つのインプット投入行動の変化が起こりうることを示している[3]．そして，包括金額が高く設定されても利潤動機がある場合は質の低下が起き，包括金額が低く設定されれば利潤動機の有無にかかわらず質の低下が起こることを示し，このような医療の質の低下を避ける方法として，原則は包括払い制を適用し，患者の特性によっては出来高払いの特例を認める方式が望ましいと結論している．たとえば，抗癌剤の場合，価格が高いことに加えて，その投薬量も患者によって異なるために，包括払い制のもとでは粗診粗療が生じる可能性が高い．このような問題はすでに DRG を導入している諸外国においても議論の対象となっている．たとえば，オーストラリアの場合，抗癌剤などの高額薬剤に関しては，入院治療であっても包括評価から外し，別途出来高払いで支払う方式を採用している．また，オーストリアでは標準的な化学療法の種類を列挙し，それに対する支払いを別に定めている．実際，わが国の場合も，薬剤が包括化されているために，高額となる抗癌剤が使いにくいという批判が現場から出されている．さらに，DRG をいち早く支払い方式に適用した米国の Medicare においても，人工関節や PTCA（経皮的冠動脈形成術）カテーテルなどの高額の医療材料については，包括評価方式とは別の個別支払い方式が採用されていることは注目に値する．このことは，遠藤が指摘しているように，一般に患者にとってのリスクは過剰診療より過少診療のほうが高いため，包括制を進めるうえでは「包括化は質を低下させる可能性が高い」という認識のもとで制度設計を行う必要があることを示している[3]．したがって，わが国においても包括と出来高の適切な組み合わせについて議論していくとともに，医療サービスの質を保証するための公的なモニタリングシステムを構築していくことが重要な課題となる．

また，包括評価の導入はたとえば医薬品や医療材料における後発品の使用を促進し，それが医療の質を下げるおそれがあるという議論があるが，これは必ずしも正しくはない．むしろ問題は後発品の有効性などに関するデータが不足していることであり，仮に薬効や血中動態などに関して明らかな問題がないのであれば，医療費における国民負担の軽減を図るという視点から後発品の使用は積極的に行われるべきであろ

う．したがって，わが国においても後発品の有効性に関する臨床研究が，今後積極的に行われていくことが必要であろう．

4. ケースミックス分類を用いた質の評価

ケースミックス分類が開発されたそもそもの目的は病院におけるQC活動を目的とした管理ツールの開発であった．現在，わが国において開発・精緻化が進められているDPCの研究においても，DPCを用いた医療サービスの評価手法および病院管理手法の開発が重要な研究課題となっている．たとえば，2003（平成15）年4月から特定機能病院で導入された包括評価の基礎資料となった「急性期試行診断群分類を活用した調査研究」では，図上段に示したようなケースミックス分類ごとの平均在院日数の分布が施設名とともに公表されている．平均在院日数は病院サービスの結果を図る指標の一つにすぎず，それですべてを語ることはできない．したがって，各施設は自らの結果を正当化するために他の指標を含めた説明責任を負うことになる．たとえば，DPCでは説明しきれていない重症度の違いや，あるいは予後の違いなどについて説明が求められるであろう．そのためには，今後各施設における医療サービスの質を評価するための臨床指標（clinical indicator）の開発が必要である．ここで臨床指標とは，実際に行われている医療の経過や結果の意義ある項目を指標化し，それにより，その病院で行われる医療の質を評価しようとするものである．たとえば，米国のJCAHOのIMSystem（Indicator Measurement System）では感染症管理の臨床指標として「外科手術部位の感染によって合併症を併発した患者」の割合，心血管系の臨床指標として「PTCAを行った患者の，手技から退院までの日数」などが設定されている．このような指標が図に示したような結果と併せて公開されることで，各医療施設のサービスの質について，総合的な評価が可能となる．また，クリティカルパス（クリニカルパス）が作成されている場合には，それが説明のための重要な資料となるであろう．

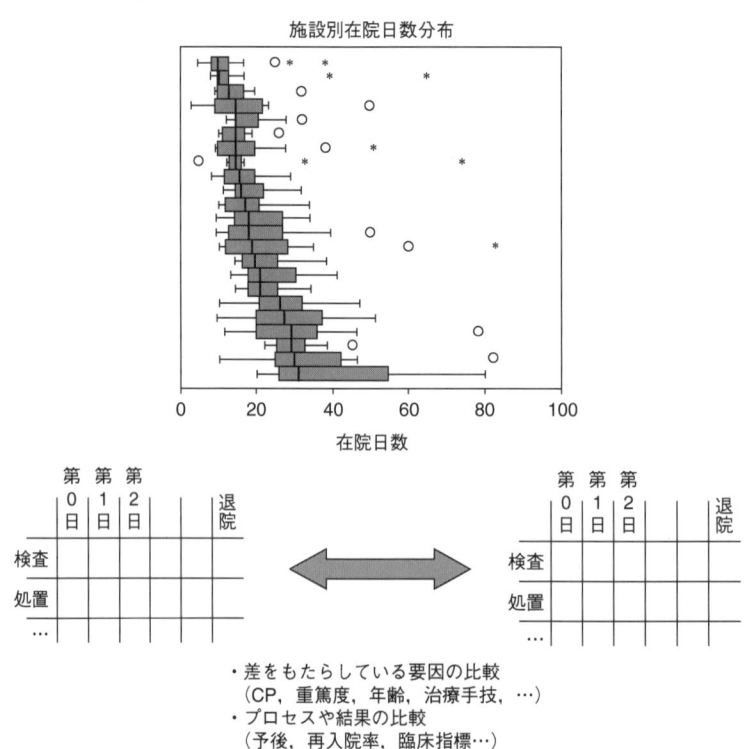

図 ケースミックス分類を用いた施設間比較の例

5. ケースミックス分類とリスクマネジメント

医療サービスに対して患者が期待していることは安心と信頼である．これらを保障するために，医療者は知識・技能についての不断の研鑽を計ると同時に，診療における安全を保証するための努力を怠ってはならない．それではケースミックス分類の導入は医療におけるリスクマネジメントにどのような影響を及ぼすのであろうか．まず，考えられる正の効果は診療の標準化によるヒューマンエラーの減少である．ケースミックス分類に基づく包括支払いが医療現場に導入されると，当然コストに対する関心が高くなる．そのためそれまで漫然と行われてきた診療内容の見直しが行われ，標準化できるものについては標準化が進むことになる．効用や用途の類似した医薬品や医療材料が複数使用されている状況はヒューマンエラーを誘発しやすく，医療事故発生の確率を高める．したがって，ケースミックス分類導入によって診療内容の標準化が進めば，間接的に医療事故の発生が抑制され，医療の質の向上に寄与することになる．

次に，待機手術の対象となるケースミックス分類のように定型化が可能なものについてはクリティカルパスの利用が進むことで，ヒューマンエラーの発生確率が低減できるであろう．さらにケースミックス分類単位で，医療の安全という視点から施設間比較を行うことで，医療サービスの質改善のための取り組みを促進することも可能になる．

ところで医療事故の防止については，診療記録を正しく記載するという体制を確立するだけで，ヒューマンエラーが減少するという知見がある．ケースミックス分類については，その分類の基本が傷病名と行われた診療行為であり，それらが正確に記載されることが前提となる．しかも，たとえば，わが国のように，いわゆるDPCレセプトという包括化されたレセプトが使用される場合，支払い側および医療の監督を行う行政当局としては，レセプトのみで行われた医療の適切性を判断することが困難になる．したがって，今後は診療録の直接点検が行われるようになると予想されるが，このような監督システムの変化は，診療録の正確な記載を求めるものであり，間接的に医療における安全レベルを高める効果があると考えられる．

6. ケースミックス分類と医療の情報化

情報化とは「情報のもつ能力を最大限に活用するための手法」と定義される．医療現場でのこの意味を考えれば，臨床的には医療サービスの質と効率性の向上のために，日常臨床のなかで蓄積されるデータをいかに「役立つもの」に情報化し，それを活用するかという問題になる．しかしながら，これまでの医療の現場では，正確で使える状態の情報が少なかったのが実情であり，その主な原因の一つとして医療情報の標準化が遅れていたことが指摘できる．ケースミックス分類はこの標準化のためのツールである．これまで医療の現場にばらばらのフォーマットで放置されていた情報が，ケースミックス分類という共通のフォーマットで情報化され，それをもとに医療の質の評価や関係者間での情報の交換が可能になるのである．このことがわが国の医療界にもたらす正の効果は非常に大きいものであろう．しかしながら，一方で図に示されたようなデータが一人歩きしてしまうことにも注意しなければならない．すでに述べたように，平均在院日数はあくまで評価指標の一つにすぎないのであり，この指標のみで病院のパフォーマンスのすべてを語ることはできない．したがって，ケースミックス分類に関連して，医療施設の機能や医療サービスの質を多面的に評価することを可能にする他の指標の開発が課題となる．

ところで，ケースミックス分類に関しては診療内容の標準化を強要するものであるとして，批判的な意見を聞くこともある．しかしながら，ケースミックス分類そのものはあくまで医療情報のフォーマットを標準化するものであり，診療内容の標準化を強制するものではない．人間の病気というきわめて個別性と不確実

性の高いものに対して，唯一絶対の方法論があるという考え方はあまりに安易である．医療サービスの効果や質の評価はあくまで相対評価が基本となるのであり，ケースミックス分類はその単位を提示しているにすぎない．しかしながら，このような共通の基盤があることが，評価の前提であり，また医療の質向上のためには必要なのである．たとえば，在院日数についても短ければよいという性質のものではないだろう．病態に応じて何日くらいが適切な入院期間であるのかについては，医学的な判断とともに，利用者である患者の希望も尊重されなければならない．ケースミックス分類はその議論のたたき台を提示するものである．

いずれにせよ，医療保険財政の逼迫と医療における消費者主権の台頭という大きな環境変化のなかで，医療施設も変革を求められている．変革のキーワードは情報の標準化と透明化，そして説明責任と利用者による選択である．医療施設が自ら情報を公開し，それを国民が評価する時代が来ているのである．このような変革は医療関係者にとって必ずしも心地よいものばかりではないだろう．しかし，医療関係者の日々の努力が正当に評価されるためにも，情報の標準化と透明化を避けて通ることはできない．ケースミックス分類の導入はこの流れのなかにある．

[松田晋哉]

注
*1 実際の基本償還額の計算方法は複雑で，人件費，人件費以外の経常経費，固定費部分，地域差，および研修施設か否かなどの変数を考慮したものとなる．詳細については，CMSのホームページ (http://cms.hhs.gov/) を参照されたい．
*2 フランスは現在DRG/PPS方式に移行中．

参考文献
1) Institute of Medicine : Crossing the Quality Chasm, National Academy Press, Washington DC, 2001.
2) Fetter RB, Shin Y, Freeman JL, Averill RF, Thompson JD : Case mix definition by Diagnosis Related Groups. Medical Care, **18**(2) : 1-53, 1980.
3) 遠藤久夫：包括支払制と医療の質．南部鶴彦編，医薬品産業組織論，東京大学出版会，2002.
4) 松田晋哉ほか：平成14年度厚生労働科学研究費補助金 政策科学推進事業 「急性期入院試行診断群分類を活用した調査研究」報告書，2003.

質管理

41 臨床指標

1. アウトカムアプローチ

医療の質を向上させる手法はプロセスアプローチとアウトカムアプローチに大別される.プロセスアプローチは,これまでの医学的知見から,病態ごとに最適な治療法を明らかにして,これを実施することにより医療の質改善を図ろうとするもので,パス法,EBM (Evidence Based Medicine) 手法による診療ガイドラインが代表的なものである.アウトカムアプローチは一定の指標(臨床指標〈clinical indicator〉)を設定して,そのデータを収集することにより,事後的に一定レベル以上の医療が実施されたことを検証するものである.歴史的には1980年代後半にはEBM手法が確立し,1990年代前半には診療ガイドライン,およびこれを院内で効率的に実施するためのパス法が急速に普及した.1990年代後半からは,医療の結果は多くの因子により決定され,そのすべてを明らかにし最適化を図ることはできないというプロセスアプローチの限界が認識されるにつれて,アウトカムアプローチに関心が注がれるようになり,多くの臨床指標が開発された.

アウトカムアプローチでは,一定の臨床指標について,多くの病院がデータを提供することにより,①現在の診療についての標準を医療従事者,患者に示し(医療の透明性・説明責任),②医療スタッフに対しては全体のなかで自己の位置づけを知り,改善へのインセンティブを与えることを可能とし(インセンティブの付与),③患者に対してはインフォームドコンセントの際の重要な判断根拠となるものである(インフォームドコンセントの充実)(図).

2. 臨床指標の設定

臨床指標の設定にあたっては,①妥当性(測定したい概念をよく反映しているか),②入手可能性(物理的・経済的にデータの入手が容易に可能であるか),③感度(測定したい状況が変化した際に,それをデータの変化として反映できるか)が重要である.また臨床指標を用いてアウトカム評価を行う際には,①病院のように症例数が限定されている状況では,結果の安定性に問題があること,②長期の結果よりも短期の結果,③プラスの結果よりもマイナスの結果が示されやすいことに注意する必要がある.特に,1病院で得られる症例数は比較的少なく,結果の劣った少数の症例が全体の結果に影響するが,病院の状況により重症患者の受け入れを予後なくされることはしばしば経験する.臨床指標を用いた評価にあたっては,病院の置かれた状況などを慎重に考慮すべきである.このような限界を有するものの,個々の病院は,臨床指標を用いて経時的にモニタリングを行うことにより,

(1) 一定水準以上の医療サービス提供が行われたことを事後的に検証することが可能となる.

(2) 治療成績が水準以下であり,原因究明,対策の立案実施など,より詳細な活動を行うべき領域を明確にすることが可能となる.適切な

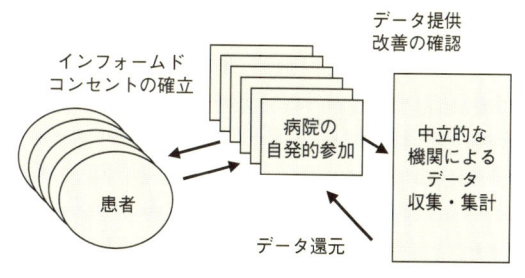

図 アウトカムアプローチ(評価事業)の概要
多数病院が一定の臨床指標についてのデータを外部機関に継続的に提供する.外部機関はこれを収集・集計し,参加病院への還元,一般への公表を行うことにより,①医療の状況を社会に示し,②参加病院に改善へのインセンティブを与え,③参加病院は患者へのインフォームドコンセントをより実質的なものとすることが可能である.

表 1 メリーランド病院協会の使用している急性期病院の臨床指標

院内感染症発生率	病棟のタイプ別，患者のリスク別の院内感染症発生率 例 院内感染症/1000人・入院日 　　菌血症/中心静脈を使用した1000人・入院日 　　肺炎/人工呼吸器を使用した1000人・入院日 　　尿路感染/膀胱留置カテーテルを使用した1000人・入院日		合併症・併発症を伴うもの（DRG079） 慢性閉塞性肺疾患（DRG088） 肺炎，17歳以上，合併症・併発症を伴うもの（DRG089） 心不全とショック（DRG127） 狭心症，胸部痛および関連病態（DRG140, 143）
ICUにおけるデバイスの使用率	病棟のタイプ別の機器使用頻度 例 中心静脈を使用したのべ患者数/全のべ患者数 　　人工呼吸器を使用したのべ患者数/全のべ患者数 　　膀胱留置カテーテルを使用したのべ患者数/全のべ患者数	外来処置後の予定しない入院	処置別，入院目的別の予定しない入院率 処置別： 　心臓カテーテル 　消化管・呼吸器・泌尿器系の内視鏡検査 　すべての外来手術 入院目的別：入院治療，様子観察，両者の合計
手術創の感染率	以下の術式での手術創感染率 　CABG 　股関節形成術 　膝関節形成術 　腹式子宮摘出術	予定しないICUへの再転科	
入院死亡率	全入院患者 TIAを伴わない脳血管障害（DRG014） 呼吸器系の感染と炎症，17歳以上，合併症・併発症を伴うもの（DRG079） 慢性閉塞性肺疾患（DRG088） 肺炎，17歳以上，合併症・併発症を伴うもの（DRG089） 心不全とショック（DRG127） 消化管出血，合併症・併発症を伴うもの（DRG174） 腎不全（DRG316） 敗血症，17歳以上（DRG416） 人工呼吸器を必要とする呼吸器系の診断（DRG475） HIV，主要な病態を伴うもの（DRG489） その他すべてのDRG	予定しない手術室への再入室	
		CABGによる死亡率	全手術患者，麻酔リスク別（ASA 1-5）の死亡率 ただしCABGは診断目的で単独に行われたもののみが対象
		抑制	抑制数：件数，患者実数，2回以上抑制患者数 抑制時間別件数：1時間以内，4時間以内，16時間以内，24時間以内，24時間超 理由別抑制件数：認識障害，治療の円滑化，転倒の危険，破壊・粗暴行為，その他 時間帯別抑制件数：7：00〜14：59，15：00〜22：59，23：00〜6：59
		転倒・転落	件数：転倒・転落件数 理由別：患者の健康状態，治療に伴うもの，環境，その他 傷害別：傷害を伴うもの，傷害程度（severity score）1-3 回数別：2回以上の件数
新生児死亡率	出生体重別，入院経路別の死亡率 　出生体重：750g以下，1000g以下，1800g以下，1801g以上 　入院経路：病院内で出産，他院からの転送	鎮静・麻酔に伴う合併症	重症度・治療の必要度別の件数 　酸素投与を必要としたもの 　酸素飽和度の中等度の低下を認めたもの 　酸素飽和度の重度低下を認めたもの 　覚醒のために薬剤投与を必要としたもの 　誤嚥を生じたもの 　気道閉塞を生じたもの 　収縮期血圧の20％以上の低下を認めたもの 　麻酔科医の治療を必要としたもの 　予期しない意識障害を生じたもの
周手術期死亡率	全手術患者，麻酔リスク別（ASA 1-5）の周手術死亡率		
分娩管理	帝王切開率（総，初回，2回目以降），帝王切開後の経腟分娩		
予定しない再入院	期間別，疾患別の予定しない再入院率 　期間別：15日以内，31日以内 　疾患別： 　　全疾患 　　呼吸器系の感染と炎症，17歳以上，		

病院機能を急性期入院，慢性期入院，救急などいくつかのモジュールに分け，それぞれについて臨床指標を設定している．

分析により，①改善を必要とする状況にあるのか，②患者の重症度，その他の理由によりやむをえない状況であったのか，③単なる偶然によりその結果が得られたのか，を明らかにすることができる．

(3) 治療成績に関連する要因をプロセスレベルで明らかにすることにより，プロセスレベルにおいて質の保障・管理を行うことが可能となる．

など，臨床指標は適切に用いるならば医療の質向上にあたって，きわめて有力な手法である．

3. 臨床指標の開発

これまでに医療の主要な領域ごとに種々の臨床指標が開発されている．基本的な構造は，分子/分母 からなり，分子は，よい医療あるいは悪い医療が想定される事象を示し，分母はその事象が発生する可能性のあるすべての場合を示す．臨床指標は，麻酔，薬剤，内科などの領域ごとに作成されることが普通である．米国メリーランド病院協会（Maryland Hospital Association）は，傘下の組織を通じて約2000病院の参加する世界最大のアウトカム評価事業を実施しているが，急性期病院，慢性期病院，精神科，在宅医療など病院機能ごとにモジュール化して，参加病院が自院の状況に応じてどのモジュールに参加するかを選択できるようにしている．表1に米国メリーランド病院協会の使用している臨床指標の抜粋を，表2に米国，オース

表2 米国，オーストラリア，日本の代表的なアウトカム評価事業の概要

	Maryland Hospital Association (MHA)（米国）	Hawaii Health Information Corporation (HIIC)（米国）	Australian Council for Healthcare and Standards (ACHS)（オーストラリア）	東京都病院協会・全日本病院協会（日本）
参加病院数	約2000	22	約600	約50
参加形態	全米各州，国単位にスポンサー（州病院協会）を設定．病院はスポンサーを介して参加する形をとる．米国以外では，政府，大学などがスポンサーとなり参加する（ただし，比較を可能にするために1か国からの参加は5病院以上が必要）	ハワイ州の全病院．病院の自由意思による参加の形態を取っているが，発足時より全病院が参加しており，参加継続に対する圧力は比較的強い	4年間有効の認定を受けた病院は，自動的にACHSの会員となりアウトカム評価，およびコンサルティングのサービスを受けることができる	東京都病院協会・全日本病院協会への加入
参加費用	あり（スポンサーはMHAの料金に上乗せして料金を参加病院に請求できる）	あり	あり（参加料金，コンサルティング料金は認定費用に含まれている）	なし
参加病院への情報提供	当該病院および他病院については集積データ	参加全病院の個別データ	当該病院および他病院については集積データ	当該病院および他病院については集積データ
集積データの公表（統計数値）	行っていない	行っている	行っている	行う予定
データ形式	Aggregate data（分子/分母の数値のみ）	Aggregate data（分子/分母の数値のみ）	Aggregate data（分子/分母の数値のみ）	患者個人レベルのデータ
認定業務	認定はJCAHOが実施（関係なし）	認定はJCAHOが実施（関係なし）	認定	認定は日本医療機能評価機構が実施（関係なし）
組織形態	MHAが所有する株式会社 Center for Performance Science が行う	non-profit organization	non-profit organization	non-profit organization

トラリア，日本の代表的なアウトカム評価事業の概要を示す．

A. Donabedian は医療は，構造，過程，結果の3つの側面から評価されるべきであると提唱した[5]．臨床指標は，「結果」の指標から始まったが，しだいにその範囲を広げ，「構造」「過程」についても指標を設定し医療を評価しようとする動きがみられる．また，医療の質がいくつかの構成要素からなることに着目して，どの要素に関連するかを明らかにしたうえで整理・体系化する動きもみられる．オーストラリア ACHS（Australian Council for Healthcare and Standards）は約600病院の参加の下でアウトカム評価を実施している．臨床指標を，項目，採用した理由，定義（分子と分母），医療事故との直接の関連性，参加病院の結果をもとにした20%，80%値の提示，治療の劣った結果との関連性，望ましい状況，タイプ（構

表3 ACHS で使用している臨床指標の整理・体系化の例

モジュール	薬剤事故 ver 2	産婦人科 ver 7.1	感染管理 ver 2	内科 ver 3
項目	報告 薬剤事故の報告	正期産児で先天異常以外の理由でNICUへの収容	感染サーベイランス 特殊病棟における中心カテーテルに関連した菌血症	呼吸器内科 気管支喘息の重症度評価と治療計画
理由	薬剤事故の報告は，患者安全管理を今後進めるのに有用な情報を提供する	分娩管理の総合的指標として用いられてきた	中心静脈カテーテルに関連した菌血症は菌血症全体の20〜40%を占める．発生の頻度はユニットごとに異なるが，基本的には予防可能であり，医療安全管理のよい指標となる	気管支喘息は人口の約8%が罹患し，外来・入院とも多くみられる疾患である．オーストラリアでは年間約700が死亡する．入院にあたっては維持療法の効果についての検討と，緊急時の対処計画が策定されなければならない
分子	報告された薬剤事故	先天異常以外の理由でNICUに収容された正期産児	化学療法ユニットにおける中心静脈カテーテルに関連した菌血症	気管支喘息で入院した患者のうち，重症度の客観的評価が行われたもの
分母	在院患者数	正期産での出生数	化学療法ユニットにおける中心静脈カテーテル人・日	気管支喘息での入院患者
医療事故との直接の関連	なし	あり	あり	なし
20%, 80%値[*1]		0.22	0.00	
劣った結果との関連[*2]				
望ましい値	ゼロ	低い	低い	高い
タイプ[*3]	過程	結果	結果	過程
質の領域[*4]	安全	安全	安全	効果

[*1] （高いことが望ましい指標については）20%の医療機関がこの値より低い，または（低いことが望ましい指標については）80%の医療機関がこの値より高いことを示す．たとえば，0.22を下回った場合には，その医療機関はより劣った20%に含まれることを意味し，何らかの改善が望ましい．
[*2] 直接医療の結果に関連するか否かを示す．
[*3] 構造，過程，結果との関連を示す．
[*4] 質を，効果，適切性（患者のニーズに合っている），効率，応需（患者中心，患者への敬意など），アクセス可能性，安全，継続性，サービス提供可能性，持続可能性に分類して，どの領域と関連があるかを示す．
（ACHS Clinical Indicator Summary Guide 2004 より筆者が抜粋・改編）

造，過程，結果），質の領域について明らかにしている．その一部を表3に示す．また，米国Agency for Healthcare Research and Quality（AHRQ）では，診療ガイドラインのclearinghouseと同様に，臨床指標についてもデータベースを作成してNational Quality Measures Clearinghouseとして一般に公開している．現在は525の臨床指標が収載され，キーワードにより検索が可能である．

いまだ十分な実証研究はなされていないが，結果との相関の強い過程レベルでの臨床指標を明らかにし，継続的に実施状況をモニタリングすることにより，医療サービスが提供される過程の段階でいかに医療の質と安全を確保すべきかが大きな課題となっている．これはTQM（総合的質管理）とも共通の考え方である．

　　　　　　　　　　　　　［長谷川友紀］

参考文献

1) Kazandjian A, Lied TR : Healthcare Performance Measurement, System Design and Evaluation, Quality Press, 1999.
2) Institute of Medicine : Medicare : Strategy for Quality Assurance, National Academy Press, Washington DC, 1990.
3) Institute of Medicine : Crossing the Quality Chasm : A New Health System for the 21st Century, National Academy Press, Washington DC, 2001（医学ジャーナリスト協会訳：医療の質―谷間を越えて21世紀システムへ，日本評論社，2002）．
4) Mallon B : Ernest Amory Codman : The End Result of a Life in Medicine, W. B. Saunders Company, Philadelphia, 2000.
5) Donabedian A : Evaluating the quality of medical care. Milbank Mem Fund Q, 44(3) : Suppl : 166-206, 1966.

質管理

42　TQM・CQI・シックスシグマ

1. 質とは

Juran は，"Quality is fitness for use（質とは顧客要求への適合である）"といった．

顧客は，いつでも，どこでも，期待以上の，製品やサービスを安定して受けることを望んでいる．製品やサービスのばらつきだけではなく，製品やサービスの提供方法のばらつきが少ないことを望んでいる．製品やサービスを製造あるいは提供するのは現場の職員である．特に，サービス業では，顧客に接する職員の質が重要になる．職員の質のばらつきを少なくすることが必要である．

2. 総合的質経営（TQM）

TQM（Total Quality Management）とは質重視の経営，あるいは，総合的質経営をいう．小集団活動（QCサークル活動：QCC）や改善活動の集積ではない．すなわち，経営の考え方であり経営手法でもある．小集団活動はTQMの要素の一つである．

日本科学技術連盟のTQM委員会は，「TQMは，企業・組織の"質"の向上に貢献する経営科学・管理技術である」と定義している．

組織が変革の時代に生き残るためには，"質"を重視したTQMが必須である．医療を適切かつ円滑に提供するため，組織的運営が必要であり，全職員の質が問われる．組織を挙げて，組織横断的なチームで，組織横断的な課題を設定して，医療の質向上活動（medical quality improvement：MQI）を行う必要がある．

3. TQM宣言

日本科学技術連盟創立50周年記念祝賀会（1997年1月）において TQM 宣言が発表された．TQC を TQM と呼称変更した．TQC を再検討し，TQM と呼称変更しなければならなかった理由は，①諸外国で，TQM という呼称が一般的になっている現状において，国際的に通用する用語に変更する必要があると同時に，②TQC および企業経営を取り巻く環境変化に適切に対応するために，品質管理の原点に立ち返って，"新 TQC としての TQM"の概念の再構築を考えるためであった．さらにいえば，TQM界に戦略立案・推進機能の必要性を示すことであった．

TQM委員会は，1998年『TQM 21世紀の総合「質」経営』を出版し，経営におけるパラダイムシフト，TQCからTQMへのパラダイムシフトが必要なときに，ぐずぐずはしていられないとの危機感に満ちていた．

4. 組織革新と経営者の意識改革

組織革新は，従来の考え方や方法，形式的あるいは立て前ではできない．本音で，組織を挙げて，経営戦略として行わなければできない．また，製品の質だけではなく，業務の質，経営システムの質にまで，品質概念を拡大する必要がある．

TQMの成否は経営者次第である．組織変革は，現場の努力だけではなく，経営者が率先垂範しなければできない．経営者に明確な目的とTQMを実施するという強い意志が必須である．意識改革は"率先垂範"，"隗より始めよ"である．

医療は経営（組織運営）である．組織運営という点では，一般企業や他の産業と同じ部分が多く，医療は特殊ではない，という当たり前のことを確認する必要がある．

5. 質管理の歴史

統計的品質管理（SQC）は，Shewhartの統計的管理図の製品への適用（1924）に始まる．太平洋戦争中（1942），米国では，Demingセミナーにより質管理が急激に進んだ．日本の質管理は，Demingセミナー（1950/1952）と

Juran セミナー（1954）から始まったといってもよい．産業界の必死の努力と協力により，日本的 TQC・全社的品質管理（CWQC: Company-wide Quality Control）として発展し，日本の復興の原動力となった．1980 年代，米国は日本の TQC を分析し，Deming を再認識した．日本的 TQC が TQM（Total Quality Management），CQI（Continuous Quality Improvement），BPR（Business Proccess Reengineering），Six Sigma，Malcolm Baldrige 国家品質賞（MB 賞）として再構築され，非製造業・サービス業にも応用された．米国の再生に貢献した（詳細は，38．「質管理原論」の項を参照）．

6．CQI

質管理の基本的な概念は，標準化と継続的改善である（詳細は，38．「質管理原論」の項を参照）．継続的改善とは，質向上を目指して，絶えず，変わり続けることであり，容易ではない．

米国では，TQM と同義で用いられている．一般企業や教育機関でも導入されている．特に，医療界では TQM よりも CQI が好んで用いられる傾向がある．

7．医療における質管理

情報の共有と標準化の第一は，共通言語の制定である．医療における標準化とは，病名・疾患名の標準化である．

1）医療における標準化

① ICD, DRG：WHO では，国際疾病分類（International Classification of Diseases：ICD）を定め，10 年ごとに改訂し，現在は第 10 版（ICD-10）が用いられており，ICD-11 が検討されている．

米国エール大学の Fetter 教授が，医療の効率性を研究し，ICD をもとに医療資源の利用量によって診断群分類したものが診断群分類（DRG：Diagnosis Related Groups）である．同一組織内の質や効率性の推移や，多組織との比較検討に用いることができる．

② DPC（Diagnosis Procedure Combination）：DPC とは，CASEMIX の一種で，傷病名，処置・手術等の診療行為，合併症の 3 層構造からなる，日本独自の診断群分類である．

欧米の DRG に基づく 1 入院毎の診療報酬支払制度では請求書類は簡略であるが，日本は DPC に基づく段階的な日額定額支払い制度（出来高払いとの混合）である．保険請求できない診療行為もすべて提出するので，結果として，質管理に用いることのできる詳細なデータが集積されている．全日本病院協会では，DPC 分析事業とアウトカム評価事業との連携を図っている．

③ パス法，診療指針，EBM：医療訴訟対策，経済性追求（医療保険）に対して，質を担保する根拠として，クリニカルパス（CP），診療ガイドライン（指針），根拠に基づいた医療（EBM：Evidence Based Medicine）が米国で導入された．

日本においては，1997 年ころから，クリニカルパスが導入され，看護の自主性・独自性を満たすものとして，看護部門を中心に燎原の火のごとく広がった．種々の名称があり，パス法と総称されている．

④ 質評価指標：医療の質向上の具体的取り組みとしては，診療録管理・感染管理・安全確保・薬剤管理・環境整備・物品管理・収益管理・治療成績等，各委員会活動，プロジェクト活動，患者満足度調査，症例検討などがある．

全日本病院協会では，統一的な質評価指標を用いた取り組みを実施している．

8．医療界への TQM 導入

1）日本における経緯

製造業では，品質管理（Quality Control：QC）の手法を取り入れて，戦後の復興を果たした．

医療界では，1970 年代ころから企業立病院を中心に QC 活動が行われたが，現場の改善活動に終わり，組織としての医療の質向上を目指す活動ではなく，大きな流れとはならなかった．

1995 年ころから，QC サークル活動ではな

く，TQMとしての組織的取り組みを行う病院が出てきた．

1997年，TQMを医療界に導入するために，日本品質管理学会内に「TQMの医療への展開研究会」が設置された．

1998年，ワークショップ「病院の改善活動」が開催され，全国の病院職員が参加した．

1999年，「医療のTQM推進協議会」が設立された．フォーラム「医療の改善活動」と米国のCQIの現状報告やシンポジウムを開催した．

2000年，日本品質管理学会内に「医療経営の総合的質研究会」（主査：飯田）が設置され，病院経営者，病院管理研究者，品質管理研究者，品質管理実務者，企業経営者が協力して医療におけるTQMを全国の病院に向けて展開している．

2000年，日本科学技術連盟内にサービスクォリティ推進協議会 医療部門が設置された．

2000年から，日本科学技術連盟主催の品質管理シンポジウム（年2回）において，TQMに関して討議している．主題である"TQMの非製造部門や非製造業への展開"のグループで討議し，医療における現状と課題を報告した．

2000年，日本ものづくり・人づくり質革新機構が設立され，医療部門が設置された．

2001年，全日本病院協会に医療の質向上（TQM・DRG）委員会が設置された．

2) 米国における経緯

医療界でCQIが導入された理由は，1980年代の米国の医療費削減政策による，管理医療（managed care）の導入への対応である．医療費を削減しつつ，いかにして質を担保するかという課題に応える手法が，TQMでありCQIである．病床数削減，平均在院日数短縮，コスト削減と同時に病院全体の質を上げなければ，患者や保険者に選択されず，病院は生き残れない．

米国の医療へのTQM導入に貢献したのは，ハーバード大学のBerwick教授である．ハーバードコミュニティヘルスプランの質保証を担当していたBerwickは，第一次全米検証プロジェクト（1988年），医療の質改善活動全米フォーラム（1989年）を発足させ，その推進組織として，IHI（Institute of Healthcare Improvement：医療の質改善研究所）を設立した（1991年）．

TQMの考え方は米国だけではなくヨーロッパ各国にも広がり，英国医師会の後押しで英国医学会雑誌（British Medical Journal）が中心になって「医療の質改善活動全欧フォーラム」が発足した（1996年）．

政府や第三者機関が，医療の質の確保と改善に病院組織を挙げた取り組みを要求するようになったために，TQM・CQIが重視されている．AMA（米国医師会），JCAHO（the Joint Commission on Accreditation of Healthcare Organizations）とNCQA（the National Committee for Quality Assurance）は成果指標に関して協調して活動している．ヨーロッパ各国も同様の動向である．

管理医療（managed care）による質の低下が問題となり，大統領諮問委員会が「医療利用者の保護と医療産業の質」を報告した．これを受けて，米国保健省は「アメリカの医療の質プロジェクト」を発足させ（1997年），患者の安全に取り組んだ．「To Err is Human（人は誰でも間違える―より安全な医療システムの構築）」（1999年）と「Crossing the Quality Chasm（質の谷間を越えて―21世紀の新しい医療制度）」（2002年）は，きわめてセンセーショナルな報告書であり，情報システムの構築とTQMの導入の必要性を喚起した．

9. **Jack Welchの経営**

変革期には，創造性，独創性，革新性が重要である．先行きが不透明であればあるほど，基本に立ち返って考える必要がある．変革期における代表的経営者である，GE前会長のWelchは，①迅速（speed），②向上心（stretch），③障壁破壊（boundaryless）の3つを経営戦略の柱として掲げた．その徹底の仕方は，成果，すなわち，業績に現れている．シックスシグマの導入に代表される質経営は，合理性を至上命

題としている．まさに，精密機械のごとく，部門も，職員も，仕組みも，Welchの歯車になって動くことを要求している．毀誉褒貶が著しい．

10. シックスシグマ（6σ）

シグマ（σ）とは，統計学用語で標準偏差，すなわち，分布の「ばらつき」を表す尺度である．正規分布の場合，2σ以内に67％，3σ以内に95％が入る．

〔6σの意味〕

「3.4回/100万回」という欠陥率は，数字の上では，6σではなく，4.5σである．しかし，実務の上では，季節変動等を加味すると，通年では，6σを保証する工程でなければ，結果として「3.4回/100万回」という欠陥率を達成できない．これが，モトローラ社が6σと称した理由であるという．また，事務管理やサービス部門のミスやエラーの発生率は3〜4σ程度に抑えるのが精一杯である．

シックスシグマ（6σ）は，1987年に米国のモトローラ社によって開発された品質管理手法である．従来の品質管理は，製品の質を重視して，製品および製造工程に注目していた．しかし，質の要素は，顧客，工程，職員であるという考え方で，3つの視点から再構築したところにシックスシグマの要点がある．シックスシグマでは，「経営の敵はばらつきにある」としている．工程能力を評価する際に，従来の平均値ではなく，ばらつきに注目している．

シックスシグマでは，COPQ（cost of poor quality：品質が悪いために発生するコスト）とCTQ（critical to quality：経営品質に決定的な影響を与える要因）を2大改善要因としている．ばらつきをCOPQと考え，金額で表示する．

ゼロディフェクト（ZD）運動とは発想が異なり，「ゼロ」は目標にしない．"人は間違える生きもの（To err is human）"からである．だからこそ，間違えないような，あるいは，間違えても被害や影響を最小限にする仕組みが必要である．その仕組み作りが，シックスシグマである．

シックスシグマでは，「百万回の作業に対して3.4回のエラー，欠陥発生率のシステムを構築する」という，きわめてばらつきの小さい状態にビジネス・プロセスを確立することを目的とした経営改革手法である．

シックスシグマでは，MAICすなわち，測定（measure），分析（analyze），改善（improve），管理（control）の段階で進められるが，GEでは，DMAICとして，定義（define）を第一段階として挿入している．各段階の要点をまとめると，

① 定義（define）：改善の対象を定義する．
② 測定（measure）：現在の工程のばらつき，工程能力等を測定する．
③ 分析（analyze）：データを統計的に分析し，経営の質に影響する要因に優先順位をつける．
④ 改善（improve）：改善案を，客観的に評価し選定する．
⑤ 管理（control）：改善を継続的に維持・管理する仕組みを定着させる．

11. GEのシックスシグマ

シックスシグマは，GEが導入して組織改革に成功し，驚異的に成長したことから，注目されている．GEの組織変革は，1980年代末のワークアウト（work-out）に始まり，シックスシグマで定着した．全世界のGEの幹部・社員・関係者の意識改革の経緯である．

よい考え方はどこからでも導入し，官僚主義を排除し，常に向上心をもち，組織の壁を越えて行動する企業文化を定着させた．前会長のWelchは，speed・stretch・boundarylessで表した．

GEのホームページで，「お客様こそ，GEという宇宙の中心にいる存在です．品質には，お客様，工程，社員という3つの主要な要素があります．…シックスシグマが私たちに仕事のあり方を示しています．シックスシグマは，私たちがたどり着こうと努力し続けるビジョンであり，GEの企業文化の一環である哲学なので

す．…」と述べている． ［飯田修平］

参考文献
1) 小暮正夫：日本のTQC，日科技連出版社，1988．
2) TQM委員会編著：TQM―21世紀の総合「質」経営，日科技連出版社，1998．
3) TQM委員会：TQM宣言，p33，日科技連出版社，1997．
4) 飯田修平：練馬総合病院におけるTQMの考え方と実践 経営戦略としての医療の質向上活動（Medical Quality Improvement : MQI）．品質管理，**51**：5，2000．
5) 飯田修平：医療における総合的質経営 練馬総合病院組織革新への挑戦，p179，日科技連出版社，2003．
6) 飯田修平，田村 誠，丸木一成編著：医療の質向上への革新―先進6病院の事例―，日科技連出版社，2005．
7) 飯田修平，飯塚悦功，棟近雅彦監修：医療の質用語事典，日本規格協会，2005．
8) 飯田修平，西村昭男編著：原点から考え直す医療―医療の質・医療経営の質を考える―（品質月間テキスト339），品質月間委員会事務局 日本科学技術連盟，日本規格協会，2005．

質　管　理

43　QC

1.　日本的品質管理に学ぶこと

QC（品質管理）ではいろいろな「QC用語」が使われるため、初めは敷居が高く感じられるが、幸いなことに産官学を挙げて普及発展に努めただけあって標準化ができており、また現場からマネジメントまで、各層に合わせた解説書が豊富に出版されているので、用語に慣れさえすればさほど難しいものではない。これがTQC（総合的品質管理）やTQM（総合的質管理、総合的質経営）となると、産業界でもモデルが確立しているわけでなく、人それぞれに一家言がある。たくさんの人たちが献身的にかかわったQC運動や品質管理研究へのそれぞれの思いが込められるからだろう。

QC用語では、「固有技術」と「QC技術」（管理技術）という言い方をする。前者は、製鉄、銀行、医療などそれぞれの分野の専門技術を指し、後者は品質管理のための技術のことで分野を超えた普遍性をもつ。今医療に必要なのは、他の分野で有効性を発揮した品質管理の考え方と技術を積極的に「いいとこどり」しながら、しっかりした医療の固有技術に基づき医療で有効性を発揮するQC技術を新たに開発・発展させることにより、「医療質管理」の方法を確立することである。とりわけ、QC運動がその創生から発展の過程で育てた日本的品質管理の考え方とさまざまなQC技術には、医療が学ぶべきことがたくさんある。大切なことは、患者本位の医療の質を実現するシステムを構築しマネジメントすることであり、そのことを通じて病院の存在意義が十分に発揮されることである。

日本的品質管理の考え方やさまざまな手法・道具の詳細については、豊富な解説書を参照していただくこととして、ここでは、日本的品質管理の考え方の何が参考になるか、どうやってそれを医療でいかせるか、について考える。

QC運動が製造業界で始まったことから、QCは製造業に特有のものと考えられがちだが、実際は製造業と無縁なさまざまな異分野技術から役立つものをどんどん取り入れたものである。そのため、よく使われる方法論や手法の一つ一つにQC固有のものはむしろ少なく、これを質管理に役立てるその用い方が新しかった。顧客本位の質を確保するという目的のために、必要なものは何でも使うという、あくなき向上心と謙虚で創造的な学びの姿勢において秀でていた。

その結果、QC運動の構築・推進や改善文化の浸透、QC教育、さまざまな手法やその適用法ほかについて独自のノウハウが作り出されてきた。しかし、それらのノウハウは実践のなかで必要に即して試行錯誤的に次々と作られてきたもので、あらかじめ理論的に体系づけていたわけではない。日本的品質管理と呼ばれたQC, TQC, TQMは、現在のあり様もさることながら、むしろそこに至るまでの進化発展の過程にこそ、医療が学ぶべきことが多いように思われる。

2.　日本的品質管理の三本柱

QC運動は、英米で形成された近代的品質管理の理論と方法を荒廃した戦後産業界に広め根づかせるために始められたものである。その中核的要素は、①品質管理における統計手法の活用（SQC）、②品質の考え方の転換（"Fit to SPEC"から"Fit to use"へ）、③マネジメント・サイクルの適用（PDCA）、である。

1)　統計的品質管理

さまざまな工程を経て作られた製品には、設計どおりに出来上がる完成品と仕様から逸脱する不良品がある。たくさんの製品を作っていると必ずいくつかの不良品が出る。近代的品質管

理が導入される前の日本の製品には不良品・粗悪品が多く，日本製品は「安かろう悪かろう」といわれて市場から信頼されていなかった．統計的なものの見方では何事にもばらつきがある．したがって，製品にもばらつきがあって当然だが，不良品が出るのはばらつきが許容範囲にコントロールできていないことを意味する．製品のばらつきは製品を作り出す工程（プロセス）の不安定さによってもたらされる．たとえば，ノーコン投手がきちんとストライクを取れないのは，手の握りや足の上げ方や腕の出所が安定していないからである．製品の質を安定させる，すなわち，必ず狙いどおりの出来上がりを確実にするには，工程をきちんとコントロールしなければならない（工程管理）．たとえば，どの工具や工作機械が不安定で，研磨や接着などの工程作業のどこが安定して行われていないかを見つけ，安定して行われない原因を探し出し，原因を除去し改善することで，工程を安定させるのである．工程が「安定していない」とは，その工程のパフォーマンスにばらつきがあることを意味する．どの工程のどのばらつきが，製品のばらつきにどの程度の影響を及ぼしているか（寄与度）を調べるのに統計的手法が有効である．統計的品質管理は，疫学を「質」に応用するのと同じで，私は「質の疫学」と呼んでいる．疫学が「病気（身体システムや公衆衛生の機能不全）」の原因を追究する方法であるのに対し，「質の疫学」は「質の不良（製造システムや医療システムの機能不全）」の原因を追究し解明する．

　製造業と医療との違いは，統計を一部専門家（エンジニアや医師など）だけが使う専門的な技術にとどめず，製品の質と業務の質を改善する目的のために簡単な手法と統計的思考についてはみんなが使えるように工夫をし，そして実際にこれを活用したことである（遠隔教育も含む統計手法研修コースを実施し，簡便手法を「QC 七つ道具」にパッケージ化して普及を助け，事実データでものをいう習慣を浸透させた）．

　医療では臨床疫学が（適用の一形態でありすべてではないが）統計的品質管理にあたる．臨床疫学は主に設計（診療指針）の質を管理するための方法で，業務が設計どおり確実に行われるようにするのが工程管理である．医療安全の取り組みが立ち上がったことでようやくシステムに目が向けられるようになった．プロセスのどこの「不安定さ」が事故やニアミスの発生に寄与し，そのプロセスの不安定さは何に起因しているか，を明らかにするために，統計的品質管理が活用できる．難しい統計手法でなくとも，データをとり，データを層別し，集計やグラフを使うことで，また，個々の事例とまとまった数の業務行為を分析することで，そのプロセスがもつ傾向や特性（質に影響を及ぼしている特徴や問題点）を把握し，改善点を見つけることができる．統計や疫学の基本的な考え方と簡便手法を（研究者だけのものにせず）現場の実務者が使う身近なものに広めてゆく必要がある．

　2）　質について

　① 品質：「品質」とは，通常「よい」とか「悪い」とかで形容される物事の側面である．私たちは普通，専門性が高い分野であればあるほど，品質の良し悪しは専門家でなければわからないと考えがちである．

　製造業では長い間，品質の良し悪しは設計仕様への適合性を意味していた（"Fitness to SPEC"）が，近代的品質管理では，顧客のニーズを満たし，使用の目的に役立つことをもってよい品質であると考えるようになった（"Fitness to use"）．どんなに立派な車を作っても街を走れない図体であれば，日常の用をなさない．どれほど技術の粋を尽くしてすばらしい手術をしても，それで患者が亡くなってしまうなら，「質の高い手術」とはいわない．

　顧客，あるいはその製品を使う人の目的に適ってはじめて，質のよい製品というべき，というのが新しい品質の考え方であり，QC/TQC 運動は「作る人の品質」から「顧客本意の品質」へという発想の転換を推し進めた．顧客と

は製品を受け取り製品を使おうとする人のことである．提供する側が受け取り手のニーズや期待事項を正しく把握し，これを満たす製品を正しく設計し確実に実現することが品質管理の基本である．

　製造業は製品の質をよくすることに取り組んだので，quality（質）のことを「品質」と呼んでいたが，本来は「品質」とは「製品の質」（quality of products）を指す言葉である．製品の質をよくしようと思えば，仕事（業務）の質がよくならなければならないし，設計の質を高める必要がある．適切な企画と品質目標を立て，それぞれの部門がきちんと役割を果たし相互に効果的に協調連携してこれをどれだけ実現できるかはマネジメントの質にかかっている．こうして日本的品質管理は，製品の質を高めるために，製造部門の工程管理から始まって，業務の質，設計の質，企画の質，経営の質へとその守備範囲を拡大して行き，ついには組織を挙げて質の確保と向上に取り組むためのさまざまな手法や体制作りを模索するようになった（TQC〈総合的品質管理〉やCWQC〈全社的品質管理〉と呼ばれる）．

　② 顧客の質：「顧客本位の質」を設計し実現するためには，誰が顧客であるかを理解し，顧客が必要としているもの，望んでいるものが何であるかを，的確に把握しなければならない．

　顧客は専門技術的なことはわからないが，自分は何が欲しいかを知っている．顧客が欲しいと思っているものを，実現可能か，どうやれば実現できるかを，専門知識と技術を駆使して判断し設計するのが技術者の仕事である．顧客は「柔らかい音のスピーカーが欲しい」（質の特性）というだけなので，これを技術的な用語と数値に置き換えなければならない（質の代用特性）．また，何をもって「柔らかい音」というかは人さまざまなので，技術的用語で表現される「柔らかさ」が顧客のいう「柔らかさ」と同じであるかを確認する作業が必要である．

　業務の質とは，その業務に求められている役割を確実に果たすことである．それが製品の質の確保につながるためには，製品の質を実現するためにそれぞれの工程と業務でどんなアウトプットが求められるか，を明確にしなければならない．普通にやっていると，各工程は，自分たちの仕事の結果が最終的な製品の質にどのようにどの程度影響を及ぼしているかがみえないので，仕事の質を自分たちなりに決めている．これは，「提供する側の決める質」であり，「受け手の要求を満たす質」ではない．そこで，「後工程はお客さま」という標語が作られた．最終製品だけでなく，各工程のアウトプット（中間製品）においても，受け手（次の工程や下流にある工程）がよい仕事をできるようにするためには，自分たちの仕事の結果をどんなアウトプットにして次の工程に送り渡すべきか，を考えようというのである．そうするには，次の工程や後の工程がどのように行われており，次の工程に従事する人が前の工程の作り出す製品（仕事の結果）に何を望みまたどんなときに不満を感じているかを，よく理解する必要がある．これによってシステム思考が育ち，ありがちな工程のわがままやビューロクラシーを乗り越えることができる．

　③ 医療の質：では，医療にとって製品や製品の質とは何を指すだろうか？　医療にとって製品とは何かを初めて問うたのは，今から約1世紀も前，米国マサチューセッツ総合病院の外科医だったA. コッドマン医師である．彼は，病院は医師を育て論文を世に出すなどたくさんのアウトプットを作り出しているが，真に製品と呼ぶべきは，自分たちが行った治療の結果すなわち患者の転帰であると考えた．

　しかし，現代のように，医療の不確実さが増大し，また医療が負える責任の現実性を考慮すれば，医療の製品は，治療計画が実現しようとし実際に実現した治療結果（治療のアウトプット）と考え，それがもたらすアウトカム（健康上の転帰だけでなく社会復帰その他も含むことになるだろう）がどれだけ，患者と医療者の合意が期待した治療目標を実現できたか，によっ

てその製品の質が評価される，と考えるのが妥当と思われる．

「医療の質」については，医師，看護師，病院経営者，患者など立場によって考え方が異なる場合が少なくない．その理由の一つは，「製品」の理解（提供されるべきもの）が違っていることである．病院は患者の病気に対して治療を行うが，同時に，（治療には直接関係しなくとも患者にとって重要な）種々の病院サービスも提供している．病院における製品の質は，"医学的あるいは臨床的な質"と"診療に付随するさまざまなサービスの質"の両方の側面をもつことを理解する必要がある．

病院はいろいろな製品を提供する百貨店である．乳癌や心筋梗塞や風邪ひきでは，提供される製品も求められる質も大きく異なっている．しかし，病院には製品カタログやメニューがないので，顧客が製品を選べないでいる．病院の製品カタログとは，その病院で扱っている主な病気について自分たちはどんな治療方針で臨んでいるか，どんな質を実現しているか（治療成績など），どんなこと（特性）に配慮して医療サービスを提供しているか，などを明示することだろう．医療はすべてカスタム・オーダーなので，個別の製品設計と製品作り，質目標の設定は，患者と医療者の共同作業となるが，製品カタログがあれば，それによって顧客は自分が望む製品について相談するのに最も適した会社を選ぶことができるようになる．

3) 改善のサイクル＝PDSA

「management」という英語は日本語で「管理」や「経営」という訳語が当てられることが多いが，どちらも今一つぴったりせず，むしろ「やりくりする」のほうが語感的に近いようにも思われる．つまりは，あれこれやりくりして所定の目標を達成することである．QCでは，従来のマネジメントのやり方を「KKD」と呼んでいる．KKDとは，「経験，勘，度胸」の頭文字をとったものである．Taylorのplan-do-seeの「see」は日本的感性では「ただ眺めているだけ」のように誤解されるので，seeをcheck-actに置き換えたのがPDCA（Plan-Do-Check-Act）である．これが欧米の医療界に広まるときに「Check」という語感を嫌ってPDSA（Plan-Do-Study-Act）と言い換えるようになった．

マネジメントは，なんとなく仕事をやりながら，やらせながら，生じた問題をトラブル・シューティングする――というのではだめで，よい結果を求めるなら，どうすればよい結果が得られるかをあらかじめよく考え，計画し，やり方を徹底し，計画どおりに進んでいるかどうかを評価し，うまくゆかない点を解決し，その教訓を計画の改善につなげなければならない．このサイクルを適切にまわすことで，継続的に改善が行われる．

安定してよい結果を出すためには，よい結果を出せるプロセスをデザインし，検証し，標準化することが基本である．標準化とは，「誰がやっても，いつやっても，同じような仕事ができ，ムリ・ムダ・ムラが生じないように，物体・性能・能力・配置・状態・動作・手順・方法・手続き・責任・義務・権限・考え方・概念について統一化し，単純化した取り決めを設定し，これを活用すること」とされる．

医療でも，よい仕事をやりやすくするためにいろいろなこと（治療指針，業務手順，機器・物品とその規格，単位，など）が標準化されている．たとえば，縫合針やカテーテルの規格，消毒液の希釈濃度，輸血実施手順，抗癌剤化学療法のプロトコール，ACLSの手技と指針，ICD-10，癌取り扱い規約記載事項，などである．一方で，標準化したほうが失敗がなく，明らかに仕事がやりやすくなるのに，なぜか標準化されないままでいることも多い．たとえば，投薬指示の書き方，注射薬の用量単位の書き方，インスリン治療時のスライディング・スケール，医薬品のラベル表記や容器，規格が異なる輸液ポンプやカテーテル・キットの採用などで，標準化されていないことがしばしばエラーや事故の誘因になっている．

医療事故や医療事故につながりかねないエラ

一が多発する現状が直視されるようになって，病院でもようやく「医療安全」の取り組みが始まった．真摯に取り組んでいる病院ではたくさんのヒヤリ・ハット報告が集まるようになっている．しかし，何百枚も集まったヒヤリ・ハットを前にしながら，なかなか改善に手がつかないでいるところが少なくない．「改善」ができないと，せっかく正直に報告してくれていた人ももう報告をしなくなるだろう．改善ができない理由は，通常は，改善する意思がない（または弱い）か，改善のやり方がわからないからである．

改善のやり方にはおおむね3つのアプローチがある．

① どうすればよいかがわかっているのにやってこなかったことは，この機会に決断して取り組む：現在の医療現場には実はこれがいっぱいある．たとえば，指示の書き方を統一することや，紛らわしい危険薬を整理することなどは，医師の間で合意すればすぐできることなのに，ずっと放置されてきた．なぜなら，質や安全の確保はマネジメントの目標ではなかったからである．

② 他の部署や他の施設でうまくいっているやり方を学ぶ：他の施設をベンチマークしてよい方法を参考にすることはよく行われるが，実は同じ施設のなかにもベストプラクティスがあるのに部門や科の壁に隠れていることがある．ある部署でうまくやれている方法を他の部署にも広めること（水平展開）も重要．

③ 改善活動/改善プロジェクト—根本原因を解明して問題を解決する：これまでなかなか解決できなかった問題，よい方法が思い浮かばない問題，職種や部門の壁が立ちはだかる問題は，ブレークスルー（現状打破）するために，「問題解決による改善」のためのプロジェクトを企画・実施するのがよい．問題解決の手順に従って，計画し実行し評価・修正し定着させる（PDSA）．問題を解決して再発を予防するよい方法が作られれば，これを標準化してその浸透と徹底を図り，日常管理のなかで随時手直しをしながらその効果を維持する（SDSA＝標準—実行—評価・修正—定着）．状況が変わり，新たな目標や課題に取り組むときには，再びPDSAをまわし，一段上のレベルの質を追求する．

QCサークルは同じ職場の仲間を単位とする学習サークルで，主に「問題解決による改善」を学び，組織内に改善の文化（改善のものの見方と考え方）と改善に必要な基本的な技法（「QC七つ道具」や「新QC七つ道具」など）を浸透させるうえで大きな役割を果たした．医療の質，特に安全にかかわる問題の解決は，要因や対策が部門間や職種間にまたがることが多いので，QCサークルで培った文化と技法を土台にして，部門横断的，職種横断的な課題別改善チームで取り組むのが効果的である．

活動の実際については下記のホームページを参照されたい．

医療のTQM推進協議会　http://www.tqmh.jp/

NDP　http://ndpjapan.org/

3.　医療におけるQC運動

SQC，顧客本位の質，PDCAによる科学的マネジメント，を三本柱として，戦後QC運動は質の確保と向上のために必要なこと，よいことには何でも取り組んだ．それは，日本製品の質があまりにもひどくて国際的な信用を得られず，産業界の生き残りがかかっていたためである．現在の品質管理は主に「顧客に喜ばれる質」の開発を競っているが，品質管理の基本は「不良品をなくすこと」であり，その点において日本的品質管理は最もその威力を発揮した．また，戦後QC運動について特筆すべきもう一つのことは，文字どおり産官学が一体になって品質管理のノウハウをみんなで作りみんなで推進したこと，そして，品質管理のノウハウは公共財と考えてみんなで共有したことである．互いに知恵を出し合い，うまくいったケースがあれば惜しみなくこれを広めた．

いうまでもなく医療の質と安全は公共の利益

のためにある公共財であり，また，個々の病院の（ましてや医師や看護師個人の）努力で実現できるものではない．産業界のQC運動がそうであったように，組織を上げて，また産官学と消費者（患者といつかは患者になる市民・国民）が一緒になって考え，推進する必要がある．その意味で，日本的品質管理は，その哲学と技法だけでなく，組織論，運動論においても医療が学ぶべき貴重な教訓を提供している．

なお，"QC"は原義の"Quality Control"とはすでに異なる英語風日本語と解するべきで，1980年代には"KAIZEN"として海外に紹介された．これがCQI（Continuous Quality Control）と言い直され，欧米の医療界にも普及していったが，その過程で日本的"QC"の思想が正しく伝わらず，本質的なところが理解されないままになっている．このため筆者はQCを英語で説明するときには"Evidence-based Participatory Quality Improvement：EPQI"と表現するようにしている．

（本稿は，筆者が「Medical Now」として執筆した論考を一部改変したものである）

［上原鳴夫］

質管理

44 ISO・認証

1. ISOとは

ISOとは，国際標準化機構（International Organization for Standardization）といい，各国の代表的標準化機関から成る国際標準化機関で，スイスのジュネーブに本部を置く非政府機関（NGO）である．電気および電子技術分野を除く全産業分野（鉱工業，農業，医薬品等）に関する国際規格を作成している．

ISOのすべての規格は5年ごとに見直され，確認，改訂または廃止のいずれかが決定される．ISO/TC 176が改訂の責任を負い，ISOの加盟団体が指名した全関係者を代表する品質・業界専門家の合意を基礎として実施される．1994，2000年に規格の改訂が行われた．

関税と貿易に関する一般協定（GATT：General Agreement on Tariffs and Trade）のウルグアイ・ラウンド（1986～1994）で，「各国が国内規格を今後制定するときは，ISOで定めた規格に準拠する」とされ，ISO規格が重視されるようになった．ISOのなかでも，ISO 9001（品質マネジメントシステム）とISO 14001（環境マネジメントシステム）が一般にも知られている．

ISO 9001は，製品あるいはサービス供給者の品質システムを明らかにし，顧客が満足する製品やサービスを提供する能力を保持するように規定した国際規格である．

品質システムとは，品質管理を行う組織，手順，プロセス，および経営資源をいう．組織内の責任・権限，および相互関係を明らかにし，規定などで業務のやり方を決め，顧客に製品あるいはサービスが提供されるまでの流れを明確にすることが求められている．

品質システム（ISO 9001）規格は，製造あるいは提供側が提示するものではなく，提供側の品質システムが顧客の要求事項に適合しているか否かを審査するものである．個人の努力ではなく，組織の仕組み（システム）として，品質保証するという点が特徴である．

2000年改定では，製品の定義にはサービスも含み，トップマネジメントのコミットメント，継続的改善の仕組みを導入し，品質保証にとどまらず，顧客満足を与えるという点を重視している．品質マネジメントの8つの原則，①顧客志向，②リーダーシップ，③人々の参画，④プロセス・アプローチ，⑤マネジメントへのシステム・アプローチ，⑥継続的改善，⑦意志決定における事実に基づくアプローチ，⑧供給者との互恵関係を重視している．

2. 安全に関する規格

安全に関する規格としては，危害分析・重要管理点監視（ISO 20543 HACCP：Hazard Analysis Critical Control Point）食品安全マネジメントシステムがある．食品の安全性を確保するには最も優れた手法として評価されている．HACCPの審査には厚生労働省が行う総合衛生管理製造過程承認制度によるものと民間審査機関が行うものがある．厚生労働省が行うHACCPの審査対象は，乳・乳製品，魚肉練製品，食肉製品，レトルト食品，清涼飲料水の5品目である．各業界に指定認定機関がある．

労働安全衛生マネジメントシステム（OHSAS 18001：Occupational Health & Safety Assessment Series）は，組織が労働者および関係者の労働安全衛生のリスクを最小限にするために継続的改善をすることを保証するものである．英国など，ヨーロッパ10か国の審査機関が個別に開発したOHSMS規格をもとに作られた規格であり，ISO規格ではないが，国内でも認証が始まっている．

ISO 9001やISO 14001とも整合性があるため，ISO導入済みの組織にとってはシステム

の共通部分も多く取り組みやすいマネジメントシステムである．OHSAS 18001 の構築によって，組織としての体系的な安全活動ができ，継続的な改善が期待できる．事故が起こってから再発防止策を考えるのではなく，未然防止をするためのシステムである．

3. IEC

IEC とは，国際電気標準会議（International Electrotechnical Commission）といい，各国の代表的標準化機関から成る国際標準化機関であり，電気および電子技術分野の国際規格の作成を行っている．ISO とは相補的関係にある．

4. 標準と規格

Standard は，標準あるいは規格と訳される．

標準（standard）とは，統一・単純化を目的に，物体・性能・能力・配置・状態・動作・手順・方法・手続き・責任・義務・権限・考え方・概念などについて定めた取り決めをいう．

規格とは，標準を文書化したものをいう．

標準は規格の同義語として用いる場合や，規格と規定の両者を包含した総称として用いる場合もある．

標準化（standardization）とは，標準を設定し，これを活用する組織的行為をいう．標準化の目的は，製品，行為およびサービスの意図する目的への適合性の改善，貿易障壁の軽減および技術協力の促進である．

国際標準（global standard）とは，製品やサービスの質，性能，安全性，寸法，試験方法などに関する国際的な取り決めのことである．国際標準は，経済活動が国内交易で完結せず国際貿易に依存するようになり，製品やサービスが国境を越える交易の対象となって成立したものである．

国際市場の円滑な経済取引のためには，相互理解，互換性確保，消費者利益の確保などが重要である．また，新技術・製品の国際的普及のためにも，技術内容が国際的に理解できる形で共有されなければならず，国際標準化が重要である．

デファクト・スタンダード（de facto standard）とは，国際機関や標準化団体による公的な標準ではなく，市場の実勢による事実上の業界標準の規格・製品をいう．

経済のボーダレス化により，世界標準の獲得の可否が産業競争力に直結している．デファクト・スタンダードは企業間の競争であり，政府が介入する事項ではないが，事実上は国益を守るために下記の事例のように関与している．

ビデオテレビでは，わが国の規格がデファクト・スタンダードになったが，携帯電話や高品位テレビの規格などは，ヨーロッパ各国の主管庁，事業者，企業が一致協力して開発，標準化を行い，ヨーロッパ規格が事実上の世界標準になった．わが国ではデファクト・スタンダードの重要性が十分に認識されていない．

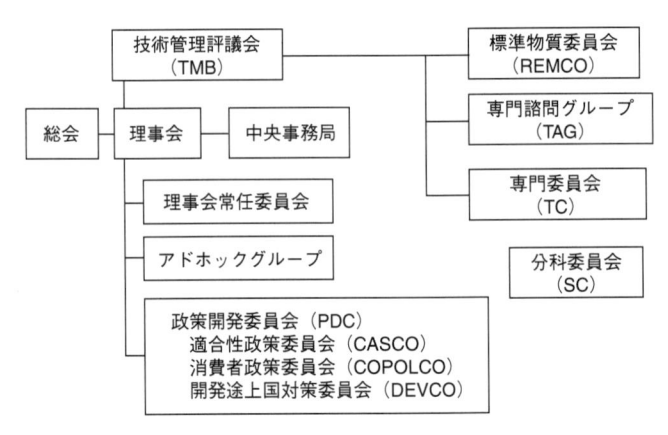

図 国際標準化機構（ISO）の組織図

5. 認証とは

認定（accreditation）とは，ISO 9000 s や ISO 14001 の審査登録，要員あるいは製品の認証，試験，検査等を行う機関の活動（審査登録・認証・試験・検査）が国際的な基準に従い，公平・透明に実施しているかを審査（認定審査）し，公式に認め，登録する仕組みをいう．

認定機関（accreditation body）は，審査登録機関による審査登録結果に対して信頼性を付与する機関であり，審査登録機関から独立し，公平な立場で認定のための審査を行う機関でなければならない．また，任意の制度であり，民間主導の認定機関が適切である．

認証（certification）とは，マネジメントシステム，要員，製品に対しそれぞれの仕様を定めた規格に合致しているかどうかを第三者が審査し登録する仕組みをいう．認証はその対象により①マネジメントシステム規格に基づく審査登録，②要員（人）の認証，③製品認証の3つに分類される．

認証機関（certification body）とは，規格への適合の認証を運営する組織をいう．

認証制度（certification system）とは，適合の認証を実施するための手続き・運営に関する独自の規則をもつ制度である．国家的，地域的または国際的水準で行い，制度を運営・管理する中央機関は，認証の活動および権利を分散させることができる．

ISO と認定機関とは，直接の関係はなく，ISO は規格の作成団体であり，各国認定機関は規格の利用者である．しかし，ISO における認定機関に関連する種々の規格作成・改訂の会議には，規格の利用者として議論に参画している．

財団法人日本適合性認定協会（JAB: The Japan Accreditation Board for conformity assessment）は，適合性評価制度全般にかかわるわが国唯一の認定機関である．民間の非営利機関である．適合性評価制度および諸外国との相互承認体制の発展・確立を図り，わが国の産業経済の健全な発展に寄与することを目的とする．

日本工業標準調査会の答申に基づき，1993年，品質マネジメントシステム審査登録制度における認定機関「財団法人日本品質システム審査登録認定協会」として発足した．世界的な環境マネジメントシステム審査登録制度創設の動きや，国内での試験所認定制度創設の必要性を背景として，1996年，現在の名称に変更した．

6. ISO/IEC と法律改正

わが国の JIS などの国家規格を国際規格に整合化する活動を推進している．また，食品衛生法，薬事法，高圧ガス取締法，電気用品取締法，電波法，電気通信事業法，建築基準法等の認証制度を規定している法律のほとんどが，国際標準への適合化を背景とした大幅な改正が行われた．国際標準化や相互認証への対応は各担当省庁により異なる．

ISO/IEC は，加盟国に対して，強制規格，任意規格，適合性評価手続きなど，その運用に関しては内国民待遇・最恵国待遇を付与し，制定については国際規格や指針を基礎として制定することおよび必要な公告手続きを行い，他の加盟国等の意見を受け付けることなどを義務づけている．また，強制規格および適合性評価手続きの結果が，他国と自国のものと異なる場合でも，同等であると認められる場合には，できるだけ受け入れることとされている．

適合性評価とは，製品，プロセスまたはサービスが規定された（強制法規や任意規格）要求事項を満たしているか否かを決定する活動をいう．

認証取得とは，審査機関の適合性審査を受け，登録機関に登録することである．

審査登録とは，顧客に対する品質保証システムがISOの規格に適合していることを，公平中立な民間の第三者機関に証明してもらうことをいう．製品自体の品質の良し悪しではなく，一定レベル品質の製品あるいはサービスを提供できる体制にあるかどうかを審査するものである．

7. 自己認証

わが国の基準・認証制度は，政府の管理が強かったが，規制緩和の流れのなかで，手続きの簡素化や認証期間の短縮，効率化が推進されている．その一環として，国際標準化，試験・認証機関の民間化，自己認証の導入などが推進されている．

EUでは，域内の共通認証マーク（CEマーク）の普及が進んでいる．域外からの輸入品をはじめ，域内生産品にもマークの取得が義務づけられている．CEマークは，自己認証制度が採用されているため，生産者（輸入業者）は，決められた試験・検査などの条件を具備すれば，自己の裁量でCEマークを製品に表示できる．全体の75%の製品は自己認証で流通しているといわれる．しかし，一部の域内製品や輸入品のなかに，全く試験・検査をしないでCEマークを表示している製品が判明し，CEマークの権威を失墜させた．

医薬品や通信機器などは，これまでの強制規格と同様に，認証機関の認証を必要とする．自己適合宣言とは，供給者（自身）が，製品，プロセスまたはサービスが規定要求事項に適合していることを，文書で保証する手順である．ISO 9000，ISO 14001などの審査認証を受けるには，多くの負担がかかるので，簡素化するために，認証を受けなくても，適合性を自己宣言することができる．この手続きはISO/IEC 17050（JISQ17050）「供給者適合宣言」で示されている．

8. 国際協定

相互承認協定（MRA）は，必要最低限の品質は確保しつつ，2国間の二重認証を排除して，貿易の活性化を図るものである．国内法の整備と認定試験機関の技術水準の調整が必要である．基準・認証を，両者の低い水準に合わせる可能性が高い．わが国は，2002年11月現在，国際相互承認協定を28機関と締結している．

米国の任意認証は損害保険と連動して開発されてきた．認証を受けることにより，損害保険の料率が低く設定できる利点がある．したがって，簡素化とは反対に，厳密に試験をするとともに，認証後の管理にも大きな労力を割いている．

TBT（Technical Barriers to Trade）協定とは，1979年に国際協定として合意されたGATTスタンダードコードが1994年に改訂合意されたものである．1995年にWTO（World Trade Organization）協定に包含された．

① 加盟国は国家規格（法令による強制規格，JISなどの任意規格，団体規格を含む）を国際規格（ISO，IECなど）に原則適合させる．

② 加盟国の規格適合性評価手続きもISOなどの指針・勧告を採用する．

③ 各国適合性評価の結果を相互承認することを推奨する．

TBT協定はWTO一括協定であり，WTO加盟国全部に適用される．TBT協定は，工業製品などの各国の規格および規格への適合性評価手続き（規格・基準認証制度）が貿易の技術的障害（Technical Barriers）とならないよう，国際規格を基礎とした国内規格策定の原則，規格作成の透明性の確保を規定している．

9. JIS

日本工業規格（JIS：Japanese Industrial Standards）とは，わが国の工業標準化の促進を目的とする工業標準化法（1949年）に基づき制定される国家規格である．

JISは「製品の規格」であるが，ISOは物の規格ではなく，「組織のシステムやプロセスに対する規格」である．JISはISOとの関連が強まり，製品のみならず，サービスやプロセスの質にもかかわるようになった．

2004年，工業標準化法が改正され，2005年10月より新JIS制度が実施された．改正の目的は，①国際整合性，②民間活力を最大限活用した仕組みへの変更，③信頼性確保である．大きな変更点は，国から民間の第三者機関による認証になったことと，品目ごとの個別審査ではなく，組織の品質管理体制と製品試験の組み合

わせになったこと，自己（供給者）認証宣言が導入されたことである（JISQ17050，1000）．

10. 統合マネジメントシステム（GMS）

ISO 9000 s（QMS），ISO 14001（EMS）のみならず，OHSAS 18001 労働安全衛生マネジメントシステム（OH & S: Occupational Health & Safety-MS）も含め，各規格の違いと共通事項のポイントを明確にし，これらを統合してGMS（Generic Management System）とする傾向がある．その目的は，①重複システムの排除，②プロセスの統合，③組織の統合，④内部監査の統合による，効率とパフォーマンス向上である．　　　　　　　　［飯田修平］

参考文献
1) 飯田修平：病院早わかり読本　第3版，医学書院，2008．
2) 新倉忠隆：サービス業のISO 9000，オーム社，2001．
3) 日本適合性認定協会編：適合性評価ハンドブック，日科技連出版社，2002．
4) ISO/OHS研究会編：ISO安全・品質・環境わかり，日本規格協会，1997．
5) 日本規格協会編：対訳ISO 9001　品質マネジメントシステムの国際規格，日本規格協会，2001．
6) 飯田修平，飯塚悦功，棟近雅博監修：医療の質用語事典，日本規格協会，2005．

原因分析技法

45 RCA（根本原因解析法）

1. インシデントレポート解析の重要性

　医療の現場では過ちを失敗とみなし、個人の修正に焦点が当てられていたが、事故を減少させることはできなかった。医療システムは自然発生的に構築されたものも多く、完全に整備されているわけではなく、そのために発生する問題も多いからである。

　インシデントとは偶然または、適切な処置により有害事象に至らなかった状況、事件のことである。医療安全システム構築上、それらを正確にレポートし、集積、解析するシステムが必要であり、有害事象を解析するのと同等の価値がある。これまでのインシデント分析は「誤薬」「ルートトラブル」「患者転倒」などの事象の分類であったり、「うっかりミス」「先入観」「確認不足」など個人のミスの分類にとどまっており、病院の実際のアクションにつながるような切り口では行われてこなかった。根本原因解析法（RCA：Root Cause Analysis）はインシデント解析ツールの一つである。個人ではなく、システムの欠陥を修正させることに焦点を当てる。懲罰ではなく予防であり、レポート提出に対する恐れをなくし、利益があることを示す。ただし、犯罪行為、意図的危険行為など、非難されるべき行為には適切に対応する必要がある。米国、オーストラリア、英国などで普及しているが、わが国でも普及させていく必要がある。

2. RCAとは

　RCAは、不具合や事故が発生した後に、不具合や事故からたどって、その背後に潜むシステムの問題を探る方法であり、以下の特徴が挙げられる。

　① 事件にかかわるプロセスを知りうる多職種のメンバーによるレビュー。3～5人前後のメンバーで行うことが多い。学術的知見を踏襲（文献検索を推奨）し、現場をよく知っている医療従事者が解析を行う。

　② 解析は個人の行動ではなく、システムやプロセスに焦点をおく。

　③ 事故の背景にあるシステムやプロセスに関する根本的欠陥を同定する。

　④ システムとプロセスの改善により、有害事象、インシデントのリスクを減少させる方法を同定し、評価方法を決め追跡調査する。

　米国の病院認定機関であるJCAHO（Joint Commission on Accreditation of Healthcare Organizations：保健医療認可合同委員会）では警鐘事例に関してRCAを行うことを推奨しているが、方法は施設ごとに多少異なる。米国では171の退役軍人病院（Veterans Affairs：VA）で行われているRCA[1]が普及しており、われわれはその手法を参考として導入している[2,3]。

3. RCAの運用に関して

1）リスク評価

　医療安全委員会のメンバーがインシデント報告を薬剤と、薬剤以外に分類し、リスク評価をする。実害はなくとも可能性として重大な事故になりえたか否かの観点で評価し、特に重要な事例に関してRCAの実施を決定する。薬物は3か月ごと、業務工程ごとにインシデントを分類し、改善すべき工程を決めてRCAを行っている[3]。薬剤の場合もきわめて重要な事例の場合は単独でRCAを行う。VAでは薬剤以外にも、転倒、失踪、自殺事例をまとめて定期的にRCAを行っている（図1）。

2）RCAチームメンバー結成

　医療安全委員会にて、多職種からなる3～5名のRCAチームメンバーを指名する。その事例を知りうる者がメンバーとなる必要はあるが、当事者である必要はない。メンバーのなか

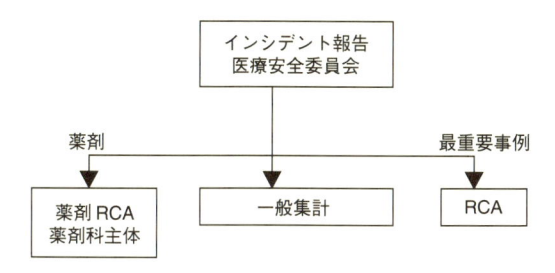

```
インシデント報告
医療安全委員会
```
薬剤 ─── 最重要事例
薬剤RCA　　一般集計　　RCA
薬剤科主体

図1 リスク評価

にRCAを熟知している者は1名以上参加することが必要である．当事者が参加する場合は問い詰める会合とならないよう，「誰がしたか」ではなく「何が起こったか」「なぜ起こったか」に焦点をおくように心がける．

3）RCA実施，追跡

RCAチームは事例を詳細に解析し，複数の原因結果を明らかにし，それぞれに対して改善策と追跡法を考案する．医療安全委員会，院長に報告し承諾を得る．改善策の実施，追跡調査を行い，医療安全委員会に報告する．

4．RCAの手順

VAのRCAの特徴として，ヒューマンファクターの特定を重要視していることが挙げられる．すなわち，スタッフ間のコミュニケーション，勤務体制，トレーニング，機器，施設，方針，規則などで病院のシステム上の問題がないかの観点から根本原因を追求していく．多くの医療従事者はヒューマンファクターの考えに不慣れと思われる．そこで質問カード（トリアージカード，表1）を使用することにより一貫性のある解析ができるようにしている．以下，VAのRCA講習会の資料を参考に解説する．

1）出来事流れ図

まず出来事を区切って流れを追う．出来事流れ図を完成させ，それぞれの細分化した事象に対して，以下3段階で進める．

① なぜそうなったかのかと質問を繰り返す．質問の手助けとして根本原因分析質問カード（表1）を使用する．

② 質問に対する答えを考える．答えがでない場合でも参考となることがある．

③ それでどうなるのか．以上の過程で背後要因の関連を考える．

例）滑って，転倒したことから骨盤骨折に至った高齢男性事例．男性患者は病院のガウンとスリッパだけで，病院の外にでる暗い廊下を歩いていた（図2）．

2）原因─結果図

「出来事流れ図」の各項目（各出来事）のなかから，「結果」とその「主な原因」となるもののみを抽出し，因果関係を示す矢印を引く．以前は魚骨法で記載していたが，現在VAのRCAでは魚骨法は使用していない．また，原因─結果図を義務づけていない（医療界への普及のために簡略化していると思われる；図3）．

骨折の直接原因は転倒である．出来事流れ図のなぜの答えのところをみると，患者の状態が「平衡感覚が悪かった」「照明が暗かった」「滑りやすいスリッパを病院が提供していた」といった問題がでてくる．それらをさらに追求して根本原因に到達する．

3）原因結果の記載

背後要因をふまえ，原因結果を記載する．原因要約のための5つのルール（表2）に合致するようにする．

① VAの喫煙，ニコチン中毒者に対する方針が明確でないため，患者は外部の喫煙所を使用するようになり，そのため転倒，障害の危険性が高くなる．

② 高齢，運動不足，疾病状態などにより，バランスを失いやすく，したがって転倒の危険性が高くなる．

③ 資金の問題で，スタッフの人数が削減された．そのため，メインテナンスを規則正しく実施する時間がなくなり，照明が整備されず転倒のリスクが高くなる．

④ 歩行できない人用のスリッパを購入したため，そのスリッパで歩くことにより滑って転倒する危険性が高くなる．

4）対策立案，実行

それぞれの原因結果に対して，改善策を上げ，いつまでに誰が実行するか提案する．

表 1 VAトリアージカード

RCA（Root Cause Analysis）根本原因分析
質問カード　NCPS（VA National Center for Patient Safety）（国立保健医療科学院：相馬孝博氏訳）
＜1＞使用にあたり
1. 症例を検討する前に，すべての質問カードを読む．
2. RCAチームは，生じた事例に関する行動をフローチャートにする．
3. 適切な方向に進むために「スタート質問」から始める．
4. フローチャートの各段階で，原因をより深く調べるため質問カードを見る．
5. 質問に対し答えが出なくても，他の有力情報を得るきっかけとなる．
6. RCAを行う間，頻繁に質問カードに戻る．

スタート質問　　まず！―この事例には，犯罪行為・意図的な危険行為・スタッフによる薬物乱用・患者虐待の疑いがあるかどうか？（あれば患者安全プログラムの範囲外）
　　―もし，yesなら，（RCAプロセスではなく）管理プロセスとなる．
　　―もし，noなら，以下の質問カードに進む．

「患者アセスメント」に関連する問題があったか？
　　―もし，yesなら，ヒューマンファクター/コミュニケーションへ
「スタッフ訓練またはスタッフ適性」に関連する問題があったか？
　　―もし，yesなら，ヒューマンファクター/訓練へ
「設備機器」に関連する問題があったか？
　　―もし，yesなら，環境/設備機器およびヒューマンファクター/訓練へ
「情報の欠如/誤解」または「コミュニケーション」に関連する問題があったか？
　　―もし，yesなら，ヒューマンファクター/コミュニケーションへ
「ルール/方針/手順」に関連する問題があったか？
　　―もし，yesなら，ルール/方針/手順へ
「患者・スタッフ・環境/設備機器を保護するための防止策」に関連する問題があったか？
　　―もし，yesなら，防止策へ
「全職員または個人の問題」に関連する問題があったか？
　　―もし，yesなら，ヒューマンファクターへ

以下6分類の質問事項の詳細は省略
1) ヒューマンファクター/コミュニケーション（14項目）
2) ヒューマンファクター/訓練（8項目）
3) ヒューマンファクター/疲労/勤務体制（8項目）
4) 環境/設備機器
　　(1) 環境（5項目）
　　(2) 設備機器（23項目）
　　（もし訓練の問題なら，ヒューマンファクター/訓練へ）
5) ルール/方針/手順（13項目）
6) 防止策（12項目）

紙数の都合で一部の紹介．原文はhttp://www.patientsafety.gov/concepts.htmlで参照できる．日本語訳全文は文献[2]参照．

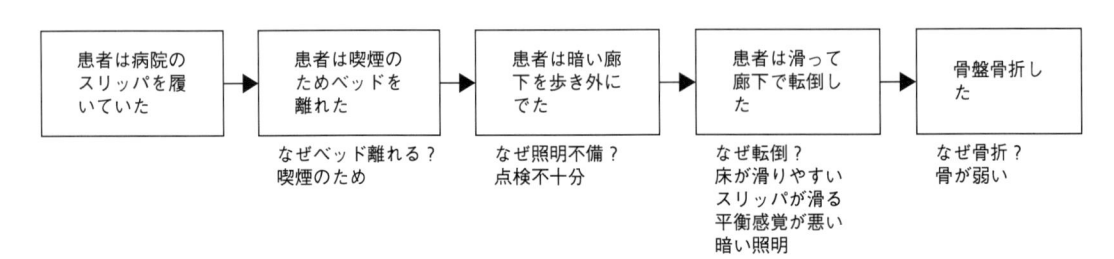

患者は病院のスリッパを履いていた	→	患者は喫煙のためベッドを離れた	→	患者は暗い廊下を歩き外にでた	→	患者は滑って廊下で転倒した	→	骨盤骨折した
		なぜベッド離れる？喫煙のため		なぜ照明不備？点検不十分		なぜ転倒？床が滑りやすいスリッパが滑る平衡感覚が悪い暗い照明		なぜ骨折？骨が弱い

図 2　出来事流れ図

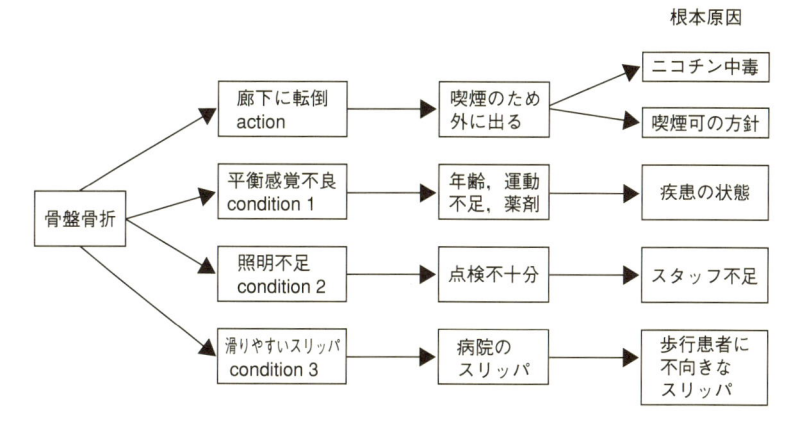

図3 原因—結果図
actionは骨盤骨折に直接関与している事象．
conditionはactionに影響を及ぼす継続する状態．

表2 原因の要約のための5つのルール

＜2＞原因の要約のための5つのルール
1) ルール1—RCAでは，"原因—結果"関係を明確に示さなければならない．
   事例発生の原因を記載するときに，根本原因と有害な結果との関係を明確にし，その関係をRCAチームやその他の人たちに対して，明示すべきである
2) ルール2—RCAでは，否定的な表現は使用すべきではない．
   否定的な表現では，正しく明確な表現ができなくなることがある．不用意でひとりよがりな言葉は，大まかであり，事故に結びついた実際の行動を限定してしまう
3) ルール3—個々のヒューマンエラーには，先立つ原因が必ずある．
   多くの有害事象では，事例とエラーは対になっている．因果関係のなかで，ヒューマンエラーには，対応する原因があるはずである．ルール1のように，原因—結果は，RCAをみる人にはっきりとわからなければならない．事故予防に結びつくのは，エラーそのものではなくエラーの原因なのである
4) ルール4—手順の違反は根本原因ではなく，先行する原因が必ずある
   手順の違反は，直接的には管理できない．管理することができるのは，手順の違反の原因である．どのような動機（肯定的・否定的）によって，認められていない形式が作り出されたかを特定しなければならない
5) ルール5—するべき仕事として決まっていた場合，実行の誤りは原因を表しているにすぎない
   診療ガイドラインや患者ケア提供の義務によって，するべき仕事が決まってくることがある．実行の誤りは，エラーが生じたときのするべき仕事によって評価される
（以下略）

http://www.patientsafety.gov/causation.html で原文は参照できる．

5) 対策の評価
改善の効果の追跡法を決めて評価する．

5. 薬剤RCA

薬剤（内服，点滴）システムに関しては，当院ではFMEAを行い，業務工程を見直し危険度の高い工程を改善している．さらに3か月ごとにインシデント報告を業務工程表に沿って分類し，問題の多い工程に焦点をあて，RCAによりその見直しを行っている．このシステムはVAの資料を参考に当院独自に行っているものであり，以下概略をまとめる（詳細は文献[3]を参照）．

① 3か月間に集積されたインシデントレポートのうち，薬剤に関するものを選別する．
② 各インシデントのレベルを分類（レベル0〜5）し，重要度を検討する．
③ 薬剤に関する業務工程表を作成し，インシデントがどの工程で発生したか同定する．
④ 業務のどの工程に焦点を当ててRCAを行うか決める．
⑤ 多職種からなるRCAチームメンバー数名を選定する．

⑥ RCAチームは，系統的に複数の根本原因を明らかにする．

⑦ それぞれの原因に対して対策を立て，対策を実施し，改善効果の追跡調査を行う．

6. RCAの意義

1) 情報の共有化

JCAHOでは協力病院よりRCAの事例を集めて，情報を共有化している．

2) コミュニケーションの向上

異なる職種同士で院内のシステムを多角的に検討・討議することにより，院内のコミュニケーションを向上させることができる．

3) 安全文化の醸成

RCAは多くの報告を集めなければできないわけではない．一つの失敗から複数の教訓を得ることができる．失敗をもとにシステムを見直し，組織として成長させることができる．RCAを継続するためには人を責めることではなく，RCAにより組織の改善を実感できることが重要である．報告することが有意義であると認識される活動でなければならない．RCAは，安全文化醸成，非難する風潮を排除する努力過程の一つである．

本研究は平成15年度厚生労働科学研究"「医療安全管理者」の標準的な養成及び活動方法の確立に関する研究"（H 15-医療-034）の一部をとりまとめたものである． ［柳川達生］

参考文献

1) National Center for Patient Safety（NCPS）ホームページ．
http://www.patientsafety.gov/tools.html

2) 柳川達生：事故分析改善システムとRCA（Root Cause Analysis）手法．保健医療科学，**51**：142-149，2002．

3) 鈴木佳寿子，柳川達生，飯田修平：練馬総合病院の医療安全システムの構築〜インシデントレポートからRCAの実践事例〜．医療経営最前線 経営実践編，**274**：64-72，2003．

原因分析技法

46　FMEA・FTA

1. FMEAとFTA

FMEA（Failure Mode and Effects Analysis：故障モードとその影響解析）は，事前に予想されるあらゆる故障モードを列挙し，そのなかから周囲への影響度の高い故障モードを抽出して，事前に対策を講じようとする信頼性解析の手法である．1970年ごろから広まった手法であり，現在では自動車・航空機メーカーをはじめとする多くの企業で，製品設計や工程設計（製品の製造プロセスの設計）での潜在的な故障モード，不良モードの早期発見と未然防止のために幅広く利用されている手法の一つである[1,2]．

一方のFTA（Fault Tree Analysis：故障の木解析）は，特定の故障や望ましくない事象に着目し，それが発生するあらゆる原因を網羅するときに有効となる手法である[1,3]．このため，すでに発生した事故の解析にも使うことができる．1962年にベル電話研究所で開発され1974年原子炉の安全性に関するラスムッセン報告で，その有用性が高く評価され広まった．

2. FMEAへの期待

近年，医療分野においても，FMEAを用いて医療活動のなかで発生するトラブル原因を網羅し，影響の高い原因を絞り込んだ後，それらを重点的に防止することで効果的な医療事故防止活動に役立てようとする試みが行われ始めている．米国ではHFMEA（Health care FMEA）として医療用に改良された手法が提案され広まっている[4]．

FMEAが効果的であることは，多く存在する故障モードのなかでも影響度の高いモードは数少なく，それらに重点的な対策を施せば故障の大半が防止できるという経験則に裏づけられている．一方で，簡単な対策から講じよう，できるところから対策しようとすると，影響度の高い重要な故障モードが放置され残ってしまうということが少なくない．そのような誤りを防ぎ，客観的な評価に基づいて効率よく対策を講じようとする手法がFMEAである．

医療活動にFMEAを用いるならば，工程FMEAが近い．しかし，製造産業では製品が相手であるが，医療では人間（患者）が相手になるという点が異なる．製造工程ではほぼ均一の材料から質のばらつきの少ない同一製品を作り上げることが要求される一方，医療では多様な症状・状況の患者に対して一定レベルの質を確保したサービスが個々に要求されるため，それらを考慮した解析が必要になる．

近年，産業界でも作業員のエラーに依存するトラブルが問題になり始めているため，ヒューマンファクターに着目したEMEA（Error Mode and EA）や，フールプルーフなどの対策と結びつけるための作業FMEAが提唱されている[5]．医療活動に，これらを適用できる可能性は高い．

3. FMEAのFMとEA

はじめに標準的なFMEAを説明しよう．FMEAは大きく分けると，故障モードを列挙するプロセス（FM）と，それら故障モードの影響度を評価・解析するプロセス（EA）とから成る．

1）故障モードは問題発見のキーワード

故障モードとは，トラブルの現象である．トラブルの原因ではない．製品設計であれば，折損，摩耗，短絡などの不具合現象であり，工程設計であれば，寸法不良，加工キズといった製造上の不良のモードである．医療活動であれば，薬剤の選択誤り，カルテ記入忘れなどのエラー事象が相当し，その原因ではない．ここでは，それをエラーモードと呼ぶことにする（トラブルモードと呼んでもよい）．

このエラーモードこそが，潜在的な問題発見のキーワードとなるため，エラーモードをいかに網羅するかが，このプロセスで最も重要なポイントといえる．通常は，少人数のプロジェクトチームを組み，さまざまな観点からエラーを予想する．このため，チームの構成員の選び方にも気をつけなければならない．そして，

① 失敗経験の活用
② 他病院での解析例の利用
③ ブレーンストーミング（頭の中で考える）

を駆使して，エラーモードを列挙する．

ヒューマンエラーの分析では，シナリオ分析など時系列的な解析が有効といわれている．シナリオを作成し，作業工程のどの過程でどのような作業が必要かを時系列的に追いかけると，どの時点でどのようなトラブルが生じる可能性があるかを予想つけやすい．

2) 影響評価は重点指向

影響評価は，すべてのエラーモードに対してその発生頻度や影響を評価し，そのなかから重点化すべきモードを抽出するプロセスである．対策を考えるための優先順位を決めるプロセスと考えてもよい．工程設計では，

① 発生頻度（発生する割合）
② 影響度（後の活動・人に与える影響）
③ 検知難易度（どこで発見されるか）

の3項目で評価されることが多いが，自由に項目を増減することができる．たとえば，③を考慮しないこともあるし，影響度を後工程（作業）への影響と人への影響に分けて4つの項目で評価してもよい．

各項目は点数で評価されるが，その基準の例が表1である．定量的な基準を定め，たとえば「発生割合が高い」場合（4点）を「1週間に1回程度」と決めると評価点をつけやすい．また，影響度を重視する場合には，10段階評価に拡大してもよい．

すべてのモードに対して各評価項目の値を当てはめた後，それらの評価値の積から，総合評価値すなわち重要度（あるいは致命度）を次式で求める．

表1 評価基準の例

点	発生頻度	影響度	検知難易度
5	発生する割合が非常に高い	患者の生命にかかわる重大な影響，または莫大な損害につながる	ほとんど発見不可能
4	発生する割合が高い	患者に大きな影響をまたは大きな損害を及ぼす	多くの場合，発見できない
3	時々発生する	患者または後工程に大きな影響あり	発見可能だが時々発見不可．発見が遅れる
2	たまに発生するが割合は低い	患者または後工程に小さな影響	多くの場合，発見できる
1	ほとんど発生しそうもない	患者への影響がほとんどなく気がつかない程度	実施時に発見できる

発生頻度×影響度×検知難易度＝重要度

各項目が1〜5の5段階の場合，重要度は1〜125となり，大きな値のモードほど，対策の必要度が高いということになる．和ではなく積で算出するのは，より大きな値の付けられたエラーモードをクローズアップさせるためである．

評価値は絶対的なものではなく相対的なものと考え，個々の値づけに神経質になることなく，重要なモードがクローズアップされるように差を付けることを心がけるべきである．

4. FMEAの実施手順と実施例

1) 実施手順

〔Step 1〕 解析の対象とする業務を決定する．

〔Step 2〕 チームを構成する．リスクマネジメントの推進者，リーダー，実務担当者などで構成する．必ずFMEAの経験者を含める．

〔Step 3〕 業務工程表を作成し，解析の対象となる単位業務の内容と目的を明示する．

〔Step 4〕 ワークシートを用意し，評価基準を決定する．

〔Step 5〕 単位業務ごとにエラーモードを列挙し，その影響を記述する．

〔Step 6〕 基準に基づき影響解析を行う．各

表2 医療に応用された FMEA 解析例

番号	単位業務	単位業務の目的	誰が	エラーモード	影 響	影響解析 発生頻度	影響度	検知難易	重要度	原 因	対 策
⋮											
3	輸血同意書を作成する	本人の同意を証拠として残す	看護師	作成忘れ	法的証拠がない	2	3	1	6		
				記入漏れ	法的証拠とならない	1	3	2	6		
⋮											
6	輸血の既往を調べる	過去輸血時の副作用の有無を確認	医師	確認忘れ	副作用の再発	3	5	1	15	不注意	二重確認
				確認誤り	副作用の再発	1	5	1	5		
7	輸血伝票に必要事項を記入する	輸血の申し込みをするため	医師	記入漏れ	輸血開始の遅れ	3	3	2	18	不注意	項目数の確認徹底
				記入誤り	誤った血液を輸血	2	5	3	30	思い込み	二重確認

項目の評価点を決定し,重要度を算出する.

〔Step 7〕 重要度の高いエラーモードに対して,原因を考え対策を検討する.

表1の基準に基づく輸血業務の解析例(一部)を表2に示す.

2) FMEA の留意点

① 最初の解析には思い切って時間をかける.

初めは時間もかかるが,結果を出すこと以上に,考えるプロセスが大切である.一度作成すれば,他の科や病棟でも参照できる.

② 特に問題が起こりそうなところには時間をかける.広く平たく実施するよりは,重点指向で実施するほうが効果的である.

③ フォローアップをしっかり行う.

一定期間後,対策が実施されたことを確認する.確認用の欄を設けることが望ましい.

④ 解析結果を蓄積し,活用する.

解析結果の蓄積は,組織におけるノウハウの蓄積と考えるべきである.業務改善時には以前の FMEA を利用したり,類似作業ではすでに解析されている FMEA を積極的に利用したい.

⑤ 新人の訓練に利用する.

5. 作業 FMEA

作業 FMEA は,作業の設計や改善を目的とし,作業で起こりうるエラーを抽出,フールプルーフ化の必要性の高いエフーを選択するための手法として提案されている.

1) 作業の区分とエラーモードの列挙

製造業では,組み立てを中心とする製造ミスに関する調査結果に基づき,16の共通的なエラーモードが抽出されている[5].記憶エラーとして,①抜け,②回数違い,③順序違い,④実施時間違い,⑤不要作業の実施,さらに知覚・判断のエラーとして,⑥選び違い,⑦数え違い,⑧認識違い,⑨危険見逃し,⑩位置違い,⑪方向違い,⑫量間違い,⑬保持の誤り,動作エラーとして,⑭不正確な動作,⑮不確実な保持,⑯不十分な回避,の項目が並んでいる.医療行為もこのような共通的な作業レベルで考えると,作業のエラーを網羅的に抽出できて便利である.「ラベルが小さい」などの原因系や,「多く(少なく)入れる」などの結果系ではなく,「数え間違える」などのエラー現象で表現すると少ないモードで網羅できる.

2) 危険ランクの評価とフールプルーフ

影響評価では,検知難易を波及の防止度(検知可能性と影響緩和のために取られている対策度)として考える以外は通常の FMEA と同じであり,重要度の高いエラーに対してフールプ

ルーフ策を選択することになる．フールプルーフは，発生防止としての「排除（作業の除去）」・「代替化（作業の自動化）」・「容易化（記憶や知覚・判断，動作）」，あるいは波及防止としての「異常検出」，「影響緩和」の5つのなかから選択する．優先順位があるわけではなく，一つで十分とも限らない．エラーごとに適切なフールプルーフ化を検討することが必要である．

6．FTA

1）FTAとは

FTAは，安全性上，その発生が望ましくない状況をトップ事象として，それを引き起こすすべての発生要因を漏れなく列挙するために使われる手法である．たとえば，FMEAで，重要度が高くしかも原因が多数予想されるエラーが抽出された場合に，そのエラーモードをトップ事象として解析することが効果的である．

図は「注射液を間違える」エラーの解析例を示している．FTAでは，事象がANDゲートとORゲートと呼ばれる2つの論理ゲートにより結合されている．それらの意味は下記のとおり．

・ANDゲート：すべての下位事象が生起したとき上位事象が発生する．
・ORゲート：いずれかの下位事象が生起したとき上位事象が発生する．

FTAを作成するためには，トップ事象がなぜ発生するのか，その直接の原因を考えて下位事象に列挙，論理ゲートで結んだ後，さらにそれら下位事象が発生する原因を考えてゆき，なぜなぜ分析を繰り返せばよい．

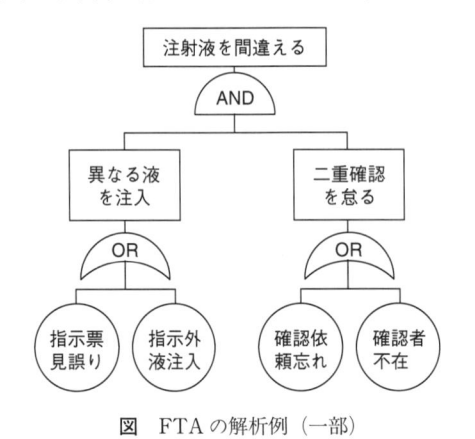

2）FTAの特徴

FTAの特徴は，①複数の原因で発生する多重故障を解析できること，②視覚的に理解が容易であること，③人間エラーを解析しやすいこと，である．ただし，時系列的な行動の連鎖を表現することはできない．

ツリーで得られた基本事象（図の最下段の○内の事象）のなかから，トップ事象に影響の大きな事象や発生頻度の高い事象を選んで対策を取ることになる．トップ事象への影響の大きさは，構造重要度などを利用して評価することもできる[1]．

基本事象の発生確率がわかっている場合には，トップ事象の発生確率を簡単に求めることができる．ORゲートでは和，ANDゲートでは積で計算すればよい．たとえば図のFTAで，基本事象の発生確率がすべて0.01であるとき，「異なる液を注入」する確率は0.01＋0.01＝0.02，「二重確認を怠る」確率も0.02であるから，「注射液を間違える」トップ事象の発生確率は0.02×0.02＝0.0004となる．このように，ANDゲートでは，発生確率を大きく下げることになる．

FMEAがボトムアップ的な手法であることに対し，FTAはトップダウン的な手法である．

標準的な医療行為は，多くの医療機関で共通の作業であり，現れるエラーモードはある程度特定されるだろう．各医療機関で類似のFMEAやFTAが解析されることになるが，他の医療機関での解析例を参考に，自機関での独自の作業過程に注目し問題を重点化することが効果的である．さらに，医療作業に多くみられる作業中断やコミュニケーション上の問題を考慮した解析を進めることが必要であり，必要に応じて，ETA (Event Tree Analysis) などを併用することが望まれる． ［田中健次］

図 FTAの解析例（一部）

参考文献

1) 鈴木順二郎, 牧野鉄治, 石坂茂樹：FMEA・FTA実施法, 日科技連出版社, 1982.
2) 小野寺勝重：グローバルスタンダード時代における実践FMEA手法, 日科技連出版社, 1998.
3) 小野寺勝重：国際標準化時代の実践FTA手法, 日科技連出版社, 2000.
4) http://www.patientsafety.gov
5) 中條武志, 尾辻正則, 松倉辰雄：ポカミス防止実践マニュアル（品質月間テキスト314）, 日科技連出版社, 2002.

47 QFD

1. QFD（品質機能展開）

品質機能展開（QFD: quality function deployment）とは「製品（JIS Q 9000）に対する品質目標（JIS Q 9000）を実現するために，様々な変換及び展開を用いる方法論」（JIS Q 9025）と定義されている．ここで変換とは「要素を，次元の異なる要素に，対応関係をつけて置き換える操作」（JIS Q 9025）であり，展開とは「要素を，順次変換の繰り返しによって，必要とする特性を定める操作」（JIS Q 9025）である．

この JIS で定義している製品とは有形財としての製品だけでなく，無形財であるサービスやシステムも含まれている．QFD はさまざまな場面での適用が可能であるが，適用の目的を明確にすることが実施の成果に影響する．QFD は万能ではないが，目的を確実に達成する方法としては優れている．目的達成に必要なツールを準備し，システマティックに目的遂行のためのボトル・ネックを抽出する具体的な方法論である．使用されるツールの作成段階には多少の時間を要するが，ツールが整備されてこのツールを活用するとさまざまなメリットが生まれる．

この意味でも準備段階での十分な検討が必要であり，ツールの使用可能性を含めて，目的に合致するツールの検討と，ツールの作成が必要となる．このツールとは後述する各種の展開表や一覧表，二元表で示される品質表，品質表の周辺に準備される比較分析表である．どのような展開表や一覧表を作成するか，どのような品質表を作成するか，どのような比較分析表を作成するのかは，QFD を実施する目的に依存する．

2. 品　質　表

品質表とは「要求品質展開表と品質特性展開表とによる二元表」（JIS Q 9025）であり，二元表（matrix）とは「二つの展開表を組み合わせてそれぞれの展開表に含まれる項目の対応関係を表示した表」（JIS Q 9025）である．この二元表と展開表が QFD における有力なツールである．展開表は抽象的な事柄を具体的な事柄に細分化するために用いられ，二元表はこれらの項目間の関係を明示するために用いられる．

QFD は「細分化・統合化の原理」「多元化・可視化の原理」「全体化・部分化の原理」の 3 原理を活用して目的を達成するが，この原理を具体化したものが品質表である．一般的な品質展開では市場の生の声を展開表にした要求品質展開表と，提供側が考える技術的な特性を展開した品質特性展開表との二元表が作成される．ここでの「一般的な」という意味は多くの企業で活用されているということと，最終顧客に直接提供する提供財の場合ということを含んでいるが，提供財に関する要求を最終顧客から収集し，この要求品質を具体的なレベルまで展開することから始められる．一般的な品質展開の構成図を図 1 に示す．

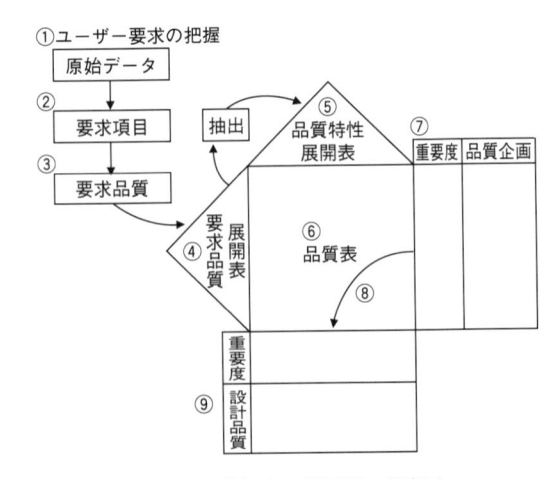

図 1　一般的な品質展開の構成図

一般的な品質展開では要求品質展開表と品質特性展開表との二元表の周辺に企画品質設定表や設計品質設定表が配備される．企画品質設定表では市場の声である要求品質に対して，その重要度や自社製品や競合他社製品についての充足レベルを比較分析し，企画を容易にしている．また，設計品質設定表では提供者側が考慮しなければならない技術特性に対して，その重要度や自社製品や他社製品についての実際の特性値が整理され，設計を容易にしている．

3. 業務機能展開

業務機能展開とは「品質（JIS Q 9000）を形成する業務を階層的に分析して明確化する方法」（JIS Q 9025）である．この業務機能展開と品質展開が車の両輪のように機能して品質機能展開（QFD）が実施される．有形財としての製品の品質にしても，無形財であるサービスの品質にしても，品質は業務によって確保される．特にサービスのような無形財に関してはサービス提供プロセスという業務の連続で品質が確保されたり，品質保証がなされたりする．

このため，無形財を提供する企業の場合には業務機能展開が必須となる．業務機能の展開は対象業務を機能表現することによって行われる．機能表現とは「名詞＋動詞」の形で表現することであり，「情報を伝達する」「伝票を整理する」などの形で表現される．この機能表現における名詞の部分は業務の対象を表しており，動詞の部分は作用を表している．対象と作用を明確に表記することによって業務を具体的に表現することができるが，名詞部分の対象や動詞部分の作用についてより具体的に表現することによって業務を明確に規定できるようになる．

業務機能は抽象的に表現することもできるし，具体的に表現することもできる．そこで業務機能を展開表に整理することで職務の分掌や不要な業務の検討が容易になる．業務を具体的な動作のレベルまで展開する必要はないが，後述するサービス提供プロセスを明確にして品質保証を行う場合には，単位業務のレベルまで展開することが必要である．

医療の場合の業務展開に用いられる二元表の一例を図2に示すが，業務の対象と作用を二元表に整理し，この組み合わせで本当に必要な業務を選定することが可能となる．そしてこの二元表から抜けのない業務を検討することもできる．

図2に示した二元表の交点のセルに，その業務に必要な工数（作業時間）を記入することができれば，作業配分に役立てることもできる．また，業務の優先順位を考慮して，確実な業務の達成に役立てることもできる．必要な業務を表出することが業務機能展開であり，情報が可視化できれば具体的な検討に入ることができる．

4. 医療におけるQFDの適用

医療においてQFDを活用する場合，その適用目的にもよるが準備すべき展開表や二元表はさまざまなものが考えられる．適用目的としてはプラス面の品質に関することと，マイナス面の品質に関することに大別できる．プラス面の品質に関する適用の目的としては顧客の要求する品質を把握し，顧客の要求を実現するための品質特性を抽出して病院の方針や顧客満足（CS）を実現する活動につなげることである．マイナス面の品質に関する適用の目的としては医療ミスやインシデントを撲滅する活動につなげることである．

前述したようにQFDを実施する場合には，その目的を明確にすることから始める必要があり，目的によって準備すべき展開表や品質表の形態はさまざまに考えられる．たとえば顧客満足の獲得を目的にQFDを実施する場合には患者要求展開表を作成し，企画品質設定表などによって比較分析から重要な要求を抽出して改善するという流れが考えられる．もし医療ミスなどの撲滅を目的とする場合には医療ミスの一覧表と業務プロセスの二元表を作成し，保証の網の考え方に従ってFP化につなげる流れが考えられる．

一般的な製造業の場合には要求品質展開表や品質特性展開表，機能展開表，機構展開表，測

作用(動詞) / 対象(名詞)		患者 体温	血液	血圧	脈拍	病状	病名	様態	行動	体	情報 医学書	カルテ	原因	薬 注射	麻酔	飲み薬	塗り薬	抗体	物 治療計画	医療機器	病気 感染	再発	併発
診察する	介護する									◎													
	調査する								◎	◎			○										
	抽出する						○																
	伝達する									○									○				
	採取する		○																				
	計測する	○		○	○																		
	整理する											○											
	作成する											○								○			
	追究する											○											
	記入する											○											
	検査する		◎							○													
	投与する													◎	◎	◎							
	処方する													◎									
	使用する													○		○	○						
	実施する																						
治療する	計測する	○		○	○															○			
	作成する											○								○			
	注入する													○									
	告知する					○	○	○															
	手術する									○													
	点滴する									○													
	診断する						○			○		○											
	調査する									○		○											
	使用する																						
	実施する													◎									
	評価する					○																	
	採取する		○																				
確認する	計測する	○		○	○																		
	連絡する							○	○														
	予防する																				◎	◎	◎
	管理する												○							◎			
	看護する									◎	○												

図 2 病院における業務の対象と作用

定機器展開表,素材展開表などさまざまな展開表が整備されているが,医療において考えられる展開表としては以下のようなものが考えられる.

展開表:業務機能展開表
　　　　業務プロセス展開表
　　　　医療ミス展開表　患者要求展開表
　　　　医療機器展開表　疾病展開表
　　　　投薬展開表　医療施設展開表
　　　　医療技術展開表など

　また,二元表としては要求品質展開表と品質特性展開表との二元表が一般的であり,品質特性展開表と機能展開表との二元表,要求品質展開表とFT表との二元表,品質保証項目展開表と業務機能展開表との二元表などのさまざまな二元表が整備されているが,医療においては以下のようなものが考えられる.

品質表:患者要求展開表＊業務機能展開表
　　　　業務プロセス展開表＊医療ミス展開表
　　　　医療ミス展開表＊医療機器展開表
　　　　患者要求展開表＊医療施設展開表
　　　　医療技術展開表＊疾病展開表など

5. QC工程表

　QFDは製造業の場合には設計段階で品質保証するためのQC工程表を作成し,サービス業の場合には企画段階で品質保証するためのサービス提供プロセスと管理項目を明確にすることを提案している.顧客の信頼感を得るために,提供者側が保有している知識や技術などの無形財を表出し,あらゆる角度から多元的な検討を加えて確実に顧客に提供するための管理資料を作成する.この管理資料の代表がQC工程表と呼ばれるものである.

　このQC工程表には管理項目と管理項目を制

御するための点検項目がプロセスごとに示してある．具体的な管理方法を企画・設計段階で十分に検討し，提供以前に整備するという考え方がQFDの根底をなしている．このためには品質に関する分析結果を表出すると同時に，この品質を確保するための業務機能を明確にして，これらの関係を把握することが必要である．QFDはこれらの一連の作業をシステマティックに推進するための具体的な方法を提供する考え方である． [大藤 正]

参考文献

1) 吉澤 正, 大藤 正, 永井一志：持続可能な成長のための品質機能展開, 日本規格協会, 2004.
2) 赤尾洋二, 吉澤 正（監修）, 新藤久和（編）：実践的QFDの活用, 日科技連出版社, 1998.
3) 大藤 正, 小野道照, 赤尾洋二：品質機能展開活用マニュアル2 品質展開法(1), 日科技連出版社, 1990.
4) 大藤 正, 小野道照, 赤尾洋二：品質機能展開活用マニュアル3 品質展開法(2), 日科技連出版社, 1994.
5) 大藤 正, 小野道照, 永井一志：QFDガイドブック, 日本規格協会, 1997.

原因分析技法

48　VTA手法

1. 安全管理サイクルとは

　医療分野に限らず，すべての産業分野において安全管理を進めるためには，事故や不安全事象が発生してから，再発防止が完結するまで一貫した手順を準備しておかなければならない．安全管理の場面では，難しい理論よりも，実践的な手順が優先されなければならない．この手順は，「安全管理サイクル」として広く知られているところである．
　安全管理サイクルは，起こった事象を正確に把握するところから立ち上がる．「何が，いつ，どこで誰によって，どのように発生したのか」を詳しく調べるのである．このとき，少しでも当事者や組織の責任を追及することは，事実を把握するために支障となる可能性がある．自己防衛本能や組織防衛本能が働き，日本の組織によく見かける「誰にも迷惑がかからない」形で処理することが当面の課題となってしまうのである．組織ぐるみで，不都合な事実を隠蔽してしまうのである．これでは，事実は把握できない．責任追及指向から対策指向型に意識を転換していかなければならないのである．
　安全管理者は，さらに意識を改革して，当事者とのインタビューについても効果的な手法を駆使していかなければならない．犯罪捜査ではなく，再発防止対策を導くための「協力依頼」という雰囲気を醸成するのである．したがって，対面する座席の位置にも配慮を要する．正面に位置することを避けて，テーブルの角を挟んで90度の位置関係で着席し，記録担当者の位置も，いつでも記録結果をみられるように工夫することが重要である．
　航空事故調査では，調査の基本的な目的として「処罰されるべき人を特定するのではなく，なぜ事故が発生したのかを調査することによって，航空システムの不具合を指摘する」ことが明記されている．事故調査結果から巨大な航空システムのどこに欠陥があったのかを導き出さなければならないのである．この発想法の根底には，「事故は単一の原因で発生することは少ない」という考え方がある．最も事故に近い当事者のエラーや失敗だけを調べても，事故に至ったのはもっと大きい背後要因が存在していて，それに当事者エラーが誘発されたのかもしれない．そうであれば，当事者エラーだけに目を奪われて背後要因を見落としてしまうことになり，再発防止対策は成り立たないことになる．このような考え方から，航空事故調査は，国の機関が担当して，当事者エラーが起こった背後要因の背後まで調査して，大きな背後要因を構成している航空システムを改善するのである．
　このような背景で，安全管理サイクルの起点である「事象の正確な調査」を科学的に行うことが重要なのである．
　起こった事象を正確に把握できたならば，「それがなぜ起こったのか」を科学的に追求する．この手順が，再発防止対策を誘導するために最も重要な段階となる．

2. ヒューマンファクター分析

1) ヒューマンファクター分析とは
　安全管理サイクルで最も重要となるのが，事象の科学的分析である．特に，ヒューマンファクターの分析が，必要となる．その主な理由は，事故やインシデントが発生した場合に，物理的な形跡は残るがヒューマンファクターに関する問題点や事実は全く残らない．したがって，当事者や関係者の記憶や証言から事実情報を求めることとなる．そして残された物理的事実と照合しつつ，発生した事実を整理して，背後要因を分析する資料とするのである．
　たとえば，ヒヤリ・ハット報告やインシデ

ト報告などの報告制度を設立し運用を始めても，せっかく寄せられた報告を分析せずに，報告数や報告項目を分類するだけでそれ以上前へ進めないことが多い．これでは，報告制度の目的は全く達成されず，労力を無駄に消費することになる．ヒヤリ・ハット体験でもインシデントでも，表面に現れている事象だけでなく，その背後に潜むエラーを誘発する要因を探求することが，再発防止対策を構築するためには不可欠だからである．

これまでにみてきたように，表面的な当事者のエラーには多くの背後要因が潜在していて，そのエラーを誘発している．したがって，「何が，いつ，誰によって起こされたのか」という事実調査に加えて，その事実が「なぜ起こったのか」を分析していかなければ，背後要因にたどり着くことができない．しかも，再発防止対策を構築する段階では，エラーの当事者が何をやったのかだけではなく，そのエラーを誘発した多くの背後要因を排除できる具体的な方策を導かなければならない．

そこで，起こった事実を把握して，その背後要因を見いだしたならば，さらにその背後に潜んでいた背後要因を可能なかぎり究明することが必要となる．起こった事実を把握するということは，通常行われているような行動，操作，判断などが，通常から逸脱した状況を正確に把握することである．エラーの本質でもある「意図せぬ結果」がどこから起こり始めたのか，それがどのように影響していったのか，そして，どのような流れのなかでさらに大きな問題に発展していったのか，を詳しく究明していくのである．

このように，表面化した事実だけでなくその背後に潜む背後要因を，主として人間の能力や限界，基本的特性などの視点から分析していく手法が，ヒューマンファクター分析なのである．

2) 分析方法

システム設計上の問題やヒューマンファクターの問題，組織の手順書や安全管理上の問題などを分析する手法は，これまで数多く提案されてきた．

① FTA（Fault Tree Analysis）：システムの欠陥事象（トップ事象）を設定し，関連するサブシステム，構成品などの原因とみなされる下部事象と論理記号を用いてFT（Fault Tree）図を作成し，さらに基本事象に故障の発生確率を割り付けて，トップ事象の発生確率を定量的に求めることもできる．システム欠陥事象に関連する信頼性問題の検討および必要な対策を求める手法．

② FMEA（Failure Mode and Effect Analysis）：設計の潜在故障モードを抽出し，その故障がシステムに及ぼす影響を順次考察して，定性的に評価し，システムの信頼性の問題点，および必要な対策を求める分析手法．

③ MORT（Management Oversight Risk Tree）：事故災害の発生原因を，背景的要因，発端的要因，媒介的要因，直接的要因に分け，シーケンス状にこれらが積み重なって事故・災害に至るという考え方に基づいて，システムをモデル的にとらえる手法．

④ RCA（Root Cause Analysis）：当事者エラーの表面化した事実の背後に潜むシステム的な弱点を探求して有効な再発防止対策を導き出すためのツール．米国の退役軍人病院（VA）で，「VA方式のRCA分析手法」として用いられている．わが国でも，国立保健医療科学院の教育カリキュラムに盛り込まれている．

⑤ J-HPES（Japanese Version-Human Performance Enhancement System）：米国で開発されたHPES（Human Performance Enhancement System）法を日本の現場に合わせて改良したもので，原子力発電所の保守作業での事故を，個々の背後要因まで客観的に漏れなく分析することを目的とした手法．各種のタスクアナリシス（Task Analysis）やFTA，多重防護などの階層的対策理論などをベースにしており，現在，原子力産業の現場で一般的な分析手法として利用されている．

⑥ VTA（Variation Tree Analysis：バリ

エーションツリー分析法）（本稿で詳細説明）：作業主体ごとの時系列行動の流れを相互関係的に追跡して，事故防止のため排除すべき変動要因（排除ノード）やその流れを検索する手法．

⑦ M-SHEL モデル：オペレータである中央の L (Live ware) を中心として，周囲を取り巻く S (Soft ware)，H (Hard ware)，E (Environment)，L (Live ware) ならびに M (Management) との接点を詳しく分析する手法である．

3. バリエーションツリーに関する基本的理論

事故事象の分析法については，上に示したような多くの手法が用いられてきたが，ヒューマンファクターに関する分析では，通常と違った行動や操作，あるいはエラーが起こった順序が大切であることから，1980年代の半ばに，Leplat と Rasmussen によって，時間軸に沿ってそれらを分析していく手法が提唱された．その基本的な考え方をみてみよう．

VTA は，1987年，Leplat J ならびに Rasmussen J らによって認知科学の分野から提案された対策指向型の，定性的事故事例の事後分析手法である．通常からの変化や逸脱に注目し，どの時点からその傾向が現れたのかを究明する．したがって，推定的な要因を含めず，確定事実のみを分析対象とする．通常どおりにすべてが進行すれば事故は発生しないとの観点から，通常から逸脱した行動や判断，その結果としての状態などが事故の発生に関連したと考える．通常から逸脱した行為などを総称して変動要因 (node) と呼び，それらを時系列に整理して記述することによって，逸脱していく様子を詳細に検討する．そのなかで，排除すべき変動要因 (cancelling node)，通常から逸脱させた背後要因や，次々と連鎖していく変動要因の関連を断ち切る (breaking path) ことができなかった環境要因などを明らかにしていくのである．

ツリーの描き方は，FTA (Fault Tree Analysis) の考え方を基本としているものの，

記　号	記号のもつ意味
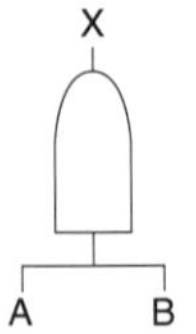 X ∧ A　B	ANDゲート：すべての入力事象（A, B）が共有する場合にのみ出力事象（X）が発生する． 理論的な関係は理論積として次のようになる． A・B=X
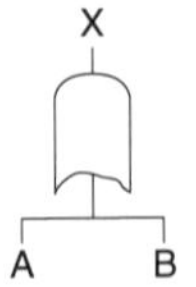 X ∩ A　B	ORゲート：入力情報の少なくともいずれか一つ（AまたはB）が起きれば，出力事象（X）が発生する． 理論的な関係は理論和として，次のようになる． A+B=X

図1　FTAにおける論理記号（抜粋）[7]

発生順に整理することと，「ANDゲート」のみを用いて，「ORゲート」を用いないことが特徴であった（図1）．

初期の段階で Leplat J らが提案した VTA は，次のようなものであった．

1）シナリオ

トラックの運転手がある目的地に荷物を配達するように指示された．しかし，彼がいつも運転するトラックが故障していたので代わりのトラックを使うこととした．そのトラックは使い慣れていなかったうえに，ブレーキの不具合をもっていることがわかった．荷物を積み始めたが，結局積み過ぎとなった．いつもの道路が工事中で閉鎖となった．そこで運転手は迂回路を選んだが，そのルートには思いもかけない急な下り坂道があった．下り坂に加えてブレーキが不良だったので，スピードが出すぎてうまく道路に沿って走ることができずにハンドルを切り損ねてはみ出してしまい，道路の側壁に衝突し，重傷を負った．

通常から逸脱した状況というのはよくあることであって，必ずしも行為者の意思によるものとは限らない．その要因は道具や機械の状態であったり，道路や天気のような環境であったりする．このように分析していくと，運転手がブレーキに不具合があるのを知っていてこのトラックを使ったことに問題がありそうである．また，いつもの道路が工事で閉鎖されてしまったために選んだ道が不本意にも，急な下り坂道で

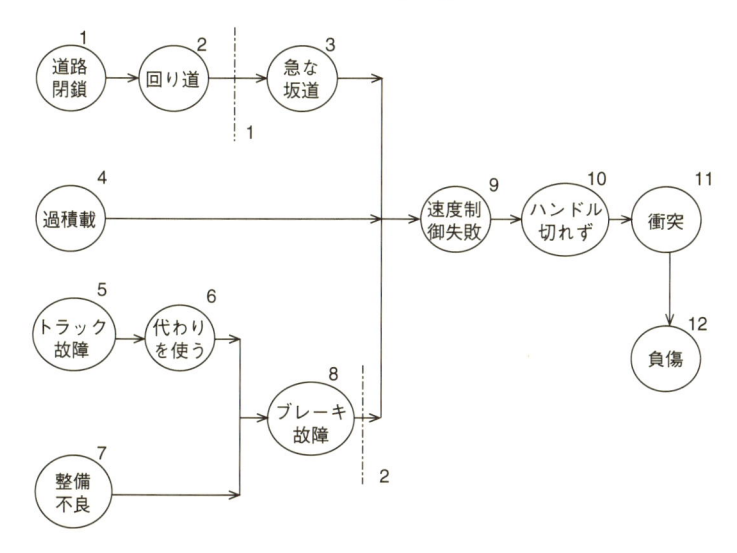

図 2 Leplat らの提案による VTA 手法[8]

あった．この迂回路選定にも問題がありそうだ．Leplat らは，これらイベントを図 2 のように図示してわかりやすく整理したうえで詳細に分析を行っている．

2） ノードの排除

(1)，(2)，ならびに (3)：これらは，道路の状況に関する事項でそれら自体では状況を改善できない．坂道の傾斜をなだらかにする提案は一般的ではないが，この事故に対する特別な (ad hoc) 解決策であると考えられる．

(4)：過積載，次のような対策が有効である
　　―探知：過積載警報を装備することによって運転手に注意喚起できる
　　―監視：最も簡単な重量情報への立ち入り
　　―評価：判断基準を変更する，これは熟練運転者レベルでは動機づけが難しい．賃金体系や，罰則規定などの会社ポリシィなどの社会的労働条件などの検討が必要になる．

(5)，(6)：故障トラックと代車選定；トラック割り当て基準の変更

(7)：不十分な整備作業；整備部門の再編

(8)：ブレーキ故障；
　　―探知：ブレーキ磨り減り探知警報システム，定期点検の実施
　　―評価：ブレーキ交換基準の変更，罰則

(9)，(10) ならびに (11)：運転制御に失敗，トラックの状況を把握していたのであるからキャンセルを含めた判断と，緊急に備えた手順を考える．緊急に備えた実際の訓練が必要．

(12) けがの回避：シートベルト着用，トラックボディの衝撃吸収設計など．

3） 関連性を断ち切る

1：急な坂道を避ける：道路上の坂道情報，坂道の影響のよりよい理解（熟練運転者には合理的評価は望めないが）．

2：運転者に (8) のようなブレーキの不完全なトラックを使わせない．

このようにして，安全担当部門でしか入手できない過去の事故統計や多くの危険行為データに頼ることなく，現場において発生した事故やインシデントを手軽に分析することによって，具体的な再発防止対策を迅速に誘導する手法が提案されたのである．

4. VTA 手法開発の経緯

VTA は，上記の Leplat と Rasmussen による認知科学分野からの提案を，早稲田大学人間科学部黒田勲教授（当時）らによって，建設分野において実用化するための研究が展開されて現在の形が考案されたものである[1]．

早稲田大学黒田研究室では，その後も継続的にVTAの研究を行い，製造業分野，原子力発電分野，宇宙開発分野などへ実用化を拡大していった[2]．さらに，VTAの研究は，同大学石田研究室に引き継がれて，交通事故の分析に適用された[3]．引き続いて，筆者らが航空機事故の分析に適用し，国際航空心理学シンポジウムで紹介した[4]．

このようにして開発されたVTA手法は，製造業分野，医療分野などをはじめ産業界全般にわたって，安全研修会や安全講演会などを通じて広く紹介され，現場で手軽に応用できる事故事象分析手法として活用されつつある．

5. VTA手法の基本的考え方

さて，VTAはヒューマンファクターにかかわる事故やインシデントを分析する手法であるが，それは次のような基本的発想から成り立っている（図3，表1）．

1) VTA手法の基本的思想

① ヒューマンファクターの視点から事故やインシデントを分析するため，分析過程で人間行動の流れを中心にアプローチする．

② 作業がすべて通常どおりに進行していれば事故は起こらないと考え，通常から逸脱した操作や判断，その結果としての状態を時間軸に沿って分析する．

③ 関係者の責任追及ではなく対策指向型の手法をとる．

④ 手法の簡易性を重視し，過去の事故例や膨大なデータの共通点に頼ることなく，現場でまれに発生した事故やインシデントを独自に分析することを可能にしている．

⑤ 人間行動の背後に潜むエラー誘発要因とそれらが事故に結びつく状況の流れを探求する（EFC: Error Forcing Context, PSF: Performance Shaping Factors など）．

⑥ 現場の職務を熟知した要員を含む複数の分析者によってディスカッションしながら多角的に分析を行う（個人による分析結果の偏りを防ぐ）．

⑦ FTAの考え方を根底においてはいるが，分析には推定要因を含まず，不具合に至った事実のみを分析対象とする．

⑧ 分析結果はあくまでも定性的な取り扱いを前提としており，定量化を視野に入れていない．

⑨ Treeには，「ANDゲート」のみを用いて，「ORゲート」は用いない．

2) VTA手順

ここで，バリエーションツリー（Variation Tree）を用いたVTAの手順を整理する．

事故やインシデントの発生に際し，それらにヒューマンファクターが関与しているかどうかを見極めるための識別を行う．ヒューマンファクターが関与しているならば，ツリーを描くために発生経緯を調査し，変動要因を抽出する．ツリーが描けたならば，ツリーを検証して問題点の分析・識別を行う．すなわち，排除ノードならびにブレイクを検討する．

次に，排除ノードやブレイクの背後要因をさらに分析を用いて検討する．そして，有効な対策を導き出すのである（図4）．

6. バリエーションツリーの描き方

はじめに，バリエーションツリーは，図5のようなフロー図に従って作成する．

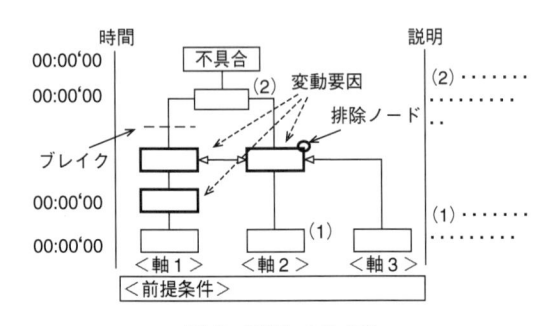

図3 VTAの基本型

表1 VTAで使用する記号

□	ノード：オペレータが通常から逸脱した行動
▭	ノード：通常から逸脱した判断・発話
←	ノード間で特に影響ある項目
------	ブレイク；ノードとノードとの間に引く
○	排除ノード：ノードの右肩につける
(n)	欄外右で説明したノードに番号をつける

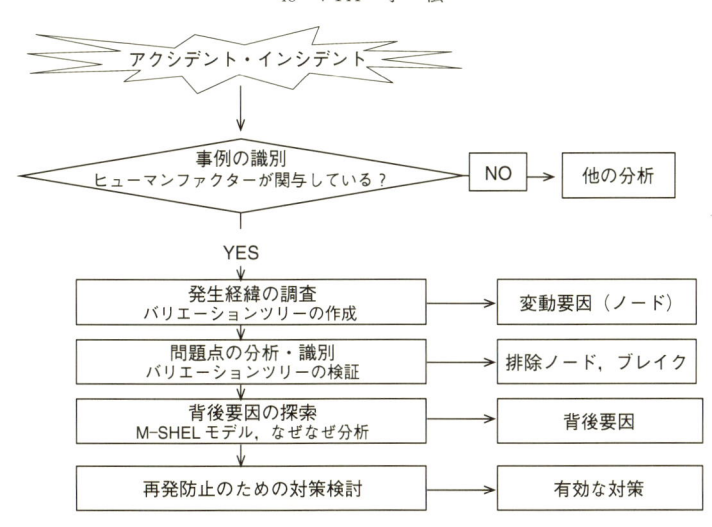

図4 ヒューマンファクター分析手順

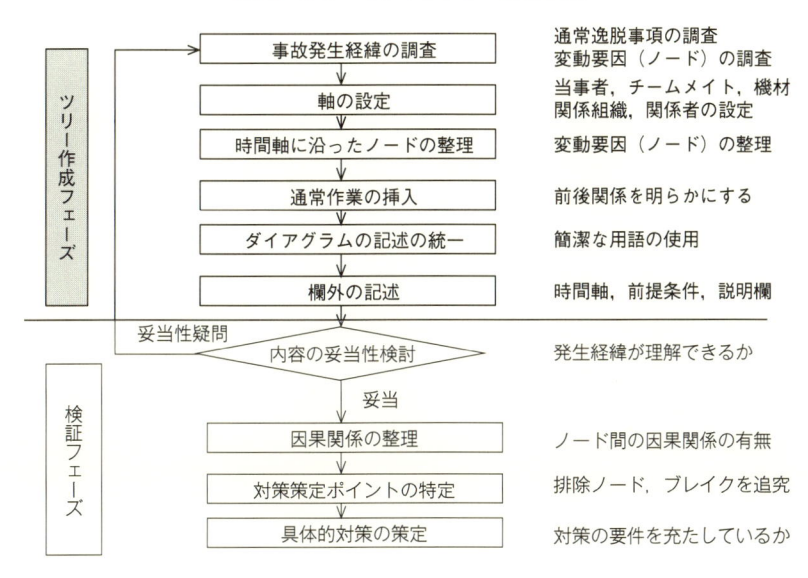

図5 バリエーションツリーの作成方法

1) 事故・インシデント発生経緯の調査

どの時点から通常からの逸脱が始まったのか，その逸脱が拡大していった経緯，すなわち変動要因（ノード）を詳細に調査する．特に，このフェーズでは，当該業務に精通した人々によって調査を行うことが推奨される（表2）．

① 不具合の調査方法：通常から逸脱した事項の調査は，当事者，関係者へのインタビューを通して行う．ここで重要なのが，責任追及ではないことの明言である．犯罪捜査や事情聴取ではない．再発防止のための資料提供を求めているのであって，担当者はインタビューテクニ

表2 事故とインシデントならびにヒヤリ・ハットの違い

事故	インシデント	ヒヤリ・ハット
「重大な」重傷や損害を伴う事象，航空分野のように厳密に損害の程度を示して定義づけている例もある（ハインリッヒの法則でいう1件レベルの事象）	「軽微な」傷害や損害を伴う事象，もしくは，損害を伴わないが危険であった事象（同じく29件レベルの事象），安全報告の対象となることがある．ヒヤリ・ハットもこの範疇に入れる場合が多い	傷害も損害も伴わない事象で，危なかったと感じた失敗体験など（同じく300件レベルの事象）．このレベルの体験は，責任追及の対象にならず，安全情報の貴重な資料として機能する

ックを心得えていることが望ましい．すなわち，テーブルへの着席の仕方や記録係の位置にまで配慮することが必要である．協力要請の雰囲気をもたせるためには，直角に対面するのでなくやや斜めに位置することも効果的であるとされている．記録係の配置は，インタビューを受ける者が記録内容を確かめようと思えば視界に入るような関係位置が望ましい．事故やインシデントに関与した者は，多かれ少なかれ引け目を感じているに違いない．高度な技術者の場合は，自己嫌悪に陥っているかもしれない．インタビューの仕方によっては再発防止に協力を得やすい心理状態にあると考えてよい．しかし，いささかでも責任追及の雰囲気を感じたならば，自己防衛本能や組織防衛本能が働いて，決して協力的な姿勢をとってはくれないと考えておくことが大切である．

対象者が当時の状況を思い出せる事柄は，直接事故に関係ないと思われることでもすべて話してもらうことが大切である．後に背後要因を分析するときにいきてくるからである．また，通常からの逸脱がなぜ起きたのかという視点から話してもらうように質問することも有効である．

インタビューの際には，先入観をもたずに事実関係のみに注目することが原則である．意外な事実を否定する傾向があるが，これも慎まなければならない．熟練管理者や上司の立場にある者が陥りやすい失敗である．インタビューの結果はできるだけ正確に詳しく記録しておく．それらを整理すると表3のとおりである．

不具合調査の場面で，重要な要素は，当事者だけでなく多くの関係者に広義のヒューマンファクターが潜在していることを認識することである．当事者の操作に明らかにエラーが認められたとしても，その機械を設計した人，製造した人，設置した人，マニュアルを作成した人，訓練した人，勤務割を作成した人など実に多くの人々が関与している．それらの人々が間接的にエラー誘発要因を作り出している可能性があることを認識することが重要である．さらに，人だけでなく機械そのもの，手順や訓練方法，仕事の環境，人間関係といった広範な要素が直接的あるいは間接的に背後要因となっているかもしれないという認識を，不具合調査の過程で深めていくことが望まれるのである．

② 調査実施上の具体的着眼点：VTA手法では，不具合の調査を行う段階で，その原因に着目するのではなく，「通常とは異なる事項の存在」すなわち「変動要因（ノード）」に注目する．そこで，5W+1Hの視点から，作業の全工程について調査を行う（表4）．

以下のような変更がなされた場合には，たとえ意図的に行われたとしても，変動要因（ノード）として注目する．

・マニュアル，手順書の改訂

表3 不具合調査の8か条

1. 責任追及でなく「対策指向型」に徹する
2. 事情聴取ではなく協力要請の雰囲気を醸成する
3. 先入観を排除し，発生した事実から直視する
4. 事実を感情論や「～べき論」などで否定しない
5. 直接関係ないと思われても，当事者の思い出す事情，環境などをすべて聞き出す
6. 通常と違った行動，判断などを抽出する
7. 「なぜその事象が発生したのか」に重点をおく
8. 調査内容は正確にできるだけ詳しく記録する

表4 5W1H

・誰が（Who）	作業者，指揮者，監督者	実施者が途中で交代するなど異なる
・いつ（When）	時間，順序	実施時間が遅れるなど計画と異なる
		実施順序，タイミングが異なる
・どこで（Where）	場所	実施した場所が異なる
・なぜ（Why）	目的と必要性	実施した目的が異なる
		必要性のないことを実施
・いかに（How）	方法と手順	実施した方法や手順が異なる
何に基づいて		実施の根拠や基準が異なる
・何を（What）	対象物	実施した対象物が異なる

・作業実施順序の変更
・作業場所の変更
・作業実施スケジュールの変更
・作業者の交代
・設備,機械の変更や本来の用途外の使用
・何らかの理由による予定外の作業の中断
・作業環境の変更
・設計,仕様の変更
・担当者,担当部署の変更

変動要因(ノード)を抽出できたならば,全作業工程のどの段階で発生したのかを整理しておく.

2) 軸の設定

次の段階では,変動要因(ノード)にかかわる人,組織,機械,環境などを「軸」として設定して,時間軸に沿って通常からの逸脱状況を整理する.行為や判断の主体,その結果として変化する状況の主体などであって,次のようなものを軸として設定する.

・当事者,関係者:直接不具合に関与した者で,作業者,指揮者,監督者,設計者,チームメイト,後方支援者など
・組織,部署:関与した組織で,グループ,課,部,企業など
・設備,機械:原子炉や航空機,船舶などの巨大システムから自動車や工作機械など作業者によって操作され,作動する機材,装置など
・環境:作業場や道路など自然現象や人為的操作によって変動する環境

次の「針刺し事故」の事例を用いて軸を設定して,変動要因を整理してみよう.

事故の概要:当事者は3年目の中堅看護師で,外科手術チームの一員として,胃悪性腫瘍摘出術(C型肝炎)手術中,使用した縫合針を執刀医から受け取るとき,次に用いるはさみを準備していて注意をそらしたため,自分の右手親指を刺してしまった.深夜で全員が疲れていてほとんど無言の状態で,声も小さく会話が聞こえにくい状況であった.執刀医はベテランの副院長だったのでやや緊張して作業に臨んでいた.刺した指は少し出血していたが手術中にそのことを報告できずに手術終了後,治療した.なお,この時点では,鈍針(安全縫合針)を採用していなかった.

3) 作業手順

① 準備された想定事故事例を熟読する.
② 概要を理解し,5W1Hのうち,何が,いつ,どこで,誰によって,どうなったのか,という客観的な状況を把握する.
③ 軸を設定する.

| A看護師 | 執刀医 |

④ 軸や変動要因(ノード)その他の記述事項は,準備されたカード(ポストイット)に記入し,順序よく模造紙に貼り付けていく.これは,直接模造紙に「太枠四角形のダイヤグラム」を作って書き込む方法に替わるもので,書き換えや並べ替えが簡単にできるメリットがある.

| 次の用具を準備 | 肝炎患者手術 |

⑤ それぞれの発生順序を調べて,発生時間がわかれば,時間軸に標記する.
⑥ 全体にかかわる要素(当事者の属性や経験年数,組織のポリシィなど)を「前提条件」として,下部の欄外に記入する.
⑦ 変動要因(ノード)の記述で不足する情報は,番号で呼び出して右欄外の説明欄で補足する(図6).
⑧ 変動要因(ノード)間で関連するものを片矢印または両矢印で結ぶ.
⑨ ツリーが描けたら,「排除ノード」選定して,ダイヤグラムの右肩に○印を付す.
⑩ さらに,「ブレイク」を決定する.「排除ノード」や「ブレイク」は,複数であってもよい.

7. バリエーションツリーの検証方法(検証フェーズ)

バリエーションツリーが描けたならば,その妥当性を検討する(図7).ツリーを描くときの参加者に関するポイントは,「当該作業に精通していること」が挙げられるが,ツリーの検

原因分析技法

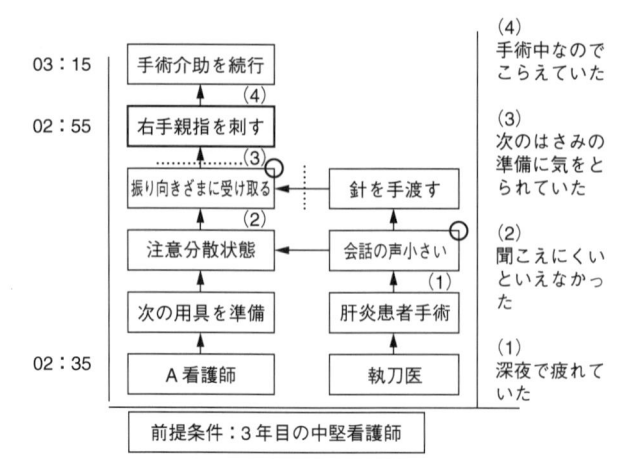

図6 バリエーションツリーの完成

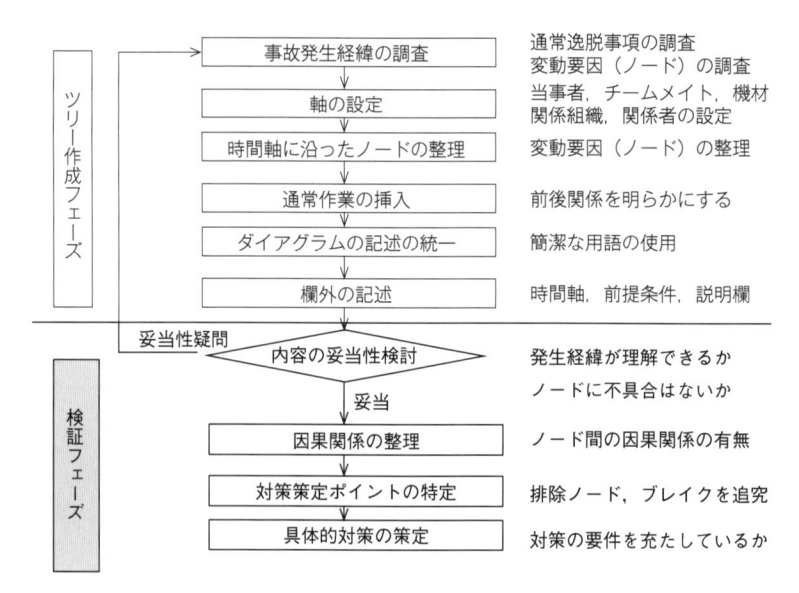

図7 ツリーの検証

証を行う段階では,「できるだけ多くの関係者による検討」が推奨される.分析者個人の視点や立場による偏見を補強するためである.

ツリーの妥当性とは,不具合発生の経緯を理解できるか,変動要因(ノード)に誤りがないかを再検討するのである.次に,変動要因間の因果関係の有無を検討する.そのうえで,対策を策定するポイントを抽出する.したがって,できるだけ多くの参加者によっていろいろな視点から検討を行う必要性がある.

1) ツリー全体の内容の妥当性を検討する

ツリー作成段階では,当該業務に精通していることを優先させて担当者を選定した.このため少数精鋭型になりやすい.分析者の専門知識や立場,視点などによって作成段階で考え方に偏りが生じやすい.そこで,できるだけ多くの参加者による意見交換を行いながら次の2点について検討を行う.

① ツリーから不具合発生の経緯が理解できるか:ツリーは,通常から逸脱した行為や判断,結果としての状態などが,必要に応じて通常操作なども含めて記述されているはずであるが,それらから不具合発生の経緯が正しく理解されるかを検証する.もし発生経緯が理解でき

248

なければ，再度事実関係に照らして，軸や変動要因，必要に応じて通常操作なども補強していく．判明している事実だけでは不具合の発生経緯が理解されないとなれば，再度事実調査などバリエーションツリー作成のための一連のステップをふむこととなる．

また，完成したツリーの軸が一部重複していたり不必要と思われるものについては，除去するか他方の軸とまとめるなどして，できるだけ軸を少なくして煩雑になるのを防ぎ，発生経緯をわかりやすくすることが重要である．

欄外の記述，時間軸，前提条件，説明欄なども情報の完全さや特定の個人や組織の責任を問うような記述になっていないことを確認する．

② 変動要因（ノード）に漏れや不具合はないか：次の2つの視点から変動要因の漏れがないかを検討する．変動要因としてとらえられなかった背後の事情，つまり作業現場以外の意思決定の段階で，見逃していたり，勘違いしていたことが原因で不具合を誘発したような事実が明らかになった場合，新たに変動要因として設定して，対策誘導のための資料として活用していく．

もう一つは，説明欄で記述したために変動要因として取り上げていなかったものはないかを検討する．変動要因として扱われなかった場合には，対策を検討するステップで見落とされる可能性が高いからである．

2） 変動要因（ノード）間の因果関係の有無

次に，変動要因間の因果関係を検討する．変動要因間の因果関係は，その工程で発生するものとそれ以前から引きずっていて，その結果として影響するものとがある．いったん通常から逸脱すると，なかなか復元できないのが常である．

因果関係が複雑な場合には，関係する変動要因間を矢印で結んで示す．相互に関連する場合には両矢印で結ぶ．誤った指示を受けて通常から逸脱した操作を行った場合や，情報のやり取りの過程で誤解を生じて操作を誤ったような場合などでは，両矢印で示すが，それらの間には多くの背後要因が含まれている可能性がある．

この因果関係は，責任の所在を明らかにするための検討ではないので，関連があると推測できるすべての要素を描くことによって，そこから対策を導くことを可能にするためであるから，変動要因を記述するときのように発生した事実に限定する必要はない．関連性が不確実であっても，関連があると考えて対策を誘導する資料とする．

3） 対策策定箇所の特定

バリエーションツリー作成作業の最終段階は，対策策定ポイントの特定である．ここでは，完成したツリーから問題点を抽出して，「何をどうすればよいか」を見極めるのである．繰り返すようであるが，「誰が悪かったのか」という責任追及の発想ではなく，同様な不具合の再発を防止するための有効な対策を構築するためには，どこを改善する必要があるのかを検討するのである．そのために，次の2つの作業を実施する．

① 排除ノードの特定：排除ノードとは，通常から逸脱した変動要因（ノード）を取り除くか，通常に戻すための対策を講じることで改善が図れる可能性をもつ部分であって，ダイアグラムの右肩の丸印を付して表すこととする．変動要因には「原因」と「結果」が考えられるが，それらがどのように影響し，かつ発生するに至ったのかを深く検討することになる．排除ノードは一つにとどまらず，考えられるすべての変動要因について排除できないかを検討する．

② ブレイク箇所の特定：ブレイクとは，変動要因（ノード）間の関連を断ち切って影響を食い止めることによって以後の変動要因の発生を防止するという考え方である．ブレイクは，説明欄や前提条件の記述内容を考慮に入れ，複数の箇所に設けることが必要である．一つの変動要因が次々と新たな変動要因を誘発する状況の流れをせき止める役割を果たすものだからである．

8. 背後要因の探索

1) ヒューマンファクターの視点

VTA手法は、人間行動の流れを中心にその背後に潜む問題誘発要因を明らかにするための分析手法である。人間の行動に影響を及ぼす要因は、複雑多岐にわたるため、分析を進める過程においては常にヒューマンファクターの視点から作業を進める必要がある。

人間の能力や限界、人間の基本的な特性などに関する知見を有効に活用するとともに、ヒューマンエラーや不具合が発生するメカニズム、すなわち当事者エラーと組織エラーという発想法に基づいて分析を進める必要がある。当事者エラーは、具体的で目にみえるうえ、指摘しやすく対策も打ちやすいため、当事者への表面的な改善策を打って一件落着させてしまう傾向が強い。しかし、バリエーションツリーで分析した排除ノードやブレイクをさらに分析すると、当事者エラーを誘発する背後要因に到達することが多い。それらの背後要因をヒューマンファクターの視点からさらに分析するのである。そこには、当事者つまり人間個人の能力の向上や努力では改善できない問題が存在するかもしれない。つまり、一般的なエラー防止対策やエラーの影響を最小化する対策だけでは不十分で、組織ぐるみで改善を図らなければならない問題に到達できる可能性がある。

それらは、ツリーを検証した結果明らかになった排除ノードやブレイクをさらに分析することによって可能となる。具体的には、なぜなぜ分析（Why-Why Analysis）やM-SHELモデルなどを併用して多角的に検討を加えるのである。しかも、複数の検討者によって幅広い視点から検討を行うことを推奨している。

2) なぜなぜ分析の活用

ヒューマンファクターの視点から排除ノードやブレイクをとらえるとき、それらは関与者の意思に関係なく、その背後要因によって誘発されるものと考える。そこで、排除ノードやブレイクの個々についてなぜそうなったのかを検討していく。一つの事象が起こる背後には、それを誘発した理由が複数存在する。その理由の背後にも、同様にまた背後要因があると考える。このような発想法は、QC活動のなかから考案された「なぜなぜ分析」手法によって実用化されている[5]。

なぜなぜ分析法では、事故や不具合などの現象を発生させている要因を規則的に、順序よく、漏れなく把握するための手法である。したがって、特別な技法や知識を必要とせず、手軽に活用できることが特徴とされている。

分析の手順は、対象となる事象に対して、「なぜ」発生したのかという要因を抽出し、わかった要因それぞれに対し、さらに「なぜ」を繰り返していく。最後に明らかになった原因の源が「根本原因（root cause）」である。この根本原因を除去し、改善すれば再発防止につながると考える。この手順を現象にまでさかのぼって、事故事象を再現することによって、分析が理論的に正しいか、無理な条件がないか、などを確認することができる。そして現象の発生に影響を及ぼした要因を漏れなく抽出することができる（図8）。

3) M-SHELモデルの活用

バリエーションツリーから有効な対策を導くために、分析結果を検証してM-SHELモデルを活用して、原因と問題点を整理する（表5）。

4) さらに対策立案へと進める

従来型の対策立案方式では、「当事者の看護師に気をつけるよう注意する」もしくは「安全に介助作業ができるように再教育する」といった、現象面に対する手当てのみで一件落着させていたのではないだろうか。事故は、当事者の不注意だけで起こるものではない。注意を別の対象に向けさせる背後要因が潜在していたからなのである。この分析を通じてその背後要因を明らかにすることができた。不注意だけでなく、事故の遠因となっていた背後要因も明らかになった。縫合針の問題、手渡し要領の問題、二重手袋の工夫、緊張の緩和や和やかな雰囲気の醸成、医師と看護師間の権威勾配の問題、もっと広い視野では、手術チームのチーム単位で

48 VTA 手 法

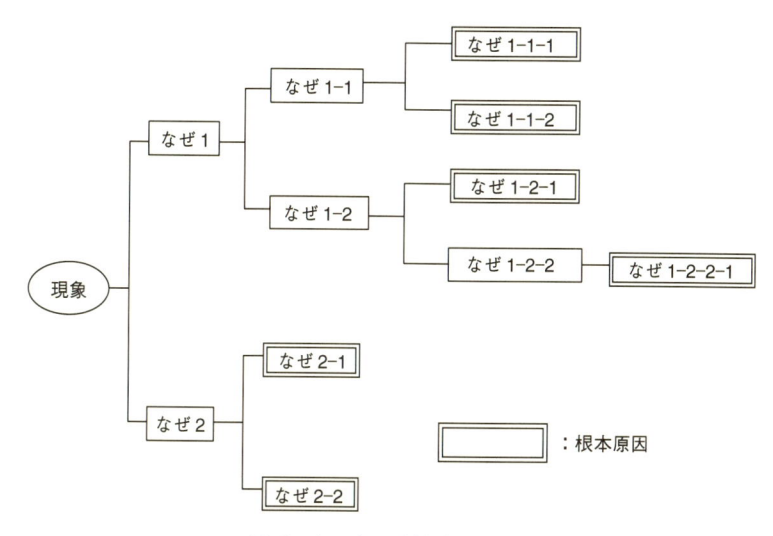

図 8 なぜなぜ分析手法の概念

表 5 M-SHEL モデルで原因分析

	原因と問題
M	不適切な勤務管理・機材の導入の遅れ
L-S	直接手渡しをしていた
L-H	丸針を使用（安全縫合針でなかった）
L-E	過度に緊張する雰囲気
L-L	権威勾配が過大であった
L	注意分散（針刺し後も介助を続ける）

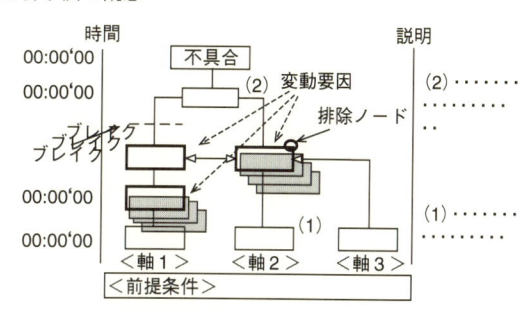

図 9 背後要因の背後に何があるか

表 6 対策を立案

	原因と問題	対　策
M	不適切な勤務管理（安全機材導入遅れ）	手術チーム単位の技能訓練の導入
L-S	直接手渡し方式（二重手袋でない）	安全地帯を設けて，いったんそこに置いて授受する，二重手袋使用
L-H	丸針を使用（安全縫合針でない）	鈍針などの安全針に切り替える
L-E	過度に緊張する雰囲気（手術遅れ）	タイムプレッシャーによる緊張を防ぐ工夫
L-L	権威勾配が過大（副院長）	和やかな雰囲気の醸成
L	注意分散（針刺し後も介助を続ける）	過大な負荷を防ぐ，率直にものを言う

の訓練の必要性，あるいは安全機材の早期導入など，同様事故の再発防止のための対策が次々と浮かんでくる（表6）．これらのなかから，対策の8か条に照らして最も有効と思われる項目から実践していくのである（図9）．

バリエーションツリーの排除ノード，ブレイクのすべてについてなぜなぜ分析を行いそれぞれに奥行きをもたせる．背後要因，根本原因が明らかになってくる．

[石橋　明]

参考文献
1) 黒田　勲監修：対策指向型の災害分析手法を考える，大成建設安全部安全管理室，1994．
2) 宇宙開発事業団：ヒューマンファクター分析ハンドブック，2000年6月5日制定．
3) 石田敏郎ほか：バリエーションツリー分析による事故の人的要因の検討．自動車技術会論文集，**30**(2)：125-130，1999．

4) Ishibashi A : Analysis of Aircraft Accidents by means of Variation Tree. 米国, オハイオ大学, 第10回国際航空心理学シンポジウム, 1999.5.4, Proceedings Page 1136-1142.
5) 小倉仁志:なぜなぜ分析徹底活用術, 日本プラントメンテナンス協会, 1997.
6) 石橋 明:事故は, なぜ繰り返えされるのか, 中央労働災害防止協会, 2003.
7) 鈴木順二郎ほか:FMEA・FTA実施法, 日科技連出版社, 1983.
8) Leplat J, Rasmussen J : Analysis of Human Errors in Industrial Incidents Accidents for Improvement of Work Safety. In Rasmussen J, Duncan K, Leplat J (Eds) : New Technology and Human Error, John Wiley & Sons, Chichester, pp 157-168, 1987.

原因分析技法

49 M-SHEL モデル

1. M-SHEL モデルの生い立ち

発生事象へのヒューマンファクター的アプローチを行うために開発された事象分析ツールであって、1972年英国のエドワーズ教授（E Edwards）が、同年ロンドンで開催された英国エアライン・パイロット協会（BALPA）の技術シンポジウムで「安全のためのマン・マシンシステム（Man and Machine System for Safety）」というテーマの講演で発表した．

これは、発生した事象の問題解決において、オペレータ（人間）を中心に、関与する諸々の要素を、「ソフトウェア」（手順書やマニュアル、教育訓練、いわゆるソフトなど）、「ハードウェア」（機械、装置、施設など）、「環境」（温度や湿度、明るさなどの作業環境、雰囲気やしつけなどの心理的環境など）、「人間」（上司やチームメイトなどオペレータ以外の関係者との関連性）を明らかにすることが、改善すべき不具合の所在を突き止めるうえで、有用であるという発想である．

この理論は、当時のヨーロッパでは最先端を行っていた航空界で支持されて、世界に紹介され、IFALPA（国際エアラインパイロット協会）やIATA（国際航空輸送協会）などでも盛んに引用された．

このエドワーズ教授の理論をベースに、オランダ航空のキャプテンで認知心理学者のホーキンス（F Hawkins）によって、さらに実用化のために積み木状のモデルが考案された．ホーキンスは、積み木の接点の部分を凹凸の形で表した．中心のオペレータと周囲のSHELとの凹凸には重要な意味があって、たとえば人間の「L」には、人間の能力の差や限界、あるいは基本的な特性があって一様ではないこと（これを「バリエーション＝変動要素」といっている）を表している．周囲を取り囲む「S」「H」「E」などにも同様に直線で表せない変動要素があって、おのおのの中心の「L」との間で凹凸部分を嚙み合わせる施策が必要になってくることを表現している．

たとえば、中心の「L」を周囲の要素に嚙み合わせようとすれば、適性検査による選抜や特別な教育訓練を行うという対策が必要になる．初期の航空機には、人間工学上の問題が山積していたため、パイロット候補者採用に当たって、さまざまな適性検査が考案された．人間を周囲の諸要素に適合させようという発想である．

同様にして、周囲の諸要素を中心の「L」に適合させるアプローチも考えられている．人間の特性や能力に合わせて、機械を設計する、環境を整える、エラーを冒しても気づかせる手順を準備するなどの対策である．

したがって、積み木状の要素を単独でとらえるのではなく、「L-S」「L-H」「L-E」「L-L」というように「一対」で考えられるようになったのである．ヒューマンファクターは、人間自身の問題にとどまらず、関連する周囲のあらゆる要素との接点においてとらえることの重要性が提唱されたのである．

このようにして、「SHEL」モデルは完成され、1984年に欧州共同体（当時）で発表されて、世界中の航空界に紹介された．このモデルは、ヒューマンファクターを理解するためのツールとして優れていたことから、国際民間航空機関（ICAO）によって、航空界共通の理念として公式に採用され、世界の航空界に普及させることとなった．

2. マネジメントの要素を追加

1990年代後半に、東京電力原子力研究所ヒューマンファクター研究室や日本ヒューマンファクター研究所などが、「SHELモデル」の研

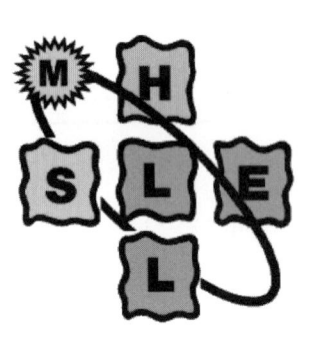

S : Software
　　手順書やマニュアルなど
H : Hardware
　　機械・器具，装置，マンーマシン・インタフェースなど
E : Environment
　　温度，騒音，空間等物理的作業環境，雰囲気等社会的環境
L : Liveware
　　中央；オペレータ
　　下段；チームメイトなど
M : Management
　　マネジマント

図1 M-SHELモデル

究を進めていくうちに，このモデルには「管理（management）」の要素が組み込まれていないことに着目し，議論の末，この積み木モデルを取り囲むように，「管理」の要素を表現することを提案した．その結果，現在の「M-SHELモデル」が誕生したのである（図1）．

この「M-SHELモデル」は，これまでヒューマンエラーの理論が，主として当事者の問題として展開されていた考え方を，さらに，エラーを誘発する背後要因にまで注目する発想法へ転換させるヒントを提起している．顕在化した当事者エラーだけに目を奪われるのではなく，それを誘発した状況の流れ（error forcing context）を探求して，より効果的な再発防止対策を導くための新しい発想法を提案したのである．

具体的に表面化した当事者エラーの背後には，潜在していてより大きな問題であるために指摘しにくく，対策も立てにくい組織エラーが存在することを認識し，探求することによって問題の本質に迫ることが可能になる．このアプローチを失念すれば，表面的な当事者エラーのみに対策を打って，問題を一件落着させることとなり，最も重要な組織エラーが放置されることとなる．その結果，再び同様事故が繰り返されることとなるのである．これが連続事故のメカニズムであることはすでに知られている[1]．

「M-SHELモデル」を応用するとき，はじめに「M（管理）」について検討する．次いで，おのおのの要素との関連性を整理して最後に再び管理の要素に戻って整理することが効果的である．

3．「M-SHELモデル」の応用

他の分析手法，たとえばバリエーションツリー法によって明らかになった排除ノードやブレイク箇所が，M-SHELモデルのどの関連要素に該当するものなのかを検討することは，対策を導くために有効である．その手順は，あらかじめ作業内容に合わせて，「M」「L-S」「L-H」「L-E」「L-L」「L」の各関連要素の事例をリストアップしておくと便利である．

たとえば，交通事故を分析する場合には，マネジメントの問題，運転者とソフトウェアの問題，ハードウェアの問題，環境の問題，相手の運転者などほかの関係者との問題，運転者自身の問題などについて，考えられる具体的項目をリストアップしておくのである（表）．

バリエーションツリーで明らかになった排除ノードやブレイクは，表面化した問題点に注目するための設定であって，それ自体の背後要因

表 M-SHELモデルによる背後要因の例（交通事故の場合）

M	道路管理（信号，ガードレール，中央分離帯），運転者の勤務割の管理，安全情報管理，安全教育，業務に必要な人員の確保
L-S	車の運転習熟度，マニュアルの理解，交通ルールの遵守，車の使用目的外使用，左右確認，一時停止，安全運転教育，スピードの出し過ぎ，わき見
L-H	運転車の性能，車の整備状況，履物（磨り減った靴など），車のバックミラー，ギアレバー，ブレーキ，ワイパー，信号，標識
L-E	天候（雨，霧，凍結，雪など），視界，道路のセンターライン，カーブミラー，坂道，急カーブ，明るさ，屋外広告，職場雰囲気，人間関係，家庭の事情
L-L	同乗者，相手の車の運転者，上司，顧客，歩行者，職場の雰囲気，人間関係，安全情報の共有化
L	健康状態，疲労，考え事，時間的プレッシャー，不安，感情の起伏，薬剤の副作用，精神的悩み，空腹，睡眠不足

この背後要因例は，作業分野ごとに専門知識をいかして作成しておくと便利である．

やその状況の流れを追求することが大切であるが，背後要因を追求すると，事象全体にかかわる背後要因が明らかになってくることがある．組織的対応を必要とする問題点は，排除ノードやブレイクポイント以外の問題を誘発する要因となっていることが多い．

また，事象によっては，バリエーションツリーを描きにくいような単純であって，直接「M-SHEL モデル」を応用して整理するほうが理解しやすい事例もある．事実，多くの現場で事例分析をサポートしてきた経験では，ツリーは描きにくいが，多くの管理上の問題や人間の問題，環境の問題などを包含する事象に直面してきた．そのような事例については，「M-SHEL モデル」単独による問題点の整理状況を前面に示して，解決策へ結びつけることによって説得力をもたせることができる．

1) 背後要因の流れを把握

他の分析手法，たとえばバリエーションツリー法で明らかになった変動要因（ノード）をある種のエラーと考えると，エラーを誘発する背後要因が各ノードの背後に存在する．それらは，別のノードの発生とも関連していることが多い．不具合に至る事象の連鎖性を考慮すると，一連のノードを誘発している背後要因の大きな流れが存在すると考えられる．このエラー誘発要因の状況の流れを「error forcing context（EFC）」という．当事者エラーと組織エラーによる連続事故発生のメカニズムがまさにこのエラー誘発要因の流れを表したものである．

有効な対策を構築するうえで，この EFC は欠くことのできない重要なポイントである．組織の雰囲気やポリシィなど組織全体に共通する基本的な問題であることが多く，受注している顧客から次々と出される新規要請や，新しい機材や技術の導入などに伴って否応なしに組織に表面化する問題などである．

以下に EFC の具体例を挙げる．

① 事業（生産）に必要な人員，設備，期間

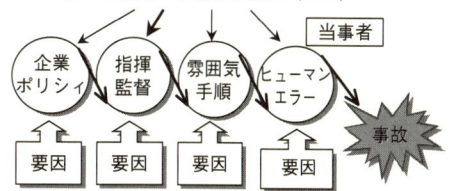

図 2 事象の連鎖（チェインオブイベント）の概念図

等の確保不足

② 世代交代による技術伝承の途絶

③ 不十分な技能訓練

④ 職場雰囲気の沈滞，やる気，公平感，意思疎通などの後退

⑤ マニュアルや手順の陳腐化

⑥ コミュニケーション不足

⑦ 安全情報の水平展開の不足

⑧ 不具合多発による士気の低下と自信の喪失

⑨ チームワークの欠如

⑩ グループ内での不適切な役割分担，不明確な責任の所在

⑪ コンプライアンス（遵法精神）の欠如

⑫ 暗黙の了解，決まりなどが多い

⑬ 未成熟な安全文化

このような EFC によってエラーや不具合が誘発されることになる．EFC は，発生する不具合の共通する背後要因となってしばしば表面化するため，連続事故が起こった後で認識されることが多い（図 2）．

2) 対策の立案に役立てる

このようにして到達した背後要因や事故に至る状況の流れ（EFC）を，再発防止対策を立案するためにいかしていくのである．当事者エラーの背後に潜む，見落とされがちな組織エラーに対する有効な対策が求められるのである．

［石橋 明］

参考文献
1) 石橋 明：リスクゼロを実現するリーダー学，pp 113-116，自由国民社，2003．

原因分析技法

50 その他の分析法

1. 分析手法の考え方

人間が関与して生じた事故（望ましからざる結果）を分析する手法は，製造業においては，より信頼性のある製品を提供すべく，原子力や電力の分野においては，より信頼性のあるシステムを提供すべく研究が進められてきた．さまざまな研究者によって，信頼性工学や認知工学の視点から多くの手法が提案されてきている．逆に，多数の手法が存在するということは，決定的な手法はいまだ存在していない証左ともいえる．原子力分野など特殊領域で，ある程度の効果が上がっていても，医療を含む他領域へ応用する場合には，業務内容に合わせて改変する必要がある．

一方，科学技術においては，同じ条件下ではいつ誰がやっても同じ結果を得ること（再現性）が不可欠である．今日効いた薬が明日は効かなかったり，操作する人が違うと違うレントゲン写真ができてきたりすれば，技術への信用はなくなってしまう．しかしながら，こうした分析手法は，いずれもこの再現性を完全に満たすことが難しい．「いつ」については同じ結果が出る可能性が高いが，「誰」については，たとえ詳細なマニュアルがつけられていても，分析者の経験と力量によって結果は異なってくる場合がある．分析の程度は，残念ながら「参加する人間の能力」に規定されるのである．それでも，原因探索への過程をできるだけ客観的に明らかにすることにより，真実により近い結果に近づけるであろうという前提のもと，分析法は利用されている．

分析手法は，出自や特性からその分類方法もあまた存在するが，ここでは，投入する資源量という点からみて，非常に大雑把に分けてみる．その道の専門家をチームに加え，資金と労力と時間を使えば，分析内容もより精緻になるのは当然であろう．最軽量級の手法としては，なぜという質問を数回繰り返すだけの「なぜなぜ分析」がある．体系的ではなく，単純ではあるが，いつでも誰でも試みることができて，深層構造に直接的に迫ることもできる．重量級の手法の例では，ホルナルゲル[1]の提唱したCOCOM（Contextual Control Model）に基づいたCREAM（Cognitive Reliability and Error Analysis Method）が挙げられる．表現型のエラーモードと，その原因の因子型から人間のエラー行動を細かく分類し，原因―結果関係規則という方法を使用して，特定原因まで探索する方法であるが，認知工学の専門家の参画が必須であり，労力もかかる．

簡単にたとえれば，分析手法は「自転車」のような人力の道具である．現場から選ばれた分析者は「乗り手」で，工学専門家は「製造販売と調整係」，分析の範囲が「走り回る範囲」にあたる．自転車に乗れば（分析手法を使えば），歩く（すぐ目の前に見えたことだけに対処していく）よりも，遠くまで走る（網羅的に対策を立てる）ことができるのである．分析手法を自転車に見たてれば，「なぜ」を繰り返すことはペダルをこぐことであり，乗りやすい買い物用自転車は「RCA，SHEL，4M-4E，H2-SAFER，Health-care FMEA」，ギアつきスポーツ用自転車は「FMEA，FTA，ETA，HAZOP」，専門的なレース用自転車は，「J-HPES，THERP，SILMなど」にあたるだろう．PCを利用した支援ソフトウェアは，ちょっとした補助駆動装置であり，買い物用自転車にもつけられるが，特殊なレース仕様にすると，当然コストも急激に高くなり，専門家がかかわる必要が出てくる．そして最も肝心な点は，どんな立派な自転車を使っても，乗り手の体力（経験と力量）がなければ，スピードや走

行距離が出るわけでないので宝の持ち腐れとなってしまうことだろう．

本稿では，本書別項には挙げられなかったけれども重要と思われる手法を選び，資源投入の観点から，より負担が少ない（＝専門家の関与が少なくてすむ）順に紹介した．また分析手法は，①原因追求，②事前予測，③人間性解析，というタイプに分けられるが，ほぼこの順番で負担も大きくなるので，選定された項目はこのグループ分けでも並んでいる．

なお医療業界に適した科学的分析法については，米国JCAHO（The Joint Commission on Accreditation of Healthcare Organizations，医療施設合同認定機構）は，原因追求型（reactive）としてRCAを，事前予測型（proactive）としてFMEAを推奨していることを付記する．

2. なぜなぜ分析（Why Why Analysis）

抽出された要因事象に対し，なぜを5回くらい繰り返し，管理・経営といった面まで根本原因を詳しく追跡する手法．なぜを繰り返すことにより，構造的な問いから本質的な問題へと，要素が分解されて追及することができる．

3. 4M-4E法

米国の航空宇宙局（NASA）が開発した「要因-対応策のマトリックス」である．具体的要因として，人間要因（Man），機械・物要因（Machine），環境要因（Media），管理要因（Management）に分類して，事象の原因を探る．それぞれの要因への対応策として，教育・訓練（Education），技術・工学（Engineering），強化・徹底（Enforcement），模範・事例（Example）を当てて，4×4のマトリクスを完成させる．事象の要因と対策が，一覧表となってわかりやすい反面，列挙される項目の分類に手間がかかるという欠点もある．

4. H2-SAFER（Hiyari Hatto-Systematic Approach For Error Reduction）[3]

東京電力（株）で開発された事故分析手法で，当事者ごとに何が起きたかの時系列を作成し，それに基づいて項目の関連づけ，重要項目の抽出，対策立案などを行う．理論的基礎という点ではあまり厳密でないが，現場での実行可能性に焦点をあて，直感的で使いやすく役に立つことを目指している．

本手法の特徴は，事象関連図の作成時の考え方とM-SHELモデル（49項参照）を利用した対応策の列挙にあり，以下の7ステップの段階をとる．

〔Step 1〕事象関連図の作成
〔Step 2〕事象関連図における排除ノードとタスク全体からの問題点の抽出
〔Step 3〕背後要因の推定
〔Step 4〕考えられる対応策の列挙
〔Step 5〕実行可能な対応策の決定および新たなエラー誘引可能性の検討
〔Step 6〕対応策の実施
〔Step 7〕対応策の効果評価

〔Step 1〕事象関連図の作成：それぞれ背後要因をもつ多くの事象が連鎖して，最終的な事故やトラブルに至るという視点から，まず事象とその背後要因を視覚化する．横軸に事故あるいはトラブルに関係したモノや人を記述し，縦軸に時間をとる．この図に人の行動や機械の状態をノード（node，結節点）として書き込み，どのノードがどのノードに関係したのかを矢印で示す．

〔Step 2〕事象関連図における排除ノードとタスク全体からの問題点の抽出：作成された事象関連図から排除ノードを見つけ出す．排除ノードとは，もしこの事象がなければ事象の連鎖が断たれ，最終的な事故・トラブルには至らないであろうと考えられるノードである．さらに部分（ノード）だけでなく，事象関連図全体からも問題点を抽出する．

〔Step 3〕背後要因の推定：〔Step 2〕で抽出された問題点の背後要因を推定する．

〔Step 4〕考えられる対応策の列挙：対応策の検討では，網羅的で抜けがないように，ヒューマンエラーの防止・低減のための方法を順番に考察する．M-SHELモデルを利用しなが

ら，はじめに「排除」・「物理的制約」・「負担軽減」の3つの発生防止方法を検討し，続いて「検出」・「影響緩和」の2つを発生後の対策として検討する．

〔Step 5〕実行可能な対応策の決定および新たなエラー誘引可能性の検討：立案されたすべての対策は，現実には実行不可能な場合もある．実行可能性の観点から，時間やコストをかんがみ，現実的な対策を検討する．

〔Step 6〕対応策の実施：決定されたエラー低減対策を実施する．誰が，いつまでに，何を，という具体的な項目を決めることが重要である．

〔Step 7〕対応策の効果評価：実施した対策の効果に関して，コスト・効率などの観点から評価する．特に新たなエラーを誘引しないかどうかの検討が重要とされている．

5．HFMEA (Health-care FMEA)[2]

別項のFMEAを医療分野に応用すべく，米国の退役軍人病院患者安全センター（Veterans Affairs National Center for Patient Safety）が開発した，FMEA簡略版である．失敗モードの発生可能性と影響の重篤度のみに注目し，検知可能性は優先順位の決定後に検討することとし，影響分析の段階では，マトリクス評価を利用して省力化している．①テーマ決定，②チーム招集，③工程の図示，④リスク分析（失敗モード列挙・失敗モード発生可能性と影響の重篤度の決定・意志決定樹の利用・失敗モード原因の検討），⑤対策立案と結果の測定，の5ステップからなる．影響の重篤度については，死亡および死亡に準ずる「破滅的（catastrophic）」，重大な障害や損害をもたらす「重度（severe）」，重大と軽微の中間の「中等度

表1 重篤度の評価点数表（米国退役軍人病院患者安全センターによる）[2]

転帰	破滅的（従来FMEA評価点…10）	重　度（従来FMEA評価点…7）
患者	死亡または身体機能の永続的損失（感覚・運動・生理的・精神的）自殺，レイプ，輸血による溶血反応，誤った患者への手術/誤った部位への手術，乳児誘拐/乳児の間違った家族への引き渡し	身体機能の永続的障害（感覚・運動・生理的・精神的）傷が残ること，手術が必要な状態，3人以上の患者の入院長期化，3人以上の患者のケア水準の引き上げ
訪問者	死亡または3人以上の入院	1〜2人の入院
スタッフ	死亡または3人以上の入院	1〜2人の入院，または3人以上の時間的喪失/職務障害
設備/機器	25万ドル相当以上の損害	10万ドル相当以上の損害
火災	初期段階を超えたすべての火災	

	中等度（従来FMEA評価点…4）	軽度（従来FMEA評価点…1）
患者	1〜2人の入院の長期化/ケア水準の引き上げ	傷害/入院期間の延長/ケア水準の引き上げなし
訪問者	1〜2人の診断と治療（外来）	診断しても，治療なし（または治療拒否）
スタッフ	1〜2人の医療費支出/時間的喪失/職務障害	初期治療のみで，時間的喪失/職務障害なし
設備/機器	1万ドル以上10万ドル未満の損害	1万ドル未満の損害，または電気ガス水道などの損害で患者有害事象なし
火災	初期段階以下	

表2　発生可能性の評価点数表[2]

しばしば（frequent）	：1年に数回（以上）
ときどき（occasional）	：1〜2年に数回
あまりない（uncommon）	：2〜5年に1回
めったにない（remote）	：5〜30年に1回

表3　HFMEAハザード評価マトリクス[2]

	破滅的	重度	中等度	軽度
しばしば	16	12	8	4
ときどき	12	9	6	3
あまりない	8	6	4	2
めったにない	4	3	2	1

(moderate)」，軽微な損害にとどまる「軽度（minor）」の4つのカテゴリーに分類（表1）し，その対象として，患者・訪問者・スタッフ・設備/機器・火災の各要素を挙げている．医療安全の概念は，通常は患者を中心とした概念であるが，退役軍人病院の考え方は，患者のみならず，病院で起こりうるすべての不都合な「影響」を対象としている点に特徴がある．つまり災害やテロリズムの標的の可能性も考慮し，病院全体をリスク評価の対象としている．失敗モードの発生可能性については，「しばしば（frequent）」・「ときどき（occasional）」・「あまりない（uncommon）」・「めったにない（remote）」の4段階に分類（表2）されている．この2因子（影響の重篤度と失敗モード可能性）を4×4の表（Hazard Scoring Matrix，表3）に当てはめ，評価点を導く．重度でしばしば起こるものが当然高得点となり，この表の点数の高いものから対策を立てる．対象となった失敗モードの検討には，意志決定樹（decision tree，図）を用いる．失敗モードが，その一つだけでシステム全体に影響し，簡単な有効コントロール方策がなく，検知しにくいものであるかどうかを吟味し，そうであれば対策立案のステップに進む．最終的には，トップマネジメントが対策案に同意しているかを確認することになっている．

6. HACCP

HACCP（Hazard Analysis and Critical Control Point：危害要因分析および必須管理点）[4]は安全な食品供給を行うための予防的衛生管理手法である．1960年代の宇宙飛行の食品開発に源を発し，宇宙飛行士に対する生物学的・化学的・物理的なハザードを同定し，絶対にミスの許されない重要ポイントである必須管理点（CCP）を徹底的に管理することが特徴である．1980年代後半には，全米すべての食品加工業者に義務づけるため，ガイドラインが策定された．1997年版が最新となっており，日本語訳もインターネットで入手可能[3]である．HACCPの7原則として，危害要因分析と予防手段，必須管理点の決定，許容限界の確立，必須管理点のモニター，許容限界逸脱の是正措置，検証手段，記録とその保管が挙げられているが，これからもわかるようにHACCPは，あくまで食品の安全性確保のシステムであって，食品の品質（向上）を扱うものではない．HFMEAは本法を取り入れている．

7. HAZOP

化学プラントのようなプロセスにおいて，複数の独立した事象が複雑に絡む故障を扱う目的で開発されたものである．米国の連邦法であるOSHA（Occupational Safety and Health Act）では，プロセスの危険分析に用いるべき手法の一つとしてHAZOP（Hazard And Operability Study）を採用することを規定している．潜在的に存在する危険とプラントの操作性，特に設計仕様を逸脱した運転を行った場合の問題を確認するのに用いられる．HAZOPの分析は，ガイドワード（Guide Words）と称される一連の質問を用いるところにその特徴がある．ガイドワードとして，なし・増加・減少・逆転などがあり，これにプロセス・パラメータ（流量・圧力・温度・液レベルなど）を組み合わせることによって，「流れがない」「流れが増える」「逆流」といったプロセス異常が想定できる．次にその原因となる機器故障やヒューマンエラーなどを洗い出し，さらにその原因が発生した際のプロセスへの影響を考察し，異常の発生防止や影響の抑制に対する安全策の妥当性を評価する，という手順で検討を進める．

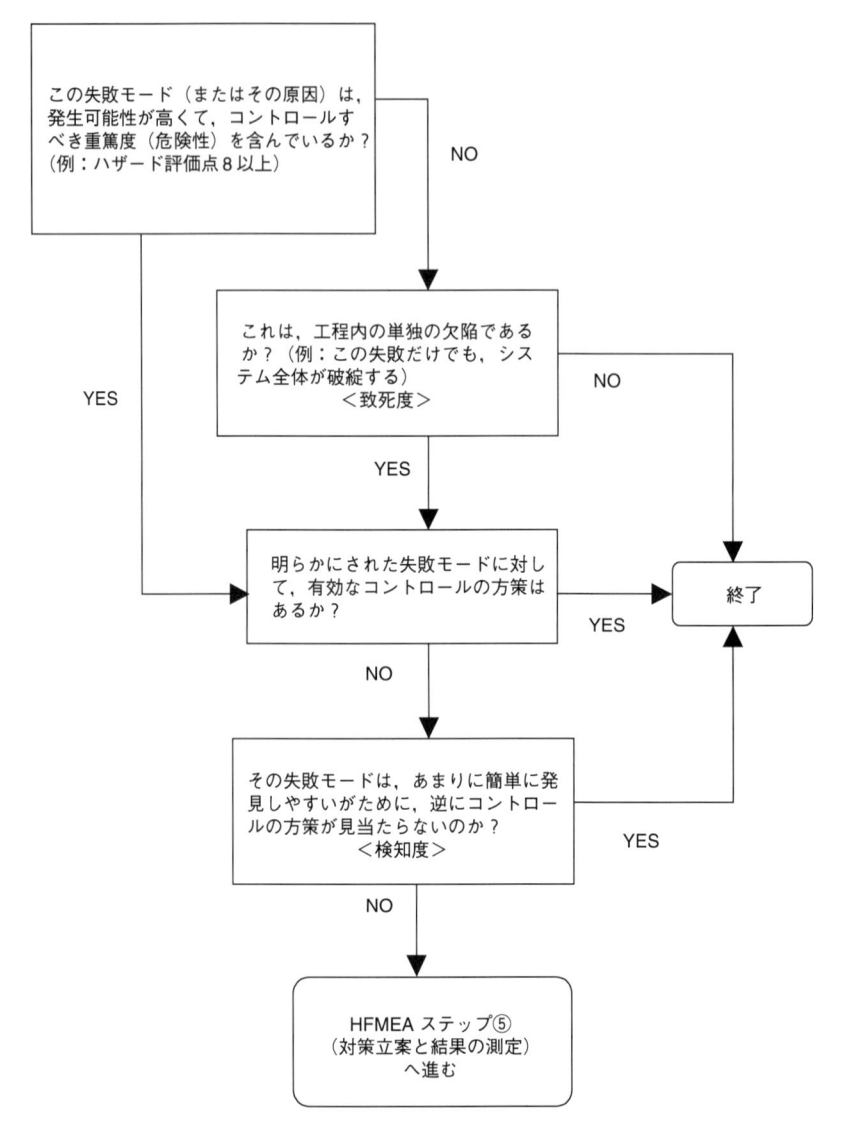

```
┌─────────────────────┐
│ この失敗モード（またはその原因）は，│
│ 発生可能性が高くて，コントロールす │
│ べき重篤度（危険性）を含んでいるか？│──NO──┐
│ （例：ハザード評価点8以上）        │      │
└─────────────────────┘      │
         │                              │
        YES                             ▼
         │              ┌─────────────────────┐
         │              │ これは，工程内の単独の欠陥である│
         │              │ か？（例：この失敗だけでも，シス│──NO──┐
         │              │ テム全体が破綻する）           │      │
         │              │ ＜致死度＞                     │      │
         │              └─────────────────────┘      │
         │                       │                       │
         │                      YES                      │
         │                       ▼                       │
         │              ┌─────────────────────┐      │
         └─────────────▶│ 明らかにされた失敗モードに対し │      │
                        │ て，有効なコントロールの方策は │──YES─▶ 終了
                        │ あるか？                      │      ▲
                        └─────────────────────┘      │
                                 │                       │
                                NO                       │
                                 ▼                       │
                        ┌─────────────────────┐      │
                        │ その失敗モードは，あまりに簡単に発│      │
                        │ 見しやすいために，逆にコントロー │──YES─┘
                        │ ルの方策が見当たらないのか？    │
                        │ ＜検知度＞                     │
                        └─────────────────────┘
                                 │
                                NO
                                 ▼
                        ┌─────────────────────┐
                        │ HFMEA ステップ⑤           │
                        │ （対策立案と結果の測定）      │
                        │ へ進む                      │
                        └─────────────────────┘
```

図 HFMEA 意志決定樹（decision tree）[2]

分析チームは，この意志決定樹を用いて，検討した失敗モードが，何らかの対策を必要とするかを確かめる．「致死度」という用語は，ある一つの失敗モードがシステム全体の破綻を招く場合に用いられている．「終了」する場合は，その根拠を書かなければならない．

8. ETA

FTA（46項参照）は，望ましくない結果を頂上事象とし，その発生経路を逆方向にたどり，生起条件を論理的に構築し，複数の基本要素の失敗確率から頂上事象の生起確率を評価する．一方，ETA（Event Tree Analysis）は，原因と思われる一つの初期事象が，望ましくない結果に至るシナリオを構築してゆく手法で，その過程は順を追って枝分かれ式に展開され，各段階において最終事象の発生をいかにして阻止するかを検討する．一般に処置が成功ならば分析作業を終了し，処置が不成功ならば作業を継続することが多い．

また，ETAとFTAを組み合わせることにより，事故の生起確率を評価する手法（ETA-FTA）は，リスクの定量評価が可能なので，宇宙航空や原子力の分野では標準的に確立され，マニュアルや標準手順なども豊富である．

限界や結果の意味を誤解したりしないかぎり，リスクの定量評価手法としては最も有効といわれているが，実施にかなりの専門知識と労力を要することが欠点である．

9. J-HPES (Japanese Version-Human Performance Enhancement System)

原子力発電所を対象とするヒューマンエラー分析手法で，米国で開発された HPES を日本の電力中央研究所が独自に改良拡張した．まず事故・故障の発生経緯を分析して事象関連図を作成し，事象進展に影響した分析対象行為を洗い出す．分析対象行為の背景要因を RCA（45項参照）により分析し，原因関連図を作成し，これを基に対策立案を行う．事故分析を系統的に行うにはよくできた手法で，チェックリストや支援ツールは整備されてはいるものの，ヒューマンファクターの非専門家が現場で実施するには重過ぎるという意見もある．

10. THERP (Technique for Human Error Rate Prediction)[5]

上記 ETA-FTA においてヒューマンファクターを考慮するために開発された．定型的作業を ET でモデル化し，エラーモード・行動形成因子・作業の従属性などを考慮しつつ，作業全体の失敗確率を評価する．人間信頼性解析（Human Reliability Analysis：HRA）手法として比較的確立された手法であり，原子力分野での解析実績はかなりある．高度な判断を伴う作業に適用できないこと，コミッションエラーをあまり考慮できないこと，データベースが一般的に入手困難であることが欠点である．

11. SLIM (Success Likelihood Index Methodology)[5]

人間の行動成績はさまざまな行動形成因子の関数であるという仮定に基づき，専門家による行動形成因子の評価を基にしてヒューマンエラー確率を評価する手法である．複数の行動形成因子の評価結果を総合する方法としては，多属性効用分解法を用いる．原子力分野では THERP とともによく利用されている．あらゆる作業に適用可能であるが，複数の専門家の間での評価の一貫性を維持するのが難しく，またキャリブレーション用の信頼できるデータが2点必要であることが難点である．

［相馬孝博］

参考文献

1) エリック・ホルナルゲル（古田一雄 監訳）：認知システム工学，海文堂，1996.
2) DeRoier J, PE, CSP; Stalhandske E, MPP, MHSA; Bagian JP, MD, PE; Nudell T, MS: Using Health Care Failure Model and Effect Analysis™; The VA National Center for Patient Safety's Prospective Risk Analysis System. The Joint Commission Journal on Quality Improvement, **27**(5): 248-267, 2002.
3) 河野龍太郎：ヒューマンエラー低減技法の発想手順：エラープルーフの考え方．日本プラントヒューマンファクター学会誌，**4**(2)：121-130, 1999.
4) 総合衛生管理製造過程の承認制度 http://www.daimarufujii.co.jp/kamihouzai/shouninn.htm
5) 古田一雄：プロセス認知工学，海文堂，1998.

個別領域

51 院内感染

1. 米国の院内感染

米国では，1970年にCDCがNational Nosocomial Infection Surveillance（NNIS）システムを立ち上げ，行政主導の院内感染対策が行われてきた．その結果，院内感染発生率は徐々に低下したと報告されている．しかし，それでも，米国の院内感染の患者数は年間200万人にのぼり，そのために余分にかかる費用は年間45億ドル（5200億円），院内感染で死亡する患者数は8.8万人/年と報告されている．したがって，院内感染によって，余分にかかる医療コストが膨大であるため，米国の病院は経営基盤の強化を第一義的目的として院内感染対策が行われてきた．米国政府は医療費の政府負担を削減するため，院内感染対策を健康政策上の重要課題の一つと位置づけている[1]．

2. システムとしての院内感染対策

院内感染対策は医療事故対策同様，医療従事者の個人的努力や心がけだけでは限界がある．この解決には医療供給システム全体の改善が必要となる．従来からシステム改善方策としては製造業でDeming（デミング）が提唱したPDS(C)Aの改善活動がある．計画→実施→検討→行動の改善サイクルといわれており，この改善サイクルの接地面として実体の把握（サーベイランス）が必要とされる．一方，システム評価としては構造，プロセス，アウトカムに分けた断面的評価法がとられる．院内感染対策に関するシステム評価は以下のように行われる[2]．

1) 構造評価

ⅰ）感染対策委員会/チームの設置：リーダーシップとチームスキルに応じて（年齢や部署には依拠しない）4〜8人の委員を選出する．病院の管理者は必ず会合に参加する．医師，看護師以外に薬剤部，細菌検査室，事務職員を必ず加える．管理者は，すべての病院職員に院内感染対策委員会活動は日常の医療活動や病院管理と同程度に重要であり，新たに加わった強制や義務ではないことを理解させる．委員会活動は医療・管理業務と重ならないようにする．委員会では運用に関する取り決めを明文化する．頻回で短時間の会合を行う．

ⅱ）権限と責任の明確化：感染対策委員会あるいは感染対策チームに院内感染対策に関するすべての権限と責任を委譲する．消毒薬や抗菌薬の使用法，清掃法，集団発生時の病棟や手術室の隔離・閉鎖，要因分析，医療器具の衛生管理に関する統一した権限をもたせる．院内感染対策は病院全体で，標準化された対策を行うことが必要であるため，診療科や病棟独自の衛生管理法や消毒薬および抗菌薬の使用は認められない．

ⅲ）予算と人員配置：院内感染対策は他の医療業務と同等に継続的な日常活動を必要とするため，定期的に開催される委員会方式では不十分である．そのため，専任の感染対策要員を配置する必要がある．米国では250床に1人のICNが標準となっており，わが国でもそのような制度化された配置が必要である．また，ICUにおいては患者：看護師の比が1日24時間，最低でも2：1になるように決められているが，院内感染対策の面では常時2：1に加えて，院内感染や医療事故対策としてさらにフリーの看護師を1名配置することによって，院内感染や医療事故の発生頻度が低下したと報告されており，そのような配置が必要である[3]．また，院内感染対策費は通常，保険診療請求額の1/200程度が必要となる．院内感染対策の対策コストは病院経営のopportunity costであり，その確保を怠れば，医療訴訟や在院日数の延長により，余分なコストが必要となる．

2) プロセス評価

i）マニュアルの整備：院内感染予防に関する統一ガイドラインは厚生労働省研究班[4]および国立大学病院感染対策協議会[5]が策定したものが入手可能である．各病院は病院特性に基づいて，それらのガイドラインをマニュアル化することが必要となる．マニュアルは医療器具の衛生管理に関する業務管理（工程管理）となり，絶対的な強制力をもつ．マニュアルどおりにプロセス管理を行い，それでも院内感染が集団発生した場合は感染対策委員会または病院管理者の責任となる．マニュアルに従わないで院内感染が集団発生した場合は，医療従事者の責任となる．院内感染の予防に関するガイドライン（リスク管理）の他には院内感染が発生した場合の病原微生物別の対応ガイドライン（クライシス管理）が必要である．この種のガイドラインは医療現場では感染の拡大を最小化するために重要な意味をもつが，その策定はいまだに部分的にしか行われていない．さらには，院内感染の集団発生時の要因分析（root cause analysis）の進め方に関するガイドラインの策定も必要となる．

ii）クリティカルパス（CPW）の導入：上記のマニュアルは個別の医療行為または医療器具の衛生管理に関したものであるが，医療現場ではさまざまな業務が入り交じって行われる．CPWは業務プロセスの標準化と最適化を目標として行われるが，その業務プロセスのなかに衛生管理に関する業務のチェックリストなどを加えることもできる．現在，ほとんどのCPWは業務計画書にとどまっており，標準化/逸脱率や全体業務プロセスの最適化に関してはほとんど手が付けられていない．今後，プロセス管理のモニタリングとしての役割が重要になるため，院内感染対策の業務手順を組み込んだCPWの導入が望まれる．

iii）プロセス管理指標：プロセス管理ではさまざまな評価指標を用いる．一般的には以下の指標が用いられる．

・マニュアルで示されたプロセスと実際の行程の違い（ガイドライン遵守率）
・業務プロセスと院内感染に関する統計学的分析（ディバイス管理のマニュアル遵守率）
・感染症診断プロセスの充足率
・感染症の疑診回数と検体培養提出数の差
・検体陽性率/偽陽性率
・グラム染色実施回数
・術前抗菌薬の予防投与実施数
・検体提出と報告日のズレ
・術後抗菌薬使用日数
・抗菌薬の経験的使用とその感受性適中率
・バンコマイシンや第3セフェムの使用量と頻度
・手術までの入院期間

iv）プロセスにかかわる中間アウトカム：プロセスの中間アウトカムとしては以下の指標が用いられる．

・人工呼吸器関連肺炎
・中心静脈カテーテル関連血流感染
・菌血症
・尿路感染
・術後創感染
・バンコマイシン/第3世代セフェム使用量

v）サーベイランス

① 全国統一サーベイランス：わが国では2000年7月より厚生労働省院内感染対策サーベイランス事業として，ICU部門[6]，検査部部門，全入院部門の3つのサーベイランスが行われている．ICU部門では感染リスクで調整した感染率，重症度で層別化した院内感染の患者転帰への影響などをベンチマーキングし，将来的には施設間比較を行うことも考えられている．2003年7月にはさらにNICU部門とSSI部門のサーベイランスが開始された[7]．国立大学病院感染対策協議会でも42の国立大学病院が参加して，カテーテル関連血流感染のポイントサーベイランスが行われている．全国統一サーベイランスはリスク部署の特定，全国平均値の提示，医療政策上の優先度の決定，ベンチマーキングによる施設間比較，調査施設の感染率の推移，集団発生の監視などの目的のもとに行

② 院内感染サーベイランス（NNIS/CDC サーベイランスの限界）：通常，院内感染の影響としては患者転帰（死亡率，入院日数など）およびコストが重要視される．サーベイランスの対象を決めるには，これらの影響の大きい患者群や部署が対象となる．わが国では，NNIS/CDC のリスク調整感染率を使用して病棟単位で，この指標を追いかけることをサーベイランスとする場合が多い．しかし，NNIS/CDC のリスク調整には延べデバイス装着日が用いられているものの，患者ごとの内部リスク因子はほとんど考慮されていない．したがって，病棟に収容されている患者の内部リスク因子が一定でなければ，施設/病棟間比較や同一病棟での時系列での前後比較は困難となる．

実際に，厚生労働省院内感染対策サーベイランス事業 ICU 部門での CR-BSI のリスク調整感染率は 1.00（感染患者数/延べカテーテル装着日）×1000 であった．この値は，国立大学感染対策協議会が血液疾患患者，消化器外科患者を対象として行った CR-BSI のリスク調整感染率と比較すると，きわめて低い数字となる（表）．

このように，わが国の調査結果では ICU と一般病棟に収容された血液疾患患者や消化器外科患者ではリスク調整感染率が大きく異なる．重症な患者が収容される ICU 患者で CR-BSI の発生頻度が高いように予想されるが，実際には一般病棟のほうが延べカテーテル装着日あたりの発生頻度が高いことになった．さらに，同じ病棟であっても患者背景によってリスク調整 CR-BSI は異なった．国立大学病院感染対策協議会の調査結果から血液疾患の患者だけを集めたリスク調整 CR-BSI は 2.74（表）であったが，この調査のときに行われた血液疾患患者が収容されている病棟全体でのリスク調整 CR-BSI は 3.06 と 10% 高くなる[8]．ある病棟全体でカテーテル装着日数だけをリスク因子として調整しても患者の基礎疾患の相違によりリスク調整 CR-BSI が異なっており，そのときの収容患者の基礎疾患の構成によっても発生頻度が変化すると思われる．これでは，病棟ごとに集計される数字をみてもその解釈は困難をきわめる．

このように病棟全体を対象としたデータ収集で得た指標では，収容患者の内部リスク因子による差異が無視されている．病院全体で統一したカテーテルや輸液の衛生管理が行われている施設であれば，病棟ごとに感染率の違いがみられても，患者の内部リスク因子の差による影響を考慮しなければならない．したがって，内部リスク因子を含めたリスク調整を行った感染率を算出するほうが施設や病棟ごとでの感染対策の効果を評価するには正確であり，かつ差異や変化を見いだす感度は高いと思われる．

3) アウトカム評価

院内感染に関するアウトカム評価は退院時死亡率，入院期間，医療費の 3 点から行われる．これらの評価は通常入院時傷病名，手術（検査）を加味した疾患群分類（DPC）を用いて行われる．ただし，この疾患群分類は患者の重症度が加味されていないため（外科ではその手術手技から重症度分類を行うことも可能であるが），正確な院内感染のアウトカムへの影響を測定することは困難である．そのため，NNIS/CDC ではアウトカム評価は行っていない．厚生労働省院内感染対策サーベイランス事業 ICU 部門では ICU 入室患者の重症度分類を APACHE スコアで行っており，重症度を加味した，院内感染の生命予後への影響を検討している．そして，薬剤耐性菌による院内感染では患者の死亡リスクは 80% 上昇し，薬剤感性菌による院内感染は死亡のリスクを 40% 上昇させていることを報告している．重症度を加味した入院期間や医療費への影響は比例ハザードモデルを使用した統計解析方法を用いて検討中で

表　疾患別感染率

対象疾患	ICU 収容患者	血液疾患患者	消化器外科患者
リスク調整感染率	1.00	2.74	3.50

ある．今後はDPCが精緻化され，重症度分類が加味されると，すべての疾患において，院内感染のアウトカムに対する評価が可能となり，加えて，その施設間比較が可能となると思われる．

4) 院内感染対策教育

感染症を専門に教えることのできる大学教官が減少するなかで，現在，体系的な院内感染対策教育は不十分にしか行われていない．全国の医学部微生物学講座のなかで細菌学を専門とする教授が主宰しているのは半数程度である．卒後臨床研修カリキュラムのなかに感染症や病院感染対策についての教育が行われている大学病院はきわめて少ない．

看護教育に関しては1999（平成11）年度科学技術振興調査費「院内感染の防止に関する緊急研究」で和賀らが行った調査がある．学内実習では手洗い，無菌操作，ガウンテクニック，手袋の装着などであった．臨地実習では実習開始前のオリエンテーションにとどまっていた．また，感染症患者は可能なかぎり受け持たないという方針で実習が行われていた．

専門教育に関しては2000年から日本看護協会がICN認定制度を開始し，延べ，800時間以上の講義と試験および実習からなる約1年のICN養成コースを設けている．また，国立看護大学校の感染管理コースでは600時間のカリキュラムを設けている．しかし，感染症専門医（ICD）制度は臨床経験と所属学会によって，申請すれば自動的に認定されるにとどまっている．

一般的な院内感染対策の教育カリキュラムに加えて以下のような専門職養成に必要なカリキュラムが必要となる．

専門科目（10）
・医療政策学
・工程管理
・医療管理シミュレーション
・リスクマネジメント
・医療組織論
・法務戦略
・医療情報学
・機能評価学
・医療コミュニケーション
・医療統計

特殊専門科目（7）
・事例研究（ケーススタディ）
・医療機能評価（ケーススタディ）
・医療インキュベーティング実習
・リスクマネジメント（ケーススタディ）
・地域医療
・医療ネットワーク
・要因分析

3. 医療現場における院内感染対策改善活動

1) ステップ1：基盤整備と現状の把握

　i) 院内感染対策チームの設置

　ii) 現状の把握：院内感染や衛生管理の現状を把握する．一般的には以下の項目について，情報を収集する．

・院内感染の感染率および罹患率（病棟別・病原菌別の感染/保菌の区別）
・カテーテル関連血流感染：（血流感染患者数/カテーテル留置日数）×1000
・肺炎：（肺炎患者数/人工呼吸管理日数）×1000
・尿路感染：（尿路感染患者数/尿道カテーテル留置日数）×1000
・創感染率
・褥瘡感染率
・菌血症（敗血症）
・髄膜炎
・起炎菌の種類と感性/耐性
・マニュアルの存在
・抗菌薬の使用状況
・集団発生の状況
・院内感染に関するヒヤリ・ハット（懸念報告を含む）

　iii) 課題の絞り込み：現状の院内感染に関して，重要で解決可能な問題点を絞り込む．問題を選定するにあたってはランクづけされた問題リストを作成する．ランクづけは検査室の情報，院内感染の事例報告，医療供給側の懸念や

患者からのクレームを考慮する．基礎資料は細菌検査データと事例報告以外は聞き取り調査やアンケートで収集する．医療器具に関連した手順は計測可能な要素に細分化して評価する．たとえば，手洗い率，手袋着用率，CVカテーテル挿入時の高度バリアープリコーション実施率などである．

　このような方法によって，評価基準リストを作成し，そのなかから改善できるものを選定する．通常は3項目以内に限定する．一つの方法として，委員会の構成員による投票によって，上位の項目を選定する．さらに上位半分の項目に関して投票を行いながら，対象項目を絞り込む．一般的には院内感染のなかで high risk, high volume, high cost の課題に絞り込む．

　iv) 課題分析のリソース：実際のデータを収集すると，システムの抱える問題がみえてくる．病院では膨大なデータが収集されるが，そのまま感染対策に利用されることはほとんどない．利用可能なデータを検討することによって，感染対策を評価する種々の指標が抽出される．

　細菌検査室や薬剤部は部署内でデータを所有しているので，院内感染に関するデータを切り分けてもらう．培養結果，レントゲン読影，患者や医師の不満，ICT の指示に従わない事例などは，ほとんどの病棟で聞き取りによって，データ収集ができる．

2) ステップ2：ターゲットのモニタリング
　データを収集する際に発見されたテーマと評価基準（数値）を利用して，特定の患者グループや特定の医療行為を監視対象として選択する．
・特定の患者群：ディバイスを装着した患者，化学療法を受けた患者，血液疾患患者，老年科病棟，術後創感染，脳神経外科患者など
・特定の医療行為：手洗い，手袋着用，CV カテーテル挿入，ルート交換，薬剤混合など
　選択された監視対象に関してチェックリストまたはワークシートを作成し，データを抽出する．チェックリストでマニュアルから大幅に逸脱した事例は決められた手順どおりになぜ実行されていないか要因分析する．

3) ステップ3：プロセス中の「ミス」の確認と改善
　監視項目で「ミス」があった場合はその要因分析を行う．間違いは工程設計（マニュアル）か，またはその実行ミスかに分けて考える．間違ったマニュアルに基づいて正しく作業を行っても，結果は間違いとなる．また，マニュアルが正しくても，その実行上，いくつかの障害があれば，その実施は不可能となる．たとえば，行程の量や難しさが，作業者の能力を超えている場合や，明らかにミスを起こしやすい環境が放置されている場合がある．マニュアルは最低1年ごとに見直す．スタッフ全員で新しいマニュアルに関する情報があるかどうか検索する．マニュアルは入院患者に対して標準化された院内感染対策を提供する．ほとんどの院内感染は医療従事者の1人か2人がこのマニュアルに従わないために引き起こされる．手抜きによる医療事故は患者数が多い際に起こる．院内感染の集団発生が起こった場合は，石川ダイアグラムを院内感染の要因分析に用いる．

4) ステップ4：プロセスの「エラー」の予防
　i) プロセスの標準化と作業環境：エラー防止を行うには，まず，作業工程を標準化し，その実行を保証することが必要である．作業工程は通常はそれぞれの部署の特性を加味したマニュアルとして策定する．作業プロセス上でエラーが起こしやすい行程については，作業環境の整備（ポカヨケ，工程数の最小化，業務量の削減，業務の整理）がまず必要である．作業環境の整備で対応ができない部分に関しては教育が重要である．

　ii) ポカヨケ (fool proof)：作業プロセスの中でエラーを起こしやすい行程について，その防止策を考案する．たとえば，薬剤の混合時の細菌混入に関しては，prefilled syringe を採用する．接続部が容易に外れない点滴ルートとボトルの接続法を用いる．三方活栓を取り外し

て他の側注装置を使用するなどがある．

iii）懸念報告：すべての職員には改善の可能性や実際に存在する問題点を積極的に報告してもらう．これを効果的に行うためには，スタッフがフィードバックをしやすくするような「懸念報告書」のようなシステムを確立する．それぞれの内容は検討され，フィードバックされる．これらの報告はインシデントレポートのように，一定の傾向を見いだすようにレビューされる．懸念報告書は潜在的な院内感染の流行につながる問題点を早めに浮き彫りにする．システム上の問題は懸念の文章化によって解決されることもある．また，今後現れる問題を指摘することもできるし，また，表面上は院内感染と関係なくても，実際にはその原因となっている問題点を探り当てることができる．

5）教育プログラム

教育プログラムは不測の事態を起こすリスクの高い問題やICTの調査で取り上げられた問題，患者から指摘された問題に対して焦点を当てる．職員に対して感染リスクの高いテーマを選択し，成績やスタッフのやる気が高まるように教育し，動機づけを行う．教育プログラムには以下のことを必ず含む．

・主要テーマ：カテーテル感染，肺炎，尿路感染．
・重要なテーマ：罹患率，保険，コスト，医療訴訟に関すること．
・プロセス：それぞれの従業員の仕事と責任に関するプロセスへの関与ダイアグラムを含む．
・感染防止に影響する決断：院内感染対策の決断プロセスを明らかにする．

カリキュラムのなかにはカテーテル刺入時の清潔操作，ルートの衛生管理，人工呼吸器装着患者の吸引法，口腔内清拭，看護手順，抗菌薬の適正使用法，創管理などに関する対策とケアの概要を含む．授業内容とその参加者は記録し，マニュアルは今後の比較のために保存しておく．プロセスダイアグラムやCPGなどの重要な文書はコピーして配布する．授業は30分以内とし，すべての従業員がシフトに関係なく聴取できるようにする．

4．院内感染集団発生時の要因分析

院内感染が集団発生した場合はまず，業務プロセス全体を分析することが院内感染対策の改善にとって一番大切なステップである．プロセス分析は問題点を明らかにするのに不可欠である．まず，全体が見渡せる工程図を作成する．それから，最も重要と考えられるcritical processの抽出と当該プロセスの細部の分析に入る．その後，当該プロセスを構成している要因分析を行い，最も重要な要因（critical factor）について検討する．通常，院内感染に関する要因は以下の6点である．

・抗菌薬の不適正な選択と使用法（量・期間）
・感染症診断手続き（検査法を含む）
・ディバイス管理法
・医療器具，病院環境の衛生管理法
・感染症治療法
・院内感染対策教育

要因分析にはさまざまな方法があるが，頻用される方法に石川ダイアグラムまたは魚の骨ダイアグラムがあり，Root Causeを検索する原因―結果検索法（要因分析）とも呼ばれる．このダイアグラムによりシステムに潜在する欠陥を浮き彫りにすることができる．一般的には4つのP（People, Policy, Plant, Process/Procure）または5つのM（Manpower, Method, Machine, Material, Management）を足趾として当てはめる．根本原因はそれぞれの要素に戻ってその構成要因を検索する．通常は3〜5回，繰り返すことによって，事実上の根本原因を突き止めることができる．原因が判明すれば，改善の手立てを講じる．ICTはアイディアを集め，分析し，それを改善要因とする．この改善要因はプロセス内のインパクトの強さに従って順序づけられ，再構築のためのプロセスダイアグラムが構築される．この新しいダイアグラムと従来のダイアグラムを比較することにより，問題の所在が明らかとなり，改善計画を策定することができる．この改善活動計画は病

棟の管理者によって承認され，改善のパイロット研究を行い，見逃されている点を再確認する．その結果を受けて，新しい改善策が現場で実行される．作業プロセスに焦点を当てたRCAはそれぞれの部署の特異性を考慮して実施する．院内感染対策にかかわる6つの主要要因に焦点をあて，それをさらに細分化して，分析を加え，その改善策を提起する．

5．政府の役割

院内感染対策を支援する政府の役割としては報告システムの構築，ガイドラインの制定，全国統一サーベイランスの実施，施設認定，経済的誘導，情報の共有化（院内感染対策センターの設置）などがある．

① 報告システム：集団発生時の報告義務化
　(ア)死亡事故を含む院内感染に関しては報告して公表する．
　(イ)死亡事故を伴わない院内感染の集団発生に関しては施設名などが特定できない方法でのデータベースへの登録方法を確立する．

② FETPなどの専門職による現地調査の実施
　(ア)院内感染の疫学的調査には専門チームが必要であり，国立感染症研究所のFETPなどの増員を行い，現地の実態調査を行う体制を整備する．
　(イ)段階的に都道府県でのFETPの養成を図る．

③ ガイドラインの制定と統一
　(ア)厚生労働省研究班と国立大学病院感染対策協議会などのガイドラインの統一を図る．
　(イ)病原菌別院内感染発生時の対処法にcrisis managementのガイドラインを制定する．
　(ウ)集団発生時の要因分析の進め方に関するガイドラインを策定する．

④ 全国統一サーベイランスシステムの構築：ICU，NICU，血液/髄液培養，薬剤耐性菌感染症，SSIに関するサーベイランスはすでに進行中である．
　(ア)厚生労働省院内感染対策サーベイランス事業は病床数200床以上の病院を対象としているため，それ以下の規模の病院の参加はできず，何らかの対策が必要である．
　(イ)幅広く耐性菌の情報を集めるために，民間の検査会社からの情報収集のシステムを構築する必要がある．
　(ウ)病院全体の院内感染の発生状況を把握するためにはポイントサーベイランスを考慮する必要がある．

⑤ 施設認定
　(ア)医療機能評価機構の認定基準に院内感染対策項目を大幅に加える．
　(イ)特定機能病院の認可要件としてサーベイランスへの参加を加える．
　(ウ)卒後臨床研修指定病院の認可要項として院内感染対策教育の義務化を加える．

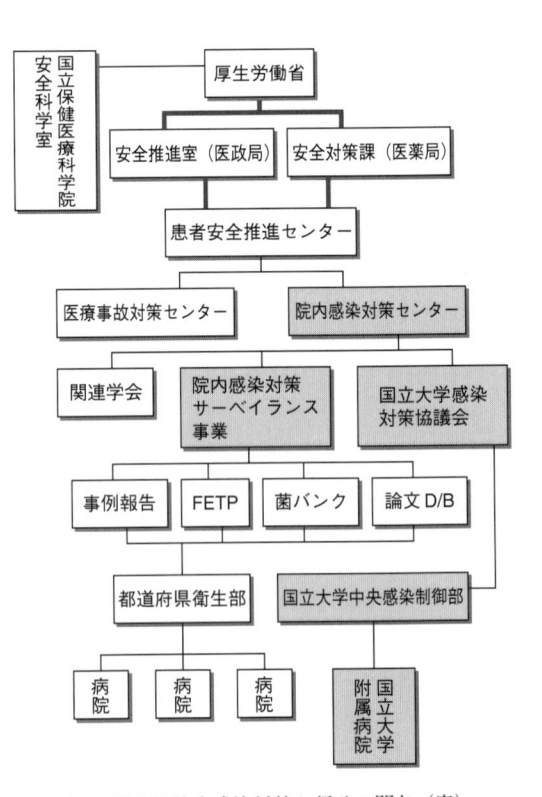

図　総合的院内感染対策と行政の関与（案）

⑥ 経済的誘導：DPC による動機づけ
  （ア）合併症の項目のなかに「院内感染」を加える．
  （イ）これに基づいて，院内感染によって余分に必要となった医療費を算出する．
⑦ 院内感染対策センターの設置：院内感染関連文献 DB，薬剤耐性菌 DB，サーベイランスデータの収集・解析・配布，耐性菌バンク，HP の作成．　　　　　　　　　　［武澤　純］

参考文献

1) 武澤　純：国内・外の薬剤耐性菌に対する監視体制の現状と展望．日本臨床，**59**：652-659，2001．
2) 武澤　純：EBM と標準化/評価．リスクマネジメントとしての院内感染対策．Biomedical Perspectives, **10**：133-139, 2001.
3) 国立大学病院集中治療部協議会：ICU 感染防止ガイドライン 4.ICU の人員，pp 17-18，じほう社，2003．
4) 武澤　純，井上善文：エビデンスに基づいた感染制御．3.カテーテル血流感染対策，pp 26-57，メディカルフレンド社，2002．
5) 国立大学病院感染対策協議会：病院感染対策ガイドライン（第 2 版），2003．
6) 武澤　純：ICU における薬剤耐性菌による感染症サーベイランスの意義と課題について．EBN ジャーナル，**1**：1-8, 2001.
7) 平成 14 年度厚生労働科学研究費補助金（新興・再興感染症研究事業）（主任研究者荒川宜親）：薬剤耐性菌の発生動向のネットワークに関する研究班研究報告書，2002．
8) 国立大学病院感染対策協議会：全国国立大学病院統一サーベイランス結果概要，2003．

個別領域

52 輸　　　　血

1. 血液製剤の安全性

輸血の安全性は,「血液製剤自体に内在する輸血後感染等の危険性をいかに減少させるか」と「輸血という医療行為のミスをいかに減らしていくか」という2点にかかっている.

血液製剤は大別して, 赤血球製剤, 血小板製剤や新鮮凍結血漿 (FFP) を主とする「輸血用血液製剤」とアルブミン, グロブリンおよび各種凝固因子製剤を主とする「血漿分画製剤」から構成されている. 前者は, 国内献血を原料としてすべて国内自給を達成しているが, 後者は一部輸入に頼っている.

1) 献血者に対する問診・検査の実施とその限界

戦後の一時期, わが国は民間の血液銀行による売血に依存する状況下にあった. 当時の売血血液は各種感染症に汚染しているものが多く, 1952 (昭和27) 年に「輸血梅毒事件」などの輸血後感染症の問題が起こった. その後, 売血と預血 (お金のように平素から自分の血液を提供し, 必要なときに提供量に応じて利用するもの) さらに献血制度との並立を経て, 1964 (昭和39) 年に米国のライシャワー駐日大使が暴漢に襲われ, 輸血がもとで肝炎を発症したため改めて輸血用血液の安全性が問われることになった. そして血液製剤の原料供給の安全性を確保するために献血制度の確立を図っていくことを国民あげて取り組むことが閣議決定され, 現在の日本赤十字社主体の献血制度に一元化されている.

わが国では献血者に対してまず問診を行い危険群の排除を行ったうえで, 梅毒, HBV (B型肝炎ウイルス), HCV (C型肝炎ウイルス), HIV-1 および 2, HTLV-1 (ヒトTリンパ球向性ウイルスタイプ1型), ヒトパルボウイルス B19 に対する免疫学的スクリーニング検査を実施している. 加えて HBV, HCV, HIV については, 拡散増幅検査 (NAT: Nucleic acid Amplification Testing) が実施され, よりいっそうの安全性の向上が図られている. また, 未知の肝炎ウイルスの混入も疑われることから, 肝機能検査なども行い, 正常値を超える場合は, その献血血液は使用されない.

なお, マラリア, vCJD (変異型クロイツフェルト・ヤコブ病), ウエストナイル熱, SARS などについては, スクリーニング検査は行っておらず, 問診による危険者排除に頼っているのが現状である.

2) 輸血用血液製剤に内在する危険性

こうした厳密な検査などにもかかわらず, ウイルスが検出できない時期 (ウインドウ期) に供血された場合, まれに輸血用血液製剤で HBV, HCV, HIV などに感染することがある. 輸血用血液製剤は血漿分画製剤のようにこれらのウイルスの不活化が行われていないからである.

輸血用血液製剤の安全性向上については, これら HBV, HCV, HIV 感染に加え, ヒトパルボウイルス B-19 などのウイルス, vCJD, 梅毒, マラリアなどの寄生虫・原虫疾患, エルシニアおよび肺炎球菌などの細菌感染, 最近ではウエストナイル熱や SARS, トリインフルエンザウイルスなどの新興再興感染症に対する安全性の確保が問題となっている. したがって, 検査法の開発, 検査精度の向上, そして輸血用血液製剤では製造工程の病原微生物の有効な不活化方法の開発研究が各国で行われている.

また, 病原微生物以外の輸血副作用として, 供血者のリンパ球が輸血を受けた患者の体内で生き残り, 患者の組織を攻撃する GVHD (graft versus host disease), 赤血球, 血小板

製剤などの輸血用血液製剤に含まれる白血球起因の生理活性物質による発熱，蕁麻疹，TRALI（輸血後急性肺障害）などの非溶血性副作用も近年問題になっている．

3） 血漿分画製剤に内在する危険性

以前，加熱処理が行われていなかった第VIII因子製剤により，薬害エイズ事件が起こったが，現在，血漿分画製剤の多くは，加熱処理および化学処理によるウイルスの不活化工程に加え，クロマトグラフィーによる吸着・洗浄，ろ過膜によるナノフィルトレーション（孔径15〜75 nmの多孔質膜など）などのウイルスなどの除去工程が取り込まれ，その安全性は飛躍的に高まっている．

もしウインドウ期をすり抜けて原料血漿にHBV，HCV，HIVが混入したとしても，これらのエンベロープウイルス（脂質膜を有するウイルス）については，前述の工程を経てウイルスは不活化，除去される．不活化工程は，このエンベロープを破壊し，ウイルスを完全（理論的には生き残るウイルスもいるが，その可能性は限りなくゼロに近い）に殺してしまう．したがって，今日ではアルブミン製剤使用によるHBV，HCV，HIV感染報告はない．凝固因子製剤などについても同様である．ただし，グロブリン製剤については，加熱処理の工程がないものもあるため，過去に数件のHCV（C型肝炎ウイルス）などの感染事例報告がある．

一方，非エンベロープウイルスについては，不活化ができないため，HAV（A型肝炎ウイルス）などの非エンベロープウイルスの感染の可能性がある．さらに粒径が小さいパルボウイルスB19も除去できない場合があり，これによる感染事例も報告されている．ただ，血漿分画製剤の製造は，多くの人の原料血漿を混ぜて製造工程に投入するため，これらウイルスに対する抗体保有者の血漿により，ウイルスが中和されることで感染事例はそれほど多くない．

4） vCJD（変異型クロイツフェルト・ヤコブ病）について

そのプリオンがB細胞などに存在することが報告されていることから，欧米では採血後の血液に対する白血球除去フィルターの導入が進んでいる．白血球を完全に除去することは不可能だが，血液製剤中の残存数を減らすことにより，vCJD感染の理論的リスクの軽減が図られている．わが国では，血小板製剤に関してフィルターによる白血球除去が行われている．

輸血によるvCJD感染の理論的リスクは以前から指摘されていたが，2003年12月に英国で輸血による感染事例が報告されている．

5） 院内採血の危険性

新鮮な血液のほうが生理的機能が高く，治療効果が上げられるとの誤解から，院内採血がいまだ多くの医療機関で実施されているが，身内からの採血による治療は，GVHDの危険性を高めることとなる．また，院内採血は，日本赤十字社が現在実施している検査項目および検査精度，品質管理に劣ることから，現在では日本赤十字社が供給する同種血のほうが安全性が高い．

6） その他

未知の病原微生物については，感染の可能性は存在するものの現時点では対処の仕様がない．

2. 輸血行為の安全性

2001（平成13）年度に輸血部門が設置され，輸血事故防止対策や血液製剤の適正使用が進んでいるわが国の代表的な6病院（700〜1200床規模の大規模病院）について過去の輸血行為に伴うインシデント事例，345件の発生状況に関する調査分析を行った結果を以下に示す[1]．

345件のインシデント事例を「誤る」「取り違える」「見逃す」「怠る」「気づかず」「無視する」の6つの態様に分類したところ，「誤る221件（64.1%）」「怠る79件（22.9%）」「取り違える28件（8.1%）」「見逃す8件（2.3%）」「無視する6件（1.7%）」および「気づかず3件（0.9%）」の順であった．

また，輸血という医療行為は，図1のように「輸血を決定したり指示する場面」「採血」「検査」「輸血の準備」「発注」「搬出」「搬出途上」

個 別 領 域

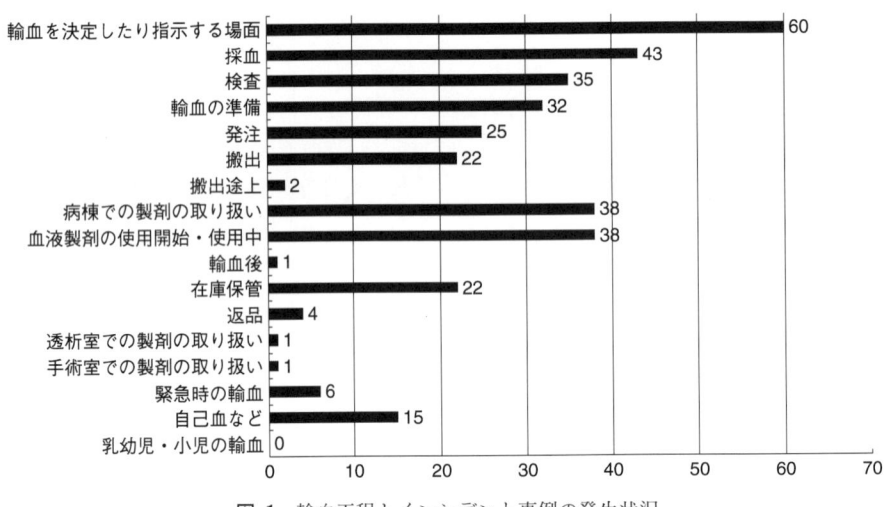

図 1 輸血工程とインシデント事例の発生状況

「病棟での製剤の取り扱い」「血液製剤の使用開始・使用中の場面」「輸血直後の対応」「在庫管理」および「返品」という基本的に12の工程から構成されている．そのほかに派生する工程として，「透析室での製剤の取り扱い」「手術室での製剤の取り扱い」「緊急時輸血」「自己血輸血関連行為」「乳幼児・小児の輸血」の5工程がある．

これらの工程のなかでインシデント事例が生じやすいのは，「輸血の実施を決定し指示を受けての連絡・確認などを行う場面 60（17.4％）」「採血を行う場面 43（12.5％）」「病棟での製剤取り扱い場面 38（11.0％）」「血液製剤の使用を開始したり使用中の場面 38（11.0％）」「検査の場面 35（10.1％）」の順であった．

一方，日本輸血学会が300床以上，年間3000単位以上の血液製剤を使用している施設に対して行ったABO血液型不適合実態調査では，1995年1月から1999年12月までの期間にABO不適合輸血が166件報告されている[2]．その原因は，「バッグの取り違え71件（42.8％）」「血液型判定ミス25件（15.1％）」「患者の取り違え19件（11.5％）」「輸血依頼伝票への誤記14件（8.4％）」「カルテの血液型確認ミス8件（4.8％）」「カルテに血液型誤記録5件（3.0％）」「患者検体の取り違え4件（2.4％）」「添付ラベルへの血液型の誤記2件（1.2％）」

「輸血依頼伝票の血液型の確認ミス2件（1.2％）」「その他5件（3.0％）」「不明11件（6.6％）」であった．このなかで「取り違える」という行為は94件（56.6％）と原因の過半数を占めていた．また，ABO不適合輸血事例の発端者は看護師，医師の順に多かった．

3. 総合的な安全性対策の推進
1) インシデント防止対策

アクシデントに至らない事前予防のために，インシデント発生率が高い場面を同定するとともに，輸血工程，発端者と過誤の態様を分析することにより，インシデント段階からの対策を講じる必要がある．

英国では，英国輸血学会，英国輸血サービスなどの関係者が集まって輸血の重大事例の収集・分析が行われている．この英国の輸血監視システム（SHOT: Serious Hazards of Transfusion）の2003年報告では参加415病院のうち163病院から906件のインシデント報告があったが，そのうちの60％にあたる542件が検体の取り違えであった．院内輸血部による血液製剤の選択，取り扱い，保存に関するインシデントは81件（17.9％）であった．このうちの44件は臨床現場での不適切な血液保存によるもので，18件は照射血，CMV（－）血などの特殊な血液製剤のオーダーに伴うものであった．血液製剤の発注のエラーが40件（8.9

%），検査部門での検体の取り扱いや検査ミスによるものが49件（10.8%），患者同定の誤りや血液製剤の輸送に伴う問題が52件（11.5%）あった．こうした英国のヘモビジランス（輸血事故や血液製剤の安全性監視制度）制度は大いに参考になるもので，わが国でも何らかの統一した内容や報告基準をもったシステムでの報告方法の確立が必要であろう．

2）法基盤の整備

ⅰ）安全な血液製剤の安定供給の確保等に関する法律（旧：採血及び供血あっ旋業取締法）の制定：血液事業に関する法律である「採血及び供血あっせん業取締法」ができたのは，売血が主体であった1956（昭和31）年のことである．今，国会ではこの法律が「安全な血液製剤の安定供給の確保等に関する法律（以下，"血液法"と称する）」と名称も新たに実に46年ぶりに改正された．その改正のポイントは，①血液製剤の安全性および安定供給のための国内自給に関する国の責務に言及したこと，②血液製剤の医療現場での適正使用を推進すること．これらを厚生労働大臣は基本方針に定めることとなった．また，採血事業者や製造販売業者は製造，輸入する予定の血液製剤の量や原料血漿の確保見通しなどを厚生労働大臣に届け出て，これをもとに厚生労働大臣は血液製剤の安定供給のための需給計画を定めることとなった．

この法律に基づき，国家レベルで血液製剤の安全性確保および安定供給，適正使用が行われることは，輸血の安全性向上に寄与すると考えられる．

ⅱ）薬事法の改正：薬事法は，次の事項について改正された．①医薬品以上に多様な技術・素材が用いられる医療機器の特性に対応するために，「医療機器に係る安全対策の抜本的な見直し」が行われ，医薬品の治験と同様のものを医療機器にも課することになった．②生物由来製品の安全確保に向けての法整備が急務となっている現状をかんがみ，「バイオ・ゲノム世紀に対応した安全確保対策の充実」が盛り込まれた．③企業の安全対策責任の明確化と国際整合性をふまえた製造承認制度の見直しの一環として，「市販後安全対策の充実と承認・許可制度の見直し」が行われることとなった．血液関係の改正部分は，②「バイオ・ゲノム世紀に対応した安全確保対策の充実」のために生物由来製品の安全確保に向けての体制整備である．

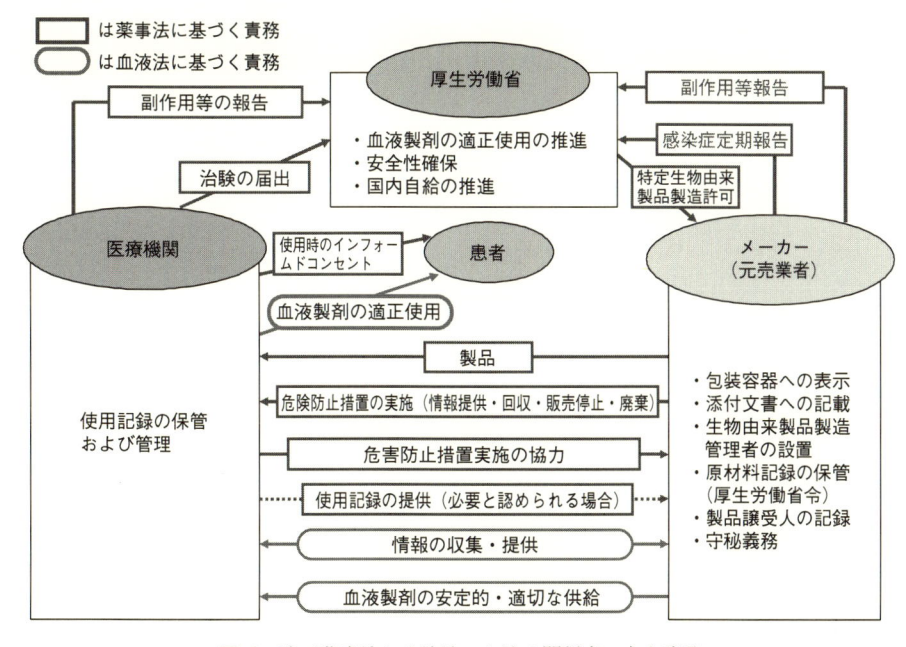

図2 改正薬事法と血液法における関係者の主な責務

なお，それぞれの法律の改正のポイントを図2に示している．

3) 自己血輸血の推進

待機手術などで血液製剤の使用量を算定し，術前に計画的に患者本人の血液を採取・保存し，必要時に使用する方法である．厳格なガイドラインのもとで実施することにより，感染性の排除などの自己血のメリットを最大限にいかすことが可能であることから，この手法の広範な普及が望まれる．

輸血医療の安全性は血液製剤の飽くなき安全性の追及と医療現場での輸血行為の安全性対策の推進に依拠している．生物由来の製品である以上，危険性をゼロにすることは不可能である．このリスクを防止するためには，欧米諸国に比して患者1人あたりの使用量が多いとされる状況を改善することにより，体内に入る血液製剤由来の危険因子の総量を規制することが一法である．同時に，輸血行為の安全性向上に医療関係者は従事する必要があるが，そのためには日本輸血学会が独自に行っている「I & A: Inspection and Accreditation」のような相互査察・安全性確保体制認証制度を参考にしながら全国的規模でのインシデントやアクシデント事例を分析し，問題点を明らかにし，改善方策を検討し，それを実施する体制の確立が急務である．

［河原和夫］

参考文献

1) 河原和夫ほか：輸血に関するインシデント事例の検討．日本輸血学会雑誌，**49**(3)：419-425，2003．
2) 柴田洋一ほか：日本輸血学会ABO不適合輸血事故調査及び対策チーム報告．日本輸血学会雑誌，**46**(6)：545-564，2000．
3) SHOT：Annual Report. 2003, 35-37, 2003.

個別領域

53 検査業務における安全対策

　医療の高度化に伴い「チーム医療の推進」や「医療の質向上と標準化」が重要視されており，最近では臨床検査技師が病棟へ出向き，患者に直接，諸検査の説明や採血業務などを担う施設も出てきた[1]．このように，多職種が協働する機会が増えるということは，今まで以上に事故発生要因の相互関係を考慮する必要がある．

　医療事故の報告件数としては処方・投薬関連がほぼ半数を占めているが，なかには「違う患者の採血をした」「違う検査結果を報告した」など，検査に関する報告もある[2]．このような患者間違いや検査結果の報告ミスも患者に重大な被害を及ぼす危険性があるため，検査業務内のリスクを把握し，安全対策に努めなければならない．

1. 検査業務に関する報告

1) 国内

　1999年以降，セーフティマネジメントへの注目に伴い，検査部門においても安全対策マニュアルなどが公表されている[3]．諸検査方法は，医療の進歩により従来の比較的単純な検査に加えて，ME機器使用の検査法，造影剤使用の造影法，あるいは各種内視鏡など，有力な方法が確立され，一般的に実施されている．しかし「撮影で左側を撮らなければいけないのに右側を撮ってしまった」「測定時に試薬の劣化に気づかずに測定し，誤ったデータを送り，医師より高値すぎると指摘された」[2]などの検査技師からのインシデント・アクシデント報告も跡を絶たない．

　そのようななか，検体取り違い防止や誤報告防止などを目指した検体搬送システムおよび自動分析処理装置[4,5]や患者・検体識別エラーを減少させるためのバーコード技術の開発・導入成果[6]などに関する報告がある．しかし，系統的な事故分析手法を用いて対策を立案し，それを評価するといった報告はいまだに少なく，全国規模の調査報告もみられないため，国際比較もできない状況にある．

2) 海外

　1990年代半ば以降，米国やオーストラリアでは医療事故件数の現状把握を目的とした研究が多く行われてきた．

　米国では，検査部門におけるエラーは，患者識別・検体収集および結果報告の段階で最も頻繁に発生しており[7]，患者または検体識別エラーは，その大部分が分析前の過程において多く生じていると報告されている[8,9]．また，このようななか，自動分析処理装置を導入した結果，検体の選別・ラベリングなどにおいて起こるエラーが減少し，検体処理の全段階を通し，検体の保全性が改善したという報告や，バーコード技術を採用したシステム開発によりバーコード化されたサンプルを機器によって迅速に選別・分取することで，従来，検査技師が実施することによって発生していた検体取り違えや入力間違いなどのヒューマンエラーを防止できたとの報告もある[9-11]．

　オーストラリアでは，国内5州のある病理検査室を対象にエラーを分析した結果，転記エラーや分析結果のエラー，患者識別のエラーが多かったと報告されている[12]．また，「異常な検査結果が通知されない」という事態に関する研究は，患者の安全や医療の質にかかわる重要な問題であるのにもかかわらず，あまりなされていないとの指摘もある[13]．

2. 検査業務におけるエラーの現状

　今回，検査業務におけるインシデント・アクシデントに焦点を当て，今後の安全対策について検討した．検討に際し，厚生労働省が収集したヒヤリハット報告[2]第8回から第11回（平成15年5月〜平成16年5月）の全般コード化

情報54005件の集計結果と，重要事例情報5480件のなかから抽出した検査関連550件を資料とした．

1) エラーの当事者

当事者は看護師（55.6％）が最も多く，次いで臨床検査技師（21.9％），診療放射線技師（7.7％），医師（8.2％）であった．ただし，看護師は検体採取や検査介助などほとんどの医療行為にかかわっていることを考慮すべきである．

2) エラーの内容および要因

報告内容を集計した結果，「検体検査」が54.4％と最も多かった．この検体検査におけるエラーは「検体を採取しなかった」（30.0％）が最も多く，次いで「検体容器の間違い」（13.1％），「患者間違い」（10.3％）があった（図）．これらのエラーおよび要因を業務過程に沿ってみると以下のような事象があった．

① 検査受け付け関係：患者対応を急ぎ，後でラベルを貼ろうと思い忘れたなどによる【患者ID/ラベルの付け（書き）間違い】が発生している．

② 検体採取・運搬過程：採取過程で多かったエラーは，指示が伝達されていなかったなどによる【検体の不採取】，姓名が類似した患者を「この人だ」と思い込んだなどによる【患者間違い】，どの容器かが曖昧だったり，容器の整理がされていなかったなどによる【検体容器の間違い】が発生している．他，手袋の未装着や針捨て容器を持参していなかったなどによる【針刺し事故】や，運搬過程では，保管場所や搬送担当者が曖昧だったなどによる【運搬忘れ】が発生している．

③ 分析・測定過程：測定が終了した検体と再（未）検査分を同じラックに保管したために生じた【検体取り違え】や，試薬の品質管理不備による【検査データの変動】等が発生している．

④ 結果報告過程：検査項目を思い違いしデータを誤入力したり，分析機器やコンピュータの故障などによる【結果報告の間違い/遅れ】が発生している．

3. 検査業務における安全対策

1) 検査受け付け過程

・患者IDの付け（書き）間違え/受け付け登録時に検査内容・患者氏名などの入力誤り：個人が安全を意識することは大切であるが限界があるため，職種間での再チェックや，入力後に再度正確な入力をしたのか判断させる機会をシステム上に設定するなどの対策が必要である．また，患者情報や検査内容などの一般的な入力内容をバーコードに置き換えると，エラー減少に効果的である[14]．

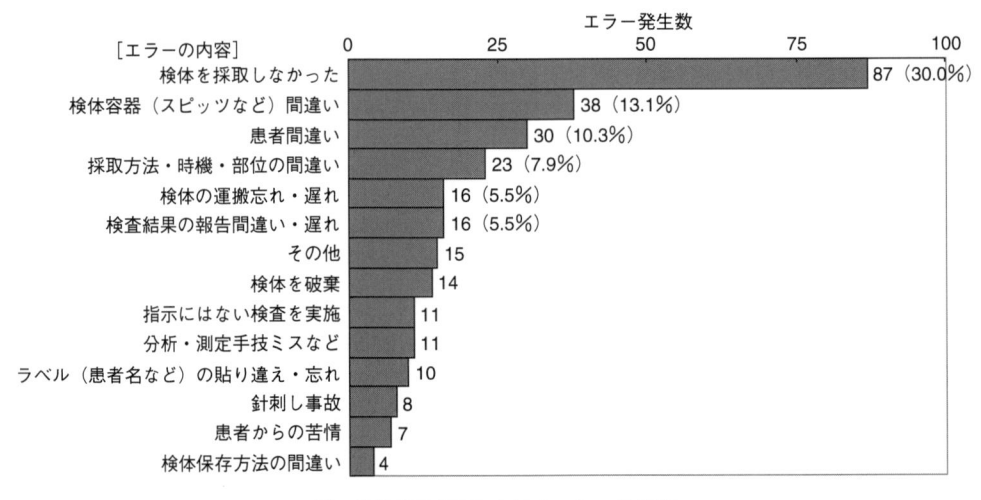

[エラーの内容]	エラー発生数
検体を採取しなかった	87 (30.0%)
検体容器（スピッツなど）間違い	38 (13.1%)
患者間違い	30 (10.3%)
採取方法・時機・部位の間違い	23 (7.9%)
検体の運搬忘れ・遅れ	16 (5.5%)
検査結果の報告間違い・遅れ	16 (5.5%)
その他	15
検体を破棄	14
指示にはない検査を実施	11
分析・測定手技ミスなど	11
ラベル（患者名など）の貼り違え・忘れ	10
針刺し事故	8
患者からの苦情	7
検体保存方法の間違い	4

図 検体検査業務におけるエラーの内容
対象：重要事例情報 検体検査関連290事例．

2) 検体採取・運搬過程

・採取患者/検体容器/ラベルの間違い：患者IDやベッドネームをみる，患者に返事をしてもらうなどの対策だけでは不十分である．ラベルの貼り間違えに対しては，自動準備システムの導入やラベルの色分けなどの対策がある[15]．また，容器の色や保管方法によってはヒューマンエラーを誘発するため，保管位置やラベリングなどの配慮が必要である．他，各検査項目と容器に関する注意事項をバーコードラベルに印字したり，容器の写真入り一覧表を各部署へ掲示するなども必要である．

・検体の不採血：他の業務と並行したり，作業が中断したことなどによる「忘れ」への対策として採取時間に警告音が鳴るなどの工夫が必要である．また，指示を確認する媒体が手書きであったり，印字が薄い場合は，記載内容が不明瞭になり「思い込み」や「見落とし」などを誘発する．よって，手書きによる伝達媒体は避け，印刷機のメンテナンスにも配慮する必要がある．他，カルテのポケットに指示票が入っていて「気づかなかった」という事例が複数あり，伝達手段を検討する必要がある．また，自動蓄尿装置の操作ミスにより採尿できなかった報告も多く，インターフェースの改善やフールプルーフなどの導入が望まれる．

・採取方法/部位/時期の間違い：マニュアルを読み，知識や技術を高める努力は最低限の責務である．他対策としては，採取方法や量の一覧表を各部署へ配布したり，バーコードに採取量や時間を表記するなどの工夫がある．

・針刺し/外傷（感染対策）：針刺しなどの外傷・感染対策に関してはCenters for Disease Control and Prevention[16]や日本臨床衛生検査技師会[17]などからガイドラインが公表されているため，これらに準じた対策を講じなければならない．

・検体採取後の保存方法の間違い/長時間放置：検体置き場および搬送者を明確にしておく必要がある．また，検体を長時間放置しないために検体運搬システムの導入が有効である[4]．採取後の保管方法は種類により異なるため，各スタッフへ周知させる工夫（一覧表の掲示，ラベルへの表記など）も必要である．

・検査未終了検体の破棄：要因として「破棄していいと言われた」「明示されていなかった」などが複数報告されていることから，口頭および記載に頼る方法は好ましいとはいえない．対策としては標準化された申し送りシステム（ウェブ・携帯情報端末等の活用）や，効率性・正確度の高いバーコード技術を応用する方法がある．

・採血中/採血後の気分不良・しびれなどへの対応不備：マニュアルを整備し，各スタッフへ周知させる必要がある．対応としては，急変時に備えて救急用ベッドやカートを各部署に常備し，備品リストを作成し定期点検を行う必要がある．いつでも正確に活用できる知識や技術教育・訓練は必須である．貧血・しびれなどを起こした場合は応急処置をし，医師に迅速に報告し，指示を受けることができる体制を整備する必要がある．

3) 分析・測定過程

・検体取り違え/検査未終了検体の破棄：検体保管場所は，測定終了分と再（未）検査分を分ける必要がある．また，バーコード化されたサンプルを迅速に選別したり，分取したりする自動システムを導入することがエラー減少に有効である[10]．

・測定値の変動/異常：分析装置操作や検査手技の誤りによる測定値の変動は，それらに関するマニュアル整備・教育・訓練が重要である．また，試薬の品質によって検査結果が変動するため，使用期限などを迅速にチェックし補充・交換できるシステムが必要である．

・判定の間違い：判定時は，前回値・時系列などのデータチェックを行う必要がある．また，検査技師の技量に左右されない自動分析装置などの導入はエラー減少に有効である．

4) 結果報告過程

・報告結果の間違い/遅れ：分析装置およびコンピュータの不備・故障時には，ワークシー

トによる作業に切り替えるなどの対応マニュアルの整備が必要である．また，手入力（記載）および口頭による結果報告の場合，個人の注意力には限界があるため，自動化の導入を考慮すべきである．結果報告における一般的な入力内容をバーコードに置き換え，検査技師が入力しなくてもすむようにしたところ，エラーが減少したという報告もある[14]．また，結果の報告後に臨床所見や前回値とかけ離れたデータであると医師から検査技師へ迅速にフィードバックされるシステムが望まれる．

・異常値/異常変動値への対応不良：パニック値は，ただちに医師へ連絡し，採血時の患者の服薬・輸液状況や検体の保存状況を確認する必要がある．溶血・乳びなどの検体コメントや再測定済みなどの結果コメントを入力し，異常血液像・骨髄像・血清材料を保存する必要もある．分析装置の故障も考えられるため，装置の確認もすべきである．

以上，諸対策について述べたが，重要なことは「徹底する」「指導する」だけにとどまる対策では不十分だということである．医療スタッフの動きやすい作業空間の提供や仕事量の調整，作業プロセスの標準化などを整備するとともに，フェイルセーフやフールプルーフの導入など，より具体的な対策が必要となる．また，IT技術の導入のみにとどまらず，組織の安全文化を醸成する取り組みも重要である[18]．

4．今後の課題

検査業務におけるエラーは「検体検査」が最も多く，「検体を採取せず」「容器の間違い」「患者間違い」が多く発生していた．その要因は設備環境や業務分担・業務量などによりヒューマンエラーが誘発されている状況が多くみられるため，今後はいかにヒューマンエラーを防止できる検査業務システムを構築するかが鍵となる．また，先行研究や諸文献でもエラー要因および対策は提言されてきているが，それらの妥当性および有効性を定量的に評価した報告は少ない．よって今後の課題としては以下の点が考えられる．

① 検査業務におけるエラーに関して，より具体的な事故事象を収集する方法の検討が必要である．

② ヒューマンファクターの概念を取り入れているRCA（Root Cause Analysis）やHFMEA（Healthcare Failure Mode and Effects Analysis）・VTA（Variation Tree Analysis）などの分析手法を活用し，根本原因および対策を検討し，より質の高い医療システムを構築する必要がある．

③ 現在までに推定されている要因および対策の妥当性を高める必要がある．［濱田康代］

参考文献

1) 前川芳明，畑中徳子，岡山幸成ほか：臨床検査技師が診療に参加するためのビジネスモデルの研究―看護部との連携を通して考える．医学検査，**53**(1)，2004．
2) 厚生労働省HP：医療安全対策について．http://www.mhlw.go.jp/topics/2001/0110/tp1030-1.html
3) 臨床検査禁忌・注意マニュアル．Medical Technology, **29**(13), 臨時増刊号, 2000.
4) 杉岡陽介（特集）これからの臨床検査 第2世代の総合検体検査搬送システム．医科器機学，**70**(2)：74-79, 2000.
5) 平野武道，上村知恵，松橋博子ほか：輸血検査システム自動化導入による業務改善の試み．臨床検査機器・試薬，**24**(3)：157-170, 2001.
6) 藤岡さとみ：バーコードリーダーを用いた採血過誤防止について．血液事業，**24**(1)：59-62, 2001.
7) Jones BA, Meier FA. Patient safety in point-of-Care testing. Clin Lab Med, **24**(4)：997-1022, 2004.
8) Astion ML, Shojania KG, Hamill TR：Classifying laboratory incident reports to identify problems that jeopardize patient safety. Am J Clin Pathol, **120**(1)：18-26, 2003.
9) Valenstein PN, Sirota RL：Identification errors in pathology and laboratory medicine. Clin Lab Med, **24**(4)：979-996, 2004.
10) Holman JW, Mifflin TE, Felder RA, Demers LM：Evaluation of an automated preanalytical robotic workstation at two academic health centers. Clinical Chemistry, **48**：540-548, 2002.
11) Lessons learned：Sentinel event trends in wrong-site surgery. Jt comm Perspect, **20**：14, 2000.
12) Khoury M, Burnett L, Mackay MA：Error rates in Australian chemical pathology labora-

tories. Med J Aust, **165**(3) : 128-130, 1996.
13) Del Mar CB, Wright RG : Notifying women of the results of their cervical smear tests by mail : Dose it result in a decreased loss to follow-up of abnormal smears ? Aust J Public Health, **19** : 211-213, 1995.
14) Willard K, Stanholtzer C : User interface reengineering : Innovative applications of bar coding on a clinical microbiology laboratory. Arch Pathol Lab Med, **119** : 706-712, 1995.
15) 目黒純一：(1) 臨床検査技師による採血．Medical Technology, **29**(9) : 941-944, 2001.
16) Centers for Disease Control and Prevention HP : Manual for Medical Technicians. Revised 1992. http://www.cdc.gov/search.do?action=search&queryText=biohazards+hospital
17) Gunter EW, Lewis BC, Koncikowski SM : Laboratory Procedures Used for the Third National Health Examination Survey (NHANES III), 1988-1994. 1996. Centers for Disease Control and Prevention HP, http://www.cdc.gov/search.do?action=search&queryText=biohazards+hospital
18) 長谷川敏彦主任研究者：病院内総合的患者安全マネジメントシステムの構築に関する研究　第3部クライシスマネジメント．平成14年度厚生労働科学研究補助金医療技術評価総合研究事業報告書，p 10, 2005.

個別領域

54　手術/麻酔/観血的手技

　外科系全科の手術室を1か所に集めて運用する「中央手術部」システムは、第二次世界大戦後に米国から始まり、手術用機材、消毒・滅菌装置、空調関連の設備、特殊技能者（麻酔医・看護スタッフ・臨床工学士）など、手術に関する資源が集中的に有効活用できることから、急速に普及した。その一方で、医療技術の進歩により、手術対象疾患（適応患者）の増大と、手術手技や関連機材の複雑化と多様化も著しい。手術医療における危険性をできるだけ減少させるためには、もはや医療者個人の努力では不可能であり、病院全体のシステムのなかで安全対策を確立する必要がある。また、手術室以外の場所で行われる観血的手技も、施行者・手順・機材・環境などにつき、システム全体のなかで患者安全を見直さなければならない。

1.　観血的診療の安全有効方策

　観血的診療のリスクを、①部位間違いなど手術手技に直接かかわる問題、②麻酔など全身管理の問題、③体内環境が外部にさらされることによる感染の問題、に大別すると理解しやすい。

1）　手術手技に直接的に関係する項目（部位間違いや異物遺残）

　① 患者や部位の同定（identification）問題：米国の病院認証機関 JCAHO（The Joint Commission on Accreditation of Healthcare Organizations, 医療施設合同認定機構）が、ガイドライン（表1)[1]を提示しており、JCAHO認定病院では、その実施状況が評価対象となっている。

　このガイドライン中で重要なのは、タイムアウト（time out）の概念である。スポーツ分野では、一般的な用語であり、選手交代などのための「正当な」競技中断時間を指す。JCAHOは、一連の確認手順のなかに、すべての作業を中断して立ち止まり、確認するためだけに使う時間（＝タイムアウト）を設けるように要請している。同定確認作業は、決して他の作業と並行して行ってはいけない。医療組織では、システムのなかに、タイムアウトを独立させて位置づけておくべきである。

　また、同定作業には、患者情報のすべてを使用することを推奨している。バーコーディングに連動したリストバンドなどのシステムは、本ガイドラインのなかには登場せず、それを利用することはよりよいことであっても、それだけには頼らない姿勢がうかがえる。病歴と診察所見一式（H & P : History and Physical Examination）をも同定確認手段に加えていることは、患者を「人」としてみる基本的姿勢の現れである。仮に初対面の人であっても、その人に関する情報が増えれば増えるほど、チェックする側にとって存在感が増大していくのである。

　さらに医療事故防止のためには、患者を参加させることも強調されている。患者参加は「患者が覚醒して意識明瞭な状態」であることが必須である。質問方法は、答えが「ハイ」となる質問は使用せず、「名前や生年月日や住所」など「何か」を答えさせるようにしなければならない。人間はたとえ覚醒していたとしても、緊張感のあまり、すべてに「ハイ」と答えてしまうこともありうるからである。

　② 異物遺残対策：米国厚生省の下部機関である AHRQ（Agency for Health Research and Quality, 医療質研究庁）は、過去の患者安全方策に関する論文を網羅的に渉猟し、EBM（Evidence-Based Medicine）手法により評価して、「医療をより安全に：患者安全方策の批判的分析」[2]という報告書を出した。各分野について、医療事故の発生頻度と重篤度、方策の有効性と効率性の科学的根拠、方策の費

表 1 部位間違い・術式間違い・患者間違いの手術を防止するためのユニバーサル・プロトコール（Universal Protocol）実施のためのガイドライン

これらのガイドラインは，実施要件・除外例・特殊状況下における適応例の詳細を示す

1. 術前の確認手順
   正しい患者・術式・部位の確認は，以下のように（適切に）行われなければならない
   - 手術/処置が予定された時刻に
   - 入院時または医療施設の入場時に
   - 患者に対するケアの責任が別のケア提供者に移されたとき，すべての場合に
   - 可能であれば，患者が覚醒して意識明瞭な状態で，患者参加で
   - 患者が術前エリアを離れる前，または手術/処置室に入る前に

   術前の確認チェックリストは，その手術/処置の開始に先立ち，以下の事項を再確認するのに役立つであろう
   - 関係書類（たとえば，病歴と診察所見一式，手術同意書）
   - 関係画像，正しくラベルされ整理されたもの
   - 必要な体内埋め込み機器や特別な機材のすべて

2. 手術部位のマーキング
   - 切開部位あるいはその近くにマークする．非手術部位には，どんなマークも「絶対にしない」こと．ただしケア実施上ほかの必要性があればその限りではない
   - マークは曖昧であってはならない（たとえば，イニシャル，"YES"，予定された切開線を用いるべきであり，"×"は曖昧となりうることを考慮せよ）
   - マークは，患者が消毒されて滅菌布で覆われた後でも，見えるような位置になければならない
   - マークは，皮膚の消毒完了後も，十分に見えるようなマーカーを用いて行うべきである．くっつく可能性のあるマーカーは，部位をマークする手段とするべきではない
   - マーキング方法およびマークの型は，組織内で統一されていなければならない
   - 最低限，左右のあるもの，複数あるもの（手指，足指，病変部），複数のレベルのあるもの（脊椎）に対しては，すべての症例にマークせよ（注記：一般的な脊椎部位の術前マーキングに加えて，脊柱の正確なレベルをマーキングするためには，術中 X 線を用いた特別な方法が用いられる）
   - その手技を行う者が部位のマーキングを行うべきである
   - 可能であれば，患者が覚醒して意識明瞭な状態で，患者参加で行われるべきである
   - 部位マークの最終確認は，「タイムアウト（time out）」の間に行われるべきである
   - 部位マーキングを拒否した患者のためには，確立された手順が用意されていなければならない
   - 例外
     - 一つしかない器官の症例（たとえば，帝王切開術，心臓手術）
     - インターベンション（interventional, 治療手技的）症例で，カテーテル/器具の挿入部位が事前に決定できない場合（たとえば，心臓カテーテル）
     - 歯：ただし，手術する歯の名前を書類に明記すること，あるいは手術する歯を X 線写真もしくは歯式（歯の図）にマークする
     - マークが永久に残ってしまう可能性がある，未熟児の症例

3. 手技開始直前の「タイムアウト（time out）」
   これは，その手技が開始される直前に，その手技が行われる場所で行われなければならない．それには手術チームの全員が参加し，活発なコミュニケーションのもと，チェックリストのようなものに簡潔に記録されるべきである（組織として，記録の書式と記載項目を決定しておかなければならない）．そして以下に挙げるものが含まれなければならない．
   - 正しい患者同定
   - 正しい左右と部位
   - 行われようとしている手技に対する合意
   - 正しい患者体位
   - 正しい体内埋め込み機器・特別な機材・特別な必要条件が（整合性をもって）準備されていること

   組織として，この「タイムアウト」の間に，スタッフ間の反応の相違を調整する手順とシステムが整えられていなければならない

4. ベッドサイドにおける手技を含む手術室外での手技
   - 部位マーキングは，左右のあるもの，複数あるもの，複数のレベルのあるものに対して，すべての手技について行われなければならない（その手技が手術室外で行われるとしても）
   - 確認，部位マーキング，「タイムアウト」の手順は，手術室や侵襲的手技が行われるその他の場所を含めて，組織としてできるだけ一貫性のあるものでなければならない
   - 例外：その手技の施行者が，その手技の実施の決定と患者からの同意を得たときから，その手技を実施するまでその患者に継続的に関与している場合，部位マーキングは免除されるかもしれない．ただし最終確認である「タイムアウト」の必要性は依然として残る

用・問題点を，同一のフォーマットで論じ，異物遺残にも1章をさいている（第22章）．

それによると，医原性の異物遺残は，耳目を驚かす材料であるが，その頻度や影響についての分析を行った文献はきわめて少ない．ガーゼや器具の数を数えるという現在の慣行についても，そのエラー発生率については不明であり，X線を使用する補助手段も確実とはいいがたい．現在のところ，画期的な方策は提案されておらず，今後は小売業の在庫管理システムを応用し，（おそらくバーコーディングよりも）超小型ICチップなどの利用が期待される．なお上述のJCAHOは，「故意によらない遺残で，それによって恒常的な機能損失をもたらしていない異物」については，（JCAHOに）報告する義務はないとしている．

2) 麻酔ほか全身管理に関係する項目（麻酔前チェックリストや深部静脈血栓予防）

① 麻酔前チェックリストの作成と確認：麻酔器と麻酔準備に関するエラーを減らすためのチェックリストを作成し，麻酔開始前にこれに従って異常や準備のもれなどを点検する．わが国では日本麻酔科学会からチェックリストが出されている（表2）[4]．また，最近の麻酔ワークステーション機能をもった麻酔器には，自己診断を兼ねたチェック機能が備わっているものが多い．毎日，必ず1回このチェックを行うことも有効であろう．

② 術中モニタリング：適切なモニタリングは，異常の早期発見につながり，安全管理上きわめて重要である．しかし，過剰なモニタリングは，経済効率の低下，患者に対する侵襲性の増大，点検項目の増加によるエラー発生につながる．米国麻酔科学会による基本的な術中モニタリングに関する指針（表3）を示す[5]．

③ 深部静脈血栓症の予防：静脈血栓症のなかでも肺動脈塞栓症は，予測困難で，急激に発症し，突然死を含む重篤な経過をとる．発症後の治療は，体外循環下の開心術による血栓除去という高額かつ侵襲度の高い治療を必要とすることがあるので，予防は重要である．対策としては，機械的処置（反復式気動式下肢ないし足底圧迫装置，弾性ストッキング）と薬物学的処置（ヘパリン製剤，ワルファリン，アスピリン）がある．さらにハイリスク症例における下大静脈フィルター装着という方法もある．

上記AHRQ報告書では，血栓症リスクが中等度以上の一般外科患者に対しては，低分子ヘパリンが予防策として最も効果的とされ，ハイリスク患者に対する機械的処置は，ヘパリンと併用する場合のみに使用すべきとされている．

④ 心血管合併症予防：周術期死亡の一般的な原因となる虚血性心疾患を有する患者において，βブロッカーの周術期投与が有効とされている．問題点として気管支喘息患者への気管支攣縮の合併症がある．

⑤ 褥瘡・神経損傷・熱傷などの予防：体位や圧迫（牽引）により，皮膚潰瘍（褥瘡）や神経麻痺を招来する危険がある．褥瘡予防策として除圧材料（ベッドや緩衝材）の有効性が報告されているが，長時間の機械的刺激を回避することが最も重要である．

3) 感染管理，および関連するその他の項目

① 手術創の感染予防：米国のCDC（The Federal Centers for Disease Control and Prevention）から術創感染予防に関して，予防的抗生物質の選択，投与時期および投与方法についての詳細なガイドライン[6]が示され，これに従った処置は術後創感染の発生頻度を有意に軽減させる．

そのほか，周術期の低体温回避，術後の酸素投与，周術期の適切な血糖コントロールも術後創感染の発生頻度減少に寄与していることが判明している．

② 中心静脈カテーテル留置時の感染予防と合併症予防：カテーテル挿入にあたって，清潔手洗い・グラブ＆ガウンテクニックの実行・フルサイズドレープの使用などの，最大限の感染予防バリアを用いることにより，留置に関連した感染症の発生頻度が軽減する．さらに抗生物質によってコーティングしたカテーテルの使用も敗血症の発生を軽減するという報告もある．

表 2 日本麻酔科学会による麻酔の始業点検〈解説の項目は省略した〉

麻酔器を使用する際には，使用に先立って次の始業点検を行ってください
点検事項
補助ボンベ内容量，および流量計
　1）補助ボンベ（酸素，笑気）を開き，圧を確認する
　2）ノブおよび浮子の動きを点検する
　3）低酸素防止装置付き流量計（純笑気供給防止装置付き流量計）ではこの機構が正しく作動することを確認する
酸素供給圧低下時の笑気遮断機構
　1）酸素，笑気を流し，酸素ボンベのみ閉じる
　2）アラームが鳴り，笑気が遮断されることを確認する（一部の機種ではアラームが装備されていない）
　3）笑気ボンベを閉じる
医療ガス配管設備によるガス供給
　1）ホースアセンブリー（酸素，笑気，圧縮空気など）を接続する際，目視点検を行い，また，漏れのないことも確認する
　2）各アセンブリーを正しく接続する
　3）ノブおよび浮子の動きを点検する
患者呼吸回路の組み立て
　1）正しく，しっかりと組み立てられているかどうかを確認する
患者呼吸回路，麻酔器内配管のリークテストおよび酸素フラッシュ機能
　1）患者呼吸回路先端（Yピース）を閉塞し，APL（ポップオフ）弁を閉じ，酸素を流し，加圧テストを行う
　　①低酸素防止装置付き流量計（純笑気供給防止装置付き流量計）ではこの機構が作動することを確認する
　　②酸素および笑気を流した後，酸素のホースアセンブリーを外した際に，アラームが鳴り，笑気が遮断されることを確認する（一部の機種ではアラームが装備されていない）
　　③医療ガス配管設備のない施設では，主ボンベについて補助ボンベと同じ要領で圧，内容量の点検を行った後，使用する
　　気化器
　　①内容量を確認する
　　②注入栓をしっかり閉める
　　③OFFのまま酸素を流し，においのないことを確認する
　　④ダイヤルが円滑に作動するか確認する
　　⑤接続が確実かどうか目視確認する
　　酸素濃度計
　　①電池が十分であることを確認する
　　②センサを空気で校正する
　　③アラームを設定する
　　炭酸ガス吸収装置
　　①吸収剤の色，量，一様に詰まっているかを目視点検する
　　②水抜き装置がある場合には，水抜きを行った後，必ず閉鎖する
　　〔注〕麻酔ガス共通流出口の上流に逆流防止弁を備えた一部の麻酔器では，麻酔器内配管（低圧回路系）のリークを検出するためのリークテストを行う
　2）酸素フラッシュが作動し，十分な流量があることを確認する
患者呼吸回路のガス流
　1）テスト肺をつけ，換気状態を点検する
　2）呼吸バックを膨らませた後，押して，吸気弁，呼気弁の動きを確認する
　3）呼吸バックによりテスト肺が膨らんだり，しぼんだりすることを確認する
　4）APL（ポップオフ）弁の機能を確認する
人工呼吸器とアラーム
　1）人工呼吸器を実際使用と同じ状態でスイッチを入れ，アラームも作動状態にする
　2）テスト肺の動きを確認する
　3）テスト肺を外して，低圧アラームが作動することを確認する
　4）高圧アラームが装備されている機種では，高圧アラームの作動を確認する
麻酔ガス排除装置
　1）回路の接続が正しいことを確認する
　2）吸引量を目視確認する
　3）呼吸回路内からガスが異常に吸引されないことを確認する
完了
　1）点検完了を確認する

個別領域

表3 基本的な術中モニタリングに関する指針（米国麻酔科学会）

指針1：麻酔に関する有資格者が手術室内に常駐し，全身麻酔・局所麻酔・麻酔診療のモニターすべてを管理すること
指針2：麻酔中には，患者の酸素化，換気，循環，体温を連続して評価すること
 酸素化の確保：
  吸気中の酸素濃度計
  患者の観察，視診
  パルスオキシメータ
 換気の維持：
  呼吸音の聴取
  患者の観察（視診）
  麻酔リザーバーバッグの観察
  呼気中二酸化炭素ガス濃度モニタリング
 循環の保全：
  持続的心電図モニター
  血圧，心拍数の5分ごとの記録
  循環動態の評価
  心音の聴取
  脈拍の触知
  指尖脈波のモニタリング
  パルスオキシメータ
  観血的動脈圧測定と圧波形の描出
 体温維持：
  患者変化を意図した場合・予期された場合・疑われた場合には体温のモニターを行うこと

問題点はコストの上昇のほか，手技に時間がかかりすぎると，こうしたエビデンスが無効になる可能性が高いことである．また，皮下トンネルの作成は感染予防効果があるかもしれないが，留置後の抗生物質全身投与や定期的なカテーテル交換には，感染予防のエビデンスはない．

また，挿入時の合併症予防として，超音波ガイドによる穿刺法も勧められている．解剖学的関係にのみ依存する従来穿刺法に比べて，超音波ガイド下の穿刺は中心静脈穿刺の成功率を上昇させ，かつ穿刺に伴う気胸・動脈誤穿刺・腕神経叢損傷ほかの合併症の発生を軽減させる．ただしわが国では，ガイドワイアを使用しない"Direct Puncture"法がいまだに主流を占めるため，非常に太い穿刺針を使いながらの，超音波ガイドがどのくらい有効かは不明である．

2．今後の課題

観血的診療の安全対策も，誤薬の予防と同様に，組織として取り組む体制作りが最も重要である．同定問題や麻酔管理・感染管理などは，システム構築をすることによって，医療事故の発生を減少させられる見込みがある．しかし一方では，手術のみならず麻酔手技や観血的手技そのものは，人の手業（てわざ）であるので，薬剤のように同じ効能というわけにはいかない．今後は，施行者個人の技量に対して最低水準の要請と，医療組織（または地域）における施行者の選択と集中が，さらに進んでゆくと思われる．

         ［相馬孝博］

参考文献

1) http://www.jcaho.org/accredited+organizations/patient+safety/universal_protocol_appendixa.pdf
2) Shojania KG, Duncan BW, McDonald KM, et al, eds: Making Health Care Safer: A Critical Analysis of Patient Safety Practices. Evidence Report/Technology Assessment No. 43 (Prepared by the University of California at San Francisco-Stanford Evidence-based Practice Center under Contract No. 290-97-0013), AHRQ Publication No. 01-E 058, Rockville, MD: Agency for Healthcare Research and Quality. July 2001.
3) JCAHO: Accreditation Committee Approves Examples Of Voluntarily Reportable Sentinel Events. Sentinel Event Alert, Issue 4-May 11, 1998. http://www.jcaho.org/about+us/news+letters/sentinel+event+alert/sea—4.htm
4) 日本麻酔科学会：2003.08.15．麻酔器の始業点検．http://www.anesth.or.jp/safety/pdf/guideline—checkout.pdf
5) 米国麻酔科学会：ASA standards for basic anesthetic monitoring. http://www.asahq.org/Standards/02.html#2
6) Mangram AJ, Horan TC, Pearson ML, Silver LC, Jarvis WR: Guideline for the Prevention of Surgical Site Infection. Hospital Infection Program, Centers for Disease Control and Prevention. April 29, 2001. http://www.cdc.gov/ncidod/hip/

―――――――――――――――――――――――――――― 個 別 領 域

55 産科医療における安全管理

1. わが国における産科医療事故の概要

1) 産科医療の特徴

産科における事故は,「子どもの出生」という幸せを目前に控えながら突然に生じる出来事であり,母体だけでなく胎児・新生児の2つの生命にかかわる点においても,他の領域にみられない事故内容となる特殊性を有する.

産科における医療の特性として,主に以下の点が挙げられる[1]. ①連続性:妊娠・分娩・産褥,胎児・新生児の臨床経過は各期が連続したものであり,これを切り離すことはできない. ②急変性:正常と異常の見極めが難しく,かついったん異常になると急に症状が悪化し,死亡につながりやすい. ③社会性:母子2つの生命を預かり,かつ急変性(緊急性)のゆえに医療紛争につながりやすい.また,妊産褥婦の日常生活は家庭を含めた社会とのかかわりが深い. ④人間ドック的性格:妊産褥婦には他の疾患を合併している者や解剖生理学的なハンディ(高年初産,狭骨盤など)をもつ者があるため,ハイリスク因子を早期に発見することが必要である.

このように産科医療は,予防医学的かつ公衆衛生的な要素を強くもつため,異常の発生によって母児に侵襲を与えることになれば,その後の人生の質および家族の生き方を左右することとなる[2]. なおかつそれは,医師と助産師の協働を基盤とした医療活動であり,互いの業務責任を理解・尊重し,連携を密にしながらおのおのの役割を十全に果たすか否かが,母児の生命の安否に直接的にかかわってくる.

2) 産科医療事故の現状

近年,医療をめぐる紛争や訴訟は増加傾向にあるが,産婦人科領域もその例外ではない.

最高裁判所事務総局によれば,わが国の医療事故訴訟のうち,産婦人科の新受件数は1990 (平成2)年が72件,1998 (平成10)年が90件と漸増傾向にある.この変化を裏書するように,日本医師会の医師賠償責任保険制度でも,産婦人科医療事故は毎年30%台で,他の診療科に比べ著しく高い割合となっている[3]. さらに産婦人科医療事故の内訳と頻度を,日本産婦人科医会の報告[4]からみると,産科に関するものが大部分を占めており,なかでも分娩に伴うものが70%と多いことが目を引く.

人口統計に目を向けると,現在わが国の周産期死亡率や乳児死亡率は世界で最も低率であるが,妊産婦死亡率はやや高めとなっている. 2003 (平成15)年の統計によれば,日本の場合10万の出生に対して6.1で,アメリカ合衆国やフランスに比べると低率であるが,ドイツやスイスはさらに低率である.具体的に死亡原因をみてみると,その約40%が分娩期の大出血(前置胎盤,常位胎盤早期剥離,弛緩出血,頸管裂傷,子宮破裂など)を原因とするものであり[5],その緊急性や重篤度からみると分娩期における安全管理の優先度が高いことがうかがえる.

また,新生児の側に何らかの問題が起きてしまったために,医療事故となったケースは決して少なくない. 2000 (平成12)年から2002 (平成14)年に起きた産婦人科医療の事故統計[4]によると,分娩に伴う新生児の異常(42.7%)と新生児管理(6.7%)を合わせると,新生児に関する事故は全体で49.4%にものぼる.

3) 産科医療環境

わが国の産科医療環境は,主に2つの側面で,欧米の環境とは大きく異なっている.まず,産科にかかわる人員不足の問題が挙げられる. 1997 (平成8)年の調査報告[6]では,日本には病院と診療施設を合わせて11000弱の産婦人科施設が存在しており,この数はアメリカ合

衆国（5326件）やイギリス（455件）の状況に比べて非常に多いといえる．しかし，日本で実際にそれらの施設で働く産婦人科医師の実働人数は，研修医や他科と兼務で産婦人科を担当している医師を加えても約14000人しか存在しない．したがって，1施設あたりの産婦人科医師数は平均で1.4人の配置となっており，帝王切開をするのに必要な産婦人科医師数2人にも達していない（ちなみにアメリカ合衆国では6.69人，イギリスでは7.10人）．さらに日本では，分娩を扱う施設で，麻酔科医師が常勤で勤務する体制が整っている施設はまれである．このため産婦人科医師は，一般的に麻酔が必要な場合は麻酔担当医としても業務を行わなければならないという問題も抱えている．

次に，多様で複雑な地域産科医療システムの問題が挙げられる．わが国の産科医療システムにおいては，高度な医療設備・緊急医療体制を備えた三次医療機関と，一般的な総合病院や産婦人科専門病院からなる二次医療機関，産婦人科診療所や単科病院などの一次医療機関，および助産師が嘱託医との連携のもとに開業する助産所とが，おのおの産科医療に携わっており，異常が発生した場合の対策や搬送の手続きが多様かつ複雑化している．しかしながら，これまで異常事態の発見や対応については各施設の判断や方針にゆだねられており，全国的に統一化された基準は提出されていないのが現状である．

2. 産科医療事故の内容

母児に対する事故と産科医療従事者の事故に大別して，産科医療事故の内容を概観したい．

1) 妊産婦，胎児・新生児に対する事故

まず，妊娠経過における母児の健康診査に関連する医療事故が挙げられる．これは，妊娠の診断や妊娠経過中の母児の健康診査，保健指導などにまつわる事故であり，たとえば，妊娠しているのに妊娠していないと誤診する，子宮外妊娠などの異常妊娠を見落とす，妊娠高血圧症候群などのハイリスク因子を見落として必要な保健指導を行わずに症状を悪化させる，必要な検査を行わず母児の異常を見落とす，人工妊娠中絶時に不適切な処置を行うなどが該当する．いずれも産科領域における重大な医療事故であり，診察や処置に先立ち，産婦や家族に対して，それらについて十分にインフォームドコンセントを行うことが不可欠であることはいうまでもない．

次に，分娩経過における母児の健康診査ないし分娩に関連する医療事故が挙げられる．陣痛によるストレスの負荷は，胎児と母体の健康に大きな影響を与える．特に分娩第1期（陣痛開始から子宮口全開大まで）は，母児の状態が非常にダイナミックに変化する時期であることから，医療者には，観察と診断を連続的に行っていくことが求められる．分娩中の異常徴候を見落とし，適切な対処が遅れることによって，母体の大出血や胎児の重症仮死や死産へとつながる可能性が高い．

分娩中に起こりうる異常としては，常位胎盤早期剥離，前置胎盤，過強陣痛，急速遂娩，子宮破裂，臍帯脱出，胎児仮死，産道裂傷，癒着胎盤，子宮内反症，弛緩出血，DIC，子癇発作，羊水塞栓，手術後の出血などが挙げられる．人為的なものとしては，陣痛促進剤を不適切に使用することによって過強陣痛や子宮破裂，胎児仮死や死産を生じさせる事例が数多く報告されている．

また，主に医師が関与する事故として，産科手術に伴う不適切な処置がある．たとえば，帝王切開の適応判断ミスによる胎児仮死や死産，手術中の子宮裂孔，ガーゼや針の遺残，鉗子分娩時に児の神経を損傷するなどが挙げられる．

産科医療では，分娩後の褥婦と新生児を対象とした診断やケアに対しても大きな役割を担っている．そのため，褥婦の異常徴候の見落としと適切な対処の遅れ（産褥熱，子宮復古不全症，子宮内感染症，尿路感染症，創傷治癒不全症，産褥貧血，乳腺炎など），新生児の異常徴候の見落としと適切な対処の遅れ（新生児低酸素症，脳性麻痺，新生児核黄疸，未熟児網膜症，脱水症など），新生児の不適切な扱い（新

生児の取り違え，性別誤認・誤記，うつ伏せ寝や誤嚥による窒息死，沐浴時の火傷，転落，MRSAなど）は，医療事故として大きな責任を問われる．

2) 産科医療従事者の事故

母児に対する医療事故以外に，医療者自身が被る事故にも産科医療特有の問題が存在する．産科領域では，対象者の血液や分泌物（月経血，不正出血，流産，分娩時の出血，羊水，悪露，尿や便，母乳など）に接触する機会が多く，医療者への感染が起きやすいということがいわれている．現在では，感染予防のために分娩介助や帝王切開，その他の処置の際には滅菌手袋をはめガウンを着用する施設がほとんどであり，乳房へのケアや児のオムツ交換の際にも手袋の着用を徹底している施設も増えている．

表　HFMEAの手法を用いた自然分娩時の診断・ケア一覧表
＊一部抜粋（「産科関連医療事故防止のシステムアプローチ」研究班作成）．
周産期は，正常と思われた母児の状態が短時間のうちに一転して緊急事態に移行する連続性と急変性をその特徴とする．母児の安全に関する潜在的リスクを前もって明らかにし管理するHFMEA（Health-Care Failure Mode and Effects Analysis）の手法は，このような特徴を有する分娩期における有害事象の予防に効果があると考えられる．

標準ケア	失敗ケア	影響因子	生じうる事故	判例など
A. 入院～入院直後のケア				
1. 主訴の把握 産婦や付添い者もしくは救急隊から，電話で連絡を受け，産婦の氏名と主訴を把握する．以下の項目について不明な点があれば確認する． 【診断項目】 〈母体因子〉一般状態，子宮収縮（陣痛周期，発作頻度），努責感，出血，血性分泌物，外来最終日の内診所見，妊娠週数，妊娠中の異常・合併症，前回の妊娠・分娩・産褥経過，来院までの時間 〈胎児因子〉単胎or多胎，胎位，破水の有無，胎動，医師・助産師から聞いている児の推定体重，など	・主訴の確認忘れ/誤認	・産婦や付添い者とのコミュニケーション不足 ・思いこみ，思い違い，うっかり	・異常徴候の見落とし	
2. 来院までの過ごし方の指示 産婦や付添い者もしくは救急隊に，入院の必要性の有無，来院まで過ごし方，応急処置について説明する．産婦や付添い者からの質問に対してはわかりやすく丁寧に対応する．				
3. 入院前の診断 産婦が来院するまでの間，以下の項目について外来診療録で確認し，1の主訴と併せて異常の有無を診断する． 【診断項目】子宮・膣・骨盤の状態，妊娠中の異常・合併症，既往歴，妊娠既往歴，児の推定体重，胎盤・臍帯など	・外来診療録の確認忘れ/誤認/理解不十分	・面倒，手抜き，確認の不徹底 ・知識や査定能力の不足 ・解読不能な記録や署名	・異常徴候の見落とし（既往，合併症） ・緊急時の対応の遅れ（ダブルセットアップなど）	・帝王切開既往産婦が分娩時に子宮破裂を起こし胎児が死亡（1980.6.24東京地裁）

（以下，続く）

個別領域

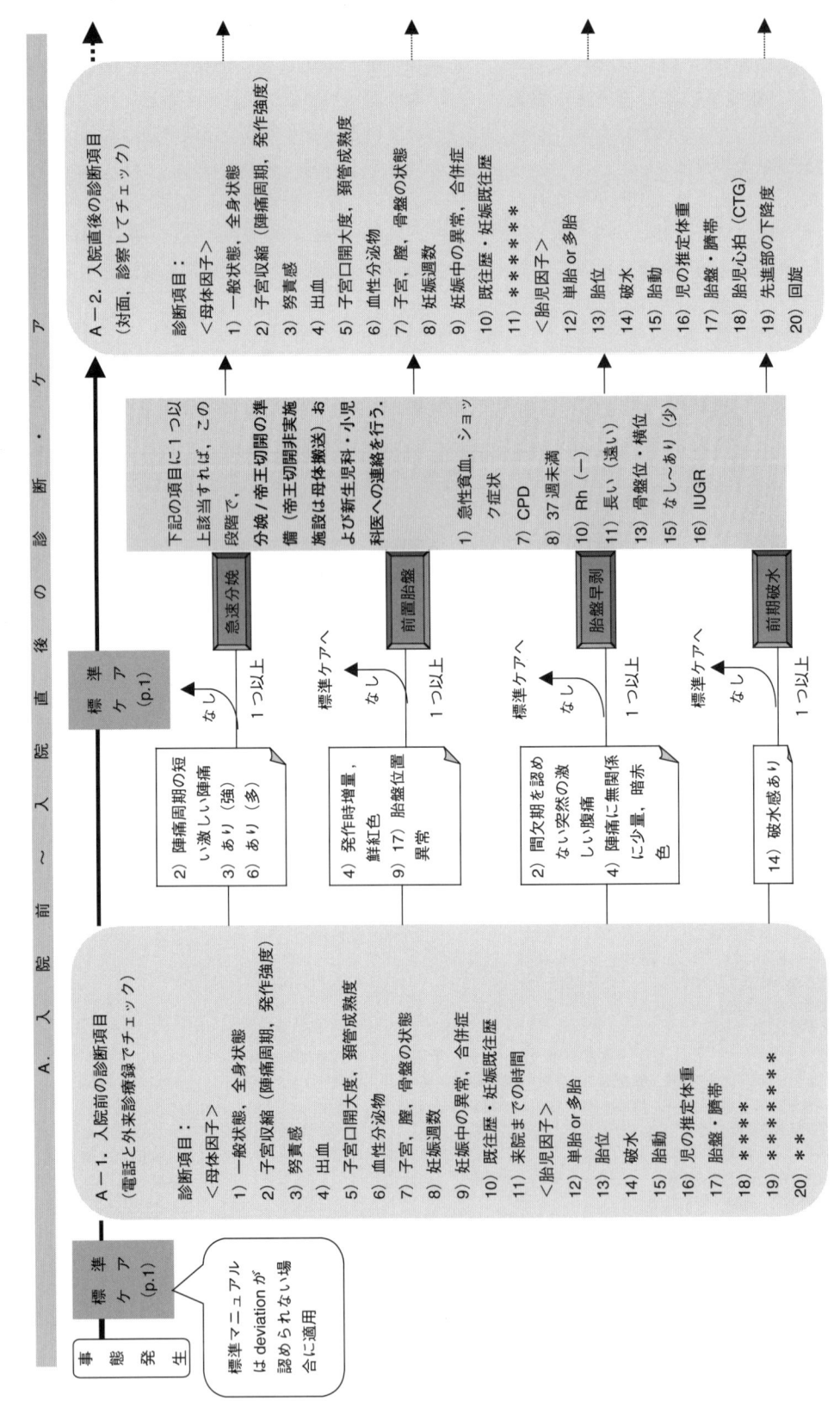

A．入院前～入院直後の診断・ケア

A-1. 入院前の診断項目
（電話と外来診療録でチェック）

診断項目：
<母体因子>
1) 一般状態、全身状態
2) 子宮収縮（陣痛周期、発作強度）
3) 努責感
4) 出血
5) 子宮口開大度、頸管成熟度
6) 血性分泌物
7) 子宮、腟、骨盤の状態
8) 妊娠週数
9) 妊娠中の異常、合併症
10) 既往歴・妊娠既往歴
11) 来院までの時間
<胎児因子>
12) 単胎 or 多胎
13) 胎位
14) 破水
15) 胎動
16) 児の推定体重
17) 胎盤・臍帯
18) ＊＊＊＊
19) ＊＊＊＊＊＊＊＊
20) ＊＊

A-2. 入院直後の診断項目
（対面、診察してチェック）

診断項目：
<母体因子>
1) 一般状態、全身状態
2) 子宮収縮（陣痛周期、発作強度）
3) 努責感
4) 出血
5) 子宮口開大度、頸管成熟度
6) 血性分泌物
7) 子宮、腟、骨盤の状態
8) 妊娠週数
9) 妊娠中の異常、合併症
10) 既往歴・妊娠既往歴
11) ＊＊＊＊＊
<胎児因子>
12) 単胎 or 多胎
13) 胎位
14) 破水
15) 胎動
16) 児の推定体重
17) 胎盤・臍帯
18) 胎児心拍（CTG）
19) 先進部の下降度
20) 回旋

事態発生 → 標準ケア（p.1）

標準マニュアルはdeviationが認められない場合に適用

急速分娩
- 2) 陣痛周期の短い激しい陣痛
- 3) あり（強）
- 6) あり（多）
→ 1つ以上 → 標準ケアへ／なし

前置胎盤
- 4) 発作時増量、鮮紅色
- 9) 17) 胎盤位置異常
→ 1つ以上 → 標準ケアへ／なし

胎盤早剥
- 2) 間欠期を認めない突然の激しい腹痛
- 4) 陣痛に無関係に少量、暗赤色
→ 1つ以上 → 標準ケアへ／なし

前期破水
- 14) 破水感あり
→ 1つ以上 → 標準ケアへ／なし

下記の項目に1つ以上該当すれば、この段階で、分娩/帝王切開の準備（帝王切開非実施施設は母体搬送）および新生児科・小児科医への連絡を行う。

1) 急性貧血、ショック症状
7) CPD
8) 37週未満
10) Rh（-）
11) 長い（遠い）
13) 骨盤位・横位
15) なし～あり（少）
16) IUGR

図　異常発見フローチャート

＊一部抜粋（「産科関連医療事故防止のシステムアプローチ」研究班作成）。
緊急に異常が発生した場合を想定し、FTA（Fault Tree Analysis）の手法を参考にしてフローチャートを作成した。生産部門における故障解析に用いられるFTAの発想から、熟練した医師・助産師、いわば「消去法」による異常発見法（あらゆる可能性の中で特に重要な基準にねらいを定めて異常の有無を判定する）に類似している。産科医療の現場において、自然分娩のプロセスにおいてどのように診断すると事故が少なくなるかを検討するうえで有用であると考えられる。

288

しかし，一部の病産院，特に助産所などにおいては，助産師が手や指先の感覚が鈍磨することを嫌ってあえて手袋を着用せず，素手で分娩介助をしている場合もある．また病院勤務者であっても，墜落分娩や飛び込み分娩のような場合には，とっさに血液や分泌物に素手で触れることも少なくない．

3. 産科医療における安全管理

1) 安全管理対策の現状

産科医療においては，上記のような内容の医療事故と常に隣り合わせであることから，事故を未然に防ぐための判断・対処に関する基準化や医療環境の整備が強く求められる．近年では，院内に医療安全委員会が設置され，産科における安全対策の整備に取り組む施設も増加しており，さらに職能団体（産科医や助産師による学会・協会など）ごとに医療事故防止のための安全指針を検討する動きもみられている．今後は，それらの指針を踏襲した全国的な産科医療安全指針を策定し，かつわが国の産科医療環境やシステムの見直しを図ることが重要な課題である．

この課題に対する取り組みの一例として，2001（平成13）～2003（平成15）年度厚生労働科学研究費補助金「病院内総合的患者安全マネジメントシステムの構築に関する研究」の1分担研究である「産科関連医療事故防止のシステムアプローチ」[7]が挙げられる．この研究では，全国の病産院が統一して利用可能な自然分娩時の医療事故防止マニュアルおよびフローチャートの作成に取り組んでおり，その作業行程においては情報工学・安全工学の専門家と協働してシステム工学的アプローチを導入している（表・図に一部紹介）．この研究班の試みにおいて注目すべき点は，①自然分娩のプロセスにおける診察の目的を「異常（deviation）の発見」と定義し，発見できない場合に標準的なケア（正常な経過をたどる母児に対して通常行われる適切なケア）を適用する考え方を採用している点，②失敗ケア（正常な経過をたどる母児に対して行われるべきでない不適切なケア）をマニュアルに明示することにより，ケアが遵守されなかった場合の個人およびチームとしての異常の発見能力（気づき）の向上を目指している点，にある．このような着想は，母児の安全に関する潜在的リスクを前もって明らかにし，分娩期における有害事象を予防するうえで一定の効果があることが，試行調査により確認されている．研究班では，現時点では自然分娩時における診断・ケアの照準化に取り組んでいるが，今後は妊娠期・産褥期の健康管理や新生児管理における診断・ケアの指標作成に取り組むことも必須の課題であろう．

2) 今後の展望

わが国の妊産婦死亡統計に占める出血死の割合が多いことは先に述べたが，実はこのうち単なる大出血（＋DIC）のみでの死亡は少なく，さまざまな病態が複雑に存在した結果，重態に陥った症例が大部分を占めている．また，輸血のための適切な措置や細菌感染防止に必要な抗生物質の投与を怠るなど副次的なミスが原因であった症例も少なくない．したがって，単一事象に対する診断・ケアの的確さのみならず，複数の病態が絡み合い連鎖し合う結果生じる複雑で深刻な事態を予測し対処できる能力，二次的三次的事故を防止するシステム作り（マニュアル策定，輸血部や薬局など他部門との連携など）が，産科医療の安全管理においては必要不可欠であると考えられる．

また分娩期においては，緊急時の対応の遅れが重大な事態へと発展している場合が多い．一次診療施設において突発的かつ急速な病態の変化への対応は後手に回りやすいことは否めない．欧米とは異なり，中小施設での分娩が多い日本の現状では[8]，地域的な産科ネットワーク化，救急診療体制の整備が急務といえる．大出血を例に挙げてみても，正確な出血量の把握，全身状態の観察，輸血や搬送のタイミングなどさまざまな対応は，各医療機関によってかなりの差がある．どのような症例はどのレベルの医療機関が管理すべきかということも重要な因子であり，各医療機関のレベルを客観的に評価す

る制度が必要と考えられる[9]． ［谷津裕子］

参考文献
1) 竹村　喬，中島有加里，山地建二ほか：保健指導の意義と歴史的推移，母親学級・両親学級，ペリネイタルケア夏季増刊，pp 26-35，1996．
2) 石井トク：産科医療事故と助産婦，助産婦雑誌，48(11)：39，1994．
3) 平山牧彦：医療紛争概説，茨城県医師会，1996．
4) 日本産婦人科医会編：産婦人科医療事故防止のために（別冊），2002．
5) Nagaya K, Fetter MD, Ishikawa M, et al：Cause of maternal mortality in Japan. JAMA, **283**(20)：2661-2667, 2000．
6) 長屋　憲：妊産婦死亡の原因の究明に関する研究（主文），平成8年度厚生省心身障害研究「妊産婦死亡の防止に関する研究（主任研究者・武田佳彦）」報告書，pp 5-85，1997．
7) 厚生労働科学研究：産科関連医療事故防止のシステムアプローチ，病院内総合的患者安全マネジメントシステムの構築に関する研究，平成13～15年度報告書，2001～2003．
8) 中村正雄：産科領域における安全対策に関する研究，平成15年度厚生労働科学研究費補助金医療技術評価総合研究事業，平成15年度総括・分担研究報告書．
9) 工藤智彦，中田尋晶，利部正裕ほか：岩手医科大学病院における母体死亡とニアミス症例．助産婦雑誌，**54**(3)：43-37，2000．

個別領域

56 ICU・救急

病院内にはハイリスクエリアと呼ばれる領域が存在することが知られており，患者および医療関係者の安全性がいろいろな意味で脅かされる危険性が高い．通常は医療訴訟や苦情の発生頻度が高い領域と考えられている．米国における傾向として，経営上の問題から近年治療が入院治療から外来治療へシフトしてきており，訴訟の発生件数は病棟から外来での頻度が増加してきている．また，医療技術の急速な進歩に対して外来での安全対策が追従できていないこともその理由とされる．

ハイリスクエリアに該当する診療科・診療部門は，精神科・産科・救急外来・外科・在宅医療とされる．ただし，その他の領域が安全という意味ではなく，各部署の事情・状況に応じたリスクが存在している．この項では対象領域として救急，集中治療領域における安全管理の問題点について述べる．

1. 救急外来

1) 特徴

救急外来は以下の特徴を有する．①危機的状況にある患者が搬入される頻度が高い，②患者と医療スタッフの接触は短時間かつ非連続的である，③既往歴などの病歴，その他の情報も乏しい，④同時に多種（小児，成人）多数の患者に対応しなければならない．

Medical Evaluation：リスク回避に最も重要な鍵は，患者の正確な評価とされる．特に救急外来では医療の質の構成要素の structure, process, outcome のなかで「プロセス評価」が重要とされる．業務の安全性確保を，一般の外来診察とは異なり極端に時間的余裕のない状況において保証するためには，一定の業務標準に基づく業務の遂行が有効かつ必要不可欠とされる．したがって，トリアージ方針および手順を決めておく必要がある．米国では誤診や見落とし防止のための，放射線科によるX線写真の読影ファローアップは必須とされている．ACEP（American College of Emergency Physician）は安全に関する自己評価のためのツールチェックリストを提唱している（表1）．

救急外来に対する一般的クレームの種類は，①骨折の見逃し，②誤診，③骨折に対する不適切な処置，④神経・腱・靱帯損傷，⑤創の治癒不良および異物の見逃し，と報告されている．また致命的疾患に対する誤診内容を表2に示す．

診療記録：的確な診療記録の重要性は強調しすぎることはないが，訴訟対策のみではなく医療スタッフ間のコミュニケーションエラー防止の観点からも重要である．

2) エラー発生要因

救急外来におけるエラーは他の診療エリアと同様に単一の原因により発生するものではなく，人的要因，環境要因，医療機器関連要因が複雑に関与して発生する．

ⅰ) 人的要因

教育・訓練：救急外来医療スタッフとして要求される診療能力で重要なものに，①トリアージ能力，②重症疾患に対する診療管理能力，の2つが挙げられる．前者については，治療の優先順位を的確に決定できないと患者の不利益が発生する可能性がある．後者については，未熟な医師が上級医師の監督外に診療を行った場合のエラー発生頻度の上昇や，外傷患者での予後の悪化が知られている．安全性の向上のみならずレジデントの診療能力の向上には診療システム内に教育，訓練の機会を保証しなければならない．

疲労：エラーは疲労しているときに発生しやすく，勤務時間および勤務シフトパターンが重要な要因となる．たとえば12時間勤務の終了

個別領域

表1 救急医療サービスに関する自己評価ツール

Ⅰ．医療提供サイド
1. 救急外来を担当する医師は，救急・内科・家庭医学の専門医であるか？ 違う場合にはどの専門診療科が対応しているか
2. 応援のための待機医の態勢は整備されているか
3. 救急医療の訓練を受けた専従看護スタッフがいるか．違う場合にはそれに見合うだけの訓練が施されているか

Ⅱ．医療評価
1. 入院，転送の手順は EMTALA（注）基準に準拠しているか
2. 診療評価が終了するまでは，患者の経済的状況を質問しないように事務スタッフが訓練されているか
3. 異常な検査所見や何らかの結果の解離がある場合に，電話連絡体制が確立されているか
4. X線写真，心電図所見の二重チェック体制が確立されているか
5. 口述記録を用いたシステムが採用されている場合，医療記録内容が十分で必要時に適切に利用できるか
6. 医師がすべての患者の診察・評価を行うか
7. どんな種類であれ電話トリアージが実施される場合，それが医師が承認した特別なプロトコールに準じて実施され，特にリスクの高い患者を同定できるようなコア評価基準が存在しているか

Ⅲ．技術・環境に関する問題
1. EMLATA に関する権利を患者に情報提供する掲示がしてあるか
2. 外見から判断するトラブルを回避するため，契約スタッフの制服，名札から派遣組織の名称を省略しているか
3. 救急外来は設計上，院外からの患者の動線を最大限安全に確保し，かつリスクの高い患者の観察が行えるようになっているか

Ⅳ．コミュニケーションの問題
1. 全スタッフが事務的業務に関しての事柄も含め，コミュニケーション技術を有しているか
2. 帰宅・退院時の治療に関する指示やパンフレットを患者に提供しているか

EMTALA：Emergency Medical Treatment and Active Labor Act. 救急患者を転送する場合，患者の状態を評価，安定化させた後でなければ，他の医療機関に転送してはならないという内容の法令で，患者の属する社会的階層によって不利益を被らないように制定された法令．

表2 致命的疾患に対する誤診内容

致命的疾患	誤診診断名
くも膜下出血	非典型的頭痛，片頭痛
心筋梗塞	消化不良・不定愁訴，狭心症
肺塞栓	消化不良・不定愁訴，狭心症
子宮外妊娠	月経痛，急性膵炎
腹部大動脈瘤	尿路結石，急性膵炎
消化管穿孔	急性胃腸炎

high-volume 患者を繰り返して診療していると「思い込み」により見落としが発生したり，インシデントの発生頻度が変化しなくともエラー内容が変化するとの報告がある．米国ではレジデントの勤務時間を80時間/週に制限する方向にあるが，エラー防止の観点から望ましいことである．

勤務時間を区切ったシフト制は長時間勤務を避ける意味では有効であるが，シフトの変化により体内時計が変調をきたし診療能力に影響を与えることも知られており，ストレスの原因ともなっている．また，シフト交代時のコミュニケーションエラーが，重大事象の発生原因ともなりうる点も別の意味で忘れてはならない．

コミュニケーション：ミスコミュニケーションが事故要因のなかで重要な位置を占めることは知られているが，救急外来では特に重要である．言葉・文化の違いがコミュニケーションバリアーとなる機会の多い米国では，事故防止のためにコミュニケーション技術に関する訓練を受けることが一般に義務づけられている．また，退院時の指示を文章の形で患者に渡し，確実に患者が内容を理解したことを確認することが重要である．患者・医療スタッフ間のみならず，医療スタッフ間のミスコミュニケーション防止も図る必要がある．

ⅱ）環境要因，医療機器関連要因：環境音（反響，アラーム音，呼び出し放送，ポケットベル音，電話など），光（適切な照明），空間（適切な作業空間の確保），臭気が注意力やパフォーマンスを低下させ，事故を誘発することはよく知られている．したがって，救急外来の構造や環境も人間工学を考慮した設計にする必要がある．

前数時間では注意力が低下しエラーの発生頻度が上昇する．さらに一勤務時間内の注意力低下のみならず，数か月の期間における注意力低下も指摘されている．後者では low-risk で

医療機器（たとえば耳鏡，眼底鏡，12誘導心電図など）が未整備の場合，検査の実施が遅れたり省略されたりして，診断遅れや誤診につながる．また，不適切なメカニズム，man-machine interfaceを有する治療機器によるエラー，インシデントも発生する可能性がある．

3）事故防止活動の実際

事故防止対策の立案・実施は，病院により抱えている問題要因が異なるため，基本的にはインシデント・アクシデント・クレームにかかわる根本原因分析を行うことが必要である．しかし，発生したインシデントに対する対応や改善を行うのみでは不十分であり，救急外来の質管理（quality control：QA）を恒常的に行うことが求められる．QAの実施は，①質の定義を行う（どのプロセスに着目するのか），②パフォーマンス目標を設定する，③実際のパフォーマンスの評価方法を決定する（指標の設定），④目標と実際のパフォーマンスの比較，⑤対策の実施（パフォーマンスにギャップがある場合）のステップに従って行う．特に③の定量的評価の実施が重要であり，high-risk-high-volume患者からのクレームを参考にしたり，ある診断に関する指標を設定し，実際の臨床行為とCPG（clinical practice guideline）との比較を実施する．

i）監視体制：救急外来での質管理のための対象・目標には表3に示す項目が一般に挙げられる．定量的データ収集のための評価指標として，時間インターバルの計測が一般に利用される（表4）．心肺停止患者ではウツスタインシステムを用いてデータ収集が行われる．その他の情報（検査報告ミス，一定時間内の再受診患者数，未診療での帰宅患者数，医療事故など）についてのデータ収集が実施されている場合には利用が可能である．

ii）モニタリング：診療プロセスの問題点の発見・同定には，特定の患者グループを対象としたモニタリングが有用であり，①チェックリストによるカルテのレビュー，②48時間以内の救急外来再受診患者のレビュー，③電話による患者，家族，紹介医のアンケート，④インシデントレポートの調査・分析，などがモニターされる．

iii）エラー発生の確認：モニタリングによりすべてのエラーが同定されるわけではないため，その他の方法も補助的に利用される．Occurrence Screening（OS），特定のケアレビュー，予定外の再受診患者のレビューなどの方法がある．OSは特にリスクの高い状況や治療に焦点を当ててスクリーニングを実施する際に用いられる質保証ツールであり，スクリーニングとそれに続くin-depth分析により診療内容の標準からの偏りを同定することが可能である．現状比較はCPGに示される標準的治療法をもとに行われる．その結果から対策（改善ツール）の作成が可能である．たとえば，①分析で得られた注意点をワークシート化した病院としてのCPG，②再受診の可能性のある患者のフォローアップ体制の整備（治療へのコンプライアンスの改善），③勤務交代時の申し送りレポート作成（コミュニケーションエラーの防止），などの方法である．

iv）エラー防止：原則的にはエラー防止の主対策は事故発生を予測し予防策の教育を行うことである．内容はモニタリング，レビュー，

表4　時間インターバルの計測

トリアージ時間
受付から診察室までの時間
看護師・医師との接触時間
治療時間
検体採取と搬送時間
放射線の検査時間
コンサルタント医師の要請および到着時間
入院までの時間
看護師の報告書作成およびその転送時間

表3　救急外来での質管理のための対象・目標

X線写真所見（脱臼，骨折，異物）
心電図所見
電話相談記録
検査報告内容（特に感染症）
小児（16歳以下）および老人（65歳以上）患者
退院（discharge）記録

インシデントレポート，事故事例などの分析から得られた救急外来のシステム上の問題点に対する，実現可能なレベルでの改善策である．予測については，①statement of concern（懸念報告），②ストレス対策，の2つを含む．すなわち危険事象が起こりそうな場合には，改善のために積極的に報告することが求められる．なされた報告に対してはフィードバックするとともに，インシデント報告分析と同様に一定期間内のトレンドのレビューを行う．

多様な外来患者を時間的制約のなかで診療を行う救急外来では，医療スタッフは精神的に極度のストレスにさらされる．米国で救急外来勤務のレジデントに薬物依存の発生頻度が高いのは，ストレスレベルを反映していると考えられており，欧米では安全管理の一環として医療スタッフに対する精神的サポート体制の整備が必要とされている．

教育については，特にアウトカムを悪化させる可能性の高いハイリスクな問題点に焦点を合わせて教育を行うとともに，スタッフの動機づけとモラルの向上を図る必要がある．しかし，対策を人間の努力に依存することは有効とはいえず，まず業務の標準化を行い，エラープルーフの概念を盛り込んだ対策を教育することが大原則である．

2. 集中治療

米国には現在約6000のICUがあり急性期病床の10%を占め，年間の入室患者総数は3100万人で，ヘルスケアシステムの最大かつ最重要の部分となっているが，日本では1〜数%のベッドが相当するにすぎない．集中治療領域では，①患者の重症度は高く，②複雑かつ高度の侵襲的治療を高度の医療機器を使用して複数の診療科が共同して行っている．また，③多数のカテーテル類が挿入され感染症に罹患する可能性も高く，④high-alert drugに分類されるような，誤って使用された場合には重大事象が発生する可能性の高い薬剤の使用頻度も高い．このような環境では事故の発生する確率が高く，患者の予後の悪化のみならず，患者と病院にとっても経済的な負担が多大なものとなる可能性が高い．米国におけるICU死亡率は8〜10%で年間40〜50万人が亡くなり，AndrewらによるとICU入室患者の17%が重大なadverse eventを経験する．Donchinらの報告によると患者一人あたり1日178回の介入があり，1.7回のエラーが発生し，そのうち29%は潜在的に重大事象となりうるとされる．日本の集中治療におけるインシデントおよび事故件数などがどのくらいの頻度で発生しているかは，まとまった統計がないため不明であるが，欧米と同様の傾向を示していることは想像に難くない．

ICUにおける安全対策としての原則は，システムの改善を通じて事故防止を図るということに尽きるが，一般的な事故防止対策以外にpatient safety向上を目指して現在試みられている試みを以下に述べる．

1) ICUでのインシデント報告システム

インシデントや有害事象を集積・分析し，医療システムの改善を図ることにより再発防止を達成することが，医療サービスにおいても必要不可欠であるが，それはICUでも例外ではない．一般的に事故は，業務プロセスのなかで発生するエラー（かなりの頻度で発生するhuman errorに随伴すると推定される）が多重に設けられた防御機構の穴をすり抜けて発生すると考えられるが，現実の医療現場では，この防御機構の壁が薄くかつ多重になっていないために，容易にインシデント・アクシデントに直結する結果となる．したがって，発生頻度が高くかつ重要な要因を見つけ出すことが，自己の再発予防には重要となる．

具体的にBeckmanらはICUではchart reviewよりも自発的インシデント報告によるほうが，再発防止に向けての実態の把握，情報収集に有用であり，そのようなインシデント報告システムの構築の重要性を報告している．2000年の米国の教育病院における調査結果では70%の医療スタッフにエラーの経験があり，インシデント報告は提出されているが事故防止のために適切に利用されていないと回答してい

る.

ICU領域でのインシデント報告集積の試みは1993年にオーストラリア，ニュージーランドの7病院による共通の報告書式を用いたレポーティングシステム（AIMS-ICU：Australian Incident Monitoring System in ICU）の開発が最初であり，1年間に610件のインシデントが報告された．1999年までに100病院の参加を得たが現在は活動が中断されている．米国ではジョンスホプキンス大学を中心に30のICUが参加して，安全に関する報告システムの構築（ICSRS：ICU safety reporting system）の試みがなされつつある．この研究の目的はエラーや患者へのリスクを増大させる可能性のある状況やシステム上の欠陥を同定・排除することにより患者の安全性の向上を図ることで，インターネットを利用したweb-baseで，ICUの医師と看護スタッフにより構成されるチームからのデータの収集を匿名で行う方法を採用し，データの収集が進行中であり結果は今後明らかにされる予定である.

日本では，国立大学付属病院集中治療部全国協議会に参加の大学病院のうち参加意志のある病院間で，ICUで発生したアクシデントについて，各ICUで分析した根本原因およびそれに基づくシステム改善方策・結果を共有して，事故の再発防止に役立てようとする試みが進行中である.

インシデントレポートの内容に関しては，ICUでの最も頻度の高いものはこれまでの報告ではmedication errorとされており，名古屋大学医学部付属病院でも同じ傾向を示している．medication errorに対する安全上の対策については該当する項目を参照されたい．

2) ICUスタッフの専任制

安全・経済的側面を含めてICUにおける医療の質の向上のために，これまで患者のアウトカムの向上と関連する病院システム上の特性が検討されてきた．それらは，①ICU常勤のスタッフ専門医師の配置，②看護師と患者の比率，③治療方針・方法に変更をもたらさない検査や評価手段の削減，④evidence-basedプロトコールの開発および使用，⑤コンピュータを用いた警告（alerting）および注意喚起（reminding）システム，⑥薬剤師のICU回診への参加などである．①のICU専属医師の存在に関しては患者の安全性の面から特に近年重要視されている．2002年Watcherらが報告したように，ICU以外の診療において病院専属医師いわゆるhospitalistが臨床，経営，教育の観点から有効に機能し，医療資源の活用状況，ケアの質，患者満足度，教育効果を改善することが示された．特にhospitalistは多種にわたる医療チーム（医師，看護師，薬剤師，栄養士，その他の専門スタッフ）のリーダーとして安全文化の醸成に有益である．これらの内容はICUに関しても該当する．ICUのスタッフィングと患者のアウトカムに関するPronovostのシステマチック・レビューによると，ICUをlow-intensity ICU（ICU専門医不在か待機的コンサルトを行う場合）とhigh-intensity ICU（ICU専門医へのコンサルトが義務づけられているかclosed-ICU：すべてのケアがICU専門医により行われるICU）の2群で比較した場合，後者の病院内死亡率は94%（16/17）の研究で低く，プールしたデータに対するrelative riskは0.71（CI：0.62～0.82）であった．ICU死亡率は93%（14/15）の研究で低く，プールしたデータに対するrelative riskは0.61（CI：0.50～0.75）であった．また入院日数はcase-mix adjustmentは行っていない研究では10/13研究で，ICU滞在日数は14/18研究で短縮しcase-mix adjustmentを行った研究ではICU滞在日数は2/4研究で減少しており，入院日数はすべて短縮していた．その他の具体的例ではICU専門医による毎日の回診により合併症の発生率が1/3に減少するとも報告されている．以上の結果より，米国の全病院のICUをhigh-intensity ICUにすると年間54万の死亡を防止できると概算され，ICU専門医の存在の重要性が認識される．

3. 今後の方向性

ICUにおけるpatient safetyをめぐる取り組みは，やっと途に付いたところである．現実を把握するためのインシデント報告は特定機能病院，今後臨床研修指定病院では必須のものになるとしても，現在厚生労働省から発表される集計結果をみるかぎり，それが医療システムの改善に結びついていくかどうか疑問な部分が多分に残されている．今後はまず第一にICUの医療スタッフに対する教育が必要であり，AIMS-ICUのnational studyのなかでも述べられているように，reporting systemで集約されたデータを適切に分析でき，病院システム全体で情報を共有し（ニュースレター，ポスター，対象を限定した文書などの利用），patient safetyの改善策を具体的に策定・実行することが可能となること，さらに新入職者（医学生にも安全教育が必要であろうが）に対してreporting systemや得られた安全に関するデータの重要性，特に基本的概念としてシステムの改善が安全性の向上に必要不可欠である点を教育することが求められる．

さらに重要な点は，ICUでの安全を含む質に関する指標を決め，データを経時的にモニタリングし，システム要因に対する監視を行い，システム機能不全を誘発する要因に対する改善を各ICUで行うことである．さらに将来的には他施設とベンチマーキングをすることにより，いっそうのICUパフォーマンスの向上が可能とならねばならないが，そのためには全国レベルで情報の交換・共有・比較の可能な枠組みの一刻も早い構築が必要と考えられる．

［高橋英夫］

参考文献

1) Charles V : Clinical Risk Management ; Enhancing patient safety, pp 151-173, 369-385, BMJ Books, London, 2001.
2) Henry GL, Sullivan DJ : Emergency Medicine Risk Management ; A comprehensive review, American College of Emergency Physicians, Dallas, 1997.
3) Pronovost PJ, Angus DC, Dorman T, et al : Physician staffing patterns and clinical outcomes in critically ill patients : A systematic review. JAMA, **288** : 2151-2162, 2002.
4) Allan G : Improving the ICU part 1 & 2. Chest, **127** : 2151-2164, 2165-2179, 2005.

個別領域

57　人工呼吸器

　わが国で人工呼吸管理が行われる部署としては，①術後呼吸管理や重症肺炎またはARDSなどの急性呼吸不全を管理するICU，②慢性呼吸不全を管理する一般病棟やRCU，③在宅人工呼吸管理，④新生児呼吸管理を行うNICU，の4つの領域がある．本稿ではこのなかから①と②に限って人工呼吸器に関連する医療事故防止対策を述べる．わが国には約9000の病院があるが，そのうちICUが設置されているのは約300病院である．1年間にICUに収容される患者は11.5万人であり，その半数に人工呼吸管理が行われるとすると，その患者数は年間約6万人となる[1]．日本呼吸管理学会に所属する病院を対象に行った調査ではICUと一般病棟で人工呼吸管理を受けている患者の割合は50%ずつとされているため，ICUを経由して一般病棟で人工呼吸管理を受けている患者を差し引いても，人工呼吸管理を病院で受けている患者数は概数で年間約10万人と推定することができる[2]．加えて，在宅で非侵襲的人工呼吸管理を含む人工呼吸管理を受けている患者は約1万人といわれており，年間で人工呼吸管理が施行される患者数は約10〜12万人と推計される．

1. 諸外国の人工呼吸器関連医療事故対策

1）米　国

　新しい人工呼吸器の開発や新しい換気様式の搭載に関しては，FDAによる厳格な規制が存在する．新しい人工呼吸器についてはアラームの完備を含む機械的安全性が要求されるが，新しい換気様式の搭載に関しても臨床試験による有効性の証明を必要とする．したがって，米国で使用されていない人工呼吸器や換気様式が米国以外の国で先に使用されることも珍しくない．人工呼吸器に関するFDAの規制対象には製造業者，輸入業者，販売会社，市場調査会社，搬送業者などが含まれる．人工呼吸に使用される医療器具もFDAの認可を受けなければならない．製造/販売業者は規格や使用法に関して，文書と口頭による説明をすることが義務づけられているが，FDAが認可していない使用法について，それを述べたり，推奨したりすることはできない．このような使用は「Off Label Use」，つまり，適応外使用といわれ，この使用に伴う結果はすべて使用者や医療施設管理者の責任となる．

　FDAのなかで最も特徴的なものは「Med-Watch」といわれる医療事故・不具合報告システムであり，患者名，医療従事者名，施設名は公表されない．人工呼吸器に限らず，すべての医療器具に関連した不具合，原因，患者転帰が公表され，インターネットでアクセス可能である．1年間の報告件数は約6万件である．

　学会などの専門職団体はガイドラインを発行しており，その代表的なものはAmerican Association of Respiratory Care (AARC)，American Thoracic Society (ATS)/American Lung Associations (ALA)，American Medical Association (AMA) などが人工呼吸器の安全使用に関するガイドラインを策定している．

　人工呼吸管理は医師の指示の下に行われる建前となっているが，事実上はRRTが人工呼吸管理に関する日常業務を行う．ほとんどの施設では，RM部やQA部などが中心となって施設内での人工呼吸管理に関するプロトコールやマニュアルを策定している[3-5]．つまり，保守管理，適応，使用法，使用場所，管理責任に関して取り決めがある．しかし，人工呼吸管理の適応，使用場所，安全管理に関する連邦政府，州政府の規制はないに等しく，事実上，施設内のQA部とプロトコール/ガイドラインによっ

2) オーストラリア

Australian Therapeutic Goods Association (TGA) がガイドライン, 規制, 法律に関して中心的な役割を果たしている. TGA は人工呼吸器およびそれに関連して使用される医療器具の許認可を受けもつ. 新しい人工呼吸器の認可に関しては機械的安全性を必要とするが, 新しい換気様式に関する規制はない. Med-Watch と同様に Australian and New Zealand Medical Device Incident Report Investigation Scheme があり, TAG, Medsafe (NPO), New Zealand Medicines and Medical Devices Safety Authority が参加している. 消費者, 製造元, 政府が共同で運営にあたる. 学会がそれぞれの専門分野での医療器具の安全使用に関するガイドラインを策定している[6,7].

人工呼吸管理の指示は医師が行うが, 米国のように RRT は存在しない. ME または理学療法師のなかから訓練を受けたものが呼吸管理にあたるが, 専門職としての地位は確立していない. 人工呼吸器の安全使用に関しては施設独自の規制を設けている. 一般的には RM 部や QA 部が人工呼吸器の使用に関して最も強い権限と影響力をもっている. たとえば, プライマリケア医が緊急の場合を除いて, 外来や病室で人工呼吸器を使用すると医師免許を剥奪される. ただし, 医療施設内にガイドラインが作成されており, それに従ってプライマリケア医が人工呼吸器を使用する場合は適応されない.

オーストラリア政府は米国の Med-Watch を参考に医療器具の安全使用に関する特別監視委員会を設立した[8-10]. 気管挿管された患者の人工呼吸管理は ICU と呼吸器内科病棟だけに認められており, それ以外の一般病棟での使用は認められていない. 人工呼吸器の使用に関する免許は存在しない.

以上みてきたように, 医療事故対策の先進国では人工呼吸器の機械的安全性に関する国の規制は存在するが, 安全使用に関する規制は存在しない. 例外は米国 FDA で, 新しい換気様式の搭載に際しては有効性に関する科学的根拠の提出が義務づけられていることである. 他の国では機械的安全性と長期使用に関する安全性が証明されていれば, どんな換気様式でも人工呼吸器に搭載可能とされている. つまり, 機械が壊れなければ, どんな換気様式でも搭載可能となる. これらの国でも, 人工呼吸器の安全使用 (人工呼吸器が故障しなくても患者に不利益を与えることがないこと, たとえば, 回路の外れ) に関する国の規制がないため, 人工呼吸器に関する医療事故では, 人工呼吸器の故障や誤作動に関するものは製造者, 流通業者, 販売会社の責任となり, 人工呼吸器や関連器具の故障や誤作動がないのに患者に不利益が生じた場合は医師または施設管理者の責任となる. したがって, 人工呼吸器の安全使用に関しては施設内のマニュアルやプロトコールが大きな影響力をもち, 施設内の RM 部や QA 部が人工呼吸管理の安全管理に関して大きな権限をもっている. これらの国では人工呼吸器の使用は一般病棟では認められていないのが, わが国の人工呼吸管理と大きく違うところである.

2. MAUDE と MDR データベースの人工呼吸器関連医療事故報告 (Med-Watch)

FDA は 1996 年から Med-Watch として, 医療器具の不具合, 患者への障害, 死亡事故に関する報告を医療機器製造会社や販売会社, および医療機関や医療従事者に義務づけ, その結果をデータベース化して一般に公開している[11]. 1996〜1999 年までは MRD, それ以降は MAUDE としてデータベース化されている. そのなかで医療器具全般に関した医療事故は表1のとおりである. 年間総数で4〜7万件が報告され, 約1000人が医療器具に関する事故で

表1 医療器具に関した事故報告

年	総数	死亡	障害	誤作動
2001	41133	968	12260	20407
2000	53104	1015	13643	27681
1999	53490	905	13073	29198
1998	62219	1021	18554	31959
1997	67273	1019	31122	32833

表2 医療器具別の事故分類（死亡/障害/誤作動）

医療器具	死亡	障害	誤作動	合計
ventilator	361	1291	944	3689
catheter	933	5174	936	7043
IABP	86	2057	53	3548
infusion pump	943	2389	749	3423
hemodialysis	101	528	112	3647
hemofiltration	1	16	1	40
PE	1	1	1	27
ECMO	12	27	8	159
ICU	95	169	93	1891

表3 人工呼吸器関連事故総数（機種別）

人工呼吸器名	死亡	障害	誤作動	合計
NPB 7200	15	4	403	440
Servo 300	4	6	445	467
Servo 900C	9	8	87	114
Bear 1000	1	13	28	65
Bird 8400	2	1	43	53
Evita	8	1	67	108

表4 わが国の既設の長期人工呼吸器台数

人工呼吸器の種類	既設台数
NPPV（非侵襲的）	6500
Servo 300	1500
Servo 900	4000
Evita 2	700
Evita 4	600
Bear 1000	500
CV Series	2500
T-Bird	2000
Bird 8400	1500
PB7200	3000
PB740/760	2500
PB840	600
LTV900/1000	900
その他	3200
合計	30000

死亡している．

1996年6月からの医療器具別の事故を集計すると表2のようになる．総数としてはカテーテル＞人工呼吸器＞IABP＞輸液ポンプの順であったが，死亡事故は輸液ポンプ＞カテーテル＞人工呼吸器の順であった．

人工呼吸器に関連した医療事故を表3に示した．米国における販売台数に応じた事故件数が報告されていると思われる．

3．わが国の人工呼吸器関連医療事故データベース

1) わが国の人工呼吸器既設台数

わが国の既設人工呼吸器数を表4に示す．

2) 日本医療機器工業会の不具合調査

人工呼吸器の不具合に関する報告は2000年より日本医療機器センターがデータベース化している[12]．不具合や事故のレベルをⅠ～Ⅲに分けて分類している．レベルⅠは死亡を含む重大な不利益を患者に与える可能性があるもの，レベルⅡは軽度の不利益を与える可能性があるもの，レベルⅢは全く不利益を与える可能性がないものに分類されている．そのなかで人工呼吸器に関するものを表5に示す．

3) 医療安全対策ネットワーク事業（厚生労働省）のインシデントレポートシステム

2001年10月から開始されたわが国のインシデントレポートシステムである（表6）．対象は特定機能病院および国立病院/国立療養所となっている．集計されたデータ概要および重要事例のみが公表されている．期間は2001年11月1日から2002年9月30日までで，報告総数は28703件．そのうち人工呼吸器関連は313件（1.1％）であった．

重要事例の多くは事故抜管や回路の外れ，回路組み立ての誤りなどである．

4．人工呼吸器関連医療事故対策

1) 医療事故（accident）報告システム

人工呼吸器に関連する医療事故対策をシステム的に行うためには，まず，事故の実体と総数

表5 わが国の人工呼吸器に関する医療事故報告データベース

年	クラスⅠ		クラスⅡ		クラスⅢ	
	人工呼吸器	医療機器	人工呼吸器	医療機器	人工呼吸器	医療機器
2000	2	21	6	140	0	210
2001	1	19	15	247	0	153

（日本医療機器センターの調査）

個別領域

表6 人工呼吸器関連インシデントレポートの内容

人工呼吸器の取り扱いに関する問題	192件	61.3%
組立	38件	12.1%
条件設定間違い	30件	9.6%
設定忘れ/電源入れ忘れ	32件	10.2%
機器の誤操作その他	12件	3.8%
機器の不適切使用	15件	4.8%
機器の点検管理ミス	65件	20.8%
機械的な問題	47件	15.0%
機器の誤作動	8件	2.6%
機器の故障	9件	2.9%
機器の修理ミス	0件	0.0%
機器の破損	30件	9.6%
その他の使用管理エラー	74件	3.5%
合計	313件	

を把握する必要がある．ところが，わが国には行政，学会，医療弁護士，患者団体などに医療事故に関する統一DBが存在しないため（医療事故損害賠償の保険会社にはあるが，公開されていない），事故件数，重症度とその影響（社会的損失），賠償金（経済的損失）などの実体は不明である．医療事故には，患者に不利益を与えなかったが，医療供給の方法に間違いがあった場合（incident）と原因にかかわらず，患者に重大な障害を残すか，死亡するなどの重大な不利益を与えた場合（accident）の2種類がある．標準的な治療を行わずに，患者に重大な損害を与えた場合は，管理者がプロトコール/マニュアルを提供していたか否かによって管理者または当事者が業務上過失傷害/致死，傷害罪，殺人罪など刑法によって裁かれ，その事実は一般に公開される．標準的な治療を提供しながら，患者に重大な損害を与えた場合も病院経営者の管理責任が問われる．また，患者に重大な不利益を与えなかったが，医療供給方法に間違いがあった場合は法律によって裁かれることはないが，医療供給システム内に何らかの不適切な部分が存在するため，その原因を究明して，改善することが管理者の責務となる．患者の不利益と管理・実施責任の関係を表7に示した．

accidentでは警察・検察による医療供給側の犯罪性に関する捜査が行われるが，システム上の問題点（組織犯罪性）を十分に解明することは困難である．また，臨床医学や医療現場に精通した司法関係者や鑑定人の人数はきわめて少ないため，医療事故（accident）のシステム上の原因究明とその対策を医療裁判に期待することは難しい．

医療事故の原因究明はRCAなどの要因分析法を用いて行われるのが一般的であるが，その検討内容が情報公開法の対象となったり，証拠書類として差し押さえられたりすると，施設内の事故要因分析は一挙に訴訟対策に変身し，システム改善の動機づけを失う（米国においては施設内の医療事故に際して行われるPeer Review Committeeの検討事項は法的保護を受けるため，十分な検討を行うことができる）．重大な医療事故が発生した場合は，行政の管理責任が問われるため，人工呼吸管理を行った医師およびその管理者は行政への報告が義務づけられるが，同時に医療供給の専門職団体（呼吸療法医学会や呼吸管理学会）などへも届け出て，原因究明と改善策を探り，そのDB化をすることが必要である．関係学会は人工呼吸器に関連した医療事故報告システムを構築するための連絡会議を組織化し，統一フォーマットの作

表7 ミスと責任の所在

	管理ミスあり		管理ミスなし	
	実施ミスあり	実施ミスなし	実施ミスあり	実施ミスなし
患者に不利益なし (incident)	管理・実施責任	管理責任	実施責任	責任なし
患者に不利益あり (accident)	管理・実施責任（刑法）	管理責任（刑法）	実施責任（刑法）	責任なし*

* 一定の確率で起こる合併症など事前に患者に伝えて了解が得られている場合など

成とDB化を早急に開始する必要がある．いずれにせよ，行政，専門職集団などが一体化して人工呼吸器関連の医療事故経験と改善策を共有化できる患者安全推進センターを設置することが必要である．

また，わが国には人工呼吸器に関する疾患別/換気様式別の症例登録が行われておらず，そのため，人工呼吸管理を必要とする疾患とその患者数や転帰が不明である．これは換気様式に関しても同じことがいえる．健康政策上問題となる呼吸器疾患（重症喘息発作，ARDSなど）を絞り，特殊換気様式（IRV，HFO，PAV，ASVなど）を使用した場合は症例登録を行い，疾患名，機種，使用場所，換気様式，呼吸不全の重症度，APACHEスコアー，ICUでの生命予後や退院時転帰に関する患者情報を記載し，そのなかに人工呼吸器関連の医療事故に関する項目も加えることが必要である．

2）ヒヤリ・ハット（H^2）報告システム

incidentに関しては，厚生労働省や文部科学省（すでにaccident症例も報告させている）が全病院を対象としてincident reportの提出を義務づけている（図）．情報の収集を一元化する意味はあるが，それを専門的に解析し，対策を提示する機構がまだ整備されていない．したがって，accidentと同じように専門職集団による要因分析と改善策を検討する機構が必要になる．人工呼吸管理を専門とする職能団体は情報収集と解析およびその配布の一元化に協力すべきである．H^2の分析から，患者に不利益を与える可能性がある事例に関しては行政にも報告する．それ以外の事例も分析を加え，専門職集団内部で改善策を検討することが必要である．

3）人工呼吸器の安全使用ガイドライン

人工呼吸器の安全使用に関するガイドラインは，①保守点検に関するもの，②人工呼吸の適応に関するもの，③人工呼吸管理の実施に関するものに分けることができる．実施に関するガイドライン（適応は正しいと仮定したうえで）では，人工呼吸管理の供給者，施行場所，保守点検，設定，監視（モニタリング）のプロセスに分けて実施行程を管理する．

ⅰ）人工呼吸器の保守点検：保守点検に関しては製造会社によって定められた方法と時間幅での点検業務が必要となる．決められた保守点検を行わずに人工呼吸器が故障した場合は，使用者側の責任となる．保守点検の実施記録は文書で残す．

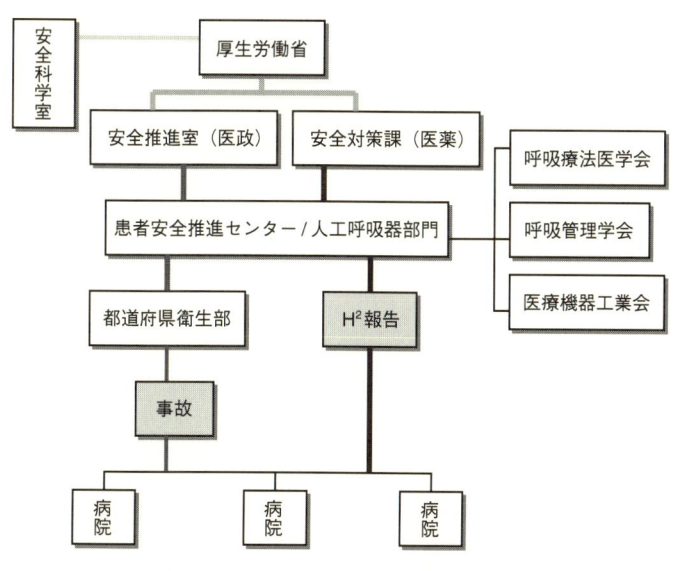

図　ヒヤリ・ハット（H^2）報告システム

[人工呼吸の換気様式]

① 通常の換気様式としては SIMV, PSV, CPAP のみを搭載する．それ以外の換気様式は有効性が検証されていないだけではなく，特別なモニタリングを必要とするため，一般には搭載しない．臨床研究として使用する場合は ICU など施設を限定して，IC の取得と倫理委員会の承認後に使用する．その結果を報告することを義務づける．

② FIO_2 を必ずモニタリングし，設定値よりずれる場合は警報音を発生する．

③ 換気に関する警報の設定項目としては，(1) 分時換気量，(2) 最高気道内圧，(3) 呼吸回数，(4) 低一回換気量，(5) 低吸気圧を備えなければならない．

④ 分時換気量が低下して警報音が発生する際には必ずバックアップ換気に移行する．

⑤ 病棟で人工呼吸器を使用する場合は警報がナースステーションで聴取できるだけではなく，PHS などを通じて，担当看護師に直接伝わる機構を内蔵する．

⑥ 一回換気量は呼気換気量を実測する．

⑦ 人工呼吸器を使用する前に回路を接続して，回路のリーク，流量計，PEEP 圧，警報音などの事前チェックができるようにし，パスしない場合は呼吸器が作動しないようにする．

⑧ 定期点検のスケジュールを明記し，点検時期は人工呼吸器のパネルに表示し，人工呼吸器内にその履歴を保存する．

⑨ 警報が作動した場合はその履歴を人工呼吸器内に保存する．

⑩ 警報を消音化した場合やリセットした場合でさらに警報を発生する状態が続いている場合には2分以内に再度警報音を発生させる．

⑪ 停電時にはバッテリーで駆動できるようにする．

ⅱ) 人工呼吸管理の実施に関するガイドライン

・使用前には使用前チェックを行う（リークテスト，コンプライアンス測定，警報音の確認，など）．

・加温・加湿器の設定および水位を確認する（または人工鼻を装着する）．

・換気様式は SIMV または PSV とする．

・V, V_T, PIP, などの安全範囲（アラーム）を設定する．

・V_T, PS レベル, PEEP 値, RR を設定する．

・医師，看護師の勤務交代時には設定を必ず確認する．

・患者の近くに気管挿管，J-R などの用手換気器材，および酸素と吸引配管を完備する．

・人工呼吸器の設定を変更した場合は，指示者，実行者の（実施）記録が残るようにする（できれば人工呼吸器の設定とモニタリングのコンピュータ管理が望ましい）．

・心電図モニターとパルスオキシメーターを必ず装着する．

4) 評価システム

人工呼吸器関連医療事故を，①不具合，② incident, ③ accident に分けて，その頻度を計測する．施設間比較を行うためには人工呼吸器の使用時間で標準化することが必要であり，そのため，延べ人工呼吸装着日数を分母とし，医療事故の発生回数を分子とした1000分率を用いて事故率を評価することも可能であるが，その精度は不明である．H^2 と accident は定期的に患者安全対策委員会（PSC）あるいはリスクマネジメント部に提出する．その報告書を必要に応じて，関連学会または患者安全推進センターに報告する．

5) 法的規制

① 報告の義務づけ：特定機能病院は人工呼吸器の医療事故に関しては特別の統一フォーマットに基づいて報告することが義務づけられている．また，認定施設基準要項として学会への報告を義務づける．

② 病棟での人工呼吸器の使用に関する制限：一般病棟における人工呼吸器の使用に際して，専門的な教育を受けた医療従事者が24時間体制で勤務することは不可能であるため，原則として，病棟での人工呼吸器の使用は禁止す

ることを検討する．病棟内で人工呼吸器の使用が必要な場合は人工呼吸器や心電図，パルスオキシメータの警報をPHSなどを利用して，医療従事者に直接に伝達できる場合に限定する．

③ 保守点検の明示化：施設内のMEまたは臨床工学技師は保守点検のスケジュールを毎月確認し，人工呼吸器の側面にそのリストを取り付ける．

6) 人工呼吸器の適正使用に関する臨床ガイドライン

人工呼吸管理の適応と換気様式の選択およびその設定法に関するガイドラインの策定は学会の任務である．呼吸療法医学会ではARDSの呼吸管理に関するガイドラインを1999（平成11）年に策定している．その他，疾患別のガイドラインとして必要なものは，重症喘息発作，肺炎（細菌性，間質性），COPDの急性増悪，心原性肺水腫などが含まれる．加えて，急性期肺障害に対するNPPVの適応に関するガイドラインの策定も望まれる．一方，在宅人工呼吸管理に関するガイドラインは呼吸管理学会で作成中である．関連学会または厚生労働省は人工呼吸器の安全使用に関するガイドライン策定の委員会または研究班を組織化することが望まれる．

7) インセンティブの誘導

人工呼吸器に限らず，わが国には医療事故防止に関するインセンティブがいまだ不十分であり，多くの病院経営者は交通事故に遭ったような偶然の不幸と考えている．しかしながら，情報公開法の成立，米国，英国，オーストラリアの想像を絶する年間医療事故件数の報告，医療訴訟と敗訴の増加などにより，医療事故対策は病院の生き残りの重要課題として考えられるようになった．欧米での医療事故対策は訴訟による利益の損失，病院評判の低下による顧客の減少，施設認定の取り消しによる保険支払い停止など，経済的動機づけが最も大きい．わが国も近い将来，同じような医療環境が訪れることは明白である．しかし，このような対策が必要であることが理解できても，事実上，効果的には実行されていない．その原因は病院内のリスクマネジメント（患者安全対策）には特殊な教育が必要であることが理解されておらず，そのため必要な投資が行われていないことが大きな理由である．

医療事故による経済的損失は，事故発生に対して適切な危機管理がとられていれば回避できたであろう損失であり，その意味では機会損失（opportunity costs）となる．機会損失は実際に生じた損失ではないため軽視されがちであるが，こうした機会損失を適切に把握して適切な危機管理を行うことが必要となる．ここで，危機管理体制を構築するコストの水準が問題となるが，その水準は機会損失とのトレード・オフの関係にある．一般に，危機管理体制を充実させるほど，危機管理体制構築のコストは増加し，機会損失は減少すると考えられるが，総コストが最小となるような危機管理体制が最も経済的な危機管理体制ということになる．製造業における品質管理は企業の根幹をなす部門であり，それなりの（教育）投資が行われている．一般には予算の5～10％ほどを配分しているといわれている．また，医療事故対策は医療の標準的治療からの「ハズレ」を監視することのように思われるが，実は医療の質を向上させるなかで，初めて獲得される．つまり医療事故対策は医療の標準化と評価を前提とする．人工呼吸器関連の医療事故を軽減するためには病院全体での投資を伴うリスクマネジメントと事故が起きた後の対処（クライシスマネジメント）が必要である．

人工呼吸器に関する医療事故はその多様性と頻度の少なさから，個別病院における事故報告（H[2]，RCA）やその検討だけでは不十分であり，学会や行政組織を挙げてのシステムアプローチが必要である．人工呼吸器に関する医療事故は予想もしないところで起こるのが普通であり，その対応は人工呼吸管理を提供する組織が総力を挙げて対策を講じる必要がある．そうでなければ，同じような医療事故が繰り返され，

患者が被る不利益を軽減することは永遠に不可能となる．人工呼吸管理に関する Best Practice を求め，それによって国際競争力を高めることを望むのであれば，行政，専門職集団，医療機器会社が総力を挙げて，医療事故軽減に取り組むことが必要である． ［武澤　純］

参考文献
1) 長谷川敏彦：健康変革の世界的潮流の下，医療の効率と質が求められている―集中治療の質と投入資源の分析―．集中治療医学雑誌，**15**：85-94, 1998.
2) 武澤　純，大井元晴：人工呼吸を見直す―急性期から慢性期・在宅まで―．日本呼吸管理学会誌，**11**：354, 2002.
3) http://www.fda.gov/cdrh/devadvice/351.html
4) http://www.accessdata.fda.gov/scripts/cdrh/cfdocs/cfmdr/search.CFM
5) http://www.ita.doc.gov/td/mdequip/index.html
6) http://www.fic.anzca.edu.au/policy/ind
7) http://www.fic.anzca.edu.au/policy/index.htm
8) http://www.safetyandquality.org/publications.html
9) http://www.health.gov.au/hsdd/nhpq/pubs/pquality.htm
10) http://www.health.gov.au:80/hfs/pubs/mbs/mbs 5/categor 2.htm # Notes-SectionT 1.7
11) http://www.accessdata.fda.gov/scripts/cdrh/cfdocs/cfMDR/Search.cfm
12) http://www.jaame.or.jp/kanren/kaisyuu/kaisyuu_menu.html

個別領域

58 透　　　析

　現在，わが国の慢性透析患者は約21万人，人口100万人あたりの透析患者数は約1600人であり，今後も毎年約1万人の増加が予測される[1]．

　透析療法は治療の特殊性からみても，医療事故のリスクは常に存在しており，専門的知識と熟練した技術が必要とされる．また，透析機器もフールプルーフ，フェイルセーフなどの観点から開発が進められている．しかし，(社)日本透析医会は，「平成12年1年間に21457件の事故発生がみられ，事故頻度は100万透析あたり1760回であり，それらのなかで生命の危険を伴ったり，入院治療を要したり，あるいは集団的に発生した重篤な事故頻度は100万透析あたり31回であった」と報告している．

　このことからも，透析療法に関する深い知識と技術の習得，日常遭遇するリスクへのマネジメントが適切になされ，安全かつ質の高い透析療法を行うことが必要とされる．

　本項では，血液透析（HD：hemodialysis）療法，持続携帯式腹膜透析（CAPD：continuous ambulatory peritoneal dialysis）療法について述べる．

1．血液透析

1)　血液透析の方法

　血液透析は，体外循環により血液を体外に導き出し，体外で血液を透析液で浄化して体に返す方法である（図1）．

　① RO水製造装置によって製造されたRO水と透析液を，透析供給装置により一定比率で混合し，患者監視装置からダイアライザーに送り込む．

　② 患者の動脈側穿刺針から血液ポンプによって取り出された血液を血液回路を通してダイ

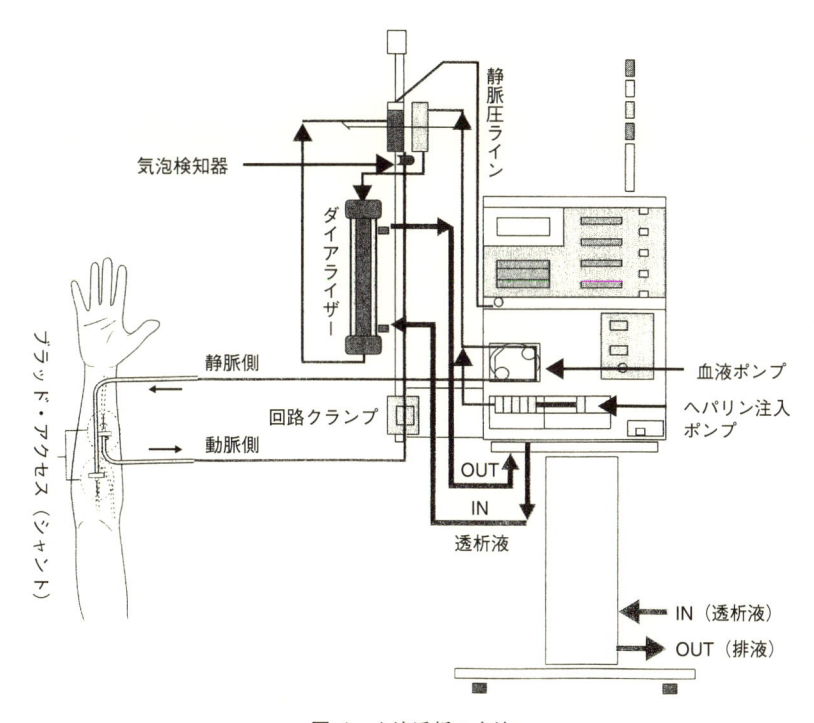

図1　血液透析の方法

表1 事故と頻度

事故	頻度 (100万透析あたりの回数)
1. 透析条件設定ミス	446
2. 出血	318
3. 穿刺	180
4. 機器操作ミス	178
5. 注射, 輸血ミス	147
6. 整備不備	123
7. 投薬ミス	100
8. 院内感染	47
9. 空気混入	30
10. 透析液関連	15
11. その他	144

(平澤由平ほか:透析会誌, 34:1257-1286, 2001)

アライザーに送る.ここで半透膜を介して透析液と合わさり,老廃物や水分の除去を行う.

③ 浄化された血液を血液回路を通して静脈側穿刺針に送り,再び体内に戻す.

2) 血液透析事故と頻度

平澤らの全国調査(表1)による透析100万回あたりの事故頻度からみると手技に関連する事故の頻度が高い.

3) 血液透析時の安全管理

血液透析中の事故,トラブブルとして稲本[2]は表2に示す項目を挙げている.

① 透析の準備

・透析液および供給装置,ダイアライザーおよび血液回路の患者監視装置への装着,洗浄およびプライミングなどが,手順に沿って準備が確実に行えているか確認する.

・透析開始前の確認

・患者監視装置の静脈圧計,透析液圧計,気泡検出器などすべての検知機能,警報機能が正常であることを確認し,警報および検知器を正しく設定・装着する.

・透析液流量と抗凝固薬の種類,投与量および注入速度が指示と合致した設定になっているか確認する.

・血液回路とダイアライザーが確実に患者監視装置とホルダーに装着され血液回路に捻れや折れなどがなく,ダイアライザーに確実にルアーロックされ,回路内が生食で満たされていること,閉じるべき側管が正しく鉗子などで閉じられているか確認する.また,ダイアライザーの向きが垂直で,血液と透析液の流れる方法が対向で,かつ透析液側が透析液で満たされていることを確認する.

・透析に使用する薬剤を確認する.

◎開始前の確認は,安全管理の観点から重要な業務である.担当者を決め,声出し確認やダブルチェックなどで確実な確認を行う.

② 透析開始

・患者氏名を確認する.会話確認など確実な方法で実施する.

・患者の体重と血圧・体温を確認し,併せて問診により患者の状態を把握したうえでドライウエイトから当日の除水量を計算する.

・適切な穿刺部位を選択し,穿刺を行う者と穿刺介助者および機械操作を行う者の2名以上で行う.

・事前に十分な手洗いを行い,清潔な手袋を装着する.手袋は患者ごとに新しい物と交換する.

表2 透析中の事故, トラブル(稲本, 2003)[2]

よく遭遇する	時々ある	たまにある
・凝固 ・体重測定ミス ・除水ミス ・透析過多 ・出血, 止血ミス ・内服の不都合 ・薬物投与量の調整ミス	・接続ミス ・抜針	・採血後の試験管注入遅れ ・手指穿刺
	思わぬときに発生する	めったにないが重症
	・透析液濃度異常 ・透析液温度異常 ・停電 ・漏水 ・ポンプ故障 ・汚水	・薬液残留 ・心停止, 呼吸停止 ・空気誤入 ・水透析

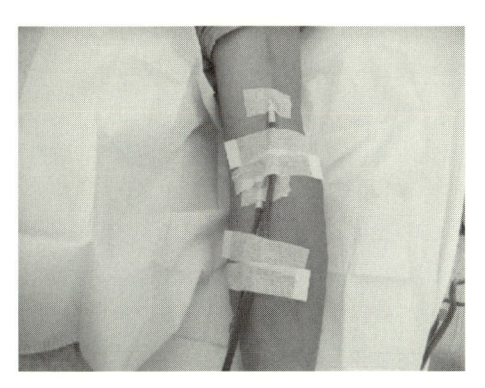

図2 シャント肢への固定

・穿刺針と血液回路を確実に接続しルアロックし，シャント肢に固定する．3か所以上の固定が望ましい（図2）．
③ 透析開始直後
・透析を開始することを患者に説明する．
・血液ポンプの血液量を100 mL/分以下の底流量に設定し，動脈穿刺針から十分な脱血が得られることを確認する．同時に静脈圧の上昇程度を確認し，静脈穿刺針から適切に返血が行われていることを確認する．
・体外循環の開始に伴う患者状態の変化を観察する．また，透析条件の指示に従い各設定を行い，静脈圧計，透析液圧計，気泡検出器などの警報機能の設定，血液回路の捻れや折れ，固定などを再確認する．
・透析中に使用する薬剤の投与量，投与速度が指示どおりであるか確認する．
・確認事項は必ず記録する．
④ 透析治療中
・身体的所見，透析条件と患者監視装置の警報機能の設定など項目をチェックリストにし，確認する（最低1時間ごとの経時的なチェック）．
・食事，体位変換など体動を伴った行為の後には，穿刺針と血液回路の固定を再確認する．
・透析治療中は，患者の血圧・脈拍，穿刺部位の状況・出血，抗凝固薬など透析中に使用する薬剤の注入量を確認し，除水量・残りの透析時間から適切な除水速度の確認を行う．
・患者の状態に変化がある場合は，指示に応じて適切な処置を行い，記録する．
⑤ 透析終了直前
・予定した除水が完了し，指示された透析治療時間が経過していることを確認する．
・指示票から採血や薬剤投与の確認を行う．
・返血には，エアレスパック生食を使用する．
・返血者は清潔な手袋を装着する．
⑥ 返　血：ダイアライザーと血液回路内の血液を清潔に，安全に体内に戻す操作である．返血法は，生食置換返血法とエアー置換返血法があるが，安全性の観点から生食置換返血法を用いる．
・返血は透析中に行うべき輸液，輸血が終了した後に行う．返血中に輸液，輸血を行ってはならない．
・透析終了時刻であることを確認し，患者に返血を開始することを伝える．同時に他のスタッフに返血操作に入ることを伝え他の業務や作業が行えないことを周知する．
・返血は複数を同時に担当せず，担当した患者の返血を開始から終了までを手順に沿って一貫して行い，途中交替は行わない．
・置換後は原則としてすみやかに抜針，止血する．透析に使用した血液回路をそのまま輸液などに使用しない．
・返血操作は，返血手技の理論と実際を理解し返血操作に伴う知識を十分もつ熟練した者が行う．
4）装置のメンテナンス
　装置が故障すれば，重大な医療事故に発展する可能性がある．
・定期的に部品の定期点検，定期交換と調整を行う．
・部品の交換は，臨床工学技士かまたは業者に委託する．
・メンテナンスの日時，実施者を記録しておく．
5）手技の教育・指導
・透析の原理，方法，透析装置の構造と透析液，透析条件，検査データーの読み方，透析記録の書き方など基礎知識に加え，一連の手

技と医療行為について理論と科学的な根拠を習得させる．

6) ヒューマンコミュニケーション

① 良好なコミュニケーションは最善の事故防止対策：透析療法は，医師，看護師，臨床工学技師，検査技師，看護助手，MSW，事務など多くの医療従事者がかかわりあって安全かつ適切に遂行される．このためには，複数の人間の間で情報が正確に伝達され正確に共有されることが不可欠である．良好なコミュニケーションは，多くの事故を防止する．また，コミュニケーション不全による意思疎通の欠如は「事故」の危険性を著しく高める．

② 患者も医療にかかわるスタッフの一人：患者も医療にかかわるスタッフの一員の一人である．特に事故防止の観点からは，自己の氏名の確認への参加やインフォームドコンセント，クリニカルパスなどにより患者に十分な情報提供を行い，医療への参加を促すことが必要である．医療事故は，最終的に患者に実施するところで発生するので，この時点での患者からの指摘で防げることは決して少なくない．事故防止のためにも，患者中心の医療を行うためにも患者とのコミュニケーションは大切である．

③ 不正確な情報伝達：「話す・聞くのやり取り」のなかで，聞く側は，自分の意図に合うように相手の話を受け取り判断する傾向，話す側は当然わかってくれたと思いがち，そこからコミュニケーションエラーが起こり事故発生の原因となる．これらのことは「会話確認」を行うことで改善される．

2. 腹膜透析

腹腔内にカテーテルを埋め込む手術が必要（図3）．家庭や職場で1日3〜4回，腹腔内の透析液の交換を行えば，通院は月に1回程度で済む．

CAPDは在宅医療として優れた特徴をもつが，CAPD透析液の入れ替えやカテーテルの消毒，無菌操作など，患者自身の自己管理にゆだねられるところが多い．良好な状態で治療を続けるためには，原理の理解と技術の習得が欠かせない．

1) CAPDの長所と短所

表3にCAPDの長所と短所を示す．

2) 腹膜透析の安全管理

CAPDは患者自ら治療を行う医療形態なので，自分自身の状態をコントロールしながら，

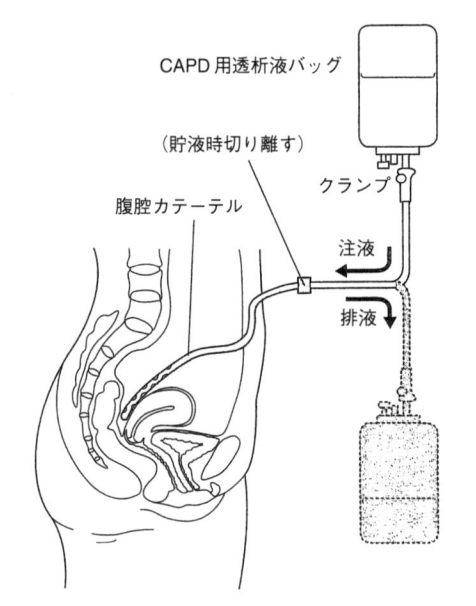

図3 CAPDの方法

表3 CAPDの長所と短所

長　所	短　所
・24時間連続して透析を行うことで生体の恒常性の維持に優れている ・中分子量物質の除去に優れている ・急激な除水を行わないので，血圧の変動が少ない ・水，ナトリウム，カリウムの調整が行いやすいので循環器への負担が少ない ・血液透析に長時間の拘束から開放される ・社会復帰や旅行出張も可能である	・腹膜炎，カテーテル感染を起こしやすい ・透析液を腹腔内に注入するので腹部膨満感がある ・透析液貯留のためスタイルに影響がある ・無菌操作や消毒など，手間がかかる ・入浴が多少不便になる

CAPDに関する行為を行うことができるよう患者教育が重要である.

① 患者教育を十分に行う：一定のスケジュールに従って行う．主な項目は，CAPDの原理バック交換の練習，カテーテル出口部のケア，緊急時の対応，日常の自己管理，食事指導，入浴指導，合併症などである．

クリニカルパスやチェックリストを用いて，習得の度合いをチェックする．

② 緊急事態発生時の受診方法について指導を行う．

③ 高齢者や自己管理のできない場合は，サポートする人に十分な説明と技術の習得を行う．

［平山真理子］

参考文献
1) 稲本　元：透析専門ナース，p 2，医学書院，2003.
2) 稲本　元：透析専門ナース，p 156，医学書院，2003.
3) 黒川　清監修：最新透析ケア・マニュアル　基本の技術と事故・トラブルを未然に防ぐ知識，医学芸術社，2002.
4) 飯田喜俊，秋澤忠男，椿原美治編著：透析療法のリスクマネジメント，中外医学社，2002.

個別領域

59　FMEAによる誤薬予防

1. FMEAのサービス産業への応用

FMEA (Failure Mode and Effects Analysis, 失敗モード影響分析法)[1]は,「製品」の信頼性を確保するために, 工学分野で開発された分析手法で, 英語ではすべて「failure mode」であるが, 設計FMEAでは故障モード, 工程FMEAでは不良モードなどと呼ばれている. 医療をはじめとするサービス産業では, 最終生産物が物質でないので, 本稿ではこれを「失敗モード」としておく.

サービス産業(⇔製造業との違い)においては, 製品が無形(⇔有形), 所有権が移動しない(⇔購入時に移動), 製品貯蔵・製品移動・再販売・デモンストレーションが不可能(⇔可能), 消費が生産と同時(⇔生産の後), 生産―販売―消費の場所がしばしば重なる(⇔場所が分散), 生産には購買者も参加(⇔生産は販売者), などの特徴がある[2]. さらに医療では, 同じ手術を2度行うことはほとんど不可能であるなど,「1回限り」という側面もある.

FMEAは, 活用される業態に応じて, カスタマイズされるものであるので, 上記のような特徴をふまえ, 医療用FMEAを構築する必要がある. 端的にいえば,「工程FMEAの手法に準じて, 特にヒューマンエラーに重きをおいて, 最終生産物(＝医療サービス)の安全性を確保する」ことが目標になる.

2. 医療におけるFMEA

米国の病院認証機関であるJCAHO (The Joint Commission on Accreditation of Healthcare Organizations, 医療施設合同認定機構)は, 2001年7月に「医療安全に関する基準」[3]を改訂し, 事前対策型 (proactive) の活動を病院管理者への必要要件とすることとした. 第5章のリーダーシップの基準 (LD.5.2) において, FMEAの活用が明記され, 推奨されている.

ただし注意点としては, 従来のFMEAの基本的アプローチは, 実行前の工程に対して, 設計図どおりに作ったらどうなるか, 新しい製造工程で行ったらどうなるか, というように, 新しい行動を始める前に, まだ起こっていないが起こりうる不具合をできるだけ追求すること(未来予測)にある. 医療でいえば, これまで癌治療を行っていなかった小児科病棟で白血病治療プログラムを立ち上げるとか, 新規にオーダリング・システムを導入する場合に, 工程(投薬過程)の分析を行うことに相当する. しかし, すでに実際に施行されている工程に適用する場合がほとんどであることから, 医療においては実行中の工程に対する危険予測である. すなわちFMEAによって, 業務工程の安全性の「見直し」が行われることになる.

3. 誤薬予防FMEAの実際

下記のJCAHOの質問形式による「8ステップの手順」[4]を利用すると, 検討すべき項目がもれなく順番に列挙されるので, 分析を進めやすい. ステップごとに筆者による注意点を追記するが, これは誤薬予防に限ったものではない.

1) ステップ ゼロ

JCAHOのステップにはないが, はじめにリスクの定量化の方法(後述:方法1～5)を, 施設として決めておくべきである. そして作表ソフト(エクセルなど)を利用し, 検討すべき項目を表にした「ワークシート」を準備しておくと, 評価点数による並べ替えが瞬時に可能である(後述:ステップ4).

2) ステップ1

高リスク工程を選び, 分析チームを編成する.

・病院内の工程のなかで, 患者安全に影響を与

える高リスクなものはどれか．
・高リスク工程を明らかにするためには，どんな資源が必要か．
・第一候補はどの工程か．それはなぜか．
・誰を分析チームに入れるべきか．各個人の役割はどのようなものか．
・すべてのチームメンバーが分析技法を理解するためには，どのようなトレーニングが必要か．
・このFMEAの適用範囲はどこまでか．

（投薬の）工程は，病棟別・診療科別・薬剤別などで，さまざまな選択が可能であるが，JCAHOが指導するように，高リスクであることだけでなく，エラー頻度が高いことや，影響が広範囲に及ぶなどの要素も考慮したい．最初は抗癌剤治療の投薬の工程などを選ぶとよい．分析チームは小野寺[1]によると，書記を除いて3～5人ぐらいが適当である．当然ながら，その工程を熟知している人材が選ばれるべきなので，治療担当医，薬剤師の参画は必須であり，ある程度の経験年数も当然要求される．

3) ステップ2

工程を図解する．
・工程にはどのような段階があるか．現在どのように行われているか，どのように行われるべきなのか，新しい工程の場合にはどのように行われるべきか．
・これらの段階は，どのような相互関係にあるか（連続的か，同時に並列的に起こっているか）．
・この工程は，他の工程にどのように関係しているか．
・工程を図解するためには，どのような手法を用いるべきか．

いきなり細かく書き始めずに，まずシステム全体の流れのなかから「大分類」的段階をつかみ，次に「中分類」的段階に入るべきである．大分類的段階として，医師指示，（オーダリング・システム未導入の場合）指示受け，処方監査，薬剤準備（運搬），投薬，記録がある（表1）．工程はできるだけ細分化したほうがよい

表1　急性期一般病棟の投薬フロー

大分類	中分類	→小分類
Ⅰ 医師指示	患者同定	
	既往歴確認（アレルギー他）	
	患者現病歴確認	
	患者現症確認	
	薬剤選択（適応）	
	投与量	
	性状	
	投与経路	
Ⅱ 指示受け	（オーダリング未導入時）	
Ⅲ 処方監査	患者氏名同定	
	薬剤選択（適応）	
	投与量	
	投与経路	
	相互作用	
	配合禁忌	
Ⅳ 薬剤準備	取りそろえ	
	調剤鑑査	
Ⅴ 投薬（注射）	運搬・配薬	
	患者同定	
	薬剤同定	
	投与量	
	性状	
	投与経路	
	投薬確認	
	患者観察	
Ⅵ 記録	実施報告	
	記録	
	薬剤師モニタリング	

が，限りなく細かくすることが可能であるので，細分化の程度をそろえるようにする．また，他施設の同様な工程を知っている人が存在すればなおよい．

4) ステップ3

ブレーンストーミング法により，潜在する(potential)失敗モードを列挙し，影響度を決定する．
・工程のどの段階あるいはどの段階間で，失敗が起こるのか．
・各段階で何がうまくいかないのか．人間・物質・機器・方法・環境などの観点から，工程の各要素を調べる．
・ある失敗モードから何が起こって，その影響はどのようなものか．
・他のどの段階や工程に影響が出るのか．

この失敗モードの列挙が非常に重要である．ここで列挙されないものに対しては，永久に対

策は立てられない．エラーパターンのリストをみながら可能なかぎり，決められた時間内に列挙する．一般的エラーパターンは，対象・順番・時期・時間・距離・方向・速度・強度などの間違いに分類されているが，投薬の工程を考える場合には，「薬剤（種類と適応）」「量」「性状」「経路」「人（対象）」「時間」の間違いに焦点を絞るとよい．「薬剤」間違いには，単純な名前の間違いから，患者に本当に的確な薬が選択されたかどうかの問題まであり，診断内容のチェックまで考慮する必要がある．また，「性状」間違いは，これまで「薬剤」間違いに含まれることが多かったが，剤形の違いや希釈濃度の間違いは独立させたほうが望ましいと考えられ，（抗生物質ピギーなどのツインバッグ）混合忘れ，などの間違いもこの分類となる．

チーム参加者には，高い問題意識に裏打ちされた「想像力」が求められる．ブレーンストーミング法では，自由な発想をすることに意義があるので，他の人が挙げた項目について，決してコメントはしてはならない．また，すでに実行中の工程の検討がほとんどであるので，自院の経験のみならず，他施設の報告など文献も大いに活用するとよい．

5） ステップ4
失敗モードに優先順位をつける
・失敗モードの発生頻度はどのくらいか．
・失敗モードの影響が，患者に達する可能性はどのくらいか．
・失敗モードによる影響は，どのくらい重大か．
・失敗モードが検知（detect）されない可能性はどのくらいか．

この優先順位づけが，FMEAの質を決定するといっても過言でない．限られた資源のなかで，すべての失敗モードに対して対策を立てるわけにはいかない．何らかの形でリスクを定量化し，失敗モードを最も重要な順に並べる方法については後述する．頻度や影響発生可能性（影響度）の評価点数は，それぞれのメンバーの経験や直感から割り出されるが，同じ程度の失敗モードに対する評価のばらつきが生じないように，基準を決め，評価点数ごとに再グループ分けして確認する．また意見の不一致が生じた場合，それを解決する方法（投票など）を決めておく必要がある．この場合，より厳しい評価点を与えることにしておけば，間違ったとしても，「安全側へ間違う（fail safe）」ことになる．

ここまでの検討結果を，前述のワークシートにすべて記載し，評価点数の高いものから並べ直す（表2）．

6） ステップ5
失敗モードの根本原因を確かめる．
・何がそれぞれの失敗モードを起こすのか．何が最も近いと考えられる原因か．
・根本原因と考えられるものは，人材・情報・環境・リーダーシップ・コミュニケーションのどの問題によるものか．
・考えうる根本原因について，すべて確かめたかどうか知ることができるか．
・それぞれの根本原因はどのように関係しているか．
・可能性のある原因が存在しなくても，その失敗モードは起こりうるのか．
・根本原因を除けば，潜在的失敗モードの再発は防ぎうるのか．

FMEA自体は「分析」までであるので，本ステップ以降の対策は，業態に応じてカスタマイズされたオプションである．JCAHOでは，根本原因分析法（RCA：Root Cause Analysis）を併用して，失敗モードの原因を追求することを推奨しているが，製造業では，故障の木解析（FTA：Fault Tree Analysis）を用いることが多く，故障が発生する機会を除去または低減できる行動を特定する．また経験的に，重要な10～20％への対策立案により，全体の過半数以上の問題点がカバーされることが知られている．

7） ステップ6
工程を再設計する．
・この失敗モードが起こらないように，工程を

表 2 FMEA ワークシートの一例（群馬県美原記念病院薬剤部　山本真　作成）
致死度（＝危険優先数, risk priority number：RPN）の高いものから並べ替えを行い，上位15%を示した.

	大分類		中分類		小分類（業務工程）	失敗モード	影響	発生頻度	影響度	検知（難易）度	致死度
I	医師の指示	3	患者現病/状態	6	患者現病，状態を確認する	患者状態を確認せず投薬する	不必要な薬剤が投与される，重篤な副作用が発生する	3	4	4	48
I	医師の指示	3	患者現病/状態	6	患者現病，状態を確認する	患者状態を確認せず投薬する	必要な薬剤が投与できないため病状が悪化する	3	4	4	48
II	指示受け	6	指示内容確認	15	薬剤部に搬送する前，処方箋の内容に不備や間違えがないか見直す	処方箋の間違えを見逃す	誤薬が起こり，重篤な副作用が発生する	5	3	3	45
I	医師の指示	1	患者氏名同定	3	エンボス（氏名，生年月日，性別，処方日，病棟）を処方箋に転写する	先に処方を書いてからエンボスを押す	誤った患者に調剤・投薬される，重篤な副作用が発生する	4	3	3	36
I	医師の指示	4	薬剤選択	7	薬剤名を記載する	間違った薬剤が処方（投薬）される	必要な薬剤が投与できないため病状が悪化する	3	4	3	36
I	医師の指示	4	薬剤選択	7	薬剤名を記載する	間違った薬剤が処方（投薬）される	誤った患者に調剤・投薬される，重篤な副作用が発生する	3	4	3	36
VI	記録	19	実施報告/記録	65	看護師：患者の服薬後のモニタリング	患者状況の確認を忘れる	副作用の発見が遅れ，重篤化してしまう	3	3	4	36
VI	記録	20	薬剤師モニタリング	66	薬剤師：患者モニタリング（服薬指導）	モニタリングをしない	副作用の発見が遅れ，重篤化してしまう	3	3	4	36
I	医師の指示	1	患者氏名同定	3	エンボス（氏名，生年月日，性別，処方日，病棟）を処方箋に転写する	エンボスの転写がはっきりとしていない	誤った患者に調剤・投薬される，重篤な副作用が発生する	5	3	2	30
III	処方内容監査	8	薬剤選択	20	薬剤師：不明な点や疑問点があれば医師（看護師）に確認する	看護師に確認することで，医師の意図と異なる回答が帰ってくる	誤薬が起こり，重篤な副作用が発生する	2	3	5	30
I	医師の指示	1	患者氏名同定	2	エンボスカードとカルテの照合を行う	別患者のエンボスカードを選んでしまう	別の患者の薬が処方される，重篤な副作用が発生する	4	3	2	24
I	医師の指示	1	患者氏名同定	3	エンボス（氏名，生年月日，性別，処方日，病棟）を処方箋に転写する	別患者のエンボスカードを転写する	別の患者の薬が処方される，重篤な副作用が発生する	4	3	2	24
I	医師の指示	4	薬剤選択	7	薬剤名を記載する	間違った薬剤が処方（投薬）される	間違った薬剤服用により重篤な副作用が発生する	4	3	2	24

個 別 領 域

表 2（つづき）

大分類		中分類		小分類（業務工程）		失敗モード	影 響	発生頻度	影響度	検知(難易)度	致死度
I	医師の指示	4	薬剤選択	7	薬剤名を記載する	文字が判読できない	読み間違いにより間違った薬剤が投与され重篤な副作用が発生する	4	3	2	24
IV	準備	13	調剤監査	48	薬剤師：（臨時薬）投薬台帳用処方箋（3枚目）に開始時を示す赤のラインを引く	ラインを引き忘れる	服薬開始時間がわからない	4	3	2	24
I	医師の指示	1	患者氏名同定	3	エンボス（氏名，生年月日，性別，処方日，病棟）を処方箋に転写する	エンボスの転写機の設定（病棟，日付）を間違う	患者（病棟）に薬剤が届かない．必要な薬剤が投与できないため病状が悪化する	5	2	2	20
III	処方内容監査	7	患者氏名同定	17	薬剤師：IDナンバーと氏名が合っているか確認する	同姓同名を間違える	別の患者の薬が調剤される．重篤な副作用が発生する	2	3	3	18
IV	準備	12	取りそろえ	33	薬剤師：睡眠薬が1/2や1/4錠指示の場合，分包（外装の印字内容は同様）する	薬剤を入れ忘れる	必要な薬剤が投与できないため病状が悪化する	3	3	2	18
IV	準備	12	取りそろえ	41	薬剤師：分包品は調剤棚より集める	薬剤を取り間違える	誤薬が起こり，重篤な副作用が発生する	3	3	2	18
IV	準備	12	取りそろえ	41	薬剤師：分包品は調剤棚より集める	薬剤を集め忘れる	誤薬が起こり，重篤な副作用が発生する	3	3	2	18
IV	準備	13	調剤監査	43	薬剤師：自動分包機にて分包した内容すべて監査する	調剤者が監査してしまう	監査ミスにより誤薬が起こり，重篤な副作用が発生する	3	3	2	18
IV	準備	13	調剤監査	50	薬剤師：（臨時薬）監査し，薬袋に入れる	調剤者が監査してしまう	調剤ミスを発見できない．重篤な副作用が発生する	3	3	2	18
VI	記録	19	実施報告/記録	64	看護師：服薬状況確認	服薬状況の確認を忘れる	飲み忘れや服用違いを発見できない	3	2	3	18
I	医師の指示	2	既往歴/アレルギー	5	患者のアレルギーや禁忌薬剤を確認する	アレルギーや禁忌薬剤を見逃し投薬する	患者はショックなどで死亡する	1	4	4	16

どのように変えたらよいか．
・どの再設計の方針を適用すべきか．また成功可能性をどのように見極めるか．
・再設計の過程には，誰が関与すべきか．

分析チームの使命は，問題点を指摘し，対処すべき順序を明らかにすることにある．対策の立案は，それぞれの施設において投入できる資源の種類と量を決定できる人材（＝病院幹部）が関与しなければならない．これがなければ，本質的な解決に結びつかず，小手先だけの対応になり，分析チームの努力が徒労に終わってしまう危険がある．

8) ステップ7
新しい工程を分析し評価する.
・変更がうまくいって失敗が防止されたとき,それはどのようにして知ることができるのか.何を,誰が,どのような頻度で測るのか.
・新しい工程を評価するための戦略は何か.
9) ステップ8
再設計された工程を導入し,監視してゆく.
・新しい工程はどのように導入されるのか.
・新しい工程はどのように監視されるのか.
・新しい工程はどのように機能するか.
・どのような改良が必要とされたのか,またそれはなぜか.

ステップ7・8は,いわゆる品質向上のPDCA (Plan-Do-Check-Act) サイクルであり,継続的に不具合の発生を防止していくことになる.

4. リスク定量化の各種の方法

利用できる資源(金銭・時間・労力)が無限であれば,ありとあらゆる失敗モードの改善を進めることができるが,それが可能な医療施設はまず存在しない.したがって,患者安全に最も悪影響を与えるような失敗モードを絞り込んで検討する必要がある.「いかにしてリスクを定量化して,失敗モードを順位づけするか」についての方法には,簡単なものから非常に厳格なものまで,数多くの方法がある.それが,より定量的であれば,よりよくなるのは当然であるが,JCAHOは施設ごと,あるいは分析チームの実力に応じた方法を許容している.どの方法にせよ,要素として,失敗モードについては「発生可能性(頻度)」とどのくらい検知しうるかという「検知度」を,引き起こされる影響については「影響の発生可能性(頻度)」とどのくらい深刻かという「重篤度」を,さまざま組み合わせて考慮することになる.2つの「頻度」は,引き金(失敗モード)の頻度予測と,結果(影響)の頻度予測であり,引き金を引いてもすべて結果を引き起こすわけでないので,後者のほうがずっと低率である.注意しておかなければならないのは,最も厳格な方法をとったとしても,計算して得られる結果は常に相対的なものであり,そのFMEAのなかだけで有効であって,複数のFMEAをまたがることはできないのである.JCAHOは次の5方法を紹介している[4].

① 方法1:失敗モードへの対策必要性を,合議により「高度・中等度・低度」などと定量化する.ただし,数が多くなるとこれを繰り返さなければならない.

② 方法2:結果だけに着目し,最悪の影響の発生可能性とその重篤度について,評価点を割り振り,この2つをかけあわせて点数の高いものから並べる.間接的にではあるが,失敗モードの頻度と検知度も検討されたことになる.

③ 方法3:米国の退役軍人病院患者安全センター (Veterans Affairs National Center for Patient Safety) の開発したHFMEA (Health-care FMEA) を利用する (50.「その他の分析法」参照).失敗モードの発生可能性と影響の重篤度について,それぞれ4段階に分類しておき,4×4の表 (Hazard Scoring Matrix) に当てはめる.この表の点数の高いものから対策を立てる.対象となった失敗モードの検討には,意志決定樹 (decision tree) を用いる.既存の表に当てはめていくことにより,時間が節約できる.

④ 方法4:致死度 (criticality) または危険優先数 (risk priority number: RPN) を計算する.影響発生可能性を除き,3要素について,評価点を割り振っておき,次式で求める.
RPN=失敗モード発生可能性×影響の重篤度
　　×失敗モードの検知度
この方法は,工程FMEAで一般的に行われているものである.

⑤ 方法5:方法4と同様なRPNの計算であるが,各失敗モードの発生可能性から,引き起こされる影響の発生可能性をすべて検討しておき,一つ一つの影響について,
RPN=影響発生可能性×影響の重篤度
　　×失敗モードの検知度

を計算する．したがって，各失敗モードは，「影響の数」に相当する複数のRPNをもつことになり，この和によって，優先順位が決定されることになる．

医療安全を推進するために，FMEAなどの工学的手法を応用する試みは，米国ではJCAHOの誘導により着実に普及しつつある．誤薬は，頻度が高く重大な結果も招きやすいので，FMEAのよい検討課題である．職種を超えて分析チームを編成し，部署を越えての対策を立案することが，病院全体の患者安全システムの構築につながる．対策の実行にあたっては，病院資源（資金・労力ほか）をどのように有効利用するかの判断が必須であるので，トップマネジメントが必ず関与しなければならない．

［相馬孝博］

参考文献
1) 小野寺勝重：実践FMEA手法，日科技連出版社，1998．
2) R.ノーマン（近藤隆雄訳）：サービス・マネジメント，NTT出版，1993．
3) http://www.utmb.edu/patientsafety/JCAHOStandardsRev.PDF
4) Failure Mode and Effect Analysis in Health Care: Proactive Risk Reduction, Joint Commission Resources, 2002.

個別領域

60 誤薬予防と輸液ポンプ安全使用

薬剤関連の事故は，医療事故のなかでも頻度が高く[1]，患者の生命に直接的に重篤な危険を及ぼす可能性があるため，どの医療施設においても，緊急かつ優先すべき検討課題である．これまでの医療システムは，エラーを予防したり，発生してしまったエラーを吸収したりする設計にはなっておらず，医療者個人が失敗を犯さないこと（faultless）に依存したものであった．事故を未然に予防するためには，現場（個人）レベルの対策でなく，総合的患者安全マネジメントの観点から，薬剤の採用・保管・使用の全過程の管理体制を定期的に見直す必要がある．一般に「誤薬」と呼び慣わされているが，ここでは，人為的介入によって，発生をできるだけ減らすことのできる「投薬エラー」を対象とする（薬剤による有害事象〈adverse drug events〉には，不可抗力による副作用も含まれている）．

1. 誤薬予防システム構築の考え方

IT技術の進歩により，事故の予防や減少に有効な各種の方策（best practices）が，膨大なエビデンスとして蓄積されてきているが，情報におぼれることなく，それぞれの医療施設に見合った方法を，順を追って検討すべきである．

1) 現行システムの問題点の明確化：報告制度の活用

まず，薬事委員会や医療安全に関する委員会において，実際に起こった事故やニアミスの事例を分析し，院内の現行システムの脆弱部分を明らかにすることから始めたい．そのためには，報告制度が十分に機能していることが不可欠である．報告制度を充実させることは，病院職員全員のリスク認識を高める効果のみならず，システム構築のための基礎データとなるのである．ただし，報告が局所的だと（つまり各部門の報告例数が職員数比率に見合ってないと），部門を越えた病院全体のリスク把握にはつながらない．すなわち，誤薬の頻度が最も高いのは，医師のオーダ時である[2]ため，医師からの報告はきわめて重要であることを再確認しておく．

2) 現行システムの問題点の明確化：業務工程の見直し

報告制度の活用により，事故予防対策を立てるのは，いわば欠陥へのパッチあて作業である．全体的には，業務工程の見直しが必要となる．投薬の工程を，診療科や病棟ごとに細分化して検討することになるが，重要なのは，院内全体で可能なかぎり標準化と共有化を進めるという視点である．分析を行う場合，別項の「FMEA（Failure Mode and Effects Analysis，失敗モード影響分析）」の手法が有用である．FMEAは，工程上の問題点をトラブル発生前に未来予測し，介入的に予防措置を講じる体系的手法であり，リスクの高い工程から優先的に取り組めるという利点がある．米国の病院認証機関であるJCAHO（The Joint Commission on Accreditation of Healthcare Organizations，医療施設合同認定機構）も，「医療安全に関する基準」第5章のリーダーシップの基準（LD. 5.2）において，FMEAの活用を推奨している[3]．

3) 各種有効方策の導入

米国AHRQ（Agency for Health Research and Quality，医療質研究庁）の報告書「医療をより安全に（Making health care safer）」[4]は，過去に報告された患者安全方策に関する論文を網羅的に渉猟し，EBM（evidence-based medicine）手法により評価して論評を加えた労作である．この報告書の推奨方策と，近年発達したIT支援によるシステムを合わせ，望ま

しい誤薬予防方策の基礎リストとし，重要性と緊急性から並べ替えを行い，有効方策の導入順序の一案として提示する．

① 手書き転記の廃止と処方箋の記載法統一

(社)日本病院協会の調査報告（2001）では，コンピュータ化オーダエントリ・システムが約1/3 ですでに導入されており，約1/3 が導入検討中であった．本システムは絶対に必要なものではないが，導入予定のない施設では，少なくとも「複写紙」を使用することによって，処方・注射のオーダを手書きで転記しないようにするべきである．この場合，指示者の手書きによる同一オーダは，すべてのプロセスで使用される．まず患者が読んでもわかるように，そして2枚目以降がかすれないように書くことを徹底したい．字の上手下手でなく，誰にでも読めることが重要である．

処方箋の書き方については，1 A（アンプル）といった製剤量でなく，何 mg という有効量を書くようにしたい．また，注射箋については，現在のところ法的裏づけがないので，少なくとも院内で統一した記載法を定めたい．同様に，略語の使用については，院内の統一基準を定めて，乱用を戒めなければならない．さらにJCAHOは，数字の記載についても，「2.」または「2」（「20」と間違えるので「2.0」は使わない），「0.2」（「2」と間違えるので「.2」は使わない）という書き方を推奨している．緊急時にやむなく口頭でのオーダを行うときでも，後で指示者が責任をもってオーダを完成させなければならない．

② 輸液ポンプ使用法：（2. 後述）

③ 高リスク薬別途使用法（AHRQ 推奨）

ヘパリン・ワルファリン・他の抗凝固薬は，治療域設定が重要である．薬物血中濃度が高すぎれば出血傾向，低すぎれば梗塞悪化の危険があり，薬物動態学的モニタリングが必須である．その他の研究においても，治療域設定を要する注射用インスリン・ジギタリス製剤・注射用麻薬などに，使用プロトコールの必要性が指摘されている．また，ごく少量でも大きな全身変化をきたす循環作動薬（アドレナリン・ドパミンなど）や高濃度電解質薬（塩化カリウムなど）は，投与濃度に細心の配慮を要し，抗癌薬には綿密な投与量計算が必要不可欠である．こうした薬剤も高リスク薬の範疇となり，病棟在庫薬剤の最少化と薬剤部による一元管理が望ましい（③は，④のうち各施設において特に指定されたものである）．

④ 使用薬剤の限定

薬剤の名称と外観の類似性については，医療機関よりも製薬会社の協力が絶対に必要なところであるが，同一薬であっても複数規格があると，過誤の温床となりやすい．個々の医療機関側の自衛策として，混同しやすい薬剤群および（同一薬剤の）複数規格を一緒に採用しないようにし，やむをえない場合（たとえばサクシンとサクシゾン）は，警告ラベルを貼ったり使用量制限を設けたりして，特に注意を喚起するように工夫する．薬剤使用方法についても，アンプル・バイアル単位でなく，（体重・表面積計算に基づく）量で処方する習慣を作ることが間違う危険を減らすので，処方する医師に徹底したい．

⑤ （臨床）薬剤師の参画（AHRQ 推奨）

薬あるところ薬剤師あり，の言葉に象徴されるように，薬剤師は投薬プロセスのすべての段階で参加できる．特に集中治療室において，薬剤師参画は，医療事故を減少させるというエビデンスが紹介されている．薬剤照会への24時間対応や，病棟での投薬モニタリングなど，期待される役割は大きい．病棟での例を挙げれば，経腸栄養時に経口薬を投与する場合，薬剤部が薬を粉砕して薬袋に入れ，病棟で看護師が（外袋の指示に機械的に従って）薬をお湯で溶かして注入する，という施設が多いと思われる．この外袋には薬名記載があっても，通常1包ごとには記載がされていないので，複数の薬剤を外袋から出したとたんにリスクは高まる．そして薬剤の剤型のなかには，錠剤にしておくべき理由があるものもあり，さらに他剤と水溶液で混ぜ合わせた場合の相互作用出現の可能性

も否定できない．患者への実施は看護師が行うとしても，粉砕した各種薬剤を水溶液にする作業は，「調剤」であり，本来は薬剤師の業務ではないか，という問題も洗い出されてくるのである．

⑥ 医師オーダエントリ・システム（AHRQ推奨）

防ぎうる院内発生の誤薬の割合は，医師オーダ時56％，看護師配薬時34％，処方転記時6％，調剤時4％である，という報告[2]がある．基本的なオーダエントリのメニューでは，各種薬剤につき完璧な使用法，使用量などが提供されるので，米国のリープフロッグ・グループは，これが最も患者安全を向上させる方法の一つと指摘している．しかしながら，クリック・ミスなど機械化ならではの過誤例の報告も散見されるようになり，これを運用しているのは人間であることを忘れてはならない．わが国でも前述の日本病院協会調査から，本システムは今後半数以上の病院に導入されると思われる．導入に際しては，それぞれの病院においての業務分析が必須であるので，前述のFMEAを利用すると，体系的に行うことができる．また，オーダエントリに使用するデータベースのデータ入力ミスやシステム上の「バグ」も重大な医療事故につながるので，システム使用前には，慎重で確実なシステム検証が必要である．

⑦ ラベル作成（オーダエントリ・システム付随）

処方時に自動的に，処方箋はもちろん，読みやすいラベルまでが印刷されると，投薬時の薬剤―患者同定が容易になる．

⑧ 臨床判断支援機能付きオーダエントリ・システム（AHRQ推奨）

より高度な臨床判断支援機能では，論理チェックシステムとして，アレルギー・臨床検査値・薬剤の相互作用と禁忌・使用ガイドラインなどが提示される．臨床判断支援機能により，薬剤エラーを減少させるというエビデンスは得られているが，薬剤事故数を有意に減少させたという報告はない．細かい警告は，研修医や若手医師の多い（教育研修）病院においては親切であるが，警告が多くなると無視される頻度も多くなるので，病院ごとにカスタマイズしてゆく必要があろう．

⑨ 個体識別システム（バーコード）

ある薬剤や医療材料を，ある患者に間違いなく使用した事実を記録（実施入力）していかなければならないが，この際にバーコードを利用すると，確実で，省力化もできる．現時点では（製造者による）ソースマーキングが，一般化していないので，施設ごとに行わなければならず，負担が大きいことが難点である．

⑩ 投薬記録システム

バーコードなどを使用した実施入力を，診療録への記録と連動させると，投薬モニタリングがより体系的なものになる．

⑪ 誤薬検知システム（AHRQ推奨）

報告制度によらず，コンピュータにより誤薬を発見するシステムであり，医療事故によく結びつく薬剤名，薬剤と検査値の相関，単独の検査値などを追跡し，警告を行う．限られた場合にだけ医療事故数の（有意）減少が示されているが，検査値に対する反応時間は改善し，その後の医師の診療行動にも有意の変化がみられている．

⑫ 単位量システム（AHRQ推奨）

薬剤が患者にすぐ投与できるようにパッケージ化するものであり，看護師の投薬業務を支援し，高価な薬剤の無駄を省くために，米国では1970年代に導入が進み，現在ではJCAHOの認定基準となっている．

⑬ 調剤支援（＋自動搬送）システム（AHRQ推奨）

前述の単位量システムの次世代として，1980年代から登場し，薬剤取りそろえ過程を完全自動化して，薬剤使用の追跡まで行うものである．設定された患者に，設定された薬剤・量・タイミングが一致している場合にのみ，使用薬剤が入手できるようになっている．最も進化した形式では，上記⑥～⑫までが一体化したものとなる．米国では数種のシステムが利用されて

いるが，薬剤の（統一化された）ソースマーキングが必須なので，わが国ではまだ導入されていない．全国共通のソースマーキングの実施が，ここでも早急に望まれるところであるので，製薬協などにおける規格化の検討に期待したい．

2. 輸液ポンプの安全使用[5]

前述のJCAHOは，医療改善への国家的戦略を策定し[6]，年次ごとの全米患者安全目標（National Patient Safety Goals）を提示している．最初の2003年では，①患者同定の改善，②医療提供者間のコミュニケーションの改善，③要注意薬品の安全使用，④部位とり違え・患者とり違え・手技とり違えの手術の根絶，⑤輸液ポンプの安全使用，⑥警報（アラーム）システムの改善，という6つの対策が示され，輸液ポンプが独立項目として選定された．

「点滴」という言葉が示すように，かつては注入薬液量を滴下数から算出し，予定量を予定時間で注入することが，輸液管理において看護師の重要な役割であった．近年はテクノロジーの進歩により数多くの機器が導入され，定量化された診療が容易になって，輸液管理も効率化が進んだ．しかし一方では，診療過程が，こうした機器の使用のため複雑化して，過誤を生む土壌となったことも事実である．院内の患者安全システム全体として，輸液ポンプの使用法をとらえ直さなければならない．

輸液ポンプ（シリンジ・ポンプ）は，21世紀初頭現在で，国産メーカー数社で国内シェアの80％以上を占めている．どのメーカーの製品でも，機能的にはほぼ究極の形になってきており，大きさもよりコンパクトなサイズとなっている．表示内容の視認性も向上し，看護支援システムや診療録記録システムとの連係が進行中である．

輸液ポンプの安全使用のための注意点を順に挙げる．

① 機種選択肢の制限（統一化）

院内で使用するポンプは1（～2）種類に限定すべきである．どんなに優秀な人間であっても，はじめてみた機器を，（マニュアルなしで）間違いなく使いこなすことは非常に難しい．緊急事態で他部署に応援に行っても，知らない機械の前で立ち往生していては，戦力どころか足手まといである．医師も含めて，新任者教育プログラムのなかで，確実な使用法を教授する．機器の新規入れ替えの場合も，十分な時間をかけることが必要である．

② 自由滴下防止装置・電磁波防止装置つきポンプの使用

これらはもはや標準装備であり，メーカーによる差はほとんどないといってよい．扉を開けた際や，電源が入っていないときには，回路が閉じられて，輸液が行われない安全システム（フール・プルーフ設計）となっている．

③ 輸液設定

設定（変更）は1回停止ボタンを押してから行うものや，何か一つのボタンを押しながら変更するなど，いきなりボタンに触れても変更できない設計になっている．手術室用など特殊仕様で，一括注入ボタンが付いているものには注意が必要である．

④ 複雑な使用法の回避（複数機器の同時利用など）

ポンプは，そのポンプ専用のラインを使用すれば滴下センサーが不要で，注入誤差は±7％になるとうたわれている（市販されている通常セットでは±10％）．もともと誤差が存在するところに，複数の輸液ポンプからのラインが接続されると，ライン内の圧力が変わり，より誤差が大きくなる可能性がある．カテコラミン類などの循環作動薬を注入する場合，注入速度にばらつきが生ずるおそれがあり，複数ポンプの同一ライン接続は非常に危険である．

⑤ 定期点検の遵守

バッテリー駆動させた場合，バッテリー寿命は0.5～1年なので交換が必要で，その他に開閉する扉とローラー部分をメンテナンスすれば，機械本体は7～8年以上使用可能である．故障の原因は落下事故が最多であるが，従来の点滴台やベッド柵への固定が多いことが遠因と

なっている（専用架台は安定性追求のため足が大きく場所をとり，しかも高価なため，購入が敬遠されている）．

⑥ 警報装置

ライン内気泡，ライン詰まり，終了時など，さまざまな対応が可能であるが，警報の数が多くなればなるほど人間はこれを無視するようになる．いくら患者参加が重要であっても，（うるさいからといって）警報を患者家族が止めるような事態は決して望ましくない．警報やモニタリング音の付いた医療機器は数多く存在するので，今後は警報システムを統合する方向に進むべきであろう．

20世紀末に輸液ポンプは長足の進歩を遂げ，現在では，機能面での差がほとんどみられなくなっていることから，関係者すべてにとって，使い勝手のよい輸液ポンプを1種類選んで，徹底的に習熟させることが最も重要である．

上記に示した誤薬予防の有効方策には，投薬過程を局所的に改善するもの（輸液ポンプ利用法），投薬過程の各段階で人間工学的に有効性があるもの（類似薬の差別化），それ自身のなかにいろいろなレベルを内包するもの（オーダエントリ・システム，調剤支援システム）など深さも広さもさまざまな種類のものがあるので，導入には包括的アプローチが必要である．また，本稿ではふれなかったが，職員教育・患者教育も非常に重要であることを付記しておく．

[相馬孝博]

参考文献

1) Thomas EJ, Studdert DM, Burstin HR, et al : Incidence and types of adverse events and negligent care in Utah and Colorado. Med Care, **38** : 261-271, 2000.
2) Bates DW, Cullen DJ, Laird N, et al : Incidence of Adverse Drug Events and Potential Adverse Drug Events. JAMA, **274**(1) : 29-34, 1995.
3) http://www.utmb.edu/patientsafety/JCAHOStandardsRev.PDF
4) Shojania KG, Duncan BW, McDonald KM, Wachter RM, eds : Making Healthcare Safer : A Critical Analysis of Patient Safety Practices [website]. Agency for Healthcare Research and Quality. Available at : http://www.ahrq.gov/clinic/epcix.htm
5) Infusion Pumps : Preventing Future Adverse Events : JCAHO Sentinel Event Alert, November 30, 2000. Available at : http://www.jcaho.org/about+us/news+letters
6) http://www.jcaho.org/general+public/patient+safety/settingthestandard_brochure.pdf

個別領域

61　安全管理への薬剤師の役割

　薬剤投与に関連するエラー（medication error：以下，メディケーション・エラー）は，①処方（医師），②調剤（薬剤師），③供給（薬剤師），そして，④投与（医師，看護師）・服用（患者）の各プロセスで発生することはよく知られている．

　しかしながら，メディケーション・エラーは，各プロセス内だけに限局したものではなく，各プロセス間の情報伝達が正確に行われないこと（情報伝達エラー）によっても発生する．つまり，医師の処方意図が薬剤師に正確に伝達されない，医師の投与指示が看護師に正確に伝達されない，結果として患者にも正確に情報が伝達されないことが少なくない．この「情報伝達エラー」が，メディケーション・エラーにおいても重要である．

1．あなたの"常識"は，私の"常識"ではない

　2002年9月にある大学病院で発生したインスリン過剰投与により患者が死亡した事例では，すでによく知られているエラー・キーワード（①深夜の出来事，②研修医による指示，③口頭による指示，④確認不足）が数多く存在する．これらのエラー誘因が重なり，口頭で行われた医師から看護師への投与指示が正確に伝達されずに過剰のインスリンが誤って投与され，その結果，不幸にも患者が死亡した．

　「口頭指示」と「確認不足」が主な誘因ではあるが，それらに加えて，医師と看護師の間の「"常識"の違い」も無視できない誘因として挙げることができる．この事例では，医師が「1時間に4単位投与」のつもりで指示した「時間4」が，看護師には「1時間に4 mL投与」と解釈されたわけである．類似のものとして，「100 mg投与」の注射指示を，医師は「100ミリ」と単位の一部を省略して口頭指示したために，看護師の方は「100ミリリットル（mL）」と勘違いし，重大な健康被害を引き起こした事例が挙げられる．つまり，投与量を決める立場にある医師は「成分量」に注目するのに対し，液体である注射剤を準備・投与・投与経過をフォローする立場にある看護師は「液量」に注目する傾向が強い．この職種間の感覚（業務上の"常識"）の違いが，注射剤の投与時には大きなエラー誘因となる．

　臨床現場では，医師，看護師，薬剤師，その他の多くの医療スタッフが協同で仕事を行うことが日常であり，職種独自の"常識"に基づく情報伝達は排除されなければならない．また，同じ職種間でも世代により"常識"が異なることが少なくない．医療事故防止対策においては，「情報を正確に伝達することは容易ではない」ということを再認識する必要がある．

2．ナースのリスクは高いのか？

　金沢大学医学部附属病院（以下，本院）のインシデント報告システムへの報告者は，職種別にみると看護師が最も多く，報告全体の75％以上を占めている．インシデント報告件数は圧倒的に看護師が多いが，その理由は，医療施設内で業務を行う看護師の数が他の職種に比較して多いことと，最終行為者である看護師の業務を再確認する職種が存在しない点にある．一方，医師のエラーは看護師と薬剤師により，薬剤師のエラーは看護師（と患者）により防止されている．また，医師のエラーに対する認識が他の職種とは異なっていることも，医師のエラー報告が少ない原因の一つとして挙げられる．

　報告インシデントは，多い順に「点滴・注射」，「転落・転倒」，「与薬」，「調剤」に関連したものとなっているが，メディケーション・エラー（点滴・注射，与薬，調剤，処方）の占める割合は全体の50％以上を占めている（図）．

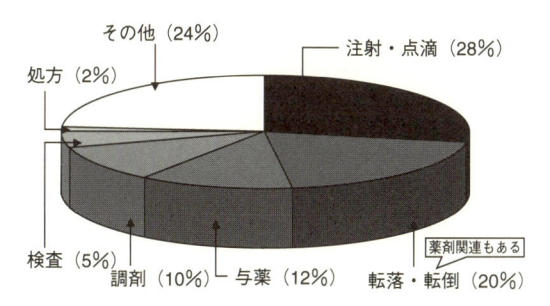

図 金沢大学医学部附属病院における報告インシデントの分類（2000年6月20日～2003年6月30日）

その他（24％）
処方（2％）
注射・点滴（28％）
検査（5％）
調剤（10％）
与薬（12％）
転落・転倒（20％）薬剤関連もある

また，本院の調査では，「転落・転倒」に関連した報告の6件に1件に薬剤投与の関連性が示されている．注意が必要な薬剤は，睡眠剤（⇒意識もうろう，半覚醒）と高血圧治療剤（⇒起立性低血圧）が挙げられている．

しかし，本院の3年間の報告インシデントを各職種1人あたりの件数でみると，看護師の3.9件，医師の0.5件に対し，薬剤師は6.2件とエラー報告件数が最も多くなる．その理由は，メディケーション・エラーは検出が比較的容易なことにある．このため，薬剤師は，医療従事者では最も早く30年以上前から，エラー対策として，調剤した薬剤師とは別の薬剤師が調剤薬をチェック（監査）するというシステムを導入している．

本院における調査では，薬剤師による調剤エラーは全調剤件数の約1％の率（100枚の処方箋に1件）で発生しており，それを薬局内のチェック・システムで防止している．調剤エラーの種類としては，錠剤やカプセル剤の計数間違いが全体の56％を占め，以下，調剤の忘れ（14％），製剤の規格間違い（12％），薬剤の間違い（11％）の順となっている．このうち，健康被害に結びつきやすいエラーは，薬剤の間違いと製剤規格の間違いである．薬局内のチェック・システムは薬剤業務のなかに定着しており，調剤エラー防止に確実に効果を発揮していると思われる．しかし，残念ながらそれだけでは完璧なものではなく，薬局内チェック・システムをくぐり抜ける調剤エラーが全調剤件数の0.03％（3000枚の処方箋に1件）に認められ，

間違いに気づかないまま病棟のナース・ステーションや患者の手元に届いている．

メディケーション・エラーで日本特有のものがある．それは，散剤（粉薬）調剤に関連したエラーである．散剤には薬理作用が強いものが少なくないが，その多くは色調が白であり，識別性の点で問題があり調剤エラーに気づきにくい．薬局内のチェック・システムにおいてもエラーの検出は難しい．小児患者への投与や投与量の微量調整において散剤は有用であるとの意見もあるが，処方と調剤における製剤量と成分量の混同，分包時の一包ごとのばらつき，分包機に残存している薬の混入の危険性，薬剤の充填エラー，保存性，そして，調剤後のエラー・チェックの難しさを考慮すると，散剤の多用については疑問が残る．

3．薬剤師の病棟業務は，確実にメディケーション・エラーを減少させる

本院の調査によると，薬局内のチェック・システムをすり抜けたエラーは，主に患者あるいは患者家族（51％）と看護師（28％）により検出されている．また，病棟業務担当の薬剤師によっても，調剤エラーの19％が検出されており，薬剤師の病棟での業務は，調剤エラーの防止にも役割を果たしている．

患者ケアの最終行為者である看護師のエラーを防止するための有効な手段に，薬剤師の病棟での薬剤投与管理が挙げられる．薬剤師に求められていることは，①病棟における薬剤管理（一包化調剤，投与量チェック，薬物有害反応モニター），②患者への服薬説明，③注射用抗癌剤の調製，④高カロリー輸液剤の調製など幅広い．薬剤師のマンパワーの問題もあり，すべてに対応することはできないが，それぞれの病棟でのリスク要因を分析し，最も効果的なこと（例．小児科病棟では投与量チェック，化学療法が多い病棟では注射用抗癌剤の調製）から進めていくことが重要である．

4．患者をパートナーにする

1999年に米国で出版された"To Err is Human"中にも述べられているが，安全対策

の一手段として「患者を医療のパートナーにすること」は有効であると思われる．医療従事者と患者では，その立場により感じることが違うこと，また，エラーによるリスクを直接受ける立場だからこそ，患者は誰よりも自分の問題としてとらえやすい．特に，メディケーション・エラーは患者も検出しやすいので，患者との良好なコミュニケーションを通して，患者からの異常の訴えに耳を傾けることを心がける必要がある．

「患者を医療のパートナーにすることは医療従事者の責任逃れである」，また，「患者の気づきに期待すべきでない」との意見もあるが，医療における安全対策は，何重にも重ねることが必要である．

5．感覚（feeling）から根拠（evidence）へ

メディケーション・エラーの誘因として，ヒューマン・エラーの他に，①製剤の類似性（名称，外観），②製剤の規格設定のアンバランス，③処方方法の不統一，④倍量処方，⑤製剤の含量表示方法，⑥情報技術への過信（処方オーダ時の薬剤選択エラー）が挙げられる．エラー対策のためには，これらのエラー誘因について，経験に基づく感覚（feeling）的なものではなく，根拠（evidence）に基づいて論じることが必要である．

「①薬剤の類似性（名称，外観）」のうち，名称の類似性は，処方プロセスと調剤プロセスの両方でエラー誘因となる．薬剤名称については，「商品名」+「剤形」+「規格」の3要素を省略することなく使用することが重要である．市販後の名称変更は困難なので，商品名を決める際，製薬企業は，名称の先頭部分（特に3文字）の類似性を考慮するだけでなく，リスクの高い薬剤についてはヒートシールに薬効を記載するなど患者に向けた工夫も必要である．また，医療費削減を目的として後発医薬品の使用が推進されているが，後発医薬品の薬剤名称がエラー誘因となる可能性がある．エラー対策の観点からは，後発医薬品についてはブランド名を認めず，「一般名+会社名」に統一すること

が必要であると考える（一般名は，「塩酸○○○○」でなく，「○○○○塩酸塩」という表示方法が望ましい）[*1]．

「②製剤の規格設定のアンバランス」については，抗癌剤「タキソール注」と「タキソテール注」の規格設定が好例である．両剤は，それぞれ標準的な投与量が $210 \, mg/m^2/$日，$60\sim70 \, mg/m^2/$日と $3\sim3.5$ 倍の差があるにもかかわらず，市販製剤の規格は，「タキソール注」が 30 mg と 100 mg，「タキソテール注」が 20 mg と 80 mg とほとんど変わらない．「タキソテール注」の規格が 10 mg と 30 mg であれば，両剤の間違いによるリスクは減少する．製品化にあたっては，製薬企業は投与量と調剤量を考慮した規格設定を行う必要がある．投与量と規格設定のバランスがよくないと，調剤時に薬剤師がエラーに気づきにくい．

また，これまであまり注目されてこなかったが，「③処方方法の不統一」「④倍量処方」と「⑤製剤の含量表示方法」が重要なエラー誘因として注目する必要がある．

「③処方方法の不統一」に関しては，内服薬と注射薬で処方単位が異なる点（注射薬処方：1回量が基本．内服薬処方：頓用を除いて1日量が基本）が重要であり，これは日本特有のエラー要因といえる．処方箋の記載事項は「医師法施行規則第21条」で定められているが，特に重要であると思われる用法と用量の記載方法については具体的に示されていない．現在の処方箋の記載方法を決めているのは，診療報酬の算定方法である．つまり，医療費の計算のほうが優先されている．

本院の医師と看護師，そして，協力施設（本院を含め13施設）の薬剤師を対象とした調査（2001年11月）では，看護師の約45％が看護師自身の与薬の間違い，あるいは薬剤を自己管理している入院患者の服薬間違いを経験している．また，本院の病棟業務を担当している薬剤師のほとんどが，病棟における与薬・服薬の間違いの事実を認識している．その一方で，医師は，間違いの事実を認識していない．処方方法

が不統一であることに起因する誤投与や誤服用は，一施設内だけのものではない．与薬・服用エラー防止のためには，全医薬品に共通の処方方法の早急な統一化が必要である[*2]．具体的には，1回量を基本とし，注射剤の投与にも共通する「1回●錠を1日3回．それを7日間」というような処方方法が，医療従事者と患者の両方にとって理解しやすいように思われる．

「④倍量処方」とは，睡眠剤や発売後1年以内の新薬に対して，他の薬剤の処方日数と合わせるために，表向きは14日分処方としながら実は2倍用量を外来患者に対して処方するというものである．本院が実施した調査では，薬剤師の約42%が倍量処方による誤投与・誤服用を経験しており，「倍量処方」による外来患者の服薬の間違いは少なくない．この事実を，医師と看護師はあまり認識していない．倍量処方に起因するメディケーション・エラーもまた全国規模のものであり，医師の意識改革を含む早急な対応が必要である．

「⑤製剤の含量表示方法」も，重要なエラー誘因である．特に，散剤の「○○倍散」という単位表示は，薬剤師以外には理解が困難であった．「○○倍散」という単位はエラー誘因となるとの判断から，当時の厚生省から2000年9月に「今後，○○倍散という表示は使用しない」という内容の通知が出され，その通知に従って，関係する製薬会社は販売名称の変更を行った．しかしながら，使用中止になった「○○倍散」という含量表示だけでなく，散剤と注射剤に使用されている「%表示」も調剤時に計算プロセスが必要であり，エラー誘因となる．

薬剤師を対象にした「散剤含量の●●%表示」に起因する計算エラー経験の有無についての調査によると，対象薬剤師の約45%が計算エラーを経験している．そのエラー対策として，約90%の薬剤師は"○○ mg/g"での含量表示を希望している．含量表示単位に起因する計算エラーの問題は，注射剤においても同様である．投与量を算出するための計算プロセスは，緊急時や多忙時に計算エラーを引き起こしやすい．たとえば，「リドカイン40 mg投与」という緊急指示が医師から出された場合，静注用キシロカイン2%・5 mLアンプルを手にしてすぐに40 mg分を計算することは容易ではない．看護師を対象にした「注射剤含量の●●%表示」に起因する計算エラー経験の有無についての調査によると，対象看護師の約18%が計算エラーを経験している．そのエラー対策として，看護師の53%は"△△ mg/mL"，42%は"△△ mg/A"での含量表示を希望している[*3]．

また，本院では，薬剤師，実習生，製薬会社の医薬情報担当者（MR：medical representative）の3グループ各25人を対象に散剤の容器ラベル上の表示項目に対する注目度を調査した結果，各グループ間で「一般名」「薬効分類」「含有量」に差がみられただけでなく，予想どおり，医療従事者が業務を行ううえでほとんど必要としない「会社名」と「会社マーク」への注目度が製薬会社MRにおいて高かった．ラベル全体における各項目の表示面積は医療従事者の注目度と正の相関があるほうが望ましいが，実際に測定してみると，「含有量」の表示面積が極端に少なく，製薬会社MRの注目度と同様に「会社名」と「会社マーク」の面積が大きいとの結果が得られた．つまり，現在の散剤のラベル表示は，医療従事者が求めるものとは乖離していることが明らかになった．

これらの調査結果が示すように，現行の薬剤の含量と製剤ラベルの表示方法は医療従事者の希望と大きくかけ離れている．医療事故防止に関する医療従事者の要望に厚生労働省と製薬企業はもっと耳を傾ける必要がある．

6．事故防止の工夫

メディケーション・エラーによる健康被害が社会問題化した2000年以降，製薬企業のエラー対策は積極的に進められている．特に，これまでの医療機関のみを対象としたエラー対策だけでなく，患者に向けられたエラー対策が行われていることが注目に値する．患者に向けたエラー対策のうち有効と思われるものは，「薬剤

自体への薬効の印刷」と「服用時の注意に関する説明用紙の作成」である．

医療機関からの提案も取り入れられるようになっている．たとえば，ヘパリン生食のプレフィルド・シリンジの包装表示に筆者のアイディアが採用され，複数規格の識別方法としてユニークな視点を導入した製剤が商品化された．これは，"色"を利用した識別だけでなく，日常使用しているコインの字体イメージを導入したものである．また，実用化はされていないが，危険な注射剤において"触覚"や"聴覚"を利用したエラー対策も提案している．医療事故対策においては，企業と医療機関の立場の違いを克服して，協同で取り組む必要がある．独創的な工夫は，暗くなりがちなエラー対策に明るく取り組むきっかけを与えてくれる．

7．今後の課題

メディケーション・エラーに関するマスコミ報道件数は，2000年をピークに沈静化したように思われたが，その後も報道は続いている．その報道内容を分析すると，同じ薬剤（テオフィリン製剤，カリウム塩化物製剤，リドカイン製剤）あるいは同様（投与速度の設定，経管投与を静脈投与）のエラーが再発している．これは，とても残念なことである．エラー事例は共有化することが重要であり，エラー報告を行う場合は，他施設の参考になると思われるキーワードを省略すべきではない．

2000年以降，医療事故が社会の注目を集め，医療従事者の事故対策への関心も高くなっている．しかし，エラー防止の3原則（①ルールを守る，②確認する，③思い込みを排除する）は理解していても，人間が関わるかぎりエラーはなくならない．エラー対策にゴールはない．エラー対策に最も重要なことは，他施設でのエラーを含めて，そのエラー事例から学び続けることである．　　　　　　　　　　　［古川裕之］

注

*1　2006年4月改正の日本薬局方15改訂において，医薬品の日本名の表記方法が改正された．この改正によって，薬効の本質成分が一般名の最初に書き表されることになり，これまで冒頭にあった「塩酸」や「硫酸」がそれぞれ「塩酸塩」と「硫酸塩」として末尾に付けられることにより，本質成分がより明確に表現される．同時に，英名の表記とも整合して日本名が国際調和される．具体的には，本文に示すとおり，これまでの「塩酸○○○○」は「○○○○塩酸塩」と表記される．

*2　厚生労働省の医療安全対策検討会議「ヒューマンエラー部会」において，2005年，初めて処方記載様式の標準化の必要性（メディケーション・エラー対策として）が議論され，標準化に向けた検討が開始されることになった．

*3　厚生労働省医薬食品局長通知「医薬品関連医療事故防止対策の強化・徹底について（薬食発第0602009号，2004年6月2日）」において，現行の含有量表示に加えて，製剤に「XXmg/YYmL」の表示が必要になった．筆者が行った調査（2005年）では，医師，看護師，薬剤師のすべての群で「％」表示より「XXmg/YYmL」表示において計算正解率が高いとの結果が得られている．

参考文献

1) 古川裕之：薬剤情報と病院情報システム．医療情報学，**21**(3)：195-204，2001．
2) 古川裕之ほか：医療事故防止対策における薬剤部の役割；金沢大学医学部附属病院の場合．月刊薬事，**42**(11)：1107-1113，2000．
3) 古川裕之：病院薬剤師と市販後安全対策，医薬品研究，**24**(6)：632-652，2001．
4) 古川裕之ほか：臨床試験（治験）・臨床研究とリスクマネジメント．薬局，**53**(1)：97-104，2002．
5) 古川裕之：卒直前に知っておくべき危険な薬剤知識／エラー事例から学ぶ．看護教育，**45**(3)：181-189，2004．
6) 古川裕之：医療機関における医療安全管理体制の整備―患者安全のために病院薬剤師に求められる役割―．日本病院薬剤師会雑誌，**40**(9)：1101-1105，2004．
7) 古川裕之ほか：医療の安全管理．中島恵美編，臨床調剤学第3版，pp 9-23，エルゼビア・ジャパン，2005．
8) 古川裕之ほか：医療安全と薬剤師の役割―Learn from errors―．薬局，**56**(12)：3051-3060，2005．

個別領域

62 転倒・転落

1. 転倒・転落の定義

広辞苑によると，転倒とは「さかさになること」「ひっくりかえること」，転落は「転げ落ちること」とある．

眞野[1]は，「転倒とは，自分の意思からではなく，地面またはより低い場所に，膝や手などが，接触すること，階段，台，自転車からの転落も転倒に含まれる」と定義されるのが用いるのに最も便利であり，英語のfallにも該当し，国際比較しやすいとしていると述べている．これは，転びそうで手をついたが，転ばなかったと表現されるのは，上記の定義では転倒があったとしている．

ここでは，眞野の定義を参考に「転倒・転落とは，自分の意思からではなく，地面またはより低い場所に，膝や手などが，接触すること，窓，ベッド，階段，台，自転車からの転落も転倒に含まれる」と定義し，転倒と転落を分けて表現している場合の転落とはベッドや建物の窓からの墜落など落差の大きいときに起きた転倒状況とする．

2. 転倒・転落の現状

転倒・転落は日常的に遭遇する出来事の一つであり，転倒・転落による事故は損傷の部位や程度により死につながる危険性をはらんでいる．世界一の長寿国である日本において，老年人口の割合は年々増加している現状がある．厚生労働省平成13年人口動態統計[2]によると，転倒・転落での死亡総数は6405人であり，毎年増加している（1997年3860人）．人口10万対での転倒・転落での死亡率は5.1％であり，年齢別死亡率（人口10万対）（図）では，65歳以上では20.3，75歳以上は36.8，85歳以上では80.7と加齢とともに増加している．これは，転倒・転落による骨折後の合併症は含まれないことを考慮すると特に高齢者にとっては転倒・転落は生命を脅かす状況を招く重大な出来事といえる．

高齢者は加齢による身体機能の低下により転倒を起こしやすい状況であり，転倒により「寝たきり」を引き起こすことから社会問題となっている．厚生省・長寿科学総合研究では1996年度から1998年度にかけて「高齢者の転倒とその対策に関する基礎研究」が行われ，高齢者に対しての転倒に対する対策が考えられている．

3. 病院・施設における転倒・転落

病院・施設では，転倒・転落は病院における事故のなかでも上位を占めている．入院患者の高齢化もあり，その数は今後増加すると考えられる．病院経営においては転倒・転落による骨折などによる入院日数の延長など経済的な問題が生じる．また，転倒・転落事故が家族がいない状況で起きた場合，特に子どもの場合は家族を驚かせ不安にさせる．事故後の対応の仕方によっては病院・施設や医療者への不審を招き，信頼関係を失わせる事態にもなりうる．転倒・転落による損傷が生じた場合，その程度によっては法的問題に発展する場合もある．

転倒・転落は「療養上の世話」での事故であり，予防的なケアや管理の多くが看護に求めら

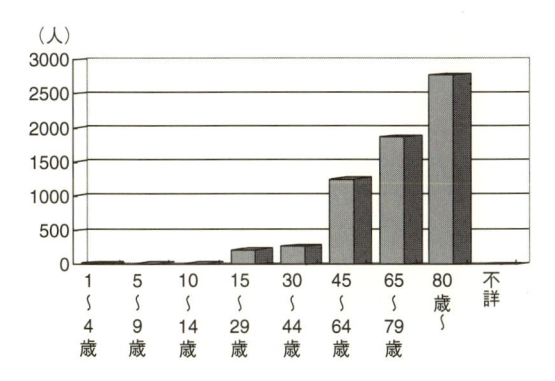

図 2001年転倒・転落による年齢別死亡者数
（平成13年人口動態統計より）

れている．一方，転倒・転落事故の原因には患者側の要因や環境要因などさまざまな要因があり，転倒・転落の発生を完全にコントロールするのは困難である．しかし，看護師が転倒のリスクをアセスメントし，危険を予測し，危険回避のための方策を実施することで，転倒・転落を未然に防ぐことにつながるだろう．

4．入院患者での転倒・転落の原因

転倒・転落の原因には大きく患者要因，環境要因，看護要因の3つの要因が挙げられる．

1）患者側の要因

身体機能障害（視力障害，下肢筋力低下，運動・感覚障害，全身衰弱など），排泄行動への援助，判断力の低下（せん妄，記憶障害など），手術後，睡眠剤・抗癌剤などの使用，高齢，痛み・苦痛の程度，心理状態，看護者への遠慮，自分自身の体力や歩行への過度な自信，家族の転倒・転落リスクへの理解度・認識度など．

2）環境要因

病室環境，段差，床の滑りやすさ，ベッド周囲の物品の可動性，床の配線，キャスターのほこり，靴・スリッパ，不適切な照明など．

3）看護者側の要因

注意力，多忙度，患者の特性の知識・判断力不足，看護技術力など．

5．転倒・転落の影響

入院患者は転倒することで身体的に骨折やけがの発生や，骨折による寝たきりなど日常生活活動の低下を招き，入院期間の延長をきたすことが多い．心理的には，看護師の助けが必要と感じることで自信をなくしたり，行動制限や，ベルトでの抑制・拘束により自信を喪失したり，骨折するかもしれないという不安が生ずる．実際に高齢者にとっては転倒・転落による骨折の発生は寝たきりの状況などさまざまな合併症を誘発する事態となり，けがの程度によっ

表1 転倒・転落重要事例と主な対策（重要事例情報―分析集より：厚生労働省医療安全対策ネットワーク整備事業）

事例内容	インシデントの具体的内容	改善策
幼児のベッドからの転落	母親が患児に背を向けてタオルの整理をしていたら，柵を乗り越え，背部より転落．柵は半分まで上がっていた	・看護師から父母へのベッド使用時の留意点の説明 ・小児病棟での児に合わせた適切なベッド選定（ベッド自体を低くするなど） ・ベッド点検（柵やストッパー，破損箇所の確認）の実施 ・小児病棟での安全管理に関するマニュアルの内容と周知・徹底
ストレッチャーのストッパーの破損による転落	片麻痺の患者．スライダーを使用して透析用ベッドからストレッチャーに移動しようと横づけにし，ストレッチャーのストッパーをかけた．ストレッチャーの車輪が動きベッドとストレッチャーの間に転落しそうになった	・通常の保守・定期点検を確実に実施する ・片麻痺のある患者は健側への移動を行う ・停止時はストレッチャーのストッパーを使用し，しっかりロックされているか確認する ・備品や医療器具は，故障や不具合の発生を未然に防ぐためにレンタルが適する場合もある
ベッドからの転倒	片麻痺の患者．食事介護が必要な患者のベットを90度に上げ，ベッドに坐位の姿勢で保持していた．配膳しようとその場を離れ15分後に行ってみると上半身が床についていた	・姿勢保持のための看護技術の再確認を行う ・片麻痺のある患者は，坐位では麻痺側へ倒れやすいため，枕を使用するなど予防策が必要である ・ベッド柵を利用した坐位の保持や転落防止には限界があると認識する ・坐位の間は看護師の目が離れない工夫
眠剤使用中患者の転倒	眠剤使用中．トイレに行きドアを開けてバランスを崩し転倒した	・転倒アセスメントスコアシートの使用 ・不眠の状況をアセスメントして対策を考え不眠の解消を図る ・トイレや廊下へのナースコール機能のもの（鈴などの設置 ・トイレの手摺の設置や段差の解消

ては生命にかかわる重篤な状態を引き起こす．

6. 転倒・転落ヒヤリ・ハット報告

厚生労働省の医療安全対策ネットワーク整備事業（ヒヤリ・ハット事例収集等事業）により2002年4月1日から6月30日までの4か月間に収集した集計結果では，88施設から9580事例の報告があった．そのうち転倒は933事例，転落は291事例であり，移動中や排泄介助中の転倒が多いという結果であった．また，2002年5月27日から8月27日までの4か月間での重要事例情報の収集は88施設から951件の有効報告があり，そのうち転倒・転落事例は131件（13.8％）であった．転倒・転落のトラブルに関しては患者本人の自発的行動が多いという結果であった．しかし，「家族がいたので安心していた」という事例もいくつかあり，本人のみならず患者家族への説明を十分に行っていく必要があるということを提言している（表1）．

7. 転倒・転落事例での判例

判例体系から検索した転倒・転落関連訴訟は6事例（表2）であり，これらの事例では，現在の症状や事故の発生と転倒・転落との因果関係と病院管理による過失の有無が大きな争点となっている．

事例1では，親としての監視義務を十分に果たさなかった点も重大な一因としたうえでオリエンテーションの不十分な実態，窓の高さおよび安全設備の不備により病院側の過失があったとしている．事例2では患者の窓は15 cmしか開けられない構造になっており，患者は異常な力で窓をこじ開け，網戸も外し自ら飛び降りたと考えられた．医師は患者の故意の破壊的行動を予測すべき事情にはなかったとし，また普通病院としては，設備を欠いているとはいえないこと，看護師は短時間の間隔で巡視が行われており看護義務違反はなかったとしている．

事例3では，患者が事故の9日前にも転倒し外傷を負っていたことやB氏がベッド上に立ち上がったり，不安定な歩行により再度ベッドから転落することを予見できたとしていた．そして，家族がB氏の転落の危険を認識し，畳の部屋への希望に対し頻回に巡回するという看護方針であったが，実際には，頻回に巡回していた様子はうかがえなかったとし，危険回避の義務の不履行があったとしている．事例4では事故の態様から（ベッドのストッパーが掛かっていたかどうかという）ベッド管理に関する注意義務違反の有無，転倒・診断の遅れと医師の注意義務違反の有無と現在の症状との因果関係の有無が争点になっている．事例5では，患者

表2 転倒・転落事例（判例体系より）

＜事例1＞1970（昭和45）年5月某日午後3時40分ころ，原告である母親とともに見舞いに訪れていたAちゃん（1歳7か月・女児）は，母親がベット下のオムツを捜しているうちに，4階の病室の窓から6.4 m下のコンクリートに転落し，頭部脳内骨折で死亡．ベッドは窓に密着して置かれ，窓とベッドの間は20 cmであった
＜事例2＞1982（昭和57）年8月26日，脳血栓，脱水症で入院していたE氏は午後7時40分ころ5階の病室の窓から地面に転落し頭蓋骨陥没骨折により死亡．患者は痴呆に伴う独語，妄想，不穏などがあり施錠できる個室であった
＜事例3＞1990（平成2）年8月7日，B氏（78歳女性）は，午前4時ごろベッドと洗面台の間に倒れて頭部を打撲していた．午後10時32分，くも膜下出血により死亡
＜事例4＞1990（平成2）年2月18日の朝食時，入院していた病室内で床頭台にあった箸をとろうとして転倒．翌日内科医師の診察を受け湿布処理を施した．3月1日に整形外科医師により右椎骨骨折の診断があった
＜事例5＞10月29日，午前6時5分ころ，両膝上で切断でベッド上の生活であるC氏は看護婦に起こされ，洗面の準備に他の部屋に行った後，ベッド上で自分で少し体を動かしている間に左側に転倒し，63 cm下のビニール張りの床に転落し右額を打撲．その後頭蓋内出血で死亡
＜事例6＞1998（平成10）年9月21日，陳旧性脳梗塞に伴う痙攣で入院中のD氏は，椅子坐位のリハビリ中坐位保持ができなくなり椅子ごと後方に転倒し，頭部を打撲し，しばらくして意識を失い硬膜下出血と診断され緊急手術が施行されたが，再度血腫の増大がみられ開頭血腫除去術が施行されるが，硬膜下出血による脳軟化により死亡

の状態から転落防止は看護側で考慮しなければならない事柄であったとしたうえで，ベッド柵が立てられていたかどうかの点も争議されている．事例6では，患者のてんかん発作や見当識障害があったことから，担当医師ないし看護師は患者の転倒の予測と転倒を回避する措置を講ずるべきだったとしている．

これらの裁判ではその勝敗を決する重要な証拠として看護記録が採用されていた．万が一転倒・転落事故が生じた場合は，気配りと誠実さをもって患者家族に接するとともに，医師への報告，医師の指示により必要な処置や検査を行い誠意をもって家族対応することが必要である．事故時の状況，その後の経時的な患者の状態観察記録，実施した診察，検査の結果，患者・家族への説明の内容など詳細な記録を記載することは法的証拠になるものであり，今後の事故防止対策にもなりうる情報となる．医療チームでさまざまな検討がなされ実践されていたとしても，実施した記録がなければ，なされな

表3 転倒・転落アセスメント・スコアシート（例）（横浜市立市民病院作成より一部改変）

分類		特徴	評価スコア	患者評価		
A	年齢	70歳以上，9歳以下	2			
B	性別	男性	1			
C	既往歴	・転倒・転落したことがある ・失神したことがある	2			
D	感覚	・視力障害がある ・聴力障害がある	1			
E	機能障害	・麻痺がある，痺れ感がある ・骨，関節に異常がある（拘縮，変形）	3			
F	活動領域	・足腰の弱り，筋力の低下がある ・車椅子・杖・歩行器を使用している ・移動に介助が必要である ・ふらつきがある ・寝たきりの状態である	3			
G	認識	・見当識障害，意識混濁，混乱がある ・痴呆がある ・判断力・理解力の低下がある ・不穏行動がある ・記憶力の低下があり，再学習が困難である	4			
H	薬剤	□ 鎮痛剤　□抗パーキンソン剤 □ 麻薬剤　□降圧利尿剤 □ 睡眠安定剤　□浣腸緩下剤 □ 化学療法	それぞれ1			
I	排泄	□ 尿，便失禁がある　□トイレ介助が必要 □ 頻尿がある　□尿道カテーテル留置 □ 夜間トイレに行く　□トイレまで距離がある	それぞれ2			
* 査定日は入院当日，1週間後，病状変化時とする * A～Gは，分類ごとに評価スケールを付け，H，Iはチェック数ごとに加算する			合計			
			危険度			

事故発生率とスコア基準

20～30%	…1点
50%前後	…2点
70%前後	…3点
90～100%	…4点

危険度と評価スコアの合計

危険度Ⅰ（0～5点）	転倒・転落を起こす可能性がある
危険度Ⅱ（6～15点）	転倒・転落を起こしやすい
危険度Ⅲ（16点以上）	転倒・転落をよく起こす

かったと判断される．

また，これらの判決では直接看護師の責任は問われていないが，転倒・転落は療養上の世話での事故であり事故を回避するうえで看護師が大きな役割を担っているといえる．

8．病院・施設における転倒・転落予防

転倒・転落防止対策に関しては転落事故の発生を予測し対象に適した療養環境や看護を選択，提供し，予測される転倒・転落予防対策が実施されていくことが重要である．また，万が一転倒したとしても外傷を起こさないような環境の整備も必要である．病院・施設の備品などの改良により事故防止対策となりうるものは積極的に情報提供が必要である．

しかし，転倒・転落は患者自らが起こすケースや看護師の不十分な説明などで発生するケースも多い．一方，看護師は転倒を起こさないための対策を優先し，患者の意思に反した対応になってしまう状況に陥りやすい傾向もある．

転倒・転落防止対策には，患者・家族と看護師等医療者の，お互いが納得のいく対策を考え実践することが必要である．また，転倒・転落を怖れるあまり，必要以上の抑制帯の使用など患者のQOLや自立を阻めることのないような実践が望まれる．

1) 訓練による筋力増強の取り組み

施設内入所者だけでなく，高齢者の転倒・転落を予防する一つの方法として，さまざまな施設での筋力増強での取り組みが行われており，筋力低下の患者には有効な予防方法である．

2) 環境整備

① 照　明：照度の調光スイッチによる急激

表4 転倒・転落の危険防止対策（横浜市立市民病院作成より一部改変）

	危険度Ⅰ	危険度Ⅱ	危険度Ⅲ
患者の観察	1. ADLの評価，自立度を把握する 2. 排泄の頻度，時間などのパターンのフィジカルアセスメントおよび男女差を加味した状態把握をする 3. 鎮静剤，睡眠剤などの服用後はその影響をアセスメントする	危険度Ⅰに加えて 1. ADLに変化がないか観察する 2. 全身状態の把握から起こりうる認識力の変化などを予測する	危険度Ⅱに加えて 1. 医師を含めたチーム全体で連携して，観察できるよう協力を得る
環境整備	1. シフトが替わるごとに担当者は以下のチェックをする ①ベッドの高さ，ストッパー固定のチェックをする ②ベッド柵およびその効果の確認 ③ベッド周囲の障害物の確認と整理 ④ナースコール，ポータブルトイレの適切な位置の確認 2. 患者の身の回り，床頭台に必要なものの確認と整理	危険度Ⅰに加えて 1. 患者の安全を確認できるよう照明の工夫 2. 注意マークなどで，外のメンバーの関心を引く工夫をする 3. オーバーテーブル，点滴スタンドは，可動性のない物と交換する 4. 離床センサーマットなどの使用を検討する	危険度Ⅱに加えて 1. ナースステーションに近い観察の目が行き届く部屋への転室 2. ベット周囲にマットや枕などで打撲のショックを和らげる工夫を行う 3. 必要時は床敷きマットにする 4. ベッド柵を患者が外さないように頻回な観察を行う
指導・援助	1. 排泄パターンに基づいた誘導 2. 適切な衣類，履き物の選択の指導 3. ベッド，周辺の器具，装置，ナースコールなどの使用方法の説明 4. 日中の離床を促し，昼夜のリズムを付ける 5. 家族，チームメンバーと事故の危険を共有し，理解を得る	危険度Ⅰに加えて 1. ナースコールには素早く対応する 2. 患者に理解できるよう相手のペースに合わせた十分な説明を行う 3. 患者歩行時の歩き方などの指導と見守り 4. 正しいトランスファー技術で介助する 5. 頻回な巡視を行う	危険度Ⅱに加えて 1. 車椅子乗車時は，ずり落ちないように見守る．また，滑りにくいメッシュのマットを活用する

な明るさへの対応，スイッチ位置の適切な高さ．

② 床　面：カーペットなど滑り止め床，濡れても滑らないノンスリップ・フィルムの使用，など．

③ 廊　下：長い廊下での休憩所としての椅子の配置，廊下での歩行を妨げる物品の排除，手摺の位置の適切な高さと握りやすさ．

④ ベッド：低床形ベッドや高さ調節可能なベッドの使用，ハンドル式の場合ハンドルの格納など．

⑤ ベッド周囲：ベッドとその周囲の設備とのスペースの確保，移動時に沈まないマットレスの固さ，ベッド柵の使用の有無と種類の使い分け（介助バーなど）．

⑥ ベットキャスターとロックの確認．

⑦ 滑り止め靴下，滑り止めスリッパの使用．

⑧ 離床センサーの使用：ベッド・本人2重装備型，ベット装着型，本人装着型．

⑨ トイレ：便座の高さ調節または多様な高さの便座の設置，便座周囲へのセイフティ・フレームの使用，便座と壁との色での区別．

　　3) 転倒・転落リスクのアセスメントと具体的な対応策（日本看護協会編 看護業務基準集[3]より）

入院患者に対しては転倒予防のためのアセスメントを十分行い，これに対応する計画を立て実施すること，患者・家族へ現在の筋力の低下と療養上の注意点について十分に説明し，計画への合意と協力を求めることが転倒・転落防止に有効といえる．

実際に使用されている「アセスメントスコアシート」（表3）と「危険防止対策」（表4）を紹介する．この評価スコアの合計から「転倒・転落の危険度」を分類し，危険度ごとの転倒・転落防止対策がチェックした時点からすみやかに実行できるようになる．この評価スコアや，危険度の基準，対策の内容は定期的な見直しをする必要がある．
　　　　　　　　　　　　　　　　［小越明美］

参考文献
1) 眞野行生：高齢者の転倒とその対策，p 2, 医歯薬出版，1999.
2) 厚生労働省大臣官房統計情報部編：平成13年人口動態統計，財団法人厚生統計協会．
3) 日本看護協会編：日本看護協会看護業務基準集，pp 78-79, 日本看護協会出版会，2002.
4) レイン・ティディクサー著，林　泰史監訳：高齢者の転倒，病院や施設での予防と看護・介護，メディカ出版，2001.
5) 泉キヨ子：転倒防止に関する研究の動向と今後の課題．看護研究，**33**(3)：11-19, 2000.

個別領域

63 ドレーン・チューブ

1. ドレーン・チューブ類に含まれるものの種類と特徴

医療の世界において技術的な進歩を背景に，外科領域はもちろんのこと，ほとんどの診療科でいくつものドレーン・チューブが使用されるようになった．ドレーン・チューブ類が果たす役割は多様化かつ複雑化している．材質，形態，目的により区別することがあるが，ここでは主に注入目的のチューブと排液目的のドレーンとに区分する．

1) チューブ

ⅰ) チューブ挿入の目的：チューブ挿入の目的の主なものを以下に挙げる．

① 体内に薬液や造影剤を注入する．

・静脈カテーテル：静脈への薬剤，電解質液，血漿製剤，輸血血液などの注入目的に使用される．末梢静脈カテーテルと中心静脈カテーテルがある．

・動脈カテーテル：動脈内注入療法（動注療法），動脈内に生じた血栓の溶解，閉塞性動脈硬化症に対する血管拡張薬，などの持続注入に用いられる．

・消化管チューブ：消化管に留置されるチューブには，経鼻チューブとろう孔チューブとがあり，注入されるものは水，電解質液，経管栄養剤，薬物，流動食などである．

・その他：硬膜外チューブ．

② 体内に挿入されたチューブを通して圧を測定する（動脈圧・静脈圧・頭蓋内圧）：臨床では，静脈，動脈，心臓など血管系のほか，中枢神経系の疾患で頭蓋内などが圧測定の対象となる．

ⅱ) 材質による分類

・合成樹脂製チューブ：弾力性に優れているシリコンゴムなど軟質のものと，耐用性に優れている塩ビなど硬質のものがある．

・ゴム製チューブ
・金属製チューブ

2) ドレーン

ⅰ) ドレーン使用の目的：ドレナージとは「何らかの流動物が貯留した体腔に管を挿入し，流動物を体外へ誘導することによって行われる治療」であり，そのためのチューブをドレーンという．

体内に貯留したものとは，血液・滲出液・消化液・空気などである．

目的により，治療的ドレナージ，予防的ドレナージ，インフォメーションドレナージに分類される．

ⅱ) 種類

① 形　状：ガーゼドレーンやペンローズドレーンのようにチューブの形を取らないものと，内腔のあるチューブのものとがある．

② 方　式：ドレーンの体外部分は切断され，誘導された貯留物は滅菌ガーゼなどで吸収する開放式ドレナージと，ドレーン内腔が外界に通じることのないようにドレーン先端につながれたバッグもしくはボトルに貯留物を受ける閉鎖式ドレナージとがある．

2. ドレーン・チューブに関したインシデント

厚生労働省の「医療安全対策ネットワーク事業」によるヒヤリ・ハット事例収集等事業第12・13回集計結果によると，「ドレーン・チューブ類の使用・管理」に関するヒヤリ・ハット報告は全体の約15％を占めており，「処方・与薬」に次いで多いものとなっている．その内容をみてみると自己抜去，接続外れ，自然抜去，閉塞によるものが多い．本稿では多い事例とその対策の1例を述べる．

1) 自己抜去

患者にとって，挿入されたチューブ・ドレー

ンは異物であり不快感を伴うものであることは間違いない．自己抜去という行動を起こすのは「不穏」や「せん妄」だけが直接の原因ではない．何か苦痛の理由があるはずである．「頻回に観察する」や「ベッドサイドの時間を多くする」などが対策に挙がりがちであるが，目にみえることだけにではなく，その背景にある不快や苦痛の原因（異物感，掻痒感，体動制限，拘束感など）を探り，それを軽減する対応をとる必要がある．固定の方法，固定貼り換え頻度，皮膚のケア，環境整備，行動の援助，などである．「必要性を何度も説明する」は決して妥当な対策とはいえない．もし，抜去されたら再挿入が困難であったり生命や治療への影響が大きいと考えられる場合には，一時的に鎮静剤の使用や抑制をすることも考えられるが，適切な判断のもと効果的に最短期間の使用とすることが望まれる．

・自己抜去・自然抜去による身体への危険が大きいドレーン・チューブの例：気管内チューブ，脳室ドレーン，硬膜下ドレーン，縦隔ドレーン，心嚢ドレーン，胸腔ドレーン，イレウスチューブ，PTCDチューブ，膵管チューブ，消化管吻合術後の経鼻チューブ．

2）接続外れ

接続外れは，不十分な接合，不適切な器具の組み合わせによる緩みなど，接続部自体の問題と，ルートの長さや固定場所の不備，チューブ閉塞により接続部に過大な負荷がかかるなどルート全体の問題とから生じることが多い．接続外れはドレーン・チューブの本来の目的を果たさないばかりか，感染の危険や血管につながっているものでは血液が逆流し，そのことによる生命への危険もはらんでいる．

ねじ式のロック式接続部の使用は接続外れ対策として効果が期待できる．

3）自然抜去

患者自身による抜去でも，日常的な行動中のものは自然抜去と考える．体動時や更衣中に引っ張られて，手が引っかかって，くしゃみや咳などの勢いで，などの動作で抜けることなどが報告されている．挿入部の固定の甘さや引っ張られて挿入部に負担がかかったなど，不適切なチューブの長さと固定に問題があることが多い．

医療者の処置やケア中の抜去は起こしてはならないものである．清拭，更衣，体位変換，移動時は注意が必要である．特に多くの機器やチューブを装着した患者の処置・ケアは，安全のため複数のスタッフで行う．

4）閉塞

ドレーン・チューブの圧迫やねじれ，屈曲が閉塞の原因となる．ルート全長を手でなぞる，ガーゼなどの保護部を外してみるなどの方法や，注入状態・排液状態の観察により早期に不具合を発見し閉塞を防ぐことができる．ドレーンの場合，内容物により閉塞や停滞が生じやすくなることがある．必要により適切な方法でのミルキングや積極的な体位変換により排液を促す．

5）その他

① 誤接続：複数のドレーン・チューブを装着している患者にはルート誤接続の危険がある．血管とつながっているルートへの誤接続は，生命の危険に直結するものが多い．誤接続を防止するためには誤接続防止器具を使用し，エラープルーフの視点から間違いを防止することが重要である．

② チューブ切断：患者自身によるチューブの損傷や切断事例の報告も少なくない．術後やチューブ挿入の不快などからせん妄や不穏の状態にある患者は，予測できない危険な行動をとることがある．安全な環境の整備や，家族の協力を得て私物の整理を行い危険の要因となるものを除いておく．

3．安全な使用のために

ドレーン・チューブ類に関したインシデントの発生には，医療者側の問題だけでなく患者の要因も絡んでいる．患者の背景や治療の特徴を考慮した安全対策を立てるとともに，インシデント・アクシデントが発生した場合には「チューブ管理の強化」という対策でくくるのではな

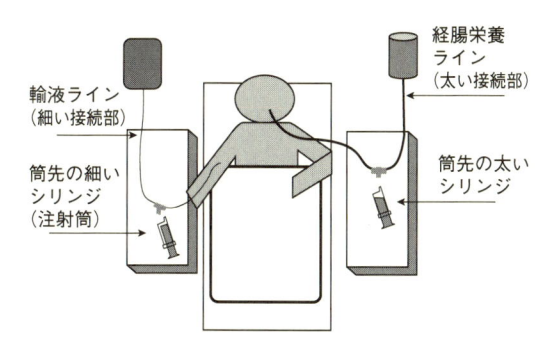

図1 輸液ラインと経腸栄養ラインの区別

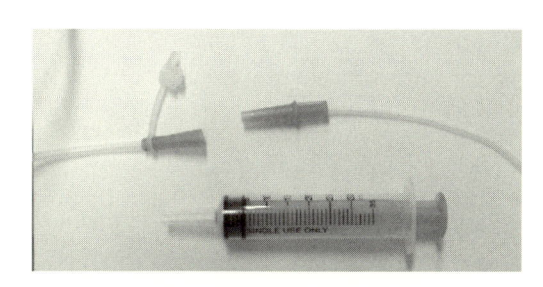

図2 筒先の太いシリンジ

く，その背景要因を丁寧に分析し患者の心理や環境にも配慮したさらなる安全対策につなげていく必要がある．また，誤接続防止策を徹底する．

　ⅰ）患者，家族へのオリエンテーションを適切に行う．治療への理解を深め具体的場面と方法を理解してもらうことにより，患者の不安の軽減と協力を得ることもできる．挿入前に行うものと実際にチューブが挿入された後に徐々に行うものとがある．スタッフが連携して行う．

　オリエンテーションの主な内容は以下のとおりである．

　① ドレーン・チューブの挿入の目的と場所・方法
　② 目安となる挿入固定期間：具体的な日数，何がどういう状況になったら抜去か，など．
　③ 伴うと予測される苦痛．
　④ 生じる行動の制限，入院生活での制約とその具体的対応策：可動範囲，禁止行動，食事制限，排泄方法，保清方法，など．

　ⅱ）確実で安全な技術で処置を行う
　① 安全確認を行いながらチューブ類の準備を行う．
　② 複数のチューブが挿入されている患者の処置は，2人以上のスタッフで行う．
　③ ドレーン・チューブ挿入中の患者の観察を正確に行い異常の早期発見をする：全身状態，チューブ・ドレーンの状態（挿入部から末端まで目でみる，手でなぞる，指をさす，など行動レベルで），排液の状態（ドレーンの場合），挿入周囲の皮膚の状態，など．

　ⅲ）安全安楽な生活環境を整える

　ⅳ）自己抜去のおそれがあり，それにより生命に危険が生じると予測される場合で他の方法での対応が不可能な場合には，一時的に鎮静や身体拘束を行うことがある．身体拘束は，厚生労働省の身体拘束禁止規定，施設での身体行動制限に関する基準に則り，適正に安全に実施する．

　ⅴ）誤接続防止器具の使用により誤接続を防止する．

　ⅵ）目的を達成したり不要となったと判断したチューブはすみやかに抜去する．不要に挿入を続けているチューブは，患者の苦痛の増強というだけでなく，挿入していることだけでそ

れに伴うリスクを有していることになる．判断と決断が求められる．

ドレーン・チューブは適切に使用すると治療に大きな効果をもたらすものである．しかし，装着している患者にとっては不快と不自由な異物でしかないことや，誤接続は生命の危険につながるというリスクを理解し，それに適切に対応することで，初めて本来の治療目的が達成できるといえる． ［佐々木久美子］

参考文献
1) 畑尾雅彦，森美智子監修：ナースのためのチューブ管理マニュアル，学研，1998.
2) 米井昭智ほか：処置・チューブトラブルについて．患者安全推進ジャーナル，**4**：12-35，2003.
3) 堤　晴彦：だれでもわかるドレナージ，メディカルフレンド社，2001.

―――――――――――――――――――――――――――― 個 別 領 域

64 褥　　瘡

　日本では「寝たきりの老人に褥瘡は仕方がない」などという風潮があり，医療者の予防や治療に対する関心が欧米に比較すると低かった．治療の指示は医師が出すものの，処置の多くは看護師が行い，その看護師の経験にゆだねられている現状も見受けられた．しかし，この褥瘡が患者の入院日数を長期化させ，医療費負担が増加することや程度によっては褥瘡の悪化が死期を早めたケースも取り上げられ，問題にされるようになってきた．その一方では，1998年に日本褥瘡学会が設立され，褥瘡を医学的，工学的知識をもとにアセスメントし，包括的に予防と治療に取り組む研究や学会活動が進められてきた．これらを受け，厚生労働省は2002年4月の診療報酬改定において入院基本料に「褥瘡対策未実施減算」を導入した．さらに2004年には見直しが行われ，「褥瘡患者管理加算」が新設され，最終的に2006年には減算はなくなり「褥瘡ハイリスク患者ケア加算」が追加された．また，大学病院などの特定機能病院では皮下組織に至る深い褥瘡を発生させた場合，事故報告を義務づけられている．入院患者すべてに対して褥瘡の発生を予測し，対応していないと判断されれば，この褥瘡の発生は医療事故に匹敵するのである．また，対策を講じたとしても褥瘡を発生させれば，インシデントの対象になりうる．医療現場で安全を管理するうえで，「褥瘡」を理解し，予防的対策を実践することが求められている．

1．褥瘡とは

　褥瘡とは「身体に加わった外力は骨と皮膚表層の間の軟部組織の血流を低下，あるいは停止させる．この状況が一定時間持続されると組織は不可逆的な阻血性障害に陥り，褥瘡となる」[1]と定義されている．

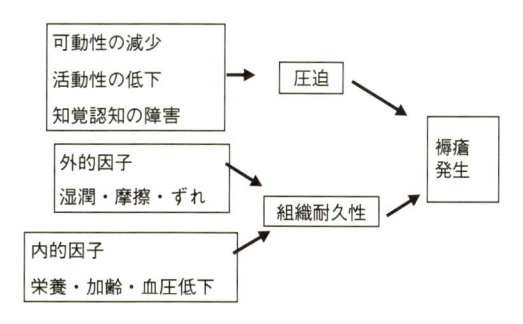

図　褥瘡発生要因の概念図

2．褥瘡の発生機序

　直接の原因は圧迫とされている．仙骨部の毛細血管圧は約 30 mmHg 以下であるが，硬い床に臥床すれば，仙骨には 200 mmHg 以上の圧がかかってしまう．この状態が2時間以上持続することで局所組織の壊死が生じる．骨突起部に体圧は集中し，特に仰臥位では体重の半分近い 44% の重さが仙骨にかかるとされている．床面と骨の間に挟まれた組織が障害を受け，最も骨に近い深部組織に血流障害が起こることが特徴である．次に要因として挙げられるのは組織耐久性の低下である．この組織耐久性の低下を引き起こすものには外的因子と内的因子がある．外的因子には皮膚の湿潤や摩擦，ずれがあるが，これらが皮膚の障害を引き起こしやすいリスクを高めている．特に内的因子は低栄養や加齢による皮膚の変化や全身の機能低下，血圧低下などが挙げられる．よって，褥瘡は図に示すような要因が重なり，発生する．

3．「褥瘡ケア」に関する診療報酬

　2002年に示された「褥瘡対策未実施減算」は褥瘡患者の有無や発生人数にかかわらず，その施設が褥瘡の予防や治療を行う体制が整っているかどうかを評価するもので，3要件が提示された．2004年に改定が行われ，表1に示す2項目が減算要件となった．
　2006年には減算は廃止されたが，これは標

表1 褥瘡対策未実施減算を受けないための要件

・褥瘡対策にかかわる専任の医師，看護職員から構成される褥瘡対策チームを設置する
・日常生活の自立度が低い入院患者について，危険因子の評価を実施する

準的に整備されたという解釈で，整備されてなければ入院基本料はとれないとされている．

一方，加算要件としては2004年より①基準（減算）を満たす，②危険因子，褥瘡のある患者に対して診療計画書を作成し評価する，③体圧分散式マットレスを選択し，使用する体制が整っているものであり，入院中に1回20点加算されるものである．

2006年には「褥瘡ハイリスク患者ケア」加算が新設され，WOC看護認定看護師あるいは同等の教育を受けた看護師がハイリスク患者のケアを行う場合入院中に1回500点加算される．

4. 褥瘡対策の評価を受ける要件

医療安全管理の観点で褥瘡を取り扱う際には，次の2要件を満たすことが重要である．

1）褥瘡対策チームの編成

褥瘡対策を医師や看護師が単独で担うのではなく，チームの編成が望まれたのは第一に褥瘡の発生は単なる寝たきりの当然たる結果ではなく，発生のメカニズムが明らかになるにつれて，内的要因に加え，外的要因が大きく関与していることがわかってきたからである．つまり，内的要因の調整を行いながら臥床の環境を整えることで予防が実現するため，少なくとも医師と看護師双方が協力すれば，有効な予防策を講じることができると考えられたのである．第二に従来，創傷の処置は医師の指示のもとに行われる必要があり，看護師のみでは遂行できるものではない．医師の責任を明確化する意向もあったとうかがえる．

ⅰ）褥瘡対策チームの活動目的

チームの活動目的は入院患者のQOL向上を目指し，患者が安寧な入院生活を送れるように，施設において質の高い褥瘡ケアを提供することにある．具体的には患者はどの病棟に入院しても，計画的に褥瘡の発生リスクのアセスメントを受け，リスクに応じた臥床環境が計画，提供される．そして，それは褥瘡の発生を最小限にとどめることにつながる．また，褥瘡の発生がみられた場合は的確な治療計画のもとに治療を受けられる．そのようなケアを標準的に受けられる施設へと変革し，維持することである．つまり，対策チームは施設における褥瘡ケアの質の向上と維持を目的とするもので，褥瘡対策の推進や評価を行い，各病棟で個々の患者への褥瘡診療計画を作成する際の助言や指導を行うことである．

ⅱ）褥瘡対策チームのメンバー

褥瘡対策チームは最低医師1名，看護師1名の計2名からなる必要がある（2002年7月に看護師から看護職員に訂正された）．届出の際に氏名を明記する必要があるため，メンバーは固定しておく必要がある．そのチームメンバーはWOC看護認定看護師やETナースなどの創傷の専門知識や技術のある者が担うことが好ましいが，要件ではメンバーの資格や経験などは定められていない．したがって，チームメンバーは病棟勤務や他の職務との兼務が可能である．また，そのメンバーは非常勤勤務者であってもかまわない．しかしながら，活動実績は記録に残されるべきで，実践能力を要するため，施設内で十分に人選されるべきである．

褥瘡は内的因子や外的因子が複合した結果，生じるもので，単科対応では十分な対策を講じることが難題である．特に特定機能病院やベッド数の多い巨大病院ではさまざまな疾患の患者が入院しているため，疾患や高度の治療の影響を受けた内的因子の複雑さから，褥瘡の発生リスクは当然高いことが予測される．このような入院施設では褥瘡対策チームもメンバーを複数にし，より専門的なかかわりが必要とされる．メンバーは医師，看護師のみならず，薬剤師，栄養士，理学療法士など各分野の専門家で構成されることが望ましい．なぜなら，これらの専門家の知識や技術は褥瘡の発生や治療に関連が深い分野であるからである．薬剤師は薬剤の皮

膚に与える影響や創傷に使用される薬剤の最新知識や適応についての知識が豊富であり，栄養士は内的要因となる栄養不良の改善に専門的観点からの栄養管理ができる．理学療法士はクライエントの残された機能と能力を向上，維持するためのリハビリテーションを担当し，効率よい体位変換やポジショニングの補正，身体のずれ防止に関与できるものと考える．また，リスクアセスメント時に拘縮や病的骨突出の程度を的確に判断できることも，メンバーとして欠かせない役割が果たせるものと考える．

チームメンバーが複数になる場合のデメリットは合同チームカンファレンスがタイムリーには開催できない，意志の疎通が希薄化するなどが挙げられるが，ここで，看護師にはコアメンバーとして各メンバーの橋渡しができる役割を担うことを期待したい．各領域の基礎的知識をもっていれば，各症例のアセスメントに際し，どの分野に積極的に意見を求めるか判断ができる．そうすれば，発生する問題に対して，タイムリーに効率よく対応できるからである．看護師の役割は重要で他領域にも指導能力をもち，推進していくことを考えるなら，それなりのポジションパワーを発揮できる位置づけにすべきである．褥瘡チームの看護師には実践活動と推進を遂行できる専門職として，任命することが望まれる．

iii) 褥瘡対策チームの運営の実際

① チームの活動内容：チームの最終目標は施設内での褥瘡ケアの質の向上と維持であるが，そこに行き着く前に自らが質の高い褥瘡ケアを実践する試みが必要であると考える．実践できなければ，他のスタッフへの指導や評価はできないからである．そこで，実践的な活動内容としてはまずは褥瘡の発生機序を把握したうえで行われる褥瘡発生リスクアセスメントである．既存のツールなどを活用してアセスメント能力を高めるとよい．次にリスクの高い患者の予防ケアプランの立案と実践を行っていく．チームでその後の経過を観察しながら，立案したプランが有効であったかどうか評価を行い，得られた成果を予防対策の基盤とする．

また，発生した褥瘡に対しては局所アセスメントとその時点での全身のフィジカルアセスメントを行い，立案した治療計画を実践する．この評価は創の変化を経過として記録に残しながら，タイムリーに行うことが要求される．そのためには定期的に同一人物が創の評価ができる権限を与える体制作りが必要である．教科書どおりに効果がみられない難渋する症例も丁寧にチームカンファレンスを行い，対応することが必要で，このプロセスがチームを成長させ，理想的なコラボレーションを実現させる．

② 褥瘡対策チームの活動にあたっての留意点：褥瘡対策チームが機能しているかどうか，評価と成果を年ごとに行うことは継続させるうえで重要である．客観的評価としては褥瘡の発生率や寝たきり対象数と診療計画書の発行が合致しているか，あるいは褥瘡の治癒期間が減少しているかなど調査することによって，明確にできる．しかしながら，チーム医療では主観的な評価も必要で，チームメンバーの役割の達成感，各職場の褥瘡に対する取り組み姿勢の変化，活動における限界などをディスカッションすることが重要である．そのプロセスのなかで人間関係をはじめとするさまざまな課題が明確にできるからである．

2) 褥瘡危険因子の評価の実施

褥瘡発生のリスクの高い入院患者の選定に「障害老人の日常生活自立度（寝たきり度）判定基準の活用について」（平成3年11月18日厚生省大臣官房老人保健福祉部長通知　老健第102-2号）を用いている．表2の判定基準を使用し，判定でBランク以上の者（寝たきり）を危険因子ありの対象とする．つまり，患者が入院した段階で寝たきりに属するかどうか，日常生活自立度をスクリーニングする必要があることを示唆している．厚生労働省は危険因子の評価様式として「自力体位維持・病的骨突出・浮腫・関節拘縮」の危険要因と「栄養・皮膚湿潤」の警戒要因を挙げているが，このあとさらに褥瘡のリスクレベルを査定するため褥瘡のア

表2 障害老人の日常生活自立度（寝たきり度）判定基準

生活自立	ランクJ	何らかの障害などを有するが，日常生活はほぼ自立しており独力で外出する 1. 交通機関などを利用して外出する 2. 隣近所へなら外出する
準寝たきり	ランクA	屋内での生活はおおむね自立しているが，介助なしには外出しない 1. 介助により外出し，日中はほとんどベッドから離れて生活する 2. 外出の頻度が少なく，日中も寝たり起きたりの生活をしている
寝たきり	ランクB	屋内での生活は何らかの介助を要し，日中もベッド上での生活が主体であるが坐位を保つ 1. 車椅子に移乗し，食事，排泄はベッドから離れて行う 2. 介助により車椅子に移乗する
寝たきり	ランクC	一日中ベッド上で過ごし，排泄，食事，着替において介助を要する 1. 自力で寝返りをうつ 2. 自力で寝返りもうたない

判定にあたっては補装具や自助具などの器具を使用した状態であってもさしつかえない．
「障害老人の日常生活自立度（寝たきり度）判定基準の活用について」（平成3年11月18日　老健第102-2号）厚生省大臣官房老人保健福祉部長通知

表3　褥瘡危険要因点数表（全患者版）

		できる 0点	どちらでもない 1.5点	できない 3点
1	自力体位変換 麻痺・安静度 意識状態の低下 （麻酔覚醒，薬剤）	できる 0点	どちらでもない 1.5点	できない 3点
2	※1 病的骨突出 （仙骨部）	なし 0点	軽度・中程度 1.5点	高度 3点
3	※2 浮腫	なし 0点	あり 3点	
4	※3 関節拘縮	なし 0点	あり 1点	

※1　簡易単測定器を当てて測定する，※2　下肢，背中などにおいて圧痕の程度で判定する，※3　関節可動制限の有無で判定する．

OHスケール（レベル）
合計点数：
1～3点　…　軽度レベル
4～6点　…　中等度レベル
7～10点　…　高度レベル

セスメントは看護ケアと結びつけられるOH（大浦，堀田）スケール（表3），ブレーデンスケールやK式ツールなどを取り入れている施設が多い．しかしながら，後に予防対策を講じるには寝たきりの対象のなかで，リスクの優先順位をつける必要が出てくるため，独自な書式として，スケールをつけて計画書を作成することがその後の経過記録につなげられるため，望ましい．

5. 褥瘡予防の実際

1) 体圧分散マットレスの選択と使用

体圧分散寝具とは圧力を小さくする，または持続時間を短くする機能をもつ寝具である．多く使用される体圧分散マットレスには圧が変化するエアマットレスタイプと支持面を軟らかくし，接触面積を広げて圧を分散するタイプの2つに分けられる．厚みやエアの入っているセルの形状などさまざまな商品が多数あるため，選択基準を設けたほうが効率がよい．まず，自分で体位変換できるものにはマットレスの面に安定性が求められるため，薄いウレタンなどを選択する．全く自分で変換できないものには安定性より，圧分散を優先し，厚みのある交換ウレタンや高機能のエアマットレスを選択するなどである．注意すべきはこれらのマットレスの使用にあたっては，患者にレンタル代や電気代などを負担させてはならないことである．しかし，患者が自分専用に購入したものを入院中使用することはさしつかえない．

2) 摩擦・ずれの排除

摩擦とは自力あるいは他力で身体を移動するときに皮膚の表面が寝具にこすれる現象をいう．摩擦によって，皮膚表面は損傷する．ずれとは垂直方面の圧迫ではなく，身体が寝具に接触したまま，移動した場合に内部組織にかかる外力である．特に高齢者は皮膚と内部組織の結合がルーズなため，このずれ力で褥瘡を拡大させ，難治性のポケット形成の原因となる場合があるために注意を要する．一般に体位変換や頭

側挙上の際にずれが起こりやすい．そのため，体位変換は2名で骨突起部を浮かせて行う必要があり，頭側挙上を行うときは足側挙上を先に行う．また，ずれ力排除のためにシーツやリネンは摩擦係数の少ない素材を選択することが望ましい．

3） 栄養状態改善

褥瘡の発生のリスク因子に低栄養が挙げられ

表4 褥瘡の状態の評価法（日本褥瘡学会，2002）

DESIGN（褥瘡経過評価用）　　カルテ番号（　　　　）
　　　　　　　　　　　　　　　　患者氏名（　　　　　　　　　）　日時 / / / / / /

Depth 深さ　創内の一番深い部分で評価し，改善に伴い創底が浅くなった場合，これと相応の深さとして評価する							
d	0	皮膚損傷・発赤なし	D	3	皮下組織までの損傷	
	1	持続する発赤		4	皮下組織を越える損傷	
	2	真皮までの損傷		5	関節腔，体腔に至る損傷または，深さ判定が不能の場合	
Exudate 浸出液						
e	0	なし	E	3	多量：1日2回のドレッシング交換を要する	
	1	少量：毎日のドレッシング交換を要しない				
	2	中等量：1日1回のドレッシング交換を要する				
Size 大きさ　皮膚損傷範囲を測定：〔長径（cm）×長径と直交する最大径（cm）〕						
s	0	皮膚損傷なし	S	6	100 以上	
	1	4 未満				
	2	4 以上　16 未満				
	3	16 以上　36 未満				
	4	36 以上　64 未満				
	5	64 以上　100 未満				
Inflammation/Infection 炎症/感染						
i	0	局所の炎症徴候なし	I	2	局所の明らかな感染徴候あり（炎症徴候，膿，悪臭など）	
	1	局所の炎症徴候あり（創周囲の発赤，膨張，熱感，疼痛）		3	全身的影響あり（発熱など）	
Granulation 肉芽組織						
g	0	治癒あるいは創が浅いため肉芽形成の評価ができない	G	3	良性肉芽が，創面の10%以上50%未満を占める	
	1	良性肉芽が，創面の90%以上を占める		4	良性肉芽が，創面の10%未満を占める	
	2	良性肉芽が，創面の50%以上90%未満を占める		5	良性肉芽が全く形成されていない	
Necrotic tissue 壊死組織　混在している場合は全体的に多い病態をもって評価する						
n	0	壊死組織なし	N	1	柔らかい壊死組織あり	
				2	硬く厚い密着した壊死組織あり	
Pocket ポケット　毎回同じ体位で，ポケット全周（潰瘍面も含め）〔長径（cm）×短径（cm）〕から潰瘍の大きさを差し引いたもの						
なし		記載せず	-P	1	4 未満	
				2	4 以上，16 未満	
				3	16 以上，36 未満	
				4	36 以上	

部位〔仙骨部，坐骨部，大転子部，踵部，その他（　　　）〕　合計

Ⓒ日本褥瘡学会/2002

る．組織耐久性を高め，創傷の治癒過程を促進させるためにも栄養状態の改善は必須である．栄養管理士やNSTなどの介入が望ましい．

4） スキンケア

褥瘡発生のリスクをもつ者は加齢に伴う皮膚の老化に加え，免疫・代謝機能の低下や低栄養，疾患や治療の影響など，皮膚の生理機能を損なう要因をもった対象者である．褥瘡の発生にこの皮膚の生理機能や組織耐久性の低下が絡むが，発生した褥瘡においても治癒遅延の要因となりうる．よって，皮膚の生理機能を維持することを目的とするスキンケアは褥瘡の発生を予防するためにも重要である．予防的スキンケアの柱となる考えは「最も重要なバリア機能をもつ表皮をいかに維持するか」である．脆弱な皮膚として多く見受けられる症候に「ドライスキン」と「浸軟」があり，いずれも表皮のバリア機能の破綻を認める．ドライスキンは角質水分量が減少し，皮膚の表面を覆う皮脂膜のバリア機能が破綻した状態であり，浸軟は外からの水分を吸収して細胞内の水分量が増加し，角質細胞と細胞の間を接着させている構造が緩んでいる状態である．こうした皮膚の生理機能が低下した状態を考慮したスキンケア法として，愛護的な皮膚の洗浄および皮膚の保護や保湿は重要な位置づけとなる[2]．

〈日本褥瘡学会〉

1998年に設立された日本褥瘡学会は当初1500名の参加者であったが，2002年の診療報酬改定後，確実に会員数は増加し，2004年には4000人を超えている．学会は2002年に「褥瘡対策の指針」を発表し，表4に示す「褥瘡の状態の評価法」DESIGN-Pを推奨している．この評価法は厚生労働省の減算に関する様式にも取り入れられている．また，2005年には科学的根拠に基づく「褥瘡局所治療ガイドライン」が発表された．目的は褥瘡の局所管理・治療における臨床決断を支援する推奨をエビデンスに基づいて系統的に示すことにより，褥瘡局所管理・治療の質を向上させるツールとして機能させ，褥瘡診療のレベルアップを図ることである．こうしたガイドラインに沿った治療が行われない結果，褥瘡の悪化が認められた場合，医療事故に発展することも考慮に入れていく必要性が出てきたといえる．

褥瘡は予防が肝心で，予防対策を講じることによって，その発症率は低下している．医療上，安全管理の一貫として，厚生労働省の出した対策要件は満たす取り組みが不可欠である．

［溝上祐子］

参考文献
1） 日本褥瘡学会編：科学的根拠に基づく褥瘡局所治療ガイドライン，照林社，2005.
2） 日本褥瘡学会編：褥瘡対策の指針，照林社，2002.

個別領域

65 拘束, 抑制

　人は本来自由で, 自律した存在であると考える. その自由で自律した存在の人が自らの行動を制限され, 束縛されることはその人に身体的・精神的・倫理的に不利益をもたらすことになる. 人を対象に医療・介護保健・福祉を提供する者は, 常にその質と対象となる人の利益と「安全安楽」を念頭におきながら誠実・忠誠にかかわることが求められる.

1. 抑制とは？ 拘束とは？

　抑制 (restrain) は, 抑えとどめると書き, 拘束 (restriction) はつかまえて動きが取れないようにするという意味の文字が当てられている. 広辞苑には「拘束」とは, "行動の自由を制限し, 又は停止すること" とされている. 厚生省告示第129号によると「身体拘束とは, 衣類又は綿入り帯等を使用して, 一時的に当該患者の身体を拘束し, その運動を抑制する行動の制限をいう」(昭和63年4月8日)となっている. 看護学大辞典第5版には「患者の安全保持と治療・看護上の必要性による運動制限の目的で柵, カンバス布, シーツ, 紐及び帯類, 抑制管, 足押さえなどを用いて行う方法」が抑制法であると説明されている.

　抑制は, その人が身体に自ら傷害を加えたり, 他者に害を加えるような場合, または小児の治療・処置などで運動や自由を制限して生命と安全を確保するために行う. したがって, 抑制以外に代替方法がない, 必要な抑制というのはそれほど多くはないが, 必要な抑制もあると考えられる.

　高齢化に伴い介護保険法が立ち上げられたが, 多くの認知症状のある人たちに対して安全確保の名目で身体拘束が行われている実態が浮き彫りになり, 人権擁護の面から縛らない看護が提唱されるようになった. 認知症の人は方法・表現にゆがみや問題があったとしても自分で歩き座る, 食べる, トイレに行く, かゆいところを自分でかき, 風呂に入ることもできるのである. 身体拘束（抑制）はこの自由を奪うことになり, 倫理上大きな問題である.

　抑制はQOLの低下のみならず人の心身に多大な侵襲をもたらす. 抑制の害としては人権, 人間の尊厳など倫理上の問題がある. 身体的障害として中枢性疲労, 食欲の低下, 脱水, 褥瘡, 関節拘縮, 筋萎縮, 麻痺, 感染症への抵抗などの生理機能低下のみならず, 嘔吐物や抑制帯による窒息, 縊首といった事故にもつながる. 精神的影響としては認知症の進行, せん妄, 昼夜逆転だけでなく, 孤立, 怒り, 不安, 恐怖, 屈辱, 抵抗, 拒絶, 錯乱, あきらめ, 自尊心や名誉を傷つけられる, 絶望感といった苦痛を対象者は受ける. 同時に家族には, 怒り, 屈辱, あきらめ, 不信, 後悔, 罪悪感といった精神的苦痛を味あわせることになる. また, 医療従事者のモラルの低下, 士気の低下や虐待, 独善, 無神経, 無感覚, あきらめといった精神的荒廃につながり, 社会全体に老年期への不安の増大, 医療・介護保健・福祉施設への不信感, 偏見という問題を生むことにもなる.

　身体拘束について考えるとき, 認知症患者など慢性的な患者の場合, 精神疾患患者の強い興奮・緊張状態時, 緊急搬入されて自分がどのような状態におかれているのかさえ理解できない超急性期集中治療期の不穏状態患者や頭部外傷患者の通過症候群などの3つに分類される. このなかには, 生命維持のために抑制せざるをえない, 倫理的にみても許される範囲の必要な抑制もある. 人間的・専門的立場から適正にアセスメントし, 他に対象の生命と安全を護る手段がないという場合である.

2. 抑制や拘束が行われてきた背景

　20世紀の科学・医学の目覚ましい進歩によっ

て高度の侵襲の加わる治療が可能になり、それまで不可能であった病気や傷害患者の救命が可能になった。これによって高齢者の手術が日常のこととして行われるようになった。一方、人口の高齢化は急激に進み、認知症状態の人も増えてきた。術後のせん妄によるベッドからの転落や歩行中の転倒防止のため、また老人施設では徘徊による危険予防と称して身体拘束がさまざまな形で頻繁に行われてきた事実がある。施設がバリアフリーなど、対応できるような構造になっていなかったこと、環境や体制作りが追いついていなかったことも拘束をせざるをえなかったことに影響していると考えられる。ハード面だけでなくマンパワーの問題も大きい。

ボケ老人をかかえる家族の会会員を対象にした調査結果（三宅貴夫；痴呆の人の医療・福祉サービスにおける「拘束」の実態に関する研究，1998）によると拘束の経験があると回答した人は71%に及んでいる。そのうち、必要ないと考えている人は27.8%、やむをえないと思った人は50.9%、介護家族に説明がなかったのは30%、説明に納得していない介護家族が17.8%であったと報告している。

英米ではおよそ20年前から身体拘束が禁止されてきた。日本では1986年に某病院で抑制問題の取り組みが始められ、1998年になって抑制廃止福岡宣言が出されている。人権に対する認識の高まりもあり、厚生省は、1999年3月31日づけで身体拘束（抑制）を禁止する省令「介護保険下での身体的拘束禁止規定」を出した。そこには、「サービスの提供に当たっては、当該入所者（利用者）又は他の入所者等の生命又は身体を保護するため緊急やむをえない場合を除き、身体拘束その他入所者の行動を制限する行為を行ってはならない」とされている。この規程の対象は指定介護老人福祉施設，介護老人保健施設，指定介護療養型医療施設，短期入所療養介護，短期入所生活介護，痴呆対応型共同生活介護，特定施設入所者生活介護等となっている。人間の尊厳、人としての権利が軽んじられて抑制するということがあってはならないのはこれらの施設に限ったことではない。2000年に介護保険法に基づく身体拘束禁止規定が施行され、2001年3月には厚生労働省から「身体拘束ゼロへの手引……高齢者ケアに携わるすべての人に」が出された。これらの取り組みによって、身体拘束をなくす取り組みは一歩ずつ進んできている状況にある。21世紀はケアの時代といわれ、「個の尊重」「健康の増進」「生活の創造」が高齢者に対する柱になっている。一方、医療施設においても、人間尊重、人権、尊厳といった倫理的側面から身体的拘束について自らの医療・看護について見直しが進められている。

3. 倫理的側面から

医の倫理の国際綱領は、「医師は患者の身体的及び精神的な状態を弱める影響をもつ可能性のある医療に際しては、患者の利益のためのみに行動すべきである」と宣言している。また、国際看護師協会は、ICN看護師の倫理綱領の前文に「看護には、生きる権利、尊厳を保つ権利そして敬意のこもった対応を受ける権利などの人権を尊重することが、その本質として備わっている」と明記している。

世界人権宣言の第1条に「すべての人間は、生まれながらにして自由であり、かつ、尊厳と権利とについて平等である。…」、第3条に「すべての人は、生命、自由及び身体の安全に対する権利を有する。…」、第5条に「何人も、拷問又は残忍な、非人道的なもしくは屈辱的な取り扱い若しくは刑罰を受けることはない。」、第7条に「すべての人は、法の下において平等であり、また、いかなる差別もなしに法の平等な保護を受ける権利を有する。…」と明記されている。患者の安全を守るという名目のもとに安易に患者を抑制、隔離していることがないかを私たちは日々の業務のなかで見つめ直さなければならない。

2003年に改訂された看護者の倫理綱領（日本看護協会）の第6条に「看護者は対象となる人々への看護が阻害されているときや危険にさらされているときは、人々を保護し安全を確保

する」と明記された．その解説に，保健医療福祉関係者によって，治療および看護が阻害されているときや，不適切な判断や行為に気づいたときは，人々を保護するために働きかけたり，あるいは他の適切な手段によって問題を解決したりするように行動する．対象となる人々の生命，人権が脅かされると判断した場合には，害をなさないために，疑義の申し立てや実施の拒否を行う．また，看護者の行為が対象となる人々を傷つける可能性があることも含めて，看護の状況におけるいかなる害の可能性にも注意を払い，予防するように働きかける，と記されている．

小児の抑制と拘束については，小児看護領域の看護業務基準（1999年11月）に「看護者は安易な抑制や拘束，面会制限，運動・遊びの制限，教育を受ける機会の中断，同意していない検査・治療，プライバシーの侵害などが生じないよう配慮し，調和のとれた成長・発達を促すよう心がけなければならない」とあり，「①子供は抑制や拘束をされることなく，安全に治療や看護をうける権利がある．②子供の安全のために，一時的にやむを得ず身体の抑制などの拘束を行う場合は，子供の理解の程度に応じて十分に説明する．あるいは，保護者に対しても十分に説明を行う．その拘束は，必要最小限にとどめ，子供の状態に応じて抑制を取り除くよう努力しなければならない」と明記されている．

看護職は常に対象の擁護者として位置づけられている．それは医師，人を対象に医療を提供する医療人（薬剤師，放射線技師，検査技師，その他の医療に従事している人々），介護福祉に従事する人々に共通していえることであろう．これら倫理的なことをきちんと認識して緊急避難的に生命を守ることと安全を確保するために，この方法以外にないのかをアセスメントすること，そして組織として抑制のあり方を考えることが必要である．身体拘束するにあたっては，真に対象の擁護者として機能しているかということを考えなければならない．

病院機能評価においても，「行動制限（抑制・拘束）への配慮，方針と適用する場合の基準の明確さ（行動制限に関する方針，実施基準，解除の基準の明確化・明文化，医師の指示，診療録への記載），手順書が整備されそれに基づいて適切に実施されているか（手順書の整備と遵守），抑制・拘束について検討し回避・軽減・解除の努力が行われているか（カンファレンスにおける検討と記録）」等を指標に医療の質を評価されている．

4. 抑制や拘束が安全を守るケース

いかなる医療介護保健福祉施設においても，抑制や拘束はゼロにしたほうがよいことは言をまたない．しかし，その人の生命と安全を護り，命を救えるという必要な抑制，拘束もあると考える．多くは救命救急・集中治療の現場や精神科医療においてである．かつて精神科病棟に勤務したときに，興奮，混乱の激しい統合失調患者が緊急入院した．あまりの激しい緊張状態に対象と近づくことができなかった．数人の医師，看護師で鎮静のために個室に収容し全身の抑制を行ったことで，患者とかかわれるようになった経験がある（精神科においては，抑制，隔離は指定医の指示がないと行うことはできないと精神保健福祉法に定められている）．

10台もの輸液ポンプを用いて輸液管理をし，呼吸器で人工換気を行い，さまざまなカテーテルやラインを装着してモニターを行っている重症患者にとってカテーテル1本のトラブルが悪循環路に迷入させ致命的な結果になることもある．患者は意識レベルも低下しており，装着されている管類に生命依存をしている状態であるから，一瞬一瞬をきめ細かく観察し管理していかなければならない．患者とのこまやかなかかわりも必要になる．抑制は必須の手段になる．

ICU領域ではスパゲッティー現象といわれるように多くの輸液や輸血ラインやモニターライン，ドレーン類や持続導尿カテーテル，人工呼吸器などによって生命が維持されている．この場合患者はこれだけで拘束され，抑制されている状況でもある．患者は生命の維持が危機に

さらされている状況であると同時に切迫したストレスへの恐怖心と戦っている．一見して穏やかで少しの間だと抑制を外しても大丈夫だろうと，隣のベッドを振り向いている1～2分の間に管を抜かれてしまったという報告も多い．あっという間の出来事で，その素早さと力強さは経験したものでないとわからないかもしれない．しかし，事故抜去された後は気道に損傷をきたしていることもあり，再挿管は危険性を生じる．理解できているようであっても呼吸循環動態管理下にあるこのような患者に対しては，適正な抑制が患者の救命につながる．

緊急搬入されすぐに手術になった患者だけでなく，術後には一次性，二次性の低酸素血症に陥り，そのために身体的異常と問題行動を引き起こすこともある．患者は生命の危険にさらされているにもかかわらず低酸素に伴う状況認識ができない．

救急・集中治療領域ではこのような事例は多く経験する．これらの事例は抑制禁止除外例として毅然として患者を護っていかなければならない．誤ってならないのは抑制している間は手間が省けるのではなく，より多くの手間ひまをかけてかかわる必要性を認識していなければならない．看護者としては，患者がもつ苦痛や恐怖を緩和させるケアや，抑制を早く外せるように酸素化能を高めたり，循環動態を安定させたりするケアを行っていくことは必然的なことであり，それによって抑制する期間を短くしていくことにつながる．

抑制に対する基本的なスタンスは生命のリスクと代替手段がなく緊急避難的に短期間行うものであること，患者の人間的尊厳に対する敬意を失うことなく，可能なかぎり十分な説明を繰り返し行うこと，患者にとって最終的な利益になる，決して患者の不利益にならないようにということである．

5．拘束・抑制の方法と抑制具

方法としては，①自由に開けることができない部屋（たとえば保護室）のなかに行動範囲を制限する（隔離），②車椅子にテーブルを固定する（拘束），③背の高いベッド柵で行動を制限する．病棟や施設の入り口に鍵をかける（拘束），④ベッドや椅子，車椅子などに紐や帯，抑制衣，磁石式抑制具などを用いて縛り付ける．人の力で抑える（身体抑制），⑤向精神薬服用などで必要以上に眠らせ心身の抑制をして動けないようにする（薬理学的抑制），⑥きつく叱る（言動による抑制），⑦ミトン型の手袋装着，点滴中の四肢をシーネと包帯で固定（四肢抑制），などがある．

抑制具については，体幹抑制にはマグネットと紐でできた抑制具（ゼグフィックスなど）やシーツ，ジャケット型の抑制衣が用いられる．四肢の抑制には，マグネットとベルトで構成される抑制具，抑制帯と呼ばれるもの，ミトン，マンシェットタイプの四肢抑制具などがある（図）．車椅子に取り付けるテーブルやエプロンで行動を制限する方法などがある．抑制具は，安全快適で最小限に使用すること．そのために仕様書を確認し，その特性を熟知して，正しく使用すること．抑制具に代わる独創的な工夫，抑制の必要性をなくすためのケアを創造していく努力も必須のことである．

抑制中は，必要以上の制限や強い局所圧迫になっていないか，圧迫や摩擦による皮膚の変化の有無，軀幹抑制時に呼吸運動障害をきたしていないか，同一体位が長くなっていないか，バイタルサインや全身状態，精神状態，患者に挿入装着されているものやライン類のズレや抜けはないかといったことを観察する．抑制を解くときは複数人で訪問する．抑制部のマッサージやスキンシップを図るなどきめ細かに配慮し人間的にかかわり，患者・家族との信頼関係の確立に努め，インフォームドコンセントを怠らないことが重要である．

6．フォローと評価

抑制を行うにあたっては，抑制が本当に必要かどうかを頻回に評価すること，問題行動と思われる患者の行動の裏に潜んでいる情報を知り意味をアセスメントすることが重要である．そして，最後の手段である抑制具が適正に，でき

65 拘束, 抑制

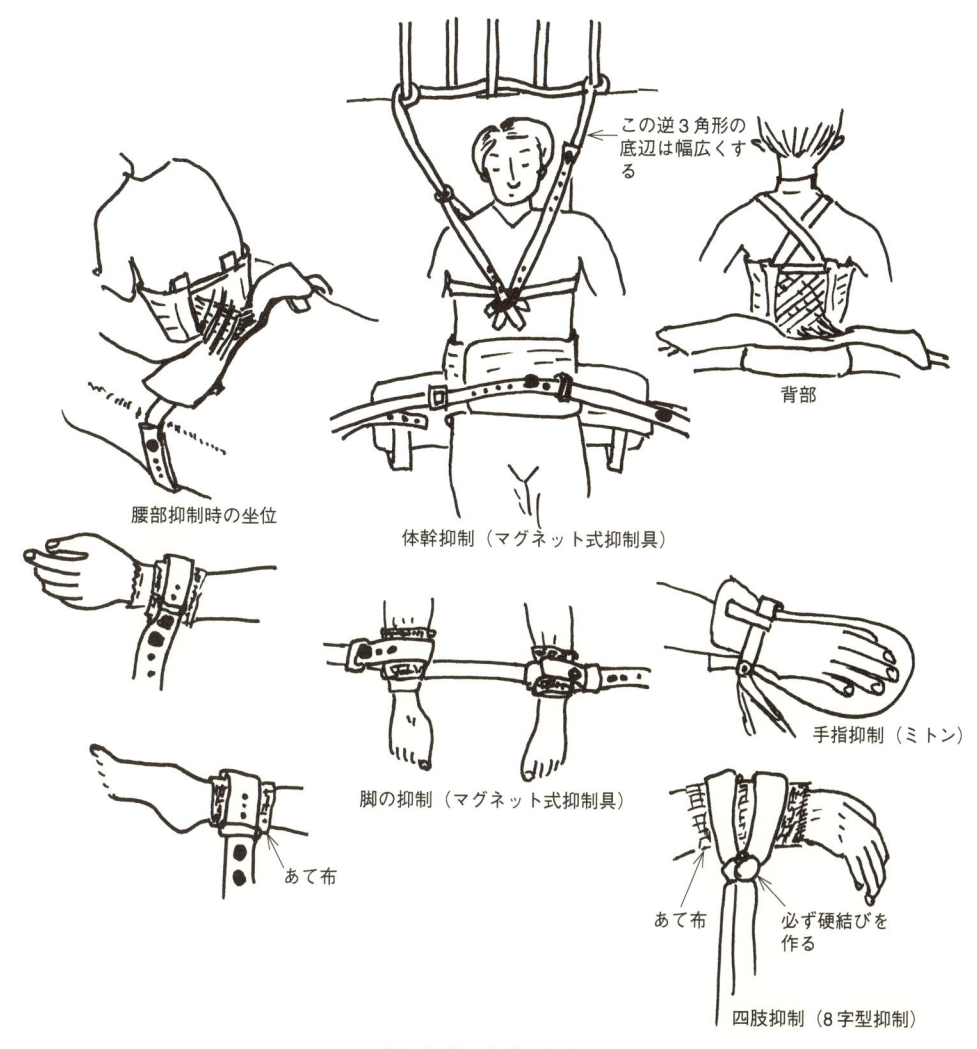

図　抑制の方法と留意点

（図中ラベル：この逆3角形の底辺は幅広くする／背部／腰部抑制時の坐位／体幹抑制（マグネット式抑制具）／手指抑制（ミトン）／脚の抑制（マグネット式抑制具）／あて布／あて布　必ず硬結びを作る／四肢抑制（8字型抑制））

① 四肢の抑制帯はタオルで手首を保護しその上からかける，このとき必ず硬結びをしておくと患者が体動しても締まることはない．安全のために行うこと．
② 十分にアセスメントし，行う抑制は確実で可能なかぎり短時間，安楽に．不備な抑制は患者に苦痛を与え，事故のもと．
③ 抑制部は頻回に観察を行う．
④ 抑制していることが他者からみてわかりにくいように，患者と家族が快なように体幹抑制のベルトの上にはマクラやバスタオルなどで覆いをする．

るだけ快適に使用されたか，効果はどうであったかを評価する．どんな意思決定に基づいて抑制したか，抑制のタイプ，根拠，抑制開始と解除時間，状態の再評価，抑制具を使用する前に対象の安全を守るためにどんな措置を講じたかなど，その事実を正確に記録に残しておくこと．そして，医療倫理委員会や対象にかかわる多職種のチームカンファレンスで検討する．看護ポリシーに基づいて説明責任を果たすためには一つ一つの事例を検証し，積み上げていくことである．

救急，集中治療の場でも可能なかぎり抑制はなくす努力も必要である．緊急やむをえないとして認められる場合に，身体拘束は正当防衛または，正当業務行為とされることになると考える．身体拘束をすべき義務があるのに怠ったこ

とによって(因果関係),事故が発生した場合(結果)には,施設は民事上の損害賠償責任が問われることがある.必要な抑制とそうでない抑制の区別をしっかりと判断できることである.そのための教育はもちろん,基準を作成し,医療倫理委員会やチーム医療会議などで事例を検討する施設内のシステム構築も必要である.

身体拘束廃止の根本は対象に対してケア提供者がどう向き合うかにある.そして何が対象にとって必要な「看護」になるのか,ニーズに応えることになるのかを考え,行動することである.医療の場においては必要な抑制もある.そのことを根拠に基づいて説明できることが必要である.

[森田孝子]

参考文献
1) 井部俊子,中西睦子監修:看護管理基本資料集,pp 25-26, 42, 45, 日本看護協会出版会, 2003.
2) 救急看護学会ワークショップ:救急患者の安全と看護―その1―抑制について.Emergency Nursing, 13(5):26-48, 2000.
3) 特集:「抑制廃止」その現状と課題.看護, 11月増刊号:6-153, 1999.

個別領域

66 小児科における安全管理

1. 小児の特性

小児は日々著しい成長発達を遂げており，絶えず身体や運動機能，あるいは知的・精神的機能が発達変化し，年齢ごとに特有の行動様式が現れるところに特徴がある．そのため，小児おける安全管理は，小児の成長発達の過程に合わせて考えなければならない（表）．

たとえば，小児の特徴として，①体型や運動機能が十分でない，②理解力や判断力，注意力が十分でないため危険の回避ができない，③発達行動として，日々「できること」が拡大している，④衝動的な行動や大人の行動をまねる模倣性などがあることなどがある．その結果，思いがけない事故を生じることが少なくない．

小児に関する事故は，2002年の厚生労働省の人口動態統計によると，死亡原因の1位は0歳では「先天性疾患」であるが，1〜19歳までは「不慮の事故」となっている．「不慮の事故」のうち乳児では「窒息」が圧倒的に多く73.7％で，1〜4歳では「交通事故」が33.8％，「溺死および出溺水」が25.0％である．

一方，死亡には至らない「不慮の事故」の頻度は乳幼児では死亡事故1件に対して，入院を必要とする事故40件，外来受診を必要とする事故3600件，家庭での処置を必要とするような事故は10万件，無処置で様子をみる事故は19万件に推定されている．毎日，膨大な数の事故が発生しており，小児は，さまざまな危険にさらされているといっても過言ではない．大人にとっては何でもないことが小児自身の行動特性から，非常に危険な状況となりうるのである．小児の事故を予防するには，常に大人の鋭い観察と保護，養育を必要としている．

これらをふまえて小児科における安全管理を考える必要がある．

2. 小児科の特性

小児科は，0〜15歳未満の子どもの入院が対象となる．小児科の入院環境は，小児にとって疾病の治療の場であるとともに日常生活の場でもあり成長発達を助け快適で安全な場であることが望まれる．家庭での日常生活との違いや集団生活による影響などを考慮し，個々の小児の発達段階を十分理解しその時期に起こりやすい事故を予測し細心の注意と鋭い観察力をもって当たらなければならない．小児の安全を守るためには，安全な設備と備品，医療者側の注意力が要求される．

小児科において，起こりやすい主なインシデントや事故には，「転落・転倒」「誤飲・誤嚥」「ドレーン・チューブ抜去」「与薬時のトラブル」「誤接続・誤注入」などがある．ここでは，その発生と要因，安全対策の要点，留意点について述べる．

3. 小児科で起こりやすい主な事故

1) 転落・転倒

i) 発生と要因：病院内では，ベッドやテーブル，椅子，ベビーバギー，診察台，処置台，移送車，コット，保育器などからの転落がある．また，椅子やベッドからの飛び降り，歩行時バランスを崩すなどによる転倒がある．

いずれの場合も，医療者や付き添っている家族が，小児から目を離した瞬間に起きる．ベッド柵の上げ忘れや不十分な柵の高さ，処置台などでの寝返り，保育器内での処置中の窓の締め忘れ，不安定な姿勢での抱っこなどが要因となる．

ii) 安全対策

① 小児が使用する病室やベッドの種類・位置・柵の間隔，高さ・補助用具の選定は，発達や病状に応じた物品を選定する．

② ベッド柵をよじ登ったりできないように，

個別領域

表 小児の運動機能の発達段階と日常起こりやすい事故

	運動機能の発達	日常生活上で起こりやすい事故	病院での起こりやすい事故
誕生〜5か月	足をバタバタさせる 首が座る 寝返りを打つ 手に触れたものをつかむ	ベッド・ソファから転落 枕・布団による窒息 鋭利なものをつかむことによる外傷	ベッドからの転落 リネンによる窒息 紐・ライン類の巻きつき
6〜12か月	お座りができる つかまり立ちができる ハイハイをする	タバコやコインの誤飲 ベビーカーより転落 ポットなどの熱傷	異物の誤飲・誤嚥 ベッド・ベビーカーより転落 ベッド内の転倒 紐・ライン類の巻きつき カテーテル類の自己抜去
1歳	つたい歩きをする 一人立ちをする ほしいものを取りに行く	階段・椅子からの転落 テーブルや家具による切り傷・打撲 化粧品・薬品・豆類・ボタン電池の誤飲	ベッドや椅子からの転倒・転落 異物の誤飲・誤嚥 カテーテル類の自己抜去
1歳半	ぎこちなく走る 椅子によじ登る 立ち上がりしゃがめる	窓やベランダからの転落 ビニール袋などによる窒息 浴槽への転落 物をくわえて転倒	ベッドや椅子からの転倒・転落 異物の誤飲・誤嚥 カテーテル類の自己抜去
2歳	ピョンピョン飛ぶ 転ばないで走る 少し高い所から両足で飛び降りる	プールや川の溺水 ブランコからの転落	ベッドや椅子からの転倒・転落 異物の誤飲・誤嚥 ベッド柵によじ登る おもちゃを投げる おもちゃの奪い合いによるけが
3歳	高い所に登れる はさみを使う	三輪車の事故 屋外の石などによる切り傷 異物を耳・鼻に入れる	ベッド柵へのよじ登り・飛び降り 異物の誤飲・誤嚥 ドアに衝突
3〜5歳	走ったりよじ登ったり冒険できる ジャングルジムに登る	揺れてるブランコにぶつかる 自転車事故 けんかによる噛みつき・切り傷	ベッド柵へのよじ登り・飛び降り 異物の誤飲・誤嚥 ドアに衝突 おもちゃの奪い合いによるけが アレルギー食の誤食 （子ども同士のおやつの交換） 点滴スタンドの転倒
6〜12歳	技巧的な遊びに夢中	衝突・自転車事故 友達とのトラブル	同室患児とのトラブル 車椅子での暴走・転倒 松葉杖での転倒 点滴スタンドの転倒 無断離院

（出典：国立成育医療センター 安全管理者 山元恵子教育資料より）

布団やおもちゃを整理しベッドの内と周囲に物を置かない．

③ 家族・面会者に対してベッドの仕組みや柵の取り扱いが確実にできるように指導する．入院時だけでなく，機会あるごとに転落防止の注意を促し意識づけをする．

④ 小児が不安にならないようカーテンや床頭台など，ベッド周囲に配置されている物品に注意し，小児の視界を妨げない環境を作る．

⑤ 院内のすべての関係者は，ベッドから離れるとき必ずベッド柵を上げる習慣を身につける．

⑥ 検査や手術前の鎮静剤の服用後はふらついたり，興奮したりすることがあるため，ベッ

ド上安静とし注意する．

⑦ ベッドやベビーバギーは，故障や破損がないよう定期的な管理を実施する．また，ベビーバギーは動きが激しいとバギーごと転倒したり，固定ベルトが緩くてずり落ちたりすることがあるため年齢にあったものを選定し，固定を確実にする．

⑧ 処置時は，抑制を行い処置がスムーズにいくよう援助するとともに小児から決して目を離さない．

⑨ 病室や廊下の床には，輸液やお茶などの水滴をこぼさない．こぼしたときは，すみやかに清掃を行い乾燥させ転倒を防ぐ．

⑩ 搬送時は，必ずストレッチャーや車椅子を使用し抱っこは基本的に禁ずる．抱いて移送する場合，両手でしっかり抱く．片手に荷物を持つなどして片手抱っこは絶対しない．

⑪ モニターや輸液ポンプのコード類は，必要最低限とし床にはわせない工夫をする．

ⅲ） 留意点

① 入院時の小児の状態や疾患の程度，意識レベルを十分把握する．転落・転倒の既往，日常生活の行動範囲や発達状態，理解力などの情報を正確に収集する．1歳前後では，不安定ながら立位姿勢がとれ，運動調整機能によって歩行ができるようになる．ベッド柵が下がっていると転落の危険が高くなる．また，2歳になると滑り台を登るなど移動する力を獲得する．2歳児以上はベッドの柵越えに注意する．

② ベッドからの転落は，家族がベッドサイドにいて目を離した瞬間に起きていることが多い．物をとるためかがんだり，背を向ける少しの間も必ずベッド柵を上げるよう指導する．家族がついていてのベッドからの転落は，入院2日目以降に多い．緊急入院や初めての入院では，疾患や母子分離に対する不安などからオリエンテーションの内容が十分理解されにくいため，繰り返しての説明が必要である．

③ 小児の服用している抗痙攣薬や鎮静剤の内容を把握する．

④ ベッドや椅子，ベビーバギーなどは，性能，耐久性の限界を理解し，目的以外の使用を避ける．

⑤ 入院中病状が安定，回復してきたときは，入院時できなかったことができるなど思いもよらない活発な状態となる．回復時の行動には十分な観察と注意が必要である．

2） 誤飲・誤嚥

ⅰ） 発生と要因：「誤飲」は，異物が誤って食道に入ること，「誤嚥」は誤って気管に入ることをいう．小児の誤嚥は，狭小の気管内に異物による気道の機械的閉塞が起こり，窒息につながる．急速な低酸素脳症を招くため緊急な対処が必要である．いずれの場合も，家庭で起きて院内に運ばれてくるケースと院内で起きるケースがある．家庭での主な要因には，タバコ，ピーナッツ，硬貨，おもちゃ，電池などがある．また，病院内では持ち込みのおもちゃや医療用具の注射針，三方活栓のキャップや錠剤などがある．

特に，乳児は身の回りにあるものすべてに興味を示し，目につくものには必ず手をふれ口に入れて確かめ認知しようとする本能的な探索行動がある．危険な物を，周囲に置かないよう医療者や家族の細心の注意が必要である．

また新生児は，吐物による誤嚥の他に掛け物，ティシュ，ビニールなどで顔を覆ったり，鼻汁による詰まり，伏臥位に寝かせることなどが原因で窒息となることがある．

ⅱ） 安全対策：小児の発達段階に応じた対策が必要である．身の回りの生活用品の置き場所に常に注意し，迅速に危険物を片づけ事故を予防する．

① 新生児，乳児の周辺には，余分なガーゼ，ビニールの袋，ティシュなど一切置かない．必ず掛け物などから顔が出ていることを確認する．伏臥位にするときは，必ず顔を横に向け頻回に観察をする．

② 生後5か月を過ぎたら誤飲に注意が必要である．特に「ハイハイ」をする時期からは行動が拡大するため，大人の目が常に必要である．家庭では，1歳未満は，タバコの誤飲が最

も多い．

③ 2～3歳になると薬物の誤飲が多い．洗剤や医薬品を子どもの手の届く高さに置かないことや，食べ物の入っていた空容器に移し替えたりしない．

④ 3歳くらいまでは錠剤の内服は困難である．散剤か水薬にして誤嚥を予防する．また，泣いているときに無理に飲ませたりすると気道に入りやすいので泣きやむまで待つ．

⑤ 3歳以下は豆菓子，なかでもピーナッツによる誤飲が多い．気管に入りやすい乾いた豆類は食べさせない．病院内では，節分の豆まきは行わないほうがよい．また，イチゴのような柔らかいものでも奥歯が生え揃うまでは小さく切って食べさせる．

⑥ 3歳以上になると硬貨や電池などの誤飲が多い．おもちゃには小さい電池が使われており，誤飲しやすい．アルカリ性の電池は，長時間胃にとどまると消化管穿孔を生じるため，ファイバーなどによる処置が必要となる．

⑦ おもちゃは，安全で丈夫なものを選択する．病室に持ち込むおもちゃは壊れたり，ネジやビーズなどあるものは避ける．

⑧ 食事は，仰臥位でなく座った状態で食べることを習慣づける．中枢性の疾患により，嚥下や反射機能に障害がある小児の飲水はとろみをつけるなどの工夫をする．

⑨ 万一気管に入った場合は，即座に吸引を行う．常に吸引器の作動確認をしておく．

⑩ 吸引器がないときは，乳幼児は逆さにして背中をたたき吐き出させる．坐位にして，背中をトントンたたくことはしない．

iii）留意点

① 誤飲，窒息防止のチェッカー（直径32 mm，長さ57 mmの筒）に入るものは，乳幼児の口に入る危険性があるため，高さ1 m以上の手の届かない高いところに保管する．

② 小児がものを飲み込んでいる瞬間を見つけたときは，不用意に声をかけて驚かせない．

③ 急にむせたり，咳込む，のどが「ヒューヒュー」となるときは，気管内の誤嚥を疑う．

④ 誤飲し胃に達した異物がレントゲンで確かめられている場合は，便とともに排泄されるので数日間観察し確認する．

3）ドレーン・チューブ抜去

i）発生と要因：ドレーン・チューブ類は，体内に必要な薬物や水分，酸素などを取り込んだり，排泄物や老廃物を体外に出すことを目的で挿入する．その種類は，呼吸に関する気管チューブ，栄養に関する経静脈的高カロリー輸液（IVH）ライン，経腸栄養（経口と胃瘻）チューブ，泌尿器に関するバルンカテーテル，腎瘻として直接腎臓に挿入するカテーテルなどがある．いずれの場合も挿入時，挿入中，抜去後の安全な管理が必要である．

小児では，①ドレーンやチューブ類は細くて短い．また，気管チューブはカフがないなど折れたり，抜けたりしやすい．②危険の察知が未発達であるため状況が理解できず，すべてが「おもちゃ」として認識したり興味の対象となる．③両親や家族の理解が十分でないと，固定や抑制の制限があまくなり，事故抜管を起こしやすい．

ii）安全対策

① 小児の経静脈的高カロリー輸液（IVH）などの挿入は，恐怖心や激しい抵抗が予測されるため安全管理上，ほとんどが全身麻酔下や透視下で行われるためその後の全身管理が必要である．

② チューブは，マーキングし挿入位置の確認を行う．

③ 気管チューブを痰や分泌物で詰まらせない．吸引チューブの長さは気管チューブの先端よりも1～2 cm長く挿入し吸引する．

④ 気管チューブは，カフがないため体位交換時や吸引時抜管しやすいので，チューブ固定は適正な絆創膏で十分な固定を行う．

⑤ チューブは，ループを作るなどの工夫をし抜去を予防する．

iii）留意点

① 事故抜管を繰り返すことは，患者に過大な侵襲を与えることになる．抜管を防ぐための

固定の必要性を，小児および家族に十分説明する．

② 小児の固定や抑制は必要最小限にとどめ，かつ最大限の効果が保てるよう，個々に合った工夫が必要である．

③ チューブ感染を防ぐため，挿入部の観察や清潔なケアが重要である．

4) 与薬時のトラブル

ⅰ) 発生と要因：小児の与薬は，飲みやすいための工夫や体位の固定が必要であり，時間と観察を要する．薬の量が微量であったり，自分で確認をすることが困難であることなど大人に比べてリスクが高い．

ⅱ) 安全対策

① 医師の処方オーダーの単位は，mg と mL を間違いやすいため病院内で処方のルールを統一する．

② 乳幼児では，実施者と小児の双方での呼称確認などが困難のため，ベッドネームやリストバンドなどで確認の工夫をする．リストバンドにその患者のバーコードを入れ，患者認証を行い誤認を防止するシステムを導入するなどの工夫もある．

③ 輸液ポンプ類は，小児がいたずらしてセット量を変更してしまわないよう，ベットから離して手の届かない位置に置く．また，点滴台が倒れないよう注意する．

⑤ 薬の作用，副作用に関する知識を十分もち，与薬後の患児の状態の観察を行う．

ⅲ) 留意点

① 小児は，薬を飲むことや注射に対して恐怖や不安が強い．発達に応じた事前の説明が必要である．

② 小児の注射は，シリンジポンプなどを使用することが多い．小数点の付く流量設定の場合，桁間違いによるセットミスに十分注意する．

5) 誤接続・誤注入

ⅰ) 発生と要因：誤接続とは，経腸・経口投与されるべき薬剤やミルクなどが誤って静脈ラインに接続され注入されることをいう．小児ではカテーテル類が細くしかも注入量が微量であるため太口径の注入器が使用されにくい現状がある．

ⅱ) 安全対策

① 経腸・経口ラインに太口径を使用し，静脈内点滴ラインとは接続不可能とする．

② ミルクと脂肪乳剤の薬は，白色で区別がつきにくいため，同時刻に実施されないよう時間の調整を考慮する．

③ 一人の患児に，経腸・経口ラインと静脈点滴ラインを同時に使用しているときは，左右の位置に分けてライン管理をする．

ⅲ) 留意点

① 注入時には身体側からラインをたどりルートを確認し注入する．

② 注射器と注入器の使い分けについては院内で統一する．

小児の事故を防止するには，上記のように医療者や家族が小児の周辺から危険な条件を取り除き事故防止対策をとるとともに，小児自身が危険から身を守るよう安全能力を習得させなければならない．年齢に応じて積極的に安全教育を実施していくことも重要である．

［齋藤理恵子］

参考文献
1) 穐本美穂ほか：小児病棟における面会中の転落事故分析—過去5年間の事故報告書から—．第31回小児看護, pp 45-47, 2002.
2) 松木菜穂子ほか：A病院小児病棟における乳幼児用高ベットの柵越えの実態調査, pp 73-74, 2002.
3) 山中龍広：子どもたちを事故から守る．小児内科, **35**(6)：1088-1089, 2003.
4) 石川美知子：小児の安全なドレーン管理—胃管・中心静脈栄養・気管切開—, **29**(6)：985-988, 2003.

個別領域

67　精神科医療の安全管理

　精神科医療の安全管理は，まず他の領域の安全管理と同じ観点で考える必要がある．なぜなら，精神科入院患者の約7割は，本人が自ら希望した入院であり，一般で考えられているような強制的な医療が大部分の患者に行われているわけではないからである．本人の意思に基づかない非任意入院患者も，実は再入院時には本人の意思による入院に変更されることが多い．さらに隔離や身体拘束などの行動制限は，一部の患者に短期間行われるだけである．特に近年では，外来医療の進展により，精神科・神経科や一部の心療内科などの「精神科医療」に気軽に受診しやすくなってきている．そのため入院患者層もうつ病患者が増加するなど多様化している．精神科医療を特殊な領域とみるのではなく，他領域と同じ観点で安全管理を考える必要があることを，最初に確認したい．

　とはいうものの，精神科医療施設への入院患者の約3割は，非任意入院である．また，入院中に患者本人の安全を確保するために行動制限を行うことがある．精神保健福祉法によって非任意入院や行動制限が正当化されていることは，精神科医療の安全管理を考えるうえで念頭におかなければならない点であることも事実である．

　そこで本論では，他領域との共通部分は他章に譲り，精神科医療に特徴的な安全管理に関する部分を考えることにする．

1．入院形態と行動制限

1）入院形態の理論的背景と方向性

　入院の約3割を占める非任意入院の主な形態には，精神障害で自傷他害性（自分もしくは他人を傷つけるおそれ）があるために入院が必要と精神保健指定医2名が判定する「措置入院」と，自傷他害性はないが精神障害で入院が必要と精神保健指定医1名が判定し保護者が同意することでなされる「医療保護入院」がある．

　刑法的な行為ではないが問題のある行為によって個人の行動の自由を制限することは，原則として許されない．しかしやむをえず，地方自治体の長が，精神障害のある人の行動を制限するには2つの法律的な理論がある．ポリス・パワー（社会防衛）とパレンス・パトリエである．ポリス・パワーの理論によると，地方自治体に市民の福利を守るために何らかの処置をとることを認めている．「社会に対する危険性がある精神障害者を精神科病院へ入院させる」などがその例である．一方，パレンス・パトリエの理論では，精神疾患によって，自らをケアができない障害をもつ市民などのために，地方自治体が処置をとることを認めている．「本人の保護のために精神科病院へ入院させる」がその例である．

　入院患者の1％程度の約3000人である措置入院の要件である「自傷他害性」は，この2つの理論を合わせた概念である．これまで，ポリス・パワーの理論が盛り込まれていた制度は措置入院しかなかったが，2003年7月に成立した「心神喪失等の状態で重大な他害行為を行った者の医療及び観察等に関する法律」により，この理論による処遇は新たな別制度・別施設で扱われることになった．一般精神科医療の潮流は，ポリス・パワーが排除され，パレンス・パトリエのみが精神障害者の行動の自由を制限する論拠となりつつあるのである．

2）行動制限

　本人の意思に反して入院治療が開始されるため患者本人は非協力的で職員との間でトラブルが起きる危険性がある．したがって，特に入院初期は患者と職員の安全を確保する必要がある．安全の確保（保護と呼ばれることもある）には，通信・面会の制限，隔離，抑制，閉鎖病

棟での処遇，薬剤による鎮静など，本人の行動を制限することを意味する．精神科医療の処遇においては，法律上厳格な手続きが行動制限について規定されている．

隔離とは，広くは緊急の臨床的な状態を治療しそれを持続させるために，入院患者を処遇することと定義される．隔離は，さらに客観的な基準（鍵をかけるなど）と主観的な基準（部屋から出られないと患者自身が感じている）がある．日本では，「内側から患者本人の意思によっては出ることができない部屋の中に1人だけ入室させることにより当該患者を他の患者から遮断する行動の制限をいい，12時間を超えるものに限る」と定義されている．したがって，本人の意思によって隔離室を使用する場合は，「隔離」ではない．

抑制は，身体抑制と薬物による抑制に分けられる．精神症状を抑えるための薬物投与は国際的に「治療」と考えられているが，米国では単に行動制限を目的とする薬物投与も抑制と定義されている．治療目的ではない薬物による抑制はなされるべきではない．わが国で抑制は，「衣類又は綿入り帯等を使用して，一時的に当該患者の身体を拘束し，その運動を抑制する行動の制限」と定義されている．点滴のための腕の「固定」は，専門家により厳密に身体抑制とする場合もあるが，一般的には身体抑制とはいえないとする場合が多い．精神保健福祉法では，固定は身体拘束とはしていない．

3) 治療・安全とリスクとのトレードオフ関係

パレンス・パトリエに基づく非任意入院であれ，本人の治療のための行動制限であれ，どれだけ行ってもよいというわけではない．不適切な非任意入院や行動制限は，過度の介入を意味し，患者は行動を本人の意思に反して制限され，不利益（リスク）を被ることになるからである．

一方，精神科医療における安全管理上の医療事故やインシデントとして挙げられる自殺・自傷行為，他害行為や離院などは，非任意入院で処遇し，より行動制限をしていれば防げたのかもしれない．転倒や転落などの不慮の事故も，身体拘束をしていれば転倒していなかったであろう．

つまり，「治療・安全」と「リスク」は，お互いに関連していて，一方を重視すると，もう一方を軽視する傾向となることを意味する．この関係を，ここでは治療・安全とリスクとのトレードオフ関係があると呼ぶ．もう少し具体例を考えてみよう．

隔離・身体拘束などの行動制限は，自傷他害性のおそれを回避するために，また精神症状の改善のためには，精神科医療では必要な場合がある．しかし同時に，患者の自立性への介入であり，治療関係が悪化する危険性や患者の身体への悪影響のリスクがある．

薬剤においては，抗精神病薬における錐体外路障害，悪性症候群，糖尿病や心臓への影響などの副作用が指摘されている．また，Thapaらの研究によると，ナーシングホームにおける向精神薬服用者の転倒リスクは高い．この他にも，精神科医療における患者と家族の満足度，または患者・家族と社会の満足度は，トレードオフの関係になっている場合が少なくない．さらに在院日数を短縮することと，短期の再入院率が増加することも，関連している．

このように，患者が受ける治療・安全による利益とリスクとの関係は，トレードオフの関係になることが多い．したがって，「いかにリスクを少なくするのか」という問いは，「治療・安全を担保しながらいかにリスクを最小限にするのか」と問うべきなのである．これらの領域の事例は，現在の精神科医療水準に照らしてみて，最小限の安全確保によって適切な精神科医療を提供していたのかどうかを考慮しながら，検討する必要がある．精神科医療における日常の臨床活動では，常に治療・安全とリスクとを勘案しながら，治療がなされているのである．

2. 具体的な安全管理の領域

精神科医療における安全管理の領域を表に示す．

表 精神科医療における安全管理の領域

1. 自殺・自傷行為
2. 不慮の事故（転倒，転落，誤嚥・窒息）
3. 他害行為（患者・患者間，患者・職員間）
4. 薬剤ミス
5. 離院・無断外出

精神科病院における全国的状況の唯一の調査である，日本精神科病院協会の医療問題検討委員会の報告を紹介することから始める．委員会では，約20年にわたり会員病院からの事故報告を集約し，分析を行ってきた．石井（2002）の報告は，そのなかで1994年4月から2000年3月までの6年間の報告に関する集計・分析である．報告事例は，協会が把握すべき事態まで至った，いわゆる最悪の結果である．その背景には，未然に回避でき報告に至っていない相当数の事例があることが予想できる．

分析期間における医療事故関連事象を類型化すると，自殺（未遂・自傷行為を含む）が最も多く全体の30.3％，不慮の事故（転倒，転落，誤嚥・窒息）が20.8％，患者間傷害・致死が16.1％となっており，この3類型で全体の67.2％を占めていた．

1) 自殺・自傷行為

報告の最も多かったのは自殺（未遂・自傷行為を含む）の報告であった．もともと自殺念慮や自傷性のある患者が少なからず入院しているため，頻度が高くなる．自殺の手段については，飛び降り（37.5％），縊死（31.3％），飛び込み（13.3％）の順で多かった．任意入院の割合が多くなり，閉鎖処遇についても最小限にしようとする近年，いかに自殺・自傷行為を予防するかは，安全管理の大きなテーマの一つである．特に隔離室においては，自殺企図のある患者が隔離室を利用する場合は，危険物の管理を徹底する必要がある．

2) 不慮の事故（転倒，転落，誤嚥・窒息）

「不慮の事故」とまとめられている医療事故関連事象のそれぞれの割合は，転倒（全報告中11.3％），誤嚥下・窒息（4.4％），転落（2.9％）であった．

なお，筆者らが約50病院の協力を得て，2000年10月および11月の2か月間における転倒インシデントに関する多施設調査を実施したところ，2か月間の間に44病院から438例の転倒インシデントが報告された．転倒した患者は，男性が228人（52.1％），女性が210（47.9％）で，平均年齢（SD）は，65.5（15.0）歳であった．精神医学的診断では，器質性精神障害（痴呆など）が189（43.2％），精神分裂病が179（40.9％），その他の診断が70（16.9％）である．

転倒があった勤務帯では，日勤帯が167（38.1％），準夜勤帯が121（27.6％），深夜勤帯が150（34.2％）で，転倒があったときに患者が単身で行動していた場合は287（65.5％）と最も多かった．転倒した場所は，病室が130（29.7％），廊下が98（22.4％），デイルームが96（21.9％），トイレが33（7.5％），その他が81（18.5％）であった．

傷害の程度としては，打撲・捻挫が161（36.8％）と最も多かった．転倒の結果，58（13.2％）は状態に変化はなく，206（47.0％）は観察頻度が増加し，152（34.7％）は追加の検査・治療を要し，22（5.0％）は治療のために転棟・転院していた．なお，報告した職員の平均年齢（SD）は39.7（12.8）歳で，329（75.1％）が女性であり，当該病棟勤務が1年未満の報告者は137（31.3％），1年以上3年未満は156（35.6％）であった．

この分類にある事象は，安全管理の取り組みを行うことによって，効果の上がる医療事故関連事象でもある．たとえば，ある米国の高齢者施設では転倒が頻繁に起きていた．そこで，看護部門，OT/PT部門，管理部門，人事部門による多職種チームを組織した．このチームは，転倒の起きる場所と時間を記録したところ，転倒の27％はトイレへ介助なしに行くとき（午前6：30～7：30）に起きていることが判明した．そこで看護スケジュールを見直し，看護補助者のシフトを7：00から6：00にして入所者が起きたときに介助できるようにした．その結

果，この時間帯の転倒は3%に減少したとのことである．

高齢者の割合が高くなっている今日，この群の医療事故関連事象には，今後さらに注目する必要がある．なお，転倒などの記録に関しては，誰が関係しているのか（患者，職員，面会者），何が起きたか（傷害の場所と程度，場所，行っていた行為など），時間（日時，シフト，曜日），発生場所などを含むことが望ましい．また，褥瘡についても，定期的な測定が必要であろう．

3） 他害行為（患者間・患者職員間）

患者間の傷害については，日本精神科病院協会への報告事例の57.0%が閉鎖病棟で起こり，80.5%は男性が男性に起こしていた．入院形態については，任意入院が53.9%を占めていた．

また，他害行為は，患者職員間でも起きる危険性がある．たとえば隔離室においては，本人は隔離室から出ようとする意識が強い場合が多く，看護職員に暴力を振るう可能性が高い．最近の研究で，「退職したい」と思っている看護職員は，「実際に危害を受けた経験」ではなく，「危害のおそれがある」と思い，上司の支援が少ない職員である傾向があったとの結果が発表されている．職員にとっても安全な職場環境とする必要がある．

4） 薬剤ミス

精神科医療においては，薬剤ミスは多い．日本精神科病院協会医療問題検討委員会の報告で薬剤ミスに関する記述が多くないのは，報告事例は事故となった事例であるためである．川村(2001)の与薬ミスの調査によると，精神科病棟における与薬ミスの77.7%は与薬時に起きており，また対象患者に関するミスは全体の81.2%に上っていた．

この点においては，筆者らの調査でも明らかになっている．薬剤ミス調査は，43病院の80病棟が参加し，2か月間に213の薬剤ミス報告があり，これは1病棟あたり平均2.7件（1〜17件）となる．有害事象とはならなかった場合も含めた薬剤ミスは，各病棟では珍しくないのである．薬剤ミスの起きた患者の平均年齢は56.3（SD＝16.3）歳で，投薬平均回数は3.8（同1.2）回，平均薬剤数は10.7（同9.8）種類であった．報告した職員の平均年齢は44.1（15.4）歳である．誤薬のタイプとしては，異なる患者への投与，服薬時間の間違いが多くみられた．誤薬の主な原因として多いのは，薬剤の確認ミス，患者の確認ミス，および与薬忘れであった．

長期在院者の多い病棟では，与薬時のミスが多いことが経験的に知られている．適切な薬が適切な患者に服薬されているのかどうかは，確認をする仕組みを考える必要がある．たとえば，ある病院は，注射や与薬の場合，3回姓名を声に出すようにしている．また，与薬時のトレーを工夫し，与薬ミスを減少させた病院もある．

5） 離院・無断外出

離院や無断外出も，精神科入院医療が開放的処遇を推進する場合に生じる医療事故関連事象の一つである．医療専門家のアドバイスを守らずに医療を中断した患者の一群ととらえることもできる．

3．安全管理の推進のために

最後に，精神科医療における安全管理を推進するうえで大切な点を列挙する．まず，第一に職員への教育が挙げられる．ミスは起こりうるものであるという職員の認識が大切である．また，「治療・安全を担保しながらいかにリスクを最小限にするのか」という考え方は，専門家間や地域によって幅があることが知られている．安全管理についてチームで検討したり他地域の職員と交流したりすることも必要である．

第二にミスを減らすために，組織としての取り組みが重要である．起きたミスの報告・分析・対策案の検討など，今後類似した事故を減らすための組織的な取り組みが必要である．精神科医療におけるミスは①隔離室使用中，②抑制中，③与薬中，④食事中，⑤申し送り中・夜間，⑥搬送時などで多いとされている．これ

らの場面では，特に注意が必要である．

　第三に，患者の安全管理への参加も必要となってくると考えられる．確かに病識や服薬の必要性の認識が不十分な患者がいることは確かである．しかし，自分が安全な医療を受けたい気持ちはどの患者にもある．特に長期療養患者への与薬時のミスは，患者にも参加してもらうことによって減少させることが可能であると考えられる．

　わが国に限らず，国際的にも精神科医療における安全管理に関する取り組みは始まったばかりである．今後の積極的な活動を期待したい．

〔伊藤弘人〕

参考文献

1) 伊藤弘人：精神科医療のストラテジー，医学書院，2002．
2) 角南　譲，三宅祥三，樹神　學ほか：特集精神科病院における医療事故防止対策と安全対策．日精協誌，**20**：222-275，2001．
3) 石井一彦：精神科病院における医療事故．日精協誌，**20**：244-256，2001．
4) Ito H, Yamazumi S : Common Types of Medication Errors on Long-term Psychiatric Care Units. Int J Quality Health Care, **15**：207-212, 2003.
5) 川村治子：医療のリスクマネジメントシステム構築に関する研究．平成12年度厚生科学研究費補助金（医療技術評価総合研究事業）報告書，2001．

― 個別領域 ―

68　長期ケアの安全管理

1.　長期ケアに関する安全管理問題の所在

　近年の国際的な医療安全に関する動向と，長期ケアにおける安全管理に関する議論は，密接に関連している．その契機は，2000年4月から施行された介護保険制度の立案過程にあった．介護保険制度では，措置制度で運用されていた特別養護老人ホーム，老人保健制度上の老人保健施設，および包括化点数支払いが行われてきた療養型病床群や介護力強化病院のうち各病院が申請した病床に入院・入所した利用者に対して施設介護サービスの給付を行うとともに，各種の在宅介護サービスを提供している．また，在宅ケアに関しては，サービスの供給量を増加させることを主な目的として私企業からのサービス参入を認めた．制度立案の過程で最重要課題として，いわゆるサービスの「質」の確保が問題となり，各種の方策が検討された．それは，いくら量が増加しても，それが質の向上に結びつくとは限らないし，サービスの「質」を誰が，どのように判断するのかという議論となった．この議論の過程で，介護サービスの安全についても，広く検討する土壌が醸成されていったように思う．

　サービスの「質」の議論は，あらかじめ企画，設計した製品の性能基準に合格しているかどうかが「質」であり，製造過程で発生する欠品（不合格品・不良品）を最小限にすることが品質・生産管理の中心的課題であるという考え方だけでは必ずしも十分でない．なぜならば，このような製品の質に対して，サービスの質は，明らかに別の手法を取らざるをえないからである．まず，厳格な性能基準を設定することが困難であり，それは，多くの場合，無形である人間関係を媒介とするため，物の評価よりも，サービスの評価は難しい．しかし，サービスを評価するという考え方は，レストランやホテルに始まり，医療サービスに拡大した．そして，そのことが長期療養施設や在宅ケア・サービスに拡大したといってもよい．

　サービスを評価する場合，まず問題になるのは，誰が，どのように行うかである．一般的には，自主評価，同僚評価，同業者評価，第三者評価などが考えられてきたが，公的サービスの分野では，行政による審査，監査，評価ということもある．ただし，サービスの提供者と利用者（顧客）間だけの評価となると，「その顧客がどの程度満足したか」という顧客満足の議論が生じることになる．

　確かに「顧客満足」は，重要な評価であるが，結果として客が満足すれば，すべてよいということになり，満足してもらうための努力が評価対象となることになる．

　ここで問題は，顧客の満足ということとは別に，あらかじめ準備されている一定の水準を，そのニーズに応じて提供できているかどうかである．たとえば，あるニーズに対して，その目的を明らかにし，事前に計画し，その計画に対する承認を受け，計画どおりに提供できるかどうかをチェックし，問題点があれば修正するという一連の提供ルールを前提として，評価するかどうかということである．

　介護保険制度の立案過程におけるこのような議論は，現在に至るまで結論を得ていないが，米国の医療安全に関する動向や国際的な苦情処理制度の充実そして長期ケアにおける人権上の配慮に関する議論は，わが国の長期ケアの安全に関する議論を大きく進めることになったのである．

2.　ある標準化と数量化の試み

　安全や質について考えてみると，各種議論があるが，こと介護サービスの質の評価について，ケアの現場はどのような取り組みを行って

いるかを，四国にあるＡ老人保健施設の長期間にわたる「転倒・転落事故」に対する取り組みを例として，考えてみたい．

Ａ老人保健施設は，病院併設で入所定員100人，通所定員30人の施設として，1993年に開設した．この施設では，開設以降すべての事故について報告書がある．それも，報告様式，事故等の定義，事故予防のためのアセスメントシート，危険防止対策のマニュアルなどが文書で規定されている．

たとえば，「切傷」には「皮膚の損傷のこと，転倒・転落に伴うケガの場合は，転倒・転落の事故報告書に記入のこと」「ケガの種類；皮膚剝離・擦り傷，切り傷，火傷，その他」「アクシデント：皮膚の損傷で出血を伴うケガ・内出血」「インシデント：ケガにつながるかもしれない行為」というように書かれている．

報告様式には，この「切傷」のほかに「接遇」「無断外出」「褥瘡」「誤薬」「転倒・転落」の6種類である．このうち「転倒・転落」が最多の報告である．「事故」なのか「ケガにつながるかもしれない」のかは別として「転倒・転落報告書」の枚数を数えると，1996年度218件，97年度200件，98度年175件，99年度140件，2000年4月から12月までで80件であった．

安全やサービスの質についての議論は，いくらでも可能であるが，自らの施設に起こったアクシデントやインシデントについて，これだけ克明に記録した資料をみたことがない．単なる事故報告を記録しているだけでなく，再発防止やマニュアルの変更あるいは報告様式の見直しも定期的に行われている．そして，「転倒・転落」は確実に減少しているのである．特に，2000年4月1日からは介護保険上の規定で「一切の身体抑制は廃止した」にもかかわらずである．

事故は起こってはいけないものであるという観念的議論をいくらしても，要介護高齢者の「転倒・転落」は日常的に起こってしまうことである．必要なことは，記録し，報告し，その原因を話し合い，アセスメントシートやマニュアルを変更し，安全をいっそう確保するシステムとそのための努力である．

事故や事故になるおそれを報告し，それを数量化し，サービスの標準化を行うという基本的姿勢とチームワークが重要であり，これらの取り組みが数多くの介護保険施設で行われるようになれば，おのおののデータを持ち寄って，再発防止へのマニュアルを作成することも可能であろう．

3. 介護保険上の苦情処理制度

このようなことは，サービス業の常識になりつつある．特に，顧客からの苦情処理や事故報告は，それ自体が「質」を向上させるための宝物であるという考え方が急速に広まっている．

介護保険制度では，サービスの提供者側に「利用者からの苦情に迅速かつ適切に対応しなければならない」と義務づけている．このような規定は，わが国の保健医療福祉関連制度では初めてのものであり，現行医療法には規定がなく，介護保険法施行以降に成立した社会福祉法には同様の規定がある．長期ケアの安全管理と介護保険上の苦情処理制度は，必ずしも同様ではないが，医療機関における医療上の事故より，「転倒・転落」が多数を占める長期ケアや社会福祉サービスの現場では，利用者を消費者と位置づけ，その苦情を安全や質の向上に結びつけるという方法が有効と考えられている．介護保険制度に，なぜこのような苦情処理制度が導入されたかの経過は不明であるが，一般サービスと同様に，介護保険被保険者が自らの選択でサービス提供者と契約し，サービスを受けることになると，消費者保護としての苦情処理制度を導入せざるをえないという判断があったのであろう．

ここで，最近の苦情処理から苦情対応へ，そして苦情対応マネジメントに関する議論を若干整理しておきたい．

1997年5月，ISO/COPOLCO（国際標準化機構消費者政策委員会）総会において，オーストラリアが，①苦情処理（complaints handling），②市場に基づいた行動規範（market-based codes of conduct），③産業界支援の消費者紛争処理システム（industry-sponsored customer dispute systems）の3つの課題を提案した．このうち，まず①の苦情処理がISOにオーストラリア案として提案された．これを受けて，わが国では，1999年6月，日本案作成を目的とした「消費者保護の国際標準化/苦情処理検討委員会」が設置され，2000年2月，日本工業規格（JIS）案「苦情対応マネジメントシステムの指針」[1]が策定され，同年10月に制定された．この序文によれば，苦情対応は，消費者対応の一部であり，「組織が消費者の基本的権利を尊重しながら，苦情を組織全体の責任として真摯に受け止め，問題解決に努めるもの」とある．

つまり，苦情対応は，苦情処理などという受け身的で部分的なものではなく，経営管理において，人事管理や品質管理同様，重要であり，組織全体の責任として，積極的に取り組むものとされたのである．また，この指針では，苦情対応とは，「苦情の受付から対応の終了に至る直接及び間接的な組織活動．組織的活動には，苦情の対応に加えて，問い合わせ，相談などについて，消費者の満足の程度を改善する活動を含む」と定義された．

以上のような苦情対応マネジメントシステムであれば，安全管理上も有効であることが理解されよう．実際の介護保険上の苦情処理制度は，改善の余地はあるものの有効に機能していると考えられる．全国的な統計はないが，たとえば東京都内では，年間8205件の苦情が寄せられているのである[2]．

4. 安全管理の研究動向

わが国における安全管理に関する実証的調査研究は，きわめてわずかであるといわざるえない現状であるが，長期ケア分野では皆無に等しい状況が続いている．筆者が関与したこの分野の調査研究として，全国の社会保険介護老人保健施設28施設を対象とした「利用者の安全管理に関する調査研究」[3]がある．この調査研究では，老健施設の新規入所者について，①入所前の在宅での介護の状況や生活環境に関するリスク，入所時の②身体・精神的状況に関するリスク（認定調査），③栄養状態に関するリスクなど包括的なリスクのアセスメントを行うとともに，調査期間内に施設で発生した④アクシデントやインシデントに関する情報を収集することにより，利用者の潜在的リスクとアクシデント・インシデントとの関連，アクシデント・インシデントの要因などを分析し，今後の安全管理体制の構築に資することを目的としたものである．

調査期間は，わずか4か月間（2001年11月15日～翌年3月14日）であったが，この期間に報告されたアクシデント・インシデント数は2329件であった．内容別でみると，半数近い46.1％が転倒であり，総報告数の約3/4（76.9％）が転倒・転落・外傷で占められていた．発生時間別にみると，転倒・転落・外傷などの発生が多い時間は，午前6時，10時，午後13時～16時，19時台であり，起床時，夕食後，また昼間の活動時間内に発生が多いことがわかった．アクシデント・インシデントの半数弱（48.3％）が居室内（ベッド上も含む）で起きており，特に，転倒では47.6％，転落では65.2％，外傷では47.8％が居室内（ベッド上も含む）で起こったものであった．また，食堂では，誤嚥・誤飲の7割以上（72.9％）が，誤薬の約2/3（65.9％），異食のトラブルの半数弱（45.5％）が発生している．転倒が起こった場合の3/4（75.0％）は利用者が移動もしくは移乗中であり，うち，移動中が約半数（51.2％），移乗中が23.9％であった．

アクシデント・インシデントの7割以上が，発生時，利用者の周囲にスタッフがいない場面で起きており，利用者側が自ら行動を起こした際に発生が多いことが明らかとなった．内訳は，移動890件のうち675件（75.8％），移乗520件のうち440件（84.6％），排泄160件のうち137件（84.0％），睡眠・臥床中の152件のうち110件（72.4％）などが周囲にスタッフ

が不在であった．また，スタッフが介助中，見守り中のアクシデント・インシデントは，1人で介助，見守りの際に起こっている場合が多くみられた．これらのデータから，利用者の移動中や食堂内でのスタッフの見守りが重要であることが明らかとなった．

　この調査研究では，仮説として，安全管理を行うためには，個々の利用者の入所前，および入所後のさまざまなリスク（安全を妨げる要因）を把握し，追跡し，対策を立てることが有用でないかと考えた．また，利用者の安全管理という観点から，入所前の家庭内での虐待や栄養状態についても調査した．その結果，転倒・転落については，特に，利用者の栄養状態の指標となる血清アルブミン値，問題行動や認知能力，および利用者のADLと密接にまた交互に関係していることが明らかとなったのである．

　以上の調査研究から長期ケアに関する安全管理は，研究上もケアの実践上も取り組みが始められたばかりであるが，今後とも介護保険サービスの「安全」や「質」あるいは「安全の質」ということに関して，数量化されたデータを分析し，業務の標準化を進めることが，最短の「質」の改善策であると考えられるのである．

〔小山秀夫〕

参考文献
1) 社団法人消費者関連専門家会議編：苦情対応マネジメントシステムの指針，日本規格協会，2001.
2) 東京都国民健康保険連合会：東京都における介護サービスの苦情相談白書，2002.
3) 全国社会保険協会連合会：平成13年度老人保健施設の円滑な運営に関する調査研究「介護老人保健施設における利用者の安全管理」，2002.

個別領域

69　施設科学からみた安全管理

医療安全を確保するためには，その一つの要因として医療サービスを提供する「場」としての病院の建築や設備が適切な状態にあることが必要である．患者に対して医療スタッフが治療を行い，また患者が入院生活を過ごすうえでの必要なこれら物的な環境を適切な状態として構築し，それを維持し続けることは，さまざまな医療施設内でのアクシデントに対するリスクを減少させることに寄与するものと考えられる．すなわち，安全管理からみた施設計画においても合理性をもった計画を進めることが求められている．

そこでここでは，以下の4つのテーマ，「院内感染対策」「転倒・転落対策」「災害対策」「施設維持管理体制の確立」について，安全管理上の施設計画的課題について考察する．

1. 院内感染対策

1) 空調設備

医療施設内において空調設備が院内感染のルートとなることがある．いわゆる感染経路別感染対策のなかで「空気感染」の対象となっている疾患はごくわずかに限られているが，「空調設備を媒介として感染する疾患」となるとその数は広がってくる．

実際の病院においてこれまでの病室のHVACシステム（暖冷房・換気システム）は，AHU（空調機）とFCU（ファンコイルユニット）の組み合わせが数多く使われている．このFCUを利用した方式の場合，内部のドレインパンに細菌が繁殖しやすいなどの問題もあり，結露が発生しにくいシステムの利用，点検スペースや点検パネルの設置，最終フィルタをコイルの下流に位置させるなどのことが必要である．

近年では，AHU＋FCUのシステムに代わって私的医療機関を中心としてビル用マルチエアコンの利用が増えてきている．この場合，別途外気の導入を考える必要があるが，ビル用マルチエアコンの場合，通常フィルタを利用している場合が多く，フィルタによる空気質の確保には期待ができないなどの問題がある．

空調設備のガイドラインとしては，日本医療福祉設備協会が定めている「病院空調設備の設計・管理指針（HEAS-02-2004）」があり，この指針において最小換気回数，各室の陰圧陽圧，最終フィルタの種類，温湿度条件，そして維持管理上の問題点などが示されている．

2) 衛生設備

スタッフを媒介とする院内感染の基本的な対策は手洗いである．よって医療スタッフがすぐに手を洗うことができるように，また手を洗うことを動機づけるような手洗い設備が必要である（図1）．ところで，病棟における手洗い設備は，近年病室に患者用の洗面設備を兼ねて設けられることが一般的である．患者が洗面台として利用する場合には，洗面行為以外にもさまざまな利用が想定されるので，清汚管理上から患者用とスタッフ用は分けて設置することが望ましい．そのうえで，院内感染対策を考えた手洗い設備の設置のために，いくつかの詳細な設計上の配慮を下記に示す．

・手洗い設備は病室の出入り口近くに設置する（医療スタッフが処置後に病室の出入りをする際に手洗いが行いやすい位置に設ける．また，手洗い設備があることを見せることで，手洗い動作を動機づける意味もある）．

・活栓は自動式とする．

・蛇口はグースネックとして，壁面から取り付ける．

・水はね対策がなされている．

・液体石けんを利用して手指を使わずに石けん液を取れる．

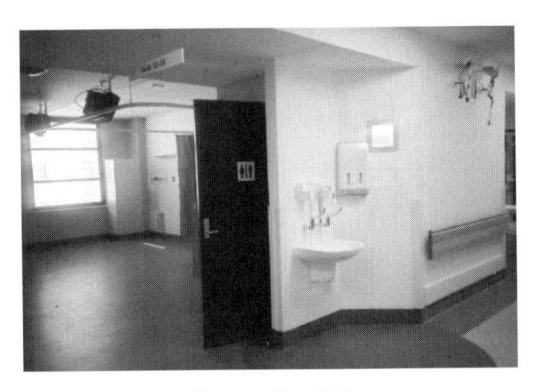

図1 手洗い設備

・オーバーフローを設けない．
・排水管は壁付けとして，洗面台の下部は開放とする．

3） 廃棄物管理

医療施設内において廃棄物を発生現場から排出するまで適正に管理することは，患者をはじめ，医療スタッフそして廃棄物を取り扱う作業者の安全を確保するとともに，医療施設から排出する廃棄物の減量という経営上の問題とも深く関連している．

いわゆる廃棄物は一般廃棄物と産業廃棄物に分けられる．これらは感染性の観点から特に感染性一般廃棄物と感染性産業廃棄物に分けられている．医療現場ではこれらを排出する際に感染性廃棄物の判断をしなければならないが，これについては2004年3月に環境省より「感染性廃棄物の適正処理について」（環廃産発第040316001号）との通知が出されており，この添付資料である「廃棄物処理法に基づく感染性廃棄物処理マニュアル」に詳細が記述されている（図2）．感染性廃棄物の場合，廃棄物の搬送途中における安全性確保の観点から，耐破壊性能や密封性能が求められる．また，容器によってその廃棄物の内容物が明らかにわかるような色や形態による明示性も必要であり，これによって同時に分別も行いやすくなる．そして，廃棄物を一度回収容器のなかに廃棄したあとは，作業者の安全性の確保の観点から一切容器の内容物の移し替えを行わないことを原則とする．

院内すべての場所から集められた廃棄物は，最終的には病院のバックヤードに設けられる廃棄物集積所に集められる．ここにはさまざまな廃棄物業者が廃棄物を回収にくる．それらの業務を円滑に進めるためには目途に合わせた区分整理ができるように十分なスペースが必要である．また，廃棄物から発生する臭気に対応するために，十分な換気設備が必要である．

2． 転倒・転落対策

転倒・転落事故が他の医療事故と比較して特異な点は，それを引き起こすきっかけが医療スタッフによって起こされるよりも，患者自身による場合のほうがはるかに多い点にある．すなわち，転倒・転落を完全に防止することは，他の医療事故を防止するよりもはるかに困難であり，こうしたなかで不幸にして起きた転倒や転落を大きな事故としないことが強く求められる．また，転倒・転落事故はスタッフが不在のときに発生するために，「頻回な観察」などといったマンパワーに依存する対策では不十分である．そこで，転倒・転落に対する数ある対策のなかの一つとして，転倒・転落が発生する周辺環境を整備することが挙げられる．このことにより転倒・転落が事故へと結びつくリスクを軽減することが考えられる．

平成15・16年度厚生労働科学研究費補助金（医療技術評価総合研究事業）「医療施設における療養環境の安全性に関する研究」（主任研究者：三宅祥三）では，直接物的環境による対策に結びつく患者アセスメントのためのツールとして，①ベッドからの転落，②ベッドまわりでの転倒，③トイレでの転倒，④廊下歩行中の転倒に対するチェックシートをまとめており，同時にそれぞれに対応した物的な施設環境整備のための対策表をとりまとめている．こうした物的環境による転倒・転落の減少や受傷の軽減についてより多くの研究が求められる．

3． 災害対策

1） 火災対策

医療施設において火災によって受傷・死亡するケースは近年きわめて少なく，これまでの火

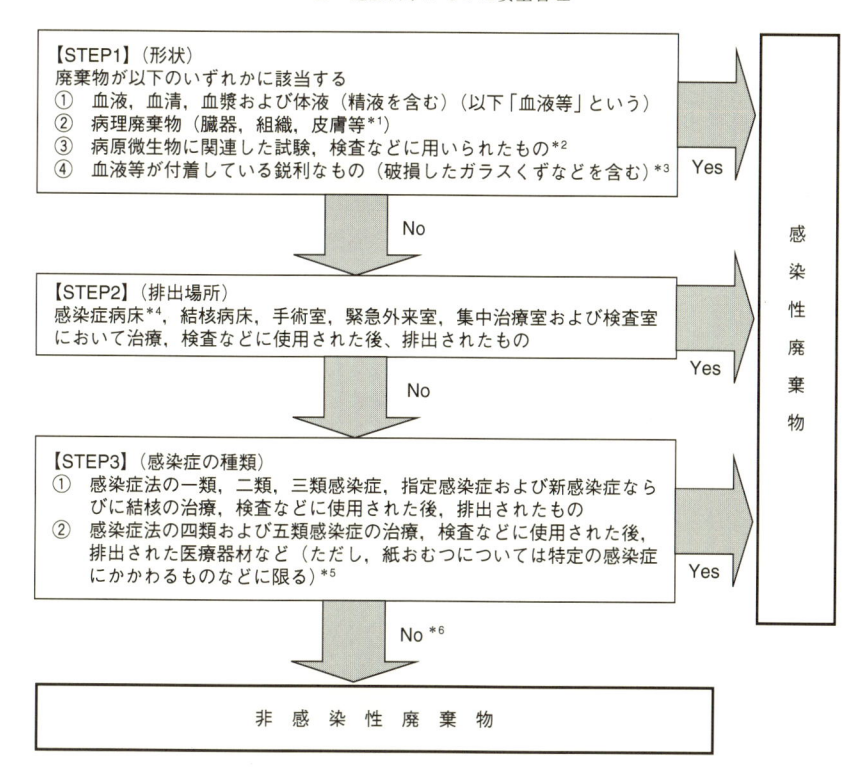

```
┌─────────────────────────────────────────────────────┐
│【STEP1】(形状)                                      │
│廃棄物が以下のいずれかに該当する                     │
│ ① 血液,血清,血漿および体液(精液を含む)(以下「血液等」という)│
│ ② 病理廃棄物(臓器,組織,皮膚等*1)                  │
│ ③ 病原微生物に関連した試験,検査などに用いられたもの*2│
│ ④ 血液等が付着している鋭利なもの(破損したガラスくずなどを含む)*3│
└─────────────────────────────────────────────────────┘ → Yes
                    ↓ No
┌─────────────────────────────────────────────────────┐
│【STEP2】(排出場所)                                  │
│感染症病床*4,結核病床,手術室,緊急外来室,集中治療室および検査室│
│において治療,検査などに使用された後,排出されたもの   │
└─────────────────────────────────────────────────────┘ → Yes
                    ↓ No
┌─────────────────────────────────────────────────────┐
│【STEP3】(感染症の種類)                              │
│ ① 感染症法の一類,二類,三類感染症,指定感染症および新感染症なら│
│   びに結核の治療,検査などに使用された後,排出されたもの│
│ ② 感染症法の四類および五類感染症の治療,検査などに使用された後,│
│   排出された医療器材など(ただし,紙おむつについては特定の感染症│
│   にかかわるものなどに限る)*5                      │
└─────────────────────────────────────────────────────┘ → Yes
                                                        → 感染性廃棄物
                    ↓ No *6
┌─────────────────────────────────────────────────────┐
│              非 感 染 性 廃 棄 物                    │
└─────────────────────────────────────────────────────┘
```

図 2 感染性廃棄物の判断フロー

(注)次の廃棄物も感染性廃棄物と同等の取り扱いとする.
・外見上血液と見分けがつかない輸血用血液製剤など
・血液等が付着していない鋭利なもの(破損したガラスくずなどを含む)
*1 ホルマリン漬臓器などを含む.
*2 病原微生物に関連した試験,検査などに使用した培地,実験動物の死体,試験管,シャーレなど
*3 医療器材としての注射針,メス,破損したアンプル・バイアルなど
*4 感染症法により入院処置が講ぜられる一類,二類感染症,指定感染症および新感染症の病床
*5 医療器材(注射針,メス,ガラスくずなど),ディスポーザブルの医療器材(ピンセット,注射針,カテーテル類,透析等回路,輸液点滴セット,手袋,血液バック,リネン類など),衛生材料(ガーゼ,脱脂綿など),紙おむつ,標本(検体標本)など
  なお,インフルエンザ,麻疹,レジオネラ症などの患者の紙おむつは,血液等が付着していなければ感染症廃棄物ではない.
*6 感染性・非感染性のいずれかであるかは,通常はこのフローで判断が可能であるが,このフローで判断できないものについては,医師ら(医師,歯科医師および獣医師)により,感染のおそれがあると判断される場合は感染性廃棄物とする.
(感染性廃棄物処理対策検討会:「廃棄物処理法に基づく感染性廃棄物処理マニュアル」より作成)

災対策が功を奏しているといえよう.しかし,こうしたなかでも火災に対する物的環境を整備することは重要であり次の5つの項目に配慮する必要がある.
①自然採光,自然排煙:建築のプランによって自然採光や自然排煙ができるような計画が望ましい.不必要に奥行きの深い建物を計画して,照明装置や機械排煙に頼ることは火災対策上望ましくない.

②わかりやすい廊下:災害に遭遇したときに人がパニック状態になることはよく知られている.その建物をよく知らない不特定多数の災害弱者が集まっている病院においては,全体のブロック計画を単純でわかりやすい構造とすることが望まれる.
③原則水平避難,防火区画:移動能力に問題を抱えている患者は多数おり,特に病棟部門において垂直避難を前提とした避難計画は非現実的

である．原則として水平避難によって1次避難を行い，防火区画により避難時間を稼ぎながら，次の段階として患者の移動能力に合わせた垂直避難等を行うことが望まれる．

④避難バルコニー：バルコニーは前述の水平避難の場所になるとともに，救助隊員の作業場所ともなるので，火災対策上は設置することが望ましい．

⑤籠城区画：医療施設によっては，そのときにどうしても動かすことができない患者がいる場合がある．そうした施設においては，その区画を籠城区画として炎や煙から守り，同時に空気および電気の供給を維持し続けることが求められる．

2) 震災対策

建築物の地震に対する耐震強度は，建築基準法において詳細に定められている．一般に病院の建物は超高層でないかぎり剛構造として造られている．剛構造の場合，ある一定以上の地震力が加わった場合，建物内の一部（耐震壁など）を破壊することにより地震による建物の歪みを吸収して，建物の倒壊を防ぐ方法が採られる．しかし，病院のように地震災害が発生した直後から，災害医療を提供する拠点としての機能が求められている施設の場合，このように建物の一部が破壊されることは大きな問題を含んでいる．また，電気，水，エネルギーにかかわる医療施設内の建築設備が破壊されると，たとえ構造的に建物に問題がなくとも医療サービスを提供できなくなってしまう．そこで，近年では医療施設を計画する際に地震の波を建物に伝わりにくくする免震構造を採用する事例が増えてきている．

一方，都市的なインフラが広域に破壊される震災においては一時期病院が自活を余儀なくされることがある．「病院の地震対策の具体策に関する提言的研究」(1997年度日本医療福祉建築協会課題研究，研究班代表筧淳夫）では，具体的に病院を震災直後の24時間活用するために必要な最小限度の耐震対策を「水の確保」「エネルギーの確保」「電気の確保」の3点に絞って示している．水については飲料水，生活用水，医療用水の3タイプに分けており，少なくとも震災時に確保されている受水槽の水を失わないこととしている．エネルギーについてはポータブルコンロの設置とエネルギー供給先との事前協議の必要性があるとしている．電気の確保については空冷式の非常用発電の設置に加えて，ポータブル発電機を常備することとしている．

なお，震災時には混乱が生じることが考えられ，また施設管理の専門家がそのときに施設内に不在であることも想定される．そこで震災が発生したときに対応する建築設備に関する行動マニュアルを策定しておく必要がある．東京都衛生局がまとめた「病院の施設・設備自己点検チェックリスト改訂版：平成12年3月」においては，震災に対する事前確認項目とともに，震災発生直後の行動チェックリストが記載されている．

4. 施設維持管理体制の確立

前述のように物的な環境を安全対策上適切に造ったうえで，その状態を管理によって適切な状態に維持し続けなければならない．そのためには施設の維持管理に関する専門的な知識を有した専任の職員の配置が必要となる．平成15年度厚生労働科学研究費補助金（特別研究事業）：「医療機関における院内感染対策の基盤整備に関する緊急特別研究」（主任研究者：賀来満夫）の分担研究「院内感染に資する医療機関内構造設備の管理手法に関する研究」（分担研究者：筧淳夫）の全国調査結果では，専任の施設管理者がいる病院は全体の58.8％であり，約半数の病院において施設管理に携わっている職員が院内感染対策委員会のメンバーに含まれていなかった．たとえば公立病院では施設管理の担当者が2～3年で定期的に移動するために，専門的な知識に基づいた施設の管理ができているとはいいがたい状態である．

米国ではAHA（American Hospital Association）のなかにASHE（American Society for Healthcare Engineering）という施設管理

の専門家による団体が組織されており，施設の維持管理に関する専門的知識の普及啓蒙活動を行っている．実際に米国の病院には施設の維持管理を専門で行うファシリティ・マネジャーが専門職として働いており，適切な環境の維持に努めている．ちなみに，AHAはファシリティ・マネジャーの資格としてCHFM（Certified Healthcare Facility Manager）を認定しており，この資格を取得するには関係法規，建築計画・設計および施工関係，施設・設備保守運営管理関係，財務管理関係，通常業務管理関係などの知識を必要としている．一方，米国の病院機能評価団体であるJCAHO（Joint Commission on Accreditation of Healthcare Organizations）が定めている評価マニュアルのなかにはEnvironment of Careという評価項目があり，Safety Management, Security Management, Hazardous Materials and Waste Management, Emergency Preparedness Management, Life Safety Management, Medical Equipment Management, Utilities Managementなどといった項目が含まれていて，病院のファシリティ・マネジャーやCHFMによってマネジメントされている．また，全米の建築家の組織であるAIA/AAH（American Institute of Architects / Academy of Architecture for Health）がまとめている「医療施設の設計・施工ガイドライン」（Guidelines for design and construction of hospital and health care facilities）には病院で建築設備に関する工事を行う際には，感染管理，リスクマネジメント，設計，施工，空調，安全管理，疫学の専門家によるICRA（Infection Control Risk Assessment）を行うことを求めている．ICRAでは「患者サービスや業務に対する影響の程度」「工事中の患者の移動」「アスペルギルス等からの患者の隔離策」「手術部，空気感染隔離病室，感染予防隔離病室等の空調設備」などを明らかにすることとなっており，このアセスメントがされてないと，病院の建築工事を実施できない州がある．オーストラリアのニュー・サウス・ウェールズ州でも同様であり，建築・設備工事にあたってはICN（Infection Control Nurse）が建築図面を承認しないかぎり，施工をすることができない．

これらを概観すると，施設環境の整備は適切な医療を提供するための場の整備であると位置づけていることが理解できる．これまでのような発生した問題に対して後から対応するような施設管理ではなく，より事前に施設環境の整備に関する検討を行い施設を適切な環境として維持する戦略的な施設管理を行う必要がある．そしてこうした施設管理の担当者には，建築設備に関する専門的知識を有した専門職が医療に関する知識を身につけて担当する場合もあろうし，また現実的には，院内にすでにいるInfection Control NurseやInfection Control Personといった医療の専門職が，施設管理の知識を身につけることにより適正な施設のマネジメントを行うようなことも考えられる．

［筧　淳夫］

個別領域

70 患者同定（患者同一性確認）

1. 患者同定（患者同一性確認・患者確認）の基本

患者同定とは，「この患者が本人であるかどうか」を確認することであり，あらゆる医療行為の前提をなす最も初歩的，基本的な事柄である．患者同定は，日常業務のなかでのさりげない会話で確認するのではなく，組織のルールとして確立かつ明文化され（表1），教育・訓練されたものでなければならない．また，本稿では患者同定と患者同一性確認・患者確認を同義とし，患者本人の確認のみならず，指示簿・処方箋・検体ラベルなど対象（患者）を特定するものの確認も患者同定に含めることとする．

2. 医療現場における患者誤認

患者誤認は医療現場のさまざまな場面で起こりうる．外来・入院の場を問わず，いたるところにその可能性は潜んでいるといっても過言ではない．ヒヤリ・ハット11000事例を分析した川村[2]は，患者誤認を『対象（患者）エラー』と表現し，たとえば一般病院・病棟における与薬（内服）に関する『対象（患者）エラー』は，医師の指示から準備・実施・与薬後の観

表1 患者確認

1. 患者確認の基本
    1) 患者確認は，本人との氏名の確認とともに，ID番号の確認をすることを基本とする．ID番号の照合は，診察券または患者識別バンドによって行う
    2) すべての病院職員は，患者確認を行う責任がある
    3) 疑問を感じた場合は，複数の職員で確認を行う
2. 患者確認の方法
    1) 患者本人への確認
        ①意識が清明である患者には，患者本人に自分の姓名を名乗っていただく
        ②確認を行おうとするものは，患者の姓名を呼び上げ，再確認する
    2) 診察券
        ①診察券には，ID番号・患者氏名・生年月日などが表示されており，患者が携帯し，必要時は提示するものである
        ②外来診療においては，患者本人，または家族・付き添い者による姓名の確認と診察券の提示による患者確認を行う
    3) 患者識別バンド（ネームバンド）
        ①入院患者には，同意を得たうえで患者識別バンドを装着していただく．患者識別バンドには姓名，ID番号，年齢が記載されている
        ②入院患者の確認は，患者本人または家族による姓名の確認と，患者識別バンドによる患者確認を行う
3. 患者識別バンドの装着について
    1) 患者識別バンドの装着は，入院中の患者識別を目的とする
    2) 手順
        ①入院時に医師または看護師は，患者識別バンドの目的を説明し，同意を得る
        ②患者本人または家族が，患者識別バンドに必要事項を記入する．両者とも記入が困難な場合に限り，医師または看護師が記入する
            記入項目：氏名・ID番号・年齢・性別・入院月日
        ③バンドへの記入が終了したら，医師または看護師は患者識別バンドと，カルテに印字されている氏名・ID番号・年齢・性別・入院月日とを照合する
        ④医師または看護師は，カルテと照合した患者識別バンドを患者に装着する
        ⑤主治医は，カルテと，患者に装着された患者識別バンドの最終確認を行う

※患者の同意が得られなかった場合や，バンドの装着により障害の出る場合は，他の方法で患者確認を行う．

（横浜市立大学医学部附属病院　医療安全管理指針（共通編））

表 2 内服与薬エラー発生要因マップ（川村，2003）[2]

	1.対象エラー	2.薬剤エラー	3.薬剤量エラー	4.投与方法エラー	5.その他エラー	合計
A.医師の指示	12 1.3%	12 1.3%	11 1.2%	5 0.5%	4 0.4%	44 4.8%
B.指示受け，薬剤科への手配，申し送り	9 1.0%	17 1.8%	15 1.6%	6 0.7%	1 0.1%	48 5.2%
C.与薬準備	43 4.7%	38 4.1%	27 2.9%	27 2.9%	0 0.0%	135 14.6%
D.与薬	290 31.4%	130 14.1%	63 6.8%	92 10.0%	19 2.1%	594 64.4%
E.対象患者	15 1.6%	17 1.8%	12 1.3%	5 0.5%	9 1.0%	58 6.3%
F.観察・管理	13 1.4%	13 1.4%	2 0.2%	4 0.4%	12 1.3%	44 4.8%
合計	382 41.4%	227 24.6%	130 14.1%	139 15.1%	45 4.9%	923 100%

定量分析，923事例（一般病院，一般病棟における事例）．
事例は報告者が，看護職のキャリアのなかで体験したヒヤリ・ハット事例のなかで印象的なものを，体験期間を限定せずに自由意思で提供してもらったものである．したがって，提供にはバイアスがかかっている可能性もあり，これが一般のインシデントや事故の発生割合を示しているとは限らない．あえて数値を示したのは，今後の事故防止対策の優先順位などの参考にするためである．

察，管理の全プロセスにおいて発生しており，薬剤エラー（24.6%），薬剤量エラー（14.1%），投与方法エラー（15.1%）をしのいで，『対象（患者）エラー』は41.4%と一番高値であったことを報告している（表2参照）．同研究ではさらに，与薬に関する『対象（患者）エラー』の他に，検査・手術・食事・経管栄養・輸血に関するプロセスにおいても，『対象（患者）エラー』が起こっていることを明らかにしている．

また「患者安全推進ジャーナル 研究編 vol. 1」[3]によれば，小児科外来における予防接種時，患者・家族への病状説明時，同姓同名の患者の検査時など，患者誤認による事故事例が依然として多数の施設で発生していることがわかる．

3. 患者誤認は背後要因から誘引された「結果」

河野[4]は，ヒューマンエラーは原因とされるべきではなく，事故を構成する一つの事象であると前置きしたうえで，「ヒューマンエラーを誘発しやすい環境があり，その環境と本来人間が持っている特性（表3）が作用して，結果としてエラーが誘発される」という見解に立ち，エラーを防止あるいは低減させるにはまず環境への対策，最後に人間への対策を講じるという思考をすることが有効であると強調している．したがって，患者誤認防止にはまず，患者誤認を誘発しやすい環境を整理し，その環境に対して対策を立てていくことが重要である．そのうえで，誤認防止のために必要な教育・訓練を行い，個人・チームの安全態度の向上を図っていくことが効果的である．

表 3 人間の特性（情報処理の認知的特性）（河野，2002）[4]

1. 人間は物理的刺激をそのまま理解しているのではない（知覚・認知）
2. 正常化の偏見（normalcy bias）（意思決定）
3. こじつけ解釈（story building strategy）（認知・意思決定）
4. 記憶は頼りにならない（長期記憶）
5. 学習がエラーに加担する（長期記憶）
6. 目の前の刺激に短絡的に反応する（注意制御）

ちなみに，Y大病院手術患者誤認手術事故（1999.1）の背後要因には，①手術計画に関する要因，②患者移送に関する要因，③患者を引き継ぐことに関する要因，④エレベータ・交換ホールに関する要因，⑤看護体制・看護業務に関する要因，⑥看護師の教育・訓練に関する要因，⑦診療体制・教育訓練に関する要因，⑧医療従事者と患者間のコミュニケーションに関する要因，⑨看護師間のコミュニケーションに関する要因，⑩看護師と医師の業務分担に関する要因，⑪個人的な状況に関する要因，⑫手術室内での患者確認・診断に関する要因があったことが明らかにされている．Y大病院では同事故の再発防止のための確実な対策が立てられ実施されているが，医療の現場では，確実に患者を確認できる簡素で実行可能な対策を複数組み合わせて行うことが，最も安全確保に有用だといえる．

4．患者誤認を誘因する環境

1) 患者照合システムの未確立

医療行為の前に患者同定を行うことは必須であるが，人間の努力のみに依拠した対策では限界がある．しかし，現在の日本の医療現場では，ITを活用した総合的な質管理システムとして患者照合システムを導入している施設は多くはない．

2) 「患者確認ルール」の不備と教育・訓練不足

確認行為の基本の一つである「確認会話」について，交通機関や産業界では，復唱や指差呼称をはじめとする「確認会話」は日常化している行為であるのに，医療界にはその重要性の認識も教育・訓練のプログラムもない[5]，と指摘されてきた．手術・輸血・与薬・検査など，必要な場面に適切な「患者確認ルール」の整備が遅れており，個々の判断や行為にゆだねられている場合が多い．また，基準となるルールが不備であれば，それに基づいた職員の教育・訓練は充実させにくい．安全管理教育として系統的に実施していることの報告はほとんどなく，各医療機関が手探りで研修の企画・実施を行っているのが実情である．

3) 不確かな業務連携

お互いに「やってくれるはず」「伝えたつもり」などと認識に齟齬が生じ，それが修正されないまま患者誤認に至るのは，同一職種間または他職種間における業務連携が不明確であることが原因の一つである．また，情報共有が不足しているにもかかわらず，過度に他者に期待してしまう人間の特性がある．業務の流れのなかで，誰が，いつ，どのように確認を行うかを，同一職種間または他職種間で合意し，明文化し，遵守するということが医療現場ではいまだ不十分であるといえる．

4) 患者参加の不足

先の川村の研究[2]でも，患者氏名を呼んだ際に別の患者が応答し，患者誤認につながったという複数の報告がなされている．このことは，「○○さん」という医療者の呼名に対して患者が否定しなかったこと＝（イコール）患者同定ではないことを示唆し，単なる呼名だけでは患者誤認を防止できないことを教示している．患者に対し，患者誤認防止に関する組織内の取り組みを説明し，理解を得たうえで医療安全管理に患者参加を取り入れる試みをもっと積極的に推進する必要がある．

5．患者誤認防止対策

1) 患者照合システムの導入

医療安全に先進的に取り組む病院では，患者照合システムの導入が進んでいる．たとえば患者自身の照合や患者に与薬・輸血などを行う際の患者誤認を防止するために，患者ごとにリストバンドを発行し，医療行為時にバーコード読み取り機能つき携帯情報端末により患者照合を行い，さらに医療者のネームプレートのバーコード読み取りにより，「誰が」「いつ」「何を」の医療行為の記録管理までが可能なシステムである（表4，図）．

また，患者自身が小型のバーコード読み取り機を使い，点滴や内服薬が自分用のものかを確認できるシステムが，病院とメーカーの共同開発で実用化され外来化学療法室などで導入され

表 4　患者照合システム[7]

1. リストバンド発行システム
   主に入院受付や輸血検査科に設置され，患者専用のリストバンドを発行するシステム．患者属性は，手入力や医事科システムから通信回線を経由してデータを入手可能
2. 患者ID照合システム
   患者IDラベルとリストバンドのバーコードを携帯情報端末で照合するシステム
3. 血液製剤照合システム
   血液製剤の入出庫管理や，患者血液との交差適合データを管理する血液製剤管理システムから，患者輸血予定情報を携帯情報端末に送信し，血液製剤の出庫時には血液製剤と交差試験適合票の照合，輸血時には患者のリストバンドと血液製剤の照合を行い，輸血後の経過情報も記録可能なシステム
4. 薬剤照合システム
   薬剤管理システムから，薬剤使用予定情報を携帯情報端末に送信し，薬剤使用時には患者のリストバンドと薬剤とを照合するシステム

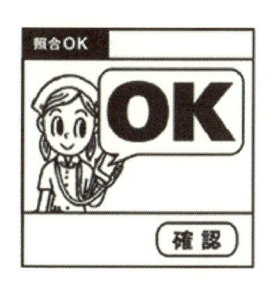

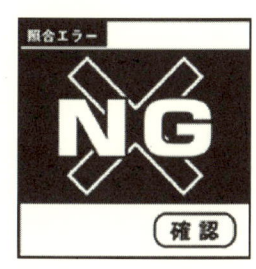

図　患者ID照合システム

たことも発表されている．

　これらのシステムでは，人間による確認作業が排除されるため，エラーの発生可能件数自体が減少することが期待され，今後さらに普及していくことが予測される．しかし，誤入力やシステムダウンなど新たな問題も抱えることは否定できず，新たな課題への対応方法も検討しておく必要がある．

　2）患者同定（患者同一性確認）ルールの明示と教育・訓練

　「確認行為の基本的ルール」は，確認対象の種類によって，表示の音読，指差呼称，反復確認（復唱），ダブルチェック，疑問を感じたら必ずクリアする，慣れ・思い込み・錯覚からエラーが起こりうることを自覚するなど，柔軟に対処する習慣を身につけることである（表5）[5]．

表 5　「確認会話の基本的ルール」（柳田, 2001）[5]

- 質問者は何を何の目的で確認するか，確認事項を具体的に明示すること
- 尋ねられた側は何を尋ねられたのか確認すべき事項を反復確認（復唱）したうえで，その確認作業を行い，確認した事項を具体的に回答すること
- 相互に疑問を感じた点は曖昧なままにしないこと
- 自分で勝手に推測したり思い込んだりする自己完結型の会話の落とし穴に陥らないようにすること

　患者同定（患者同一性確認）ルールの策定にあたっては，「確認行為の基本的ルール」「確認会話の基本的ルール」などの本質を理解したうえで，院内で検討し取り決めるとよい．それを明文化し周知し院内に定着させる，徹底した取り組みが大切である．Y大病院が医療事故予防マニュアルに「確認会話」の項を設け（2001），実例を示して徹底化に取り組んだことをはじめ（表6），現在では医療の現場でも確認行為の重要性についての関心が高まり，取り組みが進みつつあることがうかがえる（表7）．

　患者同定（患者同一性確認）ルールを院内に定着させるためには，なぜ患者確認は大切な行為であるのか，なぜ患者確認ルールは遵守しなければならないか，またどのように確認するかなどについて，目的と具体的方法を明示し，院内の全職員に対し，安全管理教育として系統的に実施し，その効果を評価していくことが求められる．

　3）チーム医療における患者同一性確認

　「患者同一性確認は手術に関わる全ての医療従事者の責任である」という判決（2003.5）は記憶に新しい．同判決文では，〈1. 患者確認は患者に関わる全ての段階で同一性を確認し，患者誤認を防止する注意義務がある．2. いつ，誰が，どのような方法で患者確認をしているかを，把握し情報共有をしたうえでチーム医療は実施されるべきである〉としている．さらにチーム医療において各職種間で業務分担する場合は，十分な情報共有を前提とした確認のシステムが不可欠であることが言及されている．

　医療者個々が定められたルールに則り患者確認を行うことは十分認識され実行されなければ

表6 「確認会話」の実践[8]

【ねらい】
「確認会話」とは，自分と相手の言動を互いに会話で確認し，正確を期するコミュニケーションの手法である．「話す・聞くのやりとり」をしているなかで，聞く側は，自分の意図に合うように相手の話を勝手に受け取り判断する傾向があり，また話す側は，当然わかってくれていると思い込んだりしがちであるといわれている．「わかっていると思った」「そう理解してくれたと思った」「言わなくてもよいと思った」ことからコミュニケーション・エラーが生じ，事故発生の要因となる．医療に従事する者にとっては，患者の氏名と指示内容などの用件を，正確に伝え，把握し伝達することが，最も基本的で重要な責務である．

1. 確認会話の基本的ルール
   (1) 話す側は自ら名乗り（自己紹介をする），相手の氏名を尋ねる．
   (2) 話す側は相手の顔を見て話す．相手の反応を見て話す．
   (3) 話す側は確認事項を相手へ明示する．
   (4) 聞く側（受け手）は確認の返答をする（復唱する）．
       ＊話す側は，聞く側（受け手）の復唱がないときは復唱を求める．
   (5) 確認行為をするときは，「確認させていただきます」と相手に伝える．
2. 確認会話の実際例
   (1) 挨拶で励行する基本事項
   職員が患者に接するとき（診察・検査・採血・看護・事務窓口など，どんなときにも）は，次の要領で，始めに，挨拶，職員の自己紹介と患者の氏名確認をしましょう．

	会話例	備考
ア	「おはようございます（こんにちは　またはお待たせしましたなど）」	まず，挨拶をしましょう
イ	「(医師・看護師など)の○○○（フルネームで）です」	先に職員から氏名を名乗りましょう
ウ	「お名前（患者氏名，フルネームで）をお願いします．（または）○○○（患者氏名，フルネームで）さんですね．それでは，診察（検査など）を始めます」	必ず患者の氏名確認をしましょう

   (2) 患者の氏名確認の具体例
   〈病棟篇〉
   患者の状況に合わせてベッドサイドでの確認会話を行いましょう．

場面	入院や転入直後，または初めてその患者と接する場合 ・患者は病院や病棟内の構造，他の患者との関係に不慣れで不安をもっている ・患者は医療者（医師や看護師など）の名前や顔をよく知らない
会話例	看護師　「こんにちは，はじめてお目にかかりますが，看護師のAです．早速ですが，お名前を確認させていただきます．まずネームバンドを拝見させていただけますか？それからお名前をおっしゃっていただけますか？」 患者　「X（姓）です」 看護師　「Xさん，お名前はYさんとお呼びしてよろしいですか？」 患者　「はい」 看護師　「では，XYさんの点滴を交換させていただきます．点滴ボトルのお名前を一緒に確認していただけますか？」

   〈外来篇〉

場面	外来診察室での患者確認 ・患者は初めて来院し，緊張している
会話例	医師または看護師　「こんにちは，初めまして医師（看護師）のAといいます．お名前の確認をさせていただきますので，診察券をお出しください」 診察券とカルテを照合して 医師または看護師　「お名前をおっしゃっていただけますか」 患者　「XYといいます」 医師または看護師　「XYさんでよろしいですね」 患者　「はい，そうです」

表 7 「確認会話・動作」のモデル[3]

「確認会話・確認動作」のモデル（会話の具体的な表現の文書化および動作の説明）			備考
1) 場面	2) 条件設定	3) 会話・動作の具体的表現（文書化）	
1. 入院	入院時	①こんにちは（または，おはようございます） 　看護師の○○○といいます．よろしくお願いします ②IDカードの字には間違いありませんか？（IDカードを提示する） ③念のため，お名前をフルネーム（生年月日含）でおっしゃっていただけますか？ ④はい．○○○さんですね（復唱しながら氏名を指差し確認する）	同姓同名，同姓異名があるため，生年月日を言っていただく
2. 処置 　1) 点滴	ステーション内 ベッドサイド	①看護師2人で指差し，呼称確認する（処方箋とボトルと内容） ②こんにちは．○○○さん，看護師の○○○です．点滴（点滴交換含）を行います ③IDカードでお名前を確認させていただきます（IDカードを手にとる） ④お名前を言っていただけますか（患者＝○○○です） ⑤一緒に確認していただけますか？（処方箋とボトルを患者とともに確認する）	思い込みや取り違いをなくすため，患者とともに確認する
2) 検査	ベッドサイド	①こんにちは．○○○さん，看護師の○○○です．これから検査に行きます．担当の者が来ますので，IDカードを持ってお待ちください ②（担送，護送の患者はポーターと一緒にIDカードを確認する）	
3) 与薬	ベッドサイド	①○○○さん，お薬の時間です（処方箋とIDカードを確認する） ②（与薬カードの名前と日付けと時間の確認をし薬を取る） ③与薬する（薬の内容と処方箋が合っているかを確認する）	
4) 食事	ベッドサイド	①（食事箋と食事に付いているカードの氏名と内容を確認する） ②○○○さん，食事ですよ（配膳とともにベッドサイドのネームとIDカードの氏名を確認する）	
5) 入浴	風呂場	①○○○さん，お風呂の順番になりました．どうぞ（IDカードを受け取り本人であることを確認する）	IDカードは，ステーション保管にし誰が入浴しているか明確にしておく

ならないが，それでも患者誤認が完全に防止できるとはいいがたい場合がある．個々のエラーを誤認事故に結びつけないためには，医療者相互が自他の役割を認識しつつ相互に関心をもち，声をかけ合い，連携・協働することが重要である．

4) 安全対策への患者参加の促進

表6，7でも患者に語りかけ，ともに確認するモデルが提示されているように，医療の現場での安全対策のなかに患者参加を促すことは有用であり，今後さらに推進する必要がある．患者はチーム医療における安全確保のための，重要なメンバーである．

個 別 領 域

表 8 患者の誤認防止チェックリスト（文献[3]を一部改変）

項目		チェック内容	チェック欄
全般	患者確認	(1) 病棟内で与薬・検査・処置を行うときに，患者の氏名をフルネームで呼び，患者本人であることを確認している	
	口頭指示	(2) 医師の口頭指示を受けるとき，看護師間での口頭による情報伝達時は，患者の氏名をフルネームで声に出し，相手の医師または看護師に確認している	
	電話	(3) 患者に関する電話をかける場合は，患者の氏名をフルネームで伝えている	
		(4) 患者に関する電話を受ける場合は，患者の氏名をフルネームで確認している	
採血	血型・交差血	(5) 患者による確認が可能であれば，検体ラベルの患者氏名を患者に声を出して読んでもらい，患者・看護師両者で確認している	
		＊上記の患者による確認が困難な場合に限り，家族に確認を依頼している	
		＊上記の家族による確認が困難な場合に限り，看護師2人で確認している	
	その他	(6) 検体ラベルの氏名を読み上げ，ネームバンドの氏名，患者本人と一致していることを確認している	
与薬	注射・点滴	(7) 実施前に注射伝票と薬札または点滴ボトル用ラベルの患者氏名が一致していることを確認している	
		(8) 実施時に薬札または点滴ボトル用ラベルの患者氏名を読み上げ，ネームバンドの氏名，患者本人と一致していることを確認している	
		(9) 患者の協力を得られる場合は，点滴ボトル用ラベルの氏名を患者に声を出して読んでもらい，患者・看護師両者で確認している	
	内服薬その他	(10) 配薬時には，薬袋，薬札，配薬箱の患者氏名を読み上げ，ネームバンドの氏名，患者本人と一致していることを確認している	
出棟検査・受診	放射線生理血液アンギオ内視鏡リハビリ治療他科受診	(11) 入院時，患者コードラベルを渡す際に，使用目的・方法を説明している	
		(12) 入院時，患者（または家族）にコードラベルの氏名と生年月日を読み上げてもらい，間違っていないという確認を得て，渡している	
		(13) 受け持ち患者に対し，1日の検査，治療，処置などの予定を説明している	
		(14) 呼び出し時，出棟者一覧で患者氏名と呼び出し内容を確認している	
		(15) 検査出しは原則として，受け持ち看護師が行っている	
		＊受け持ち看護師以外が行う場合は，受け持ち看護師，カルテ，ワークシート，出棟者一覧などで確認している	
		(16) 出棟による検査・治療・処置時は必ず，コードラベルの持参を確認している	
手術	手術室まで	(17) ネームバンドに記入した氏名を患者（または家族）に直接声を出して読んでもらい，本人の氏名であることを確認している	
		＊患者（または家族）による確認が困難な場合は，看護師2人で確認している	
		(18) 緊急手術を除き，ネームバンドは手術前日に，患者のベッド上で装着している	
		(19) 手術係看護師（病棟・外来）は，患者の顔，ネームバンドの氏名，カルテの氏名を照合確認し，手術室へ搬送している	
	手術室で	(20) 手術室の受付で「○○病棟の××科の△△さん（フルネーム）をお連れしました」と声をかけている	
		(21) 送迎担当看護師（手術室）と手術係看護師（病棟・外来）は患者本人と持参したカルテ一式，ネームバンドが一致していることを一緒に確認している	
食事		(22) 食事オーダー入力時は，食事指示内容と患者氏名の一致を照合確認している	
		(23) 食札の患者氏名をフルネームで読み上げ，患者本人との一致を確認している	
同姓（同名）者対策		(24) 同姓（同名）者がいる場合は，同姓者一覧を人目につく場所に表示している	
		(25) 勤務開始時は，同姓（同名）患者の有無を確認している	
		(26) 同姓同名者の場合は，電話で患者名を聞く際に，ID番号も確認している	

評価基準について
　3：いつもしている（100％実施），　2：だいたいしている（75％前後＝4回に3回実施）
　1：時々している（50％前後実施），　0：していない（25％以下＝4回に1回以下），　＊：該当しない

5) 患者同定（同一性確認）の効果測定

策定した誤認防止対策が効果を上げているか，また院内の職員は誤認防止のルールを遵守し実施しているかを，自己評価（表8）や相互評価，インシデントレポートからの分析，巡視などのさまざまな方法を用いて適時に評価していくことが大切である．また，医療者が対策を負担に感じていたり，策定された対策の根拠を納得していないと効果は上がりにくい．その場合はルールの見直しが必要である．現状の問題点を丁寧に洗い出すプロセスが，より洗練された簡素で有効な対策を導いてくれる．

［平林明美］

参考文献
1) 厚生省：患者誤認事故防止策に関する検討会報告書，1999．
2) 川村治子：ヒヤリ・ハット11000事例によるエラーマップ完全本，医学書院，2003．
3) 患者安全推進ジャーナル〈研究編vol.1〉，厚生労働科学研究費補助金医療技術評価総合研究事業認定病院患者安全推進協議会，2002．
4) 河野龍太郎：医療におけるヒューマンエラー事象分析マニュアル，2002．
5) 柳田邦男：緊急発言　いのちへII，講談社，2001．
6) 福留はるみ：患者取り違え手術事故判決―医療安全からの考察．患者取り違え手術医療事故判決を考えるセミナー資料，2003．
7) http://www.olympus-systems.co.jp/news/n010221.htm
8) 横浜市立大学医学部附属病院：医療安全管理指針，2003．
9) 横浜市立大学医学部附属病院手術患者取り違え手術事故控訴審判決文．2003．

個別領域

71 オーダリングシステム

1. オーダリングシステムの定義

日本の医療業界においては，オーダリングシステムとは，病院などでの医師を含む医療従事者が入力を行う指示情報の伝達を院内各部門へ行い，迅速で正確な業務遂行を図る病院情報システムをいう．多くの場合，医事会計システムや検査結果参照システムなどとの連携を行っており，全体をオーダリングシステムと認識している場合も多い．しかし，英語でいう ordering system 自体は直訳の「注文システム」というイメージで，インターネットでの物品やチケットの注文を受け付けるシステムがイメージされる．つまり，英語圏では，オーダリングシステムは，医療従事者からの入力を担当するインターフェイス部分のみを指すことが多い．日本のオーダリングシステムを英語に変えると，"Hospital Information System with Physician Order Entry System" というのが近いといえるだろう．海外へ視察旅行に行くときには注意が必要である．

2. 普及状況

オーダリングシステムに関しては，ベンダー（情報システム開発業者）に対して，株式会社エム・イー振興協会による調査が行われている．それによると，日本でオーダリングシステムを導入している病院は，2003年6月現在で1110にのぼるという．400床以上の大規模急性期病院だと過半数の病院に導入されているようである．この1～2年ほどで価格的にもこなれてきて，一気に電子カルテの導入に踏み切る病院も増加してきている．また，以前は，開発費用が大きいこともあり，中小病院での導入は限定的であったが，チェーン展開を行っているところを中心に中小病院でも導入が進み始めている．

3. 導入の目的

オーダリングシステム導入に際しては，その目的を明確にし，医療機関戦略との整合性を含めて検討しておく必要がある．

1) 患者サービスの向上（待ち時間の短縮）

外来患者に対して満足度調査を行うと，多くの医療機関では「待ち時間」と「説明不足」についての不満が大きくなっている．待ち時間についての不満は，診察前や診察にかかわる検査などの待ち時間に比べると調剤や会計の待ち時間についてより強く不満を認識するようである．診察自体に関する待ち時間は予約システムの導入と精緻化により解決が可能であり，調剤や会計についてはオーダリングシステムの導入によって解決が可能となる．伝票（処方箋を含む）での情報伝達では，作業部門に伝票が到達して初めて作業が始まることなる．また，伝票の搬送には多くの場合患者が使われているので，患者の移動時間もポイントになる．オーダリングシステムが，外来患者への診療行為の多くをカバーしていれば，患者の移動中に調剤や院外処方箋の発行，会計が終わっていることになり，待ち時間が大きく短縮されることになる．

2) 診療サービス指示伝達の正確性の向上

医療安全に関するリスクとして医師の悪筆は無視できない存在である．オーダリングシステムは，この点についての解決方法として有用なのはいうまでもない．また，1日量なのか1回量なのかを運用上決めてしまうことも多いので，この面でも標準化が図れ，正確さが向上する．指示内容の検索も可能であり，内容の一覧表も容易に作成できるので，指示の実施のチェックも比較的容易になると考えられる．

しかし，指示内容を誤って入力してしまうと，誤りを「正確に」伝達し，そのまま実施さ

れてしまうということは起こってしまう．処方オーダに関して，処方薬の検索時に3文字の入力が推奨されているが，それでも，すでに死亡事故が発生している「サクシン」と「サクシゾン」は区別できない．また，コピーや編集も容易であるので，外来などで，「残った薬が一部あるので，それを外して処方をしてほしい（最近は自己負担率の定率化や増加に伴い，処方内容に注文が多くなっている）」という要求があり，それに従った場合には，次回処方では，最終処方がデフォルトで提示されることが多いので，外した処方を復活し忘れることもあるとされる．

3) 指示自体の内容チェックによる正確性の向上

オーダリングシステムがない場合には，医師の指示は，そのつど看護師に確認を行い，簡単に訂正できるミスは，その際に訂正を求められていた．実は，この指示出し・指示受けという行為は内容チェックを行っているのである．オーダリングシステムの導入時には，指示の多くが「医師の専権事項」となり，看護師の「チェック」を受けるということがなくなってしまうことになる．これに代わるものとしては，処方などの極量チェックなどを自動化したシステムの付加がある．あまり多くのチェックを行うとレスポンスが遅くなり，入力にストレスを感じるようになるので，注意も必要である．また，警告だけで，確認ボタンを押させるという形で，発行が可能であるようなシステムにすると，多くの場合には警告は無視され，なかば無意識に確認ボタンが押されることになりかねない．警告やエラーのかけ方は要注意となる．対策を講じていたというアリバイが欲しいのなら，それはそれで可能であるが，実効性のある予防対策としては，問題が多いであろう．

4) 指示の順番・時刻・対象チェックによる正確性の向上

実は，この部分はオーダリングシステムを逸脱する可能性もあり，どちらかというと実施記録を含む電子カルテシステムの範疇に入ることも考えられる．しかし，医事会計の正確さを保つためにも，指示の発行自体をもとに医事計算するのではなく，実施をもって計算するのがあるべき姿である．そこで，多くのオーダリングシステムでは実施入力を受け入れる仕様が可能となっている．その際に，バーコードセンサーを組み込んだ携帯型端末を利用して，個体チェックと時刻チェックを行うことが可能である場合も多い．そうすると，抗癌剤の投与前に制吐剤を投与するということなどについての正確性が増したり，医療安全上大きな問題である誤薬（間違った患者に投薬をすることなど）が防止できたりする．

5) イントラネットとしての活用

現在のオーダリングシステムのほとんどすべてはネットワークのプロトコルとしてTCP/IPを採用している．これは，インターネットで採用しているものであり，インターネットと接続しなくても，院内の情報共有化のツールを比較的容易に導入できる．オーダリングシステムをフルオプションもしくはそれに近い状態で導入するとすべての外来診察室，病棟，医局，当直室，検査室，放射線部など，医療従事者のほとんどはオーダリングシステムを利用することになり，端末数も多くなる．ということは，容易に文書配布やアーカイブができるようになる．多くの病院では，委員会の数が増え，会議が臨床業務を圧迫することさえ出現してきている．しかも，病院の一元的な運営に対する要求も高まってきており，看護師には比較的容易に医療機関としてのポリシーやマニュアルが浸透しやすいが，医師は指揮命令系統がはっきりしない場合も多く，情報伝達に苦慮する場合も多い．ところが，臨床に従事するかぎり，オーダリング端末に触れない日はなくなるのであるから，それを利用した各種情報伝達は明確な情報の共有化に役立つことが期待できる．たとえば，各種会議のホームページを立ち上げ，これまでの経緯や議決事項，資料，スケジュール，会議のアジェンダを掲載するだけで，前もっての情報収集が簡単になり，短時間での決定が可

表 オーダリングシステムの導入

医療機関の戦略を明確に
業務改革のチャンスと考える
医療安全は目的の一つ
患者動線・職員動線・物流動線の整理
請求漏れの把握と解決→導入費用の合理化
できることとできないことを明確に
できる担当者を育て，組織的に対処する
ベンダーの話は鵜呑みにしない

能になる可能性がある．インシデントレポートのシステムを含めることも普及しつつある．

4. オーダリングシステム導入の手順

医療機関としてオーダリングシステムを導入する際の手順を簡単に記述したいと思う．もちろん，医療機関の規模や性格，地域での位置づけなどにより，それは千差万別であるので基本的な事項にとどめることとする．大規模な施設であれば，2年間程度の余裕をみてスケジュールを組むのがよいだろう．

1) 医療機関戦略の明確化

システム導入は，表面的には，成功例が多いように見受けられる場合もあるが，実際には失敗も多く，表には出てこない部分は大きい．導入の失敗の多くは，医療機関戦略の不明確さと準備不足にあるといっても過言ではないだろう．戦略が不明確であれば，さまざまな事項の決定ができなくなる．また，戦略の基盤である価値概念の職員間での共有化も重要である．システム導入時の業務改革は，効率的な医療機関運営に不可欠である．その際には，多くの決断・意思決定が必要となる．それが，院長の鶴の一声で覆るというようなことがあってはならない．院長の意思決定とシステム導入に携わる人々との意思決定が，基本的に同一になるようにすることがポイントとなる．

2) 担当者の決定・組織作り

大学病院のように医療情報部のような存在があれば別だが，ほとんどの病院では，そのような組織は保持できず，委員会組織を利用せざるをえないであろう．医事課の職員を書記とし，医師の中堅どころを委員長とすることが多い．臨床能力には疑問があるがパソコン好きな医師を委員長に当てるのは，お勧めできない選択である．委員長は，マネジメント能力もあり，病院内での各種動線や情報経路などのオペレーションが理解できている医師を当てるのがよい．担当者は，決定事項の整理を行い，ドキュメントとして残すという役割を担う必要がある．これを怠ると決定事項を再検討したり，決定事項間に矛盾が発生したりする場合がある．

また，委員会の規模も重要である．本当に議論を行うグループと合意を形成するグループを区別して作ることもよいだろう．

3) 「勉強」・他施設見学

組織が作られたら，次にはどのようなシステムを導入するのかを大づかみにする必要がある．また，技術的な可能性や価格帯というものを含めて，市場状況を調査する必要もある．システム導入に関する成書を集め，よさそうなものは何冊か購入し，委員会のメンバーや経営陣は勉強をする必要がある．経済的な余裕があれば，この場面でコンサルタントを入れて業務改革を含めて大掛かりな検討を加えるのもよいだろう．ホスピタルショーや各種展示会も見に行くべきである．もし，大学との関係が密接で，信頼にたる医療情報部がその大学にあるのであれば，協力を求めるのは有用であることが多い．他施設見学に行く場合には，開発サイドの担当者からの状況聴取は当然行われると思うが，入力を実際に行っている側からの聴取も参考になる．忌憚のない意見というものを聞くためには，連絡先を聞いておいて，電子メールのやり取りなどを通じて連絡を取り合うのもよい．また，その施設と仲がよいのであれば，不具合などの問題に関する表を導入時には必ず作っているので，それをもらえればなおよいことである．もちろん，仕様書は公表資料である場合はもらって帰ることをお勧めする．

それまでのやり方を変更するのであるから，入力側には必ず不満が出るものである．すべての人がハッピーであるシステムは非常に実現困難であることにも注意したい．多少は，受忍限度というものも考える必要がある．

また，非常に便利であるという評判のシステムにも注意を要する．動線などや運用方法，また，病院の構造と情報システムは不可分であるので，ある施設でうまくいくシステムが，必ずしも別の施設で流用可能とはならない．このあたりは，システム思考がどれだけできるかということにかかっているので，オペレーションの動きに注意してほしい．

4) パッケージ選定・業務分析・仕様書作成

どの時点でパッケージを選定するかは，議論があると思われる．あまり早く決定するとかえって，その業者によいようにされてしまう場合もある．しかし，多くの医療機関では，自立して仕様書が書けるわけではないことも事実である．いくつかの業者から基本となる仕様書案を取り寄せて検討するのもよいだろう．業務分析は繰り返し述べてきているが，システム導入の基本である．分析後の問題解決を通して安全の問題も解決し，無駄も省くということを考える必要がある．ここの部分が，医療機関にとっては負担が重いところである．

もちろん，経済的な余裕や予算配分上の問題もあるので，経営陣とのすり合わせも考える必要がある．ただ，システムの更新自体は6年程度なので，あまりのんびりと開発を続けるのは，かえって使用期間を短くする．できるだけ一気に作るほうが経済的かもしれない．システムの導入後のさまざまな手直しや補修も検討する必要がある．ヘルプデスクを作るかどうか，導入後に採用された職員への教育をどうするかも検討課題になる．

5) 契約

契約にあたっては，入札が必要な場合もあるであろうし，なかなか難しいところもあるだろう．業者側は契約にこぎつけると安心でもあるだろうが，情報システムの価格は安くなる傾向があるので，待てるのであれば待つほうがよいこともあるだろう．

6) システム開発（パッケージのカスタマイズ）

各種マスタの作成は，施設によって違っている場合も多いので，負担は重いが，個別に対応する必要があることも多い．もちろん，病名マスタや診療行為マスタなどについての標準的なマスタが使用できるのであれば，活用すべきである．後日の負担も大きく異なる．

7) 教育研修

初めてオーダリングシステムを導入する場合には，中高年層の職員の抵抗もあるかもしれないので，いわゆるパソコンの操作に慣れてもらう必要があるかもしれない．また，さまざまな運用の変更もある．さらには，いつ始めるのかも問題だろう．あまり早くから始めても臨場感に乏しいし，遅いと間に合わない．パソコンに始めて触れる人には，3か月程度前からの一般的な講習を行い，それができる人とは区別するほうがよいだろう．シミュレーションも訓練と実運用上の不具合を確認するために3回から4回程度行うべきである．

8) カットオーバー

実際にシステムを動かして実用に供するのをカットオーバーという．患者数の少ない日を狙うか意図的に患者数を減らしておくべきである．経営上の要求から，外来数や入院数を減らさないということを主張されることもあるかもしれないが，かなりのリスクを伴う．特に移転などを伴っている場合には，必要な決まりごとが変わっている場合もあり，変則的な事態も発生する．システム導入時の問題は，風評となる場合もある（銀行でのシステムトラブルが，その銀行のイメージを大きく損なった事件を記憶されていらっしゃる方もいるだろう）．

9) 不具合の手直し

どのようなシステムでもカットオーバー当日から完璧に動くということはないと考えるべきである．さまざまなトラブルがしばらくは発生し，その対処に追われることになる．開発業者との連絡を密にし，迅速な解決を求めることになる．

10) システムの維持・開発

システム導入後も，さまざまな不満が発生し，それに対処していくことになる．その不満

の多くはオペレーションやマネジメントを無視したもので,解決が困難なものでもあるが,できるだけの努力をしているという姿勢を認めてもらえるようにすると全体の満足感も上がり,創意工夫による新たな効率化を行えることもある.

5. オーダリングシステムの展望

電子的情報システムへの自由文の入力は,今後5年はキーボードに頼ることになるだろう.音声入力は,画像診断報告などの定型的なものに限られることになる.40歳代後半以降の職員はキーボードに対する抵抗感は強いままである.定型入力については,マウスでの選択と,おそらくバーコードやICチップの個体識別入力が始まるものと考えられる.ということは,あと5年くらいは,大規模急性期病院であっても組織的な情報システム部門の設置などができないかぎり,オーダリングシステムに画像参照系と検査結果の参照系,文書管理などのシステム化でとどめることをお勧めする.システムは生き物であり,世話係が本来必要である.また,その情報を用いた企画部門も検討の余地がある.今後は,正確で迅速な情報をもとにした経営が実現されていくことであろうと考える.

[清谷哲朗]

参考文献
1) IT医療白書,エム・イー振興協会,2003.

索 引

ア

アウトカムアプローチ 205
悪魔の法則 22, 23
アサーション訓練 20
アセスメントシート 360
後工程はお客様 195
アドバース・セレクション 3
アフォーダンス 192
アブノーマル・チェックリスト 114
安全 7
安全科学 7
安全確認型 10, 34
安全確保 196
安全管理 359
安全管理活動 7
安全管理技術 109
安全管理教育 371
安全管理サイクル 240
安全管理体制 56
安全管理部門 136
安全工学 7
安全手法 115
安全性分析 128
安全対策 55
安全な血液製剤の安定供給の確保等に関する法律 273
安全評価 100
安全文化 19, 31, 33, 52, 54, 87, 103, 150
安全文化醸成 230
安全文化創成 42
安全防護障壁 99

イ

医原病型医療事故 65
医事会計システム 146
意識改革 210
意識調査 25
意思決定 49, 347
意志決定樹 259
医師と助産師の協働 285
医師法21条 62
異状死 93
異常時対応訓練システム 119
異状死の届出 93
異常値 278
一般病床 58
意図的な逸脱 45, 46
医の倫理 67
イベントツリー解析 101
医薬品情報 55
医療安全 198
医療安全管理者 56
医療安全推進週間 57
医療安全推進総合対策 54
医療安全政策 71
医療安全対策会議 61
医療安全対策検討会議 54, 190
医療過誤 185
医療ガス 283
医療環境 289
医療機器 188
医療基本法案 58
医療経営の質 193
医療契約の本質 89
医療行為関連危機管理 165
医療行為のリスク 160
医療裁判の現状 91
医療サービスに関する苦情対応制度 71
医療サービスの特質 131
医療事件を扱う弁護士 92
医療事故 22, 61
医療事故情報 73
医療事故訴訟 71
医療事故による死者数 90
医療事故の現状 71
医療事故報告システム 71
医療事故保険請求 71
医療事故補償制度 71
医療施設合同認定機構 257, 280, 310, 317
医療施設調査 135
医療施設評価合同委員会 185
医療質研究庁 280, 317
医療情報の標準化 203
医療訴訟 185, 186
医療の質 187, 193, 199, 217
医療の質改善研究所 212
医療の質向上活動 210
医療の質奨励賞 196
医療法 140
医療用具 55, 56
医療倫理委員会 347
医療倫理学 68
因果関係 348
因果連鎖 108
インシデント 30, 46, 226
インシデント/事故解析 43
インシデント情報の活用 37
インシデント事例 62
インシデント報告 240, 294
インシデント報告システム 322
インシデントレポート 375
インシデントレポートシステム 147
インターナル・マーケティング 131
院内感染 262
院内感染対策 262
院内感染対策教育 265
院内採血 271
院内情報システム 145
インフォームド・コンセント 185

ウ

ウエストナイル熱 270
受入検査 106
ウルグアイ・ラウンド 221

運航支援体制　113
運航マニュアル　113
運転適性検査　118
運搬　276
運用過失　105
運用限界等指定書　110

エ

影響緩和　99, 100
影響評価　39, 232
衛生設備　363
疫学調査法　79, 80
エラー　12
エラータイプ　13
エラー発生要因　291
エラープルーフ　294
エラーモード　13, 231
エラー・リカバリー　36, 41
エラー率　14
エリア・マーケティング　134
エンベロープウイルス　271
延命　68

オ

横断調査　81
応用倫理学　68
オーダリングシステム　146, 376
オミッション　13
オンブズマン　76

カ

介護サービスの質の評価　359
介護保険下での身体的拘束禁止規定　344
介護保険法　343
改善策　227
階層化意思決定法　120
外的手がかり　18
外部監査　199
開放式ドレナージ　333
外来における医療事故　79
価格　133
化学処理　271
科学的正当性　70
学際的倫理学　68
拡散増幅検査　270
拡大抑制　99, 100

確認会話　370, 371
確認会話の基本的ルール　371
確認行為の基本的ルール　371
隔離　355
確率的評価　108
確率論的安全評価（PSA）　8, 101
火災対策　364
過失　28, 29, 71, 89
過失が明らかな場合　90
過失の存否に争いのある事例　90
型式限定　111
価値　150
活動性分析　128
加熱処理　271
環境　253
環境音　292
環境整備　56
環境マネジメントシステム　221
環境倫理学　68
観血的手技　280
看護師数と患者死亡率　143
看護者の倫理綱領　344
監査　323
患者を医療のパートナーにする　324
患者会　87
患者確認　368
患者確認ルール　370
患者・家族参加型安全対策　65
患者誤認　368
患者誤認事故　31
患者誤認防止　370
患者参加　84, 370
患者参加の促進　373
患者識別　275
患者識別バンド　368
患者・施設管理上の事故　65
患者照合システム　370, 371
患者同一性確認　368, 371
患者同定　368, 371
患者の利益　344
患者間違い　281
患者要求展開表　237
患者用図書室　86
関税と貿易に関する一般協定　221
管理医療　212
管理項目　238
管理サイクル　194
含量表示方法　325

キ

記憶違い　23
記憶の誤り　23
危害分析・重要管理点監視　221
企画品質設定表　237
機関委任事務　59
機関内倫理審査委員会　69
危機管理　163
危機管理過程　166
疑義の申し立て　345
企業文化　150
危険管理　136, 156
危険管理体制　136
危険行為　33
危険情報の水平展開　114
危険な創作　23
危険防止対策　332
危険防止対策のマニュアル　360
危険優先数　315
危険要因　108
危険予知訓練　107
技術基準　108
記述的規範　19
技術評価　67
基準病床数　58
基礎標準　189
機長の路線資格　112
気づかせる　51
機能性規定化　108
機能表現　237
機能標準　189
規範　150
規範型意思決定論　47
救急・集中治療領域　346
教育　38
教育・訓練　44
教育研修　57
強制法規　108
業績パフォーマンス　150
共通認証マーク　224
協同モニタモデル　20
業務機能展開　237
業務工程表　232
業務の標準化　294
業務プロセス　294
業務連携　370
協力要請　246
局所圧迫　346
技倆管理　112

記録　360
緊急脱出訓練　52
緊急避難的　346
金属疲労　111

ク

空間　292
空中破壊事故　111
空調設備　363
偶発的な逸脱　45
苦情　57
苦情対応システム　76
苦情対応マネジメント　360
苦情対応マネジメントシステムの指針　361
クライシスマネジメント　10, 163
クリティカルパス　202
クリニカル・ガバナンス　123, 197
クリニカルパス　202, 211
クレーム　291

ケ

経営管理　361
経営分析　127
計器飛行法　111
計器飛行方式　112
経験に対する誤った評価　23
型式証明書　110
警鐘事例　73
継続的改善　221
経年機対策　111
経年劣化　105
経年劣化現象　107
警報装置　321
外科関連学会　62
ケーススタディ　49
ケースミックス分類　200
血液透析　305
結果　348
結果と過程の等価的重要性　131
結果の測定　126
結果の不確定性　131
結果報告　276
血漿分画製剤　270
決断　48
決定論的安全評価　100
懸念報告　294
原因－結果図　227

権限の委譲　125
健康管理　112
健康保険法　140
原告勝訴率　91
検査データ　276
原子力安全　99
検体　275
検体採取　276

コ

誤飲　351
行為　150
行為の保証　89
効果測定　375
航空安全報告制度　30, 114
航空運航システム　110
航空機運用規程　113
航空機整備体制　113
航空事故調査　240
航空情報　112
航空身体検査基準　112
航空身体検査証明　112
航空保安施設　112
航空路無線標識　112
高信頼性組織　11
厚生労働省　61
厚生労働省院内感染対策サーベイランス事業　263
構造的照合　18
拘束　343
口頭確認　85
行動形成因子（PSF）　14
行動制限　354
後発医薬品　324
興奮・緊張状態　343
高齢化　344
誤嚥　351, 356
顧客サービス価値　133
顧客志向　195, 221
顧客との共同生産　131
顧客満足　133, 221, 359
呼吸運動障害　346
呼吸循環動態管理下　346
国際エアーラインパイロット協会　253
国際規格　221
国際航空民間機関　50
国際航空輸送協会　253
国際疾病分類　211

国際電気標準会議　222
国際評価尺度　102
国際標準　222
国際標準化機構　221
国際民間航空機関　253
告白　185
告白の隔たり　186
コクピットワークロード　48
国立保健医療科学院　53
故障の木解析　312
故障物理　108
個人情報保護　70
個人情報保護法　185
コストの評価　25
誤接続　334
誤接続防止器具　334
誤接続防止策　335
誤操作　106, 107
固定　355
誤入力　371
誤認　107
誤判断　106
コーポレート・ガバナンス　197
コミッション　13
コミュニケーション　130, 292
コミュニケーションエラー　292
コミュニケーション・スキル　187
コメット号　111
誤薬　317
固有技術　106
根拠　348
根本原因解析法　226
根本原因分析　191

サ

災害　170
災害医療体制　170
災害管理　171
災害拠点病院　170
災害対応計画　171
災害対応マニュアル　171
採血及び供血あっ旋業取締法　273
再受診患者　293
財団法人鉄道総合技術研究所　118
財団法人日本適合性認定協会　223
最低飛行高度　112
再発防止　27, 36
再発防止対策　255
裁判　90

財務諸表分析　127
サーカディアンリズム　143
作業 FMEA　233
錯覚　107
サバイバルファクター　27, 28
サービス製品　132
サービスの標準化　360
サービス品質　134
サービス・プロダクト　132
サボタージュ　13
産科医療環境　285
産科医療事故　285, 286
産科医療従事者の事故　287
産科医療における安全管理対策　289
産科医療の安全管理　289
産科医療の特性　285
産科手術に伴う不適切な処置　286
産科にかかわる人員不足　285
三現主義　195
散剤(粉薬)調剤　323
酸素フラッシュ　283
サンフランシスコ平和条約　110
参与観察　81

シ

ジェットエンジンの発明　111
資格管理　48
時間軸　247
時間余裕　47
始業点検　283
軸の設定　247
自己決定権　70
自己血輸血　274
事故原因　12
事故・故障報告制度　102
事故調査　27, 28, 29, 30, 47, 177
事故当事者のケア　180
事故当事者の精神的ケア　183
自己認証　224
事後の対策　42
自己抜去　333
事故発生と業務量　143
事故被害者　87
事故被害者のケア　175
事故被害者の精神的ケア　179
自己評価　375
自己防衛本能　240
自殺　356

事実の説明　178
自主評価　359
自主保安責任　108
自傷行為　356
事象シナリオ　101
自傷他害性　354
事情聴取　245
市場の創造　130
市場の調整　130
事象分析ツール　253
事象連鎖　43
四肢抑制具　346
システム工学的アプローチ　289
システムダウン　371
システムの問題　187
施設維持管理　366
事前条件　16
自然抜去　334
自然分娩時における診断・ケアの照準化　289
自尊心　343
自治事務　59
シチュエーションアウェアネス　49
質管理　198, 293
シックスシグマ　212
質コスト　194
実施の拒否　345
実数分析　127
質の追求　198
失敗から学ぶ　73
失敗モード影響分析法　310
質評価指標　211
疾病のリスク　160
質問カード　227
質問題　196
質優先主義　195
自動化　44
自動準備システム　277
自動蓄尿装置　277
自動分析処理装置　275
自動列車運転装置　117
自動列車制御装置　117
自動列車停止装置　116
死の判定　68
縛らない看護　343
指標　293
シフト制　292
司法解剖　96
シーマンシップ　114
市民団体の支援　65

社会的手抜き　19, 35
試薬　277
謝罪　186
ジャンプシート　52
収益性分析　128
集団規範　19
自由滴下防止　320
終末期医療　68
修理改造検査　110
需給計画　273
手術　280
手術創　282
出血　289
術式間違い　281
術中モニタリング　282, 284
ジュネーブ宣言　67
受療行動調査　135
準委任契約　89
消化管チューブ　333
消化器内視鏡関連の偶発症　82
情況　14
状況認識　45, 49, 346
証拠保全　89
"常識"の違い　322
小集団活動　210
小児　349
小児科　349
情報化　203
情報管理　55
情報共有化　36
情報公開　25
情報収集システムの活用　38
情報伝達エラー　322
情報の共有　211
情報の収集　63
情報の非対称性　131
情報の標準化　211
情報の標準化と透明化　204
静脈カテーテル　333
所轄警察署　63
職員の質　193
職員満足　133
職業倫理　67
職種間における安全文化の差異　154
褥瘡　337
褥瘡患者管理加算　337
褥瘡対策チーム　338
褥瘡ハイリスク患者ケア加算　337
褥瘡予防　340

索　　　引

職場の安全風土評価法　119
職場の人間関係　24
助産所　286
"触覚"と"聴覚"　326
処方箋　318
処方方法の不統一　324
シリンジ・ポンプ　320
新幹線　120
人権擁護　343
人工換気　345
人工呼吸管理　297
人工呼吸器　297
人工呼吸器関連医療事故対策　297, 299
人工呼吸器関連医療事故データベース　299
人工呼吸器関連医療事故報告　298
人口動態調査　135
人材　133
震災対策　366
審査登録　223
真実告知　185
新人看護師の教育・訓練　182
新生児　286, 289
新生児に関する事故　285
深層防護　32, 99, 100
迅速な情報開示　42
診断群分類　211
身体拘束　343
身体的負荷　15
身体抑制　355
診断群分類　200
陣痛促進剤の不適切な使用　286
心的負荷　15
信念　150, 151
深部静脈血栓症　282
シンボル　150
信頼性工学　256
診療ガイドライン　205
診療圏　134
診療報酬体系　140

ス

スイスチーズモデル　19
趨勢分析　127
数量化　360
スキーマ　17, 18
スキルベース・スリップ　45, 46
ストレスへの恐怖心　346

スノーボールモデル　19
スリップ　13, 17, 18

セ

制御技術　67
生産性分析　128
生産設備　104
生産と消費の同時性　131
誠実　343
精神科医療　354
精神的支援　187
精神保健福祉法　345
製造物責任法　10
正当業務行為　347
整備点検思想　111
生命科学　68
生命の質　68
生命のリスク　346
責任追及　27, 28, 29
施工不良　105
設計基準事象　100
設計思想　111
設計品質設定表　237
設計不備　105
接続外れ　334
設備管理　105
説明責任　204, 347
説明用紙　326
セーフティ・マネージャー　187
セレモニー　150
全国患者安全機構　63
潜在的原因　33
潜在的リスク　13, 99
全社的品質管理　217
前提条件　247
センチネル・イベント　73
全天候性　111
専任制　295
専門訴訟　91
戦略的な理念　125

ソ

増加率　91
総合安全推進委員会　113
総合的質管理　209
総合的質経営　210
総合的品質管理　217
相互承認協定　224

相互評価　103, 375
相対係数　200
測定　276
測定尺度　152
組織エラー　254
組織革新　210
組織活動　22
組織環境　152
組織関連指標　128
組織事故　31, 152
組織としての対応優先順位の明示　42
組織の安全　22, 24
組織風土　151
組織文化　44, 150
組織変革　154, 210
組織防衛本能　240
組織要因　103
ソーシャルサポート　20
ソーシャル・マーケティング　131
ソースマーキング　319
ソフトウエア　253
損益分岐点分析　128

タ

退院後調査　80, 81
退役軍人病院　226
対応的アプローチ　191
ダイオキシン　104
体幹抑制　346
耐空証明書　110
耐空証明制度　110
第三者機関　62
第三者評価　359
大出血　289
態度　151
タイムアウト　280, 281
他害行為　356, 357
匠　53
多重防護　9, 32
タスク　15, 44
タスク解析　15, 16, 43
探求　51

チ

地域医療支援病院　58
地域医療情報ネットワーク　147
地域産科医療システム　286

索　引

地域的な産科ネットワーク化　289
チェルノブイリ原発事故　152
知識ベース・ミステイク　45
窒息　356
痴呆症　343
チーム医療　371
チームエラー　19
チームパフォーマンス　50
注意義務　371
中心静脈カテーテル　282
忠誠　343
注入目的　333
チューブ切断　334
超音波ガイド　286
長期ケア　359
調停　90

ツ

追跡法　227
通過症候群　343
ツール　44

テ

定期運送事業者　113
定期航空輸送機関　111
定期点検　107
提供過程　133
ディシジョンメーキング　48, 49
提唱　51
滴下センサー　320
適合性評価　223
出来事流れ図　227
適正使用　273
テクノロジー・アセスメント　67
デザインレビュー　106
鉄道　116
鉄道労働科学研究所　118
デファクト・スタンダード　222
展開表　236
転倒　327, 349, 356, 364
転倒・転落　323, 327
転倒・転落重要事例と主な対策　328
転倒・転落の危険度　332
転落　349, 356, 364

ト

同業者評価　359
統計的質管理　210
統計的品質管理　194, 215
統合型医療情報システム　146
当事者エラー　254
動線解析　15
同定　280
動脈カテーテル　333
投薬エラー　317
同僚評価　359
毒性化学物質　104
特定機能病院　58, 61
トップのリーダーシップ　37
ドミノ理論　7
トラブルの共有化　37
トリアージ　170
トリアージカード　227
トリアージ方針　291
トレードオフ　355
ドレーン・チューブ抜去　352

ナ

なぜなぜ分析　257
ナノフィルトレーション　271

ニ

ニアミス　12, 74
日本医療機器センター　191
日本医療機能評価機構　60
日本工業規格　224
日本褥瘡学会　342
日本精神科病院協会　356
日本的品質管理　215
日本病理学会　62
入院中調査　80, 81
ニュルンベルク綱領　67
任意的記載事項　58
人間エラー　31
人間関係論　49
人間信頼性　14
人間信頼性工学　9
人間的側面　22
人間の尊厳　344
人間の特性　369
人間理解　22
妊産婦死亡率　285

認証　223
認証機関　223
認証取得　223
認証制度　223
認知工学　256
認知システム工学　12, 14
認定　223
認定機関　223

ネ

ネームバンド　368

ノ

ノード　257

ハ

排液目的　333
バイオレーション　13, 14
廃棄物管理　364
背後要因　52, 254
倍散　325
排除ノード　244, 257
ハイリスクエリア　291
倍量処方　324
パイロット　53
ハインリッヒの法則　9, 114
爆発　104
爆発事故　104
バーコード　85, 275, 319
バーコード読み取り機能つき携帯情報端末　370
ハザードの抽出　38
場所　133
パス法　205
バーチャルリアリティ技術　119
発生頻度　101
発生防止　99, 100
ハードウエア　253
話し合い　90
パニック値　278
パフォーマンス目標　293
パラダイム　69
バランススコアカード　123
バリア　99
バリエーション＝変動要素　253
針刺し事故　247
パルスオキシメータ　284

索 引

パレンス・パトリエ　354
犯罪捜査　245
判定　277
販売促進　133
汎用技術　106

ヒ

ピアレビュー　103
非医療行為関連危機対応　169
被害者支援　87
被害者の願い　65
光　292
必要的記載事項　58
人としての権利　344
皮膚の変化　346
ヒポクラテスの誓い　67
ヒヤリ・ハット　12, 25, 30, 103, 107, 368
ヒヤリ・ハット（インシデント）事例　47
ヒヤリ・ハット（インシデント）報告システム　9
ヒヤリ・ハット報告　113
ヒューマンインタフェース　44
ヒューマンインタフェース設計の不備　45
ヒューマンエラー　12, 17, 22, 65, 107, 191, 203, 277, 324, 369
ヒューマンエラー防止　18
ヒューマンファクター　36, 43, 227, 278
ヒューマンファクターズ　43
ヒューリスティック判断　18
病院機能評価　345
評価　346
標準化　192, 222
標準手順　44, 47
標準手順逸脱　46
標準手順からの逸脱　45
病状悪化型医療事故　65
表層的照合　18
病棟業務　323
比率分析　127
疲労　291
品質　216
品質概念　210
品質管理　215, 221
品質機能展開　236
品質システム　221

品質展開　237
品質特性展開表　236
品質表　236
品質保証　221
品質保証プログラム　188
品質マネジメントシステム　221

フ

不安全行動　24
部位間違い　280, 281
フェイルセーフ　9, 18, 39, 106
フェイルセーフ・デザイン　111
フェイルソフト　39
フェイルソフトリー　39
フォールトツリー解析　101
フォローアップ体制　192
不穏状態患者　343
不確実性　2
不可抗力　89
腹膜透析　308
服薬指導　85
物的環境要素　133
部門別情報システム　146
フライヤー号　110
プラス思考　196
プリオン　271
不慮の事故　349
フールプルーフ　9, 18, 34, 39, 40, 106, 231, 233
ブレーク　244
フレーミング効果　6
ブレリオ機　110
ブレーンストーミング法　311
プロセスアプローチ　205
プロダクト・アウト　130
文化　150
分析　276
分析手法　256
分娩期の大出血　285

ヘ

平均在院日数　202
平均審理期間　91
米国医学院　63
米国メリーランド病院協会　207
米国連邦航空法　110
閉鎖式ドレナージ　333
閉塞　116, 334

ベストプラクティス　197
ヘパリン　282
ヘルシンキ宣言　67
ヘルスサービスコミッショナー　76
変異型クロイツフェルト・ヤコブ病　270
ベンチマーキング　296
変動要因　242, 244
変動要因間の因果関係　249
変動要因の関連を断ち切る　242

ホ

法医解剖　95
法医学　93
忘却　23
報告　360
報告システム　9
報告制度　61, 317
法律家団体　66
保健医療認可合同委員会　226
母児に対する事故　286
墓石安全　30
母体の大出血　286
ポリス・パワー　354
ホルナルゲル　256

マ

マイナス思考　196
マーキング　281
マグネット　346
マクロマネジメント　125
マーケット・イン　130
マーケティング・コンセプト　130
マーケティング・ミックス　130
マーケティング・リサーチ　134
麻酔　280
麻酔関連偶発症例調査　82
麻酔器　283
麻酔前チェックリスト　282
マッチョウ・パイロット　48
マネジアル・グリッド理論　49
マネジメントスタイル　49
マンパワーについて　140
マンマシンシステム　12

ミ

三河島事故　116

ミクロマネジメント 125
水先人 53
ミステイク 13, 14, 17, 18
未然防止 27, 28, 36
未然防止対策 38
未然防止に向けての7つのステップ 36
未然防止の意義 37
未然防止へのシステム構築 36

ム

無意識化 23
無過失補償制度 75
無形性 131
無責救済制度 187
無断外出 356, 357

メ

メディケーション・エラー 322
メンタル・シミュレーション 47

モ

目標 16
モニタリング 293
モノ・プロダクト 132
モラル 24
モラール 24
モラル・ハザード 3, 24
問題をオープンにしうる組織文化 37
問題解決 50
問題処理能力 53

ヤ

夜勤 140
薬剤関連有害事象 79
薬剤師 318
薬剤治療による有害事象 80
薬剤投与管理 323
薬剤ミス 356, 357
薬剤名称 324

ユ

有害事象 74, 79
有害事象率 71

輸液管理 345
輸液ポンプ 320
輸血後急性肺障害 271
輸血用血液製剤 270
指差呼称 23, 107, 117

ヨ

要求品質展開表 236
容器ラベル上の表示項目 325
擁護者 345
抑制 343, 355
抑制衣 346
抑制帯 346
抑制の害 343
抑制廃止福岡宣言 344
抑制法 343
余寿命 108
予防可能性 71
予防的アプローチ 191
四病院団体協議会 62

ラ

ライフサイエンス 68
ラプス 13

リ

離院 356, 357
リークテスト 283
リスク 2, 8, 46, 152
リスクアセスメント 8
リスク管理のさらなる改善 42
リスク管理の仕組みの定着 42
リスク恒常性 34
リスク・コミュニケーション 5, 10, 85
リスクコントロール 159
リスクコンペンセイション 34
リスク認知 4
リスク評価 226
リスクファイナンス 159
リスク・プレミアム 4
リスクマネジメント 10, 136, 156, 198, 203
リスク・マネージャー 187
リーダーシップ 24
量から質への転換 193
利用者による選択 204

療養型病床群 58
療養上の世話 327
療養病床 58
リレーションシップ・マーケティング 130
臨界事故 31
臨床監査 124, 199
臨床検査 275
臨床指標 199, 202
臨床生命倫理学 69
臨床の知 69
倫理委員会 69
倫理的 343
倫理的側面 344
倫理的妥当性 70

ル

ルールベース・ミステイク 45

レ

列車衝突事故 116
レビュー 293
レモンの原理 4

ロ

労働安全衛生マネジメントシステム 221
労働基準法 140
路線運航開始前検査 113
論理積 108
論理和 108

ワ

ワークシート 310
ワークロード 14
ワン・トゥ・ワン・マーケティング 130

A

accreditation 223
accreditation body 223
ACEP (American College of Emergency Physician) 291
ACHS (Australian Council for Healthcare and Standards) 208
ACSQHC (Australian Council for Safety and Quality in Health Care) 72
active failures 33
advanced qualification program 52
adverse events 74
advocacy 51
AHP 120
AHRQ (Agency for Healthcare Research and Quality) 84, 209, 280, 317
AIA/AAH (American Institute of Architects/Academy of Architecture for Health) 367
AIMS‐ICU (Australian Incident Monitoring System in ICU) 295
AMA 130
AND ゲート 242
AP-DRG (All Patient-DRG) 200
APC (Ambulatory Patient Classification) 200
APR-DRG (All Patient Refined-DRG) 200
AR‐DRG (Australian Refined‐DRG) 200
ASHE (American Society for Healthcare Engineering) 366
ASRS (Aviation Safety Reporting System) 30
ATC 117
ATO 117
ATS 116
attitude 151
Aviation Safety Reporting System 114

B

basic standards 189
beliefs 151
breaking path 242
BRM (bridge resource management) 53

C

CAPD 308
catastrophic 258
CDRH (Center for Device and Radiological Health) 188
CE マーク 190, 224
certification 223
certification body 223
certification system 223
CHFM (Certified Healthcare Facility Manager) 367
clinical audit 124
clinical bioethics 69
clinical indicator 202
CMS (Center for Medicare and Medicaid Services) 200
CMS-DRG 200
COCOM (Contextual Control Model) 256
collaborative monitor model 20
cost of quality 194
CPG (clinical practice guideline) 293
CQI (Continuous Quality Improvement) 211, 220
crew resource management 48
CRG (Clinical Risk Group) 200
CRM (crew resource management) 44, 48
CRM/LOFT (line oriented flight training) 49
CRM スキル 52
CS 133
CWQC 217

D

de facto standard 222
decision tree 259
Deming サイクル 194
Deming 賞 194
design review 106
disclosure gap 187
DPC (Diagnosis Procedure Combination) 200
DRG (Diagnosis Related Groups) 200, 211
DRG/PPS (Prospective Payment System) 200

E

EBM (Evidence Based Medicine) 205
EC (European Community) 190
ECRI (Emergency Care Research Institute) 189
EFC (error forcing context) 254
Effect Analysis 39
EMEA (Error Mode and Effects Analysis) 38, 231
EMLATA (Emergency Medical Treatment and Active Labor Act) 292
error disclosure 185
ES 133
ETA (Event Tree Analysis) 8, 39, 101, 260
ethical committee 69
external cue 18

F

FAR 110
FDA (Food and Drug Administration) 188
FMEA (Failure Mode and Effects Analysis) 8, 16, 38, 108, 192, 229, 231, 241, 310, 317
FMEA ワークシート 313
FOQA (flight operation quality assurance) 113
FTA (Fault Tree Analysis) 8, 101, 108, 192, 231, 234, 241, 312

G

GATT (General Agreement on Tariffs and Trade) 221
global standard 222
GMP (Good Manufacturing Prac-

索　引

tice) 188
group norm 19
GVHD(graft versus host disease) 270

H

HACCP(Hazard Analysis and Critical Control Point) 259
HAZOP(Hazard and Operability Study) 8, 108, 259
HFMEA(Healthcare FMEA) 192, 231, 258, 315
high-alert drug 294
HMPS(Harvard Medical Practice Study) 79
hospitalist 295
human error 17
H 2-SAFER(Hiyari Hatto-Systematic Approach For Error Reduction) 257

I

I&A(Inspection and Accreditation) 274
IATA 253
ICAO 50, 253
ICD(International Classification of Diseases) 211
ICRA(Infection Control Risk Assessment) 367
ICSRS(ICU safety reporting system) 295
ICU パフォーマンス 296
identification 280
IEC 222
IFALPA 253
IHI(Institute of Healthcare Improvement) 212
IMSystem 202
INES 102
informed consent 185
inquiry 51
IOM(Institute of Medicine) 71
ISO/COPOLCO 360
ISO(International Organization for Standardization) 221
ISO 14001 221
ISO 20543 HACCP 221

ISO 9001 221

J

J-HPES(Japanese Version-Human Performance Enhancement System) 241, 261
JAAME(The Japan Association for the Advancement of Medical Equipment) 191
JAB(The Japan Accreditation Board for conformity assessment) 223
JCAHO(The Joint Commission on Accreditation of Healthcare Organizations) 73, 84, 185, 202, 226, 257, 280, 310, 317
JIS(Japanese Industrial Standards) 224
JR 式安全態度診断 118

K

KAIZEN 220
Key マーク 190
KKD 218

L

latent conditions 33
LOE(line operation evaluation) 52
LOSA(line operation safety audit) 52

M

M-SHEL モデル 242, 253
man-machine インターフェイス 191
managed care 212
MAUDE(Manufacturer and User Facility Device Experience Database) 189
MDR(Medical Device Reporting) 189
medical device 188
medication error 322
MEDWatch 189
minor 259

mistake 17
moderate 259
moral 24
moral hazard 24
morale 24
MORT(Management Oversight Risk Tree) 241
MQI(medical quality improvement) 210
MRA 224

N

NAT(Nucleic acid Amplification Testing) 270
negligence 71
NHS(National Health Services) 72, 197
no-fault compensation 187
node 242, 257
NOTAM(notice to airman) 112
NPSA(National Patient Safety Agency) 63
NPSF(National Patient Safety Foundation) 71
NQF(National Quality Forum) 73
NTSB(National Transportation Safety Board) 28, 29

O

OHSAS 18001 221
OR ゲート 242
organizational climate 151
OS(Occurrence Screening) 293

P

PDCA(Plan-Do-Check-Act) 38, 39, 194, 218, 315
PDPC 39
PDSA 194, 218
people 133
performance standard 189
physical evidence 133
PL 法 10
place 133
preventability 71
prevention 191

price 133
process 133
product 132
promotion 133
PSF(Performance Shaping Factors) 244

Q

QA(quality control) 293
QAHCS(The Quality in Australian Health Care Study) 79
QC 215
QC 活動 202
QC 工程表 238
QFD(quality function deployment) 192, 236

R

RBRVS(Resource Based Relative Value Scale) 200
RCA(Root Cause Analysis) 191, 226, 241
reactive 191
risk management 156
RPN(risk priority number) 315

S

SARS 270
schema 17
SERVQUAL 134
severe 258
SHEL モデル 33, 253
SHOT(Serious Hazards of Transfusion) 272
SLIM(Success Likelihood Index Methodology) 261
slip 17
social support 20
SOP(Standard Operating Procedure) 44
SPEAK UP 84
SQC 194, 210
SRK モデル 9
standardization 222
story generation 35

T

team error 19
THERP(Technique for Human Error Rate Prediction) 9, 261
threat and error management 52
time-out 280
To Err is Human 323
TQC 217
TQM(Total Quality Management) 198, 209, 210
TRALI 271
truth-telling 185

U

UTCOS(Utah-Colorado Studies) 79

V

Value For Money 122
vCJD 270
Veterans Affairs 226
VTA(Variation Tree Analysis) 241

W

Why Why Analysis 257

Y

Yerkes-Dodson 則 15

数 字

1件あたり包括払い方式 200
3 H 37
4M4E 33, 257
4 P 132
5 ゲン主義 37
7つの P 132

医療安全管理事典

定価は外函に表示

2006年6月10日　初版第1刷
2008年3月30日　　　第2刷

編集者　長谷川敏彦
発行者　朝倉邦造
発行所　株式会社　朝倉書店
　　　　東京都新宿区新小川町6-29
　　　　郵便番号　　162-8707
　　　　電話　03(3260)0141
　　　　FAX　03(3260)0180
　　　　http://www.asakura.co.jp

〈検印省略〉

© 2006〈無断複写・転載を禁ず〉

中央印刷・渡辺製本

ISBN 978-4-254-30086-4　C 3547　　Printed in Japan

高野健人・伊藤洋子・河原和夫・川本俊弘・城戸照彦・中谷陽二・中山健夫・本橋 豊編	**社会医学事典** 30068-0 C3547　B5判 420頁 本体13000円	現在の医療の状況を総合的に把握できるよう、社会医学において使用される主要な用語を見開き2頁で要領よく解説。衛生学・公衆衛生学・法医学・疫学・予防医学・環境医学・産業医学・医療情報学・保健計画学・地域保健学・精神衛生学などを包括したものである社会医学の内容を鮮明に描き、社会医学内の個々のジャンルの関連性、基礎医学・臨床医学との接点、境界領域の学際的知見をも解説。医療・看護・介護・保健・衛生・福祉分野の実務者・関係者、行政担当者の必携書
東大 松島綱治・京府医大 酒井敏行・東大 石川　昌・富山医薬大 稲寺秀邦編	**予防医学事典** 30081-9 C3547　B5判 464頁 本体15000円	「炎症・免疫、アレルギー、ワクチン」「感染症」「遺伝子解析、診断、治療」「癌」「環境」「生活習慣病」「再生医療」「医療倫理」を柱として、今日の医学・医療において重要な研究テーマ、研究の現状、トピックスを、予防医学の視点から整理して解説し、現在の医療状況の総合的な把握と今後の展望を得られるようにまとめられた事典。 医学・医療・保健・衛生・看護・介護・福祉・環境・生活科学・健康関連分野の学生・研究者・実務家のための必携書。
順天堂大 坂井建雄・東大 五十嵐隆・順天堂大 丸井英二編	**からだの百科事典** 30078-9 C3547　A5判 584頁 本体20000円	「からだ」に対する関心は、健康や栄養をはじめ、誰にとっても高いものがある。本書は、「からだ」とそれを取り巻くいろいろな問題を、さまざまな側面から幅広く魅力的なテーマをあげて、わかりやすく解説したもの。 第1部「生きているからだ」では、からだの基本的なしくみを解説する。第2部「からだの一大事」では、からだの不具合、病気と治療の関わりを扱う。第3部「社会の中のからだ」では、からだにまつわる文化や社会との関わりを取り扱う
東邦大 有田秀穂編	**呼吸の事典** 30083-3 C3547　A5判 744頁 本体24000円	呼吸は、生命活動の源であり、人間の心の要である。本書は呼吸にまつわるあらゆる現象をとりあげた総合的事典。生命活動の基盤であるホメオスタシスから呼吸という行動まで、細胞レベルから心を持つヒトのレベルまで、発生から老化まで、しゃっくりの原始反射から呼吸中枢まで、睡眠から坐禅という特殊な覚醒状態まで、潜水から人工血液まで、息の文化からホリスティック医療までさまざまな呼吸関連の事象について、第一線の研究者が専門外の人にも理解しやすく解説したもの
広島大 山崎昌廣・電通大 坂本和義・神奈川大 関　邦博編	**人間の許容限界事典** 10191-1 C3540　B5判 1032頁 本体38000円	人間の能力の限界について、生理学、心理学、運動学、生物学、物理学、化学、栄養学の7分野より図表を多用し解説(約140項目)。〔内容〕視覚/聴覚/骨/筋/体液/睡眠/時間知覚/識別/記憶/学習/ストレス/体罰/やる気/歩行/走行/潜水/バランス能力/寿命/疫病/体脂肪/進化/低圧/高圧/振動/風/紫外線/電磁波/居住スペース/照明/環境ホルモン/酸素/不活性ガス/大気汚染/喫煙/地球温暖化/ビタミン/アルコール/必須アミノ酸/ダイエット/他
癌研有明病院 武藤徹一郎監訳	**医学症候群辞典** 32194-4 C3547　A4判 1024頁 本体49000円	医学生から、専門医、研修医、実地医家、さらに研究者を含め広く医療に携わる方々を主な読者対象として、内科、外科、眼科、耳鼻咽喉科、皮膚科、神経内科、脳神経外科、精神医学など臨床医学全般にわたる代表的な疾患・症候群約4000を収載。それらの疾患症候群についての別名・症状・徴候・病因・病理・鑑別診断・治療・予後などについて簡便に解説し、さらに詳しい事実などについて知りたい人のために最新の文献を併記するなど読者が便利なように纏めた事典

上記価格（税別）は 2008 年 2 月現在